中医名家名师讲稿丛书
第一辑

任应秋中医各家学说讲稿

任应秋 著
任廷革 任廷苏 张 帆 孙 燕 刘晓锋 整理

人民卫生出版社

图书在版编目(CIP)数据

任应秋中医各家学说讲稿/任应秋著.
—北京：人民卫生出版社，2008.1
(中医名家名师讲稿丛书·第一辑)
ISBN 978-7-117-09345-3

Ⅰ.任…　Ⅱ.任…　Ⅲ.中医学　Ⅳ.R22

中国版本图书馆CIP数据核字(2007)第161478号

门户网：	www.pmph.com	出版物查询、网上书店
卫人网：	www.ipmph.com	护士、医师、药师、中医师、卫生资格考试培训

中医名家名师讲稿丛书·第一辑

任应秋中医各家学说讲稿

著　　者：任应秋
出版发行：人民卫生出版社(中继线 010-59780011)
地　　址：北京市朝阳区潘家园南里19号
邮　　编：100021
E - mail：pmph @ pmph.com
购书热线：010-67605754　010-65264830
010-59787586　010-59787592
印　　刷：北京铭成印刷有限公司
经　　销：新华书店
开　　本：705×1000　1/16　**印张：**21　**插页：**2
字　　数：379千字
版　　次：2008年1月第1版　2024年11月第1版第13次印刷
标准书号：ISBN 978-7-117-09345-3/R·9346
定　　价：36.00元
打击盗版举报电话：010-59787491　E-mail：WQ@pmph.com
(凡属印装质量问题请与本社销售中心联系退换)

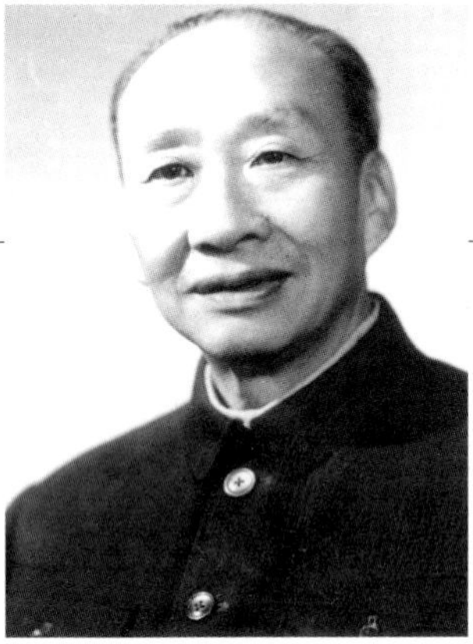

作者简介

任应秋(1914－1984)，男，汉族，四川江津人。曾任中华医学会医史分会常务理事、卫生部医学科学委员会委员、国务院学位委员会中医专业组召集人、国家科学技术委员会中医专业组成员、中华全国中医学会副会长、全国政协委员、农工民主党中央委员会委员等职。是著名的中医学家、中医教育家，曾获北京市劳动模范的荣誉称号。

任应秋从事中医研究、教育、临床50余年，在中医古籍整理、创立中医流派学、研究中医理论体系等方面，成果卓著，享誉全国。他一生专著36种，发表论文200余篇。他的临床以信息丰富、思路开阔为特点，即使是对疑难病种，也能取得很好的疗效。他从教30多年，在本科教育中创立了《中医各家学说》必修课程。他重视中医药文献整理和研究，他研究《伤寒论》的诸多著作和他编写的《中医各家学说》，以及他主编的《内经章句索引》等，都是他运用系统思维在中医文献研究方面的代表作。

任应秋将一生收藏的4000多种中医书籍全部赠送给了北京中医药大学图书馆，他为中医事业的献身精神在行业人的心中留下了永久的丰碑。

出版者的话

自20世纪50年代始，我国高等中医药院校相继成立，与之相适应的高等中医教育事业蓬勃发展，中医发展史也掀开了崭新的一页，一批造诣精湛、颇孚众望的中医药学专家满怀振兴中医事业的豪情登上讲坛，承担起传道、授业、解惑的历史重任。他们钻研学术，治学严谨；提携后学，不遗余力，围绕中医药各学科的建设和发展，充分展示自己的专业所长，又能结合学生的认识水平和理解能力，深入研究中医教学规律和教学手段，在数十年的教学生涯中，逐渐形成了自己独特的风格，同时，在不断的教学相长的过程中，他们学养日深，影响日广，声誉日隆，成为中医各学科的学术带头人，中医教育能有今日之盛，他们居功甚伟，而能够得到各位著名专家的教诲，也成为莘莘学子的渴望，他们当年讲课的课堂笔记，也被后学者视为圭臬，受用无穷。

随着中医事业日新月异的发展，中医教育又上升到新台阶。当今的中医院校中，又涌现出一大批优秀教师。他们继承了老一辈中医学家的丰富经验，又具有现代的中医知识，成为当今中医教学的领军人物。他们的讲稿有着时代的气息和鲜明的特点，沉淀了他们多年的学术思想和研究成果。

由于地域等原因的限制，能够亲耳聆听名家、名师授课的学生毕竟是少数。为了惠及更多的中医人，我们策划了“中医名家名师讲稿丛书”，分辑陆续出版，旨在使后人学有所宗。

第一辑（共13种）：

《任应秋中医各家学说讲稿》
《任应秋内经研习拓导讲稿》
《刘渡舟伤寒论讲稿》
《李今庸金匮要略讲稿》
《凌耀星内经讲稿》
《印会河中医学基础讲稿》
《程士德中医学基础讲稿》
《王绵之方剂学讲稿》
《王洪图内经讲稿》
《李德新中医基础理论讲稿》
《刘景源温病学讲稿》
《郝万山伤寒论讲稿》
《连建伟金匮要略方论讲稿》

丛书突出以下特点：一是权威性。入选名家均是中医各学科的创始人或重要的奠基者，在中医界享有盛誉；同时又具有多年丰富的教学经验，讲稿也是其数十载教学生涯的积淀。入选名师均是全国中医药院校知名的优秀教师，具有丰富的教学经验，是本学科的学术带头人，有较高知名度。二是完整性。课程自始至终，均由专家们一人讲授。三是思想性。讲稿围绕教材又高于教材，专家的学术理论一以贯之，在一定程度上可视为充分反映其独特思想的专著。四是实践性。各位专家都有丰富的临床经验，理论与实践的完美结合能给读者以学以致用的动力。五是可读性。讲稿是讲课实录的再提高，最大限度地体现了专家们的授课思路和语言风格，使读者有一种亲切感。同时对于课程的重点和难点阐述深透，对读者加深理解颇有裨益。

在组稿过程中，我们得到了来自各方面的大力支持，许多专家虽年事已高，但均能躬身参与，稿凡数易；相关高校领导也极为重视，提供了必要的条件。在此，对老专家们的亲临指导、对整理者所付出的艰辛努力以及各校领导的大力支持，深表钦佩，并致以诚挚的谢意。

人民卫生出版社

2007年12月

前言

《中医各家学说》成书于20世纪60年代初，原名《中医各家学说及医案选》，经10多年教学实践的不断修改和完善，在20世纪70年代中期更名为《中医各家学说》，是著名中医学家任应秋毕生治中医学学术成果的结晶。全书共分作上中下三篇：上篇，医学流派；中篇，基础理论各家学说；下篇，临床各科各家学说。

《中医各家学说》集中医医史学、中医文献学、中医学理论、中医临床学为一身，纵横两千余年的中医文献，以系统缜密的结构形式浓缩成篇，它的诞生在中医学界创立了新学科，在中医学的发展史上具有重要的学术价值和地位。《中医各家学说》自写成后，即逐渐成为全国中医院校的必修课教材，从洋洋60余万字的教材中，学子们不仅为任应秋筚路蓝缕的治学精神和广博的学识而惊叹，且从这部拓展中医学习思维的优秀教材中受益匪浅。

本书是根据1979年任应秋的讲课录音整理而成，限于录音资料，该书只涉及《中医各家学说》的上篇，在内容的详略方面与教材形成互补之势。该书整理的重点放在展现任应秋的讲学风格，明晰他的教学思路，揭示他的治学方法等方面，避免简单重复讲义内容，让每一章节均能收到和讲义相得益彰之效果。尤其是任应秋研读中医经典文献的心得，和对临床案例入木三分的分析，以及对历代医家学说的提炼和归纳等，更具启迪意义。尤其值得一提的是，该讲稿具有如下两个方面的特点。

一是，任应秋非常重视理论联系实际的重要意义，他认为没有理论指导的临床是没有生命力的。因此，他在研究和分析中医各家学术思想的同时，极其注重对各医家临床资料的收集、整理和研究，为此他付出了巨大的精力，在他的讲课中尤其突出了这个特点。这不仅使对中医各医家学术思想的剖析有根有据，而且也为《中医各家学说》的教学融入了案例教育的元素，因此在教学上收到了空前高质量的教学效果。

二是，任应秋强调中医信息对中医临床的重要作用，他曾说："一个名医的临床，关键在于思路。"他认为思路越宽，方法越多，而影响思路形成的重要因素是中医信息的占有。这一特点在他的《中医各家学说》讲稿中也体现得很充分，可以说这也是他研究中医各家学说的重要的指导思想之一。

总之，任应秋的这份《中医各家学说》讲稿对中医教育、中医研究，以及中医临床等，都是十分生动而难得一见的宝贵资料。

任廷革

2007 年 10 月

目录

第一章 导 言

《中医各家学说》这门课程，在原中医学教育计划中是没有的，从“文革”前六年制的同学开始讲授，“文革”中停了，直到“文革”后期(1972 年)招生以来，就没有开过这门课。现在(1979 年)又恢复了，今后五年制的同学都要恢复这门课程。

首先大家要了解《中医各家学说》是怎样的一门课程。我要讲有关的三个问题：第一，《中医各家学说》课程的性质；第二，为什么要学习《中医各家学说》；第三，怎样学习《中医各家学说》。解决好这三个问题，才能使这门课程的学习目的明确、方法得当，大家才能有所收获。

一、《中医各家学说》的性质

(一)《中医各家学说》的形成

《中医各家学说》是整理前人的经验和理论而形成的一门课程，这门课程是研究前人是怎样从实践经验升华到理论高度的过程，揭示历代医家的学术观点是怎样提出来，又怎样自成理论体系，从而形成了他们各自的学说。因此在《中医各家学说》这门课里，既介绍“经验”又讨论“理论”。

理论都是从丰富的实践经验中提炼出来的，通过若干人、若干代，反复实践的积累，不断地系统化而形成的。《中医各家学说》要介绍的各医家的理论，基本上都是自成体系的。我们说某人的某种“学说”，就包括了他在这个方面的学术观点和理论体系这两方面。中医各家学说产生的基础是大量的医疗实践，是从感性升华到理性的，这些“学说”是构成中医学具体内容的主要组成部分。可以说中医各家学说涵盖了历代医家的医疗实践经验，以及他们的学术观点，和由这些学说观点构成的理论体系。理论是要指导实践的，中医各家学说对今天的临床实践，仍有着重要的指导意义。

(二)《中医各家学说》的任务

《中医各家学说》主要的任务是研究历代医家的学术思想和其渊源。一个学术思想总是有渊源的，这个渊源不仅包括他们的医疗实践，还包括他们的师承关系，包括他们学术思想发展的轨迹，以及他们理论的演变规律等。

经验的积累，有直接的也有间接的，这就是“师承”关系。“师承”有直接的也有间接的，跟着老师学习是“师承”，接收前辈人遗留著作中的知识也是“师承”。比如，你们学习过《伤寒论》，如果对《伤寒论》有了研究，将来在你们的学术思想上也会体现出《伤寒论》的影响。

还要了解“学说”的演变轨迹。学说总是发展的，比如我的学术思想是从《伤寒论》中来的，但我不一定和《伤寒论》百分之百的一样，学术思想是要发展、演变的。我有我的老师，但我现在的学术思想不一定跟我的老师一模一样，有相同的，也有不相同的，这就是演变。

总之，前人的医疗实践、师承关系、学术思想的演变等，都是《中医各家学说》讨论的范畴。了解了这些，可以成为临床和治学的龟鉴。所谓“龟鉴”，就是接受某些成功的经验，而失败的、不成功的则作为一种教训，那些正确的我们接受，那些不正确的我们不接受，某些意见我们可以同意，某些意见我们可以不同意，这就是“龟鉴”。就像现在引进国外的新技术一样，也有个“龟鉴”问题，符合我们国情的，我们就学习，不符合我们国情的，我们就不学习，这就是“龟鉴”。“龟”是古人用来占卜吉凶的东西，预测一个事件结果的好与坏，可以先用龟甲来占卜；“鉴”与“镜”是一个意思，用一面镜子照一照，哪些好，哪些不好，哪些应该继承，哪些应该批判。现在“龟鉴”一词用作“借鉴”的意义在使用，我今天讲“龟鉴”，就是要我们借鉴前人的东西来发展我们现在的学术，提高我们医疗实践的能力。

对中医学，国家一贯提倡要“整理”、“提高”、“发扬”。“整理”是基础，“整理”有个“取去”问题，哪些该“取”，哪些该“去”，要批判地继承。只有把历代医家的学术思想渊源搞清楚了，有了解了，才能辨别哪些好，哪些不好，哪些正确，哪些不正确，哪些是我们今天需要的，哪些是我们今天不需要的，有辨别才能有效地继承，这是继承中的关键问题。了解前人的学说，成为我们今天做好“继承”工作的重要借鉴，由此来提高和推动中医学术的发展。

（三）《中医各家学说》的科学性和理论性

《中医各家学说》是科学性和理论性都比较强的一门课程，大家在学习的过程会逐步体会到的。前面我介绍了什么是“学说”，一个“学说”必须含有“科学性”和“理论性”二个要素，这也是评价一个“学说”成熟与否的尺度。

中医历代医家学说产生的科学方法是以辩证唯物主义和历史唯物主义为基础的，因此要从辩证唯物主义和历史唯物主义的角度来审视这些“学说”，来衡量这些“学说”的内容。这两个角度不能偏废，既要从辩证唯物主义的角度要求它，也要从历史唯物主义的角度理解它。这些“学说”毕竟是历史的产物，所以在进行《中医各家学说》这门学科研究的时候，只能遵循马克思主义具体问题具体分析的方法，了解“学说”产生的历史时代，以及时代的背景和历史条件，不能硬要把几千年前的人拿到现在来审视。历史上各医家都有他们产生的时代背景，有他们学术思想产生的历史环境。《中医各家学说》虽不是医学史，但和历史是分不开的，因此要历史地看问题，反对形而上学的方法，反对非历史主义的观点，强调既要从辩证唯物主义的角度，更要从历史唯物主义的角度，来分析中医各家的学术思想。因此说《中医各家学说》这门课程有较强的科学性和理论性。

(四)《中医各家学说》的历史性

《中医各家学说》离不开历史人物，目的是通过对这些历史医家学说的分析，来解决正确的继承问题，既要汲取他们的营养，也要吸取他们的教训。对中医学史上各学说的了解，有利于我们对中医学术的整理和提高。

综上所述，前人的实践经验、学术思想和理论体系，是中医各家学说的重要组成部分，也是中医学的重要组成部分。例如“伤寒学说”、“温病学说”等，这些学说的理论指导了中国医学史上两千多年的临床实践，至今仍是指导我们临床的重要理论依据。因此我们要分析历代医家学说的思想渊源，了解他们的医疗实践，了解他们的学术师承，了解他们的理论演变，不能把一个学术体系割裂得零零碎碎的，要完整地、系统地理解它。因此，《中医各家学说》的科学性、理论性都是较强的，其科学方法的基础就是辩证唯物主义和历史唯物主义，不能搞形而上学，不能搞非历史主义。通过历代医家的学说来汲取前人的营养和经验教训，作为具体地、正确地从事中医学研究整理工作的借鉴。

二　为什么要学习中医各家学说

(一)学习《中医各家学说》是发掘祖国医学宝库的具体措施

毛泽东主席对中医学做出了很高的评价，他说：“中医学是一个伟大的宝库。”在上个月，卫生部召开座谈会讨论了这个题词，中医、西医以及西学中的同志约100多人参加了讨论。大家从各方面谈得很多，我用四个字来概括对这一“宝库”的理解，那就是“理、法、方、药”，这四个字基本概括了中医学“宝库”的基本内容。

中医学的理论、方法、方药等，都是通过各个医家的学说反映出来的，不管“理”也好，“法”也好，“方”也好，“药”也好，都离不开中医学史上的各家学说，都是从中医各家学说中提炼出来的知识，离开了中医各家学说，这些知识就缺乏依据了。

学习《中医各家学说》是发掘祖国医学宝库的具体措施之一。发掘中医学这个宝库，要从“理、法、方、药”入手，而“理、法、方、药”就存在于历代各医家的学说里面。学习《中医各家学说》的过程，就是发掘的过程，“努力发掘”首先就要努力学习，如果对每个医家都不了解，如何去发掘？因此首先要学习，了解得越多，了解得越深，对发掘就越是有利，不然就谈不上发掘。不仅在座的你们是这样，包括我们也是一样。

（二）学习《中医各家学说》是强化中医学教育的手段

《中医各家学说》是大家毕业前最后的一门中医课程，自中医院校创建以来，历来的学制都是这样安排的，是最高年级最后的课程。这是因为只有完成了从中医基础理论一直到临床各科的全课程的学习之后，才具备有学习《中医各家学说》的基础。没有通过中医全课程的学习，没有通过临床实习这个阶段，这门课程是学不好的，学不深入的。只有完成了中医全课程的学习，并接触到了一些患者、病种，有了一些感性的认识，才可能在此基础上进行一个强化和提高的学习。

学习《中医各家学说》的过程，可以把过去学习的知识，包括基础理论、临床各科理论，也包括在实习当中的感性知识，进行一次梳理和总结。比如，过去对《中医基础理论》的理解不深不透，通过《中医各家学说》课程来一个强化教育。所以这门课是一个提高课，一定要学好，把学到的书本知识和临床知识进一步深化，毕业后在医疗实践中，再不断地提高，加深对中医学理论的认识。

（三）学习《中医各家学说》是开拓思维的方法

通过《中医各家学说》课程的学习，可以开阔我们的眼界和思维，从中找到打开研究中医学大门的钥匙，也可以理解为是交“钥匙”课程。中医学有浩瀚的文献资料，毕业后无论是搞教学、搞医疗，还是搞科研，都需要进一步地深入学习。

然而如何进一步地学习？大家的思路还不多。究竟从哪个门进？你们还缺乏经验。《中医各家学说》就是要把历代各学派、各医家的学术之门打开，当你知道某领域、某医家有哪些理论，再结合自身的实践，相信你会知道需要哪位医家的知识，需要哪位医家的哪些理论，你会做到心中有数。比如，你是搞妇科的，《中医各家学说》中介绍了中医妇科中有代表性的医家，和这些医家的代表著作，以及他们各自的学术思想，根据这些，你就能制定出治学计划。或者搞临床，或者搞基础理论研究，不论哪一学科，都必须有治学的门径，《中医各家学说》会交给你一把寻找治学门径的钥匙，帮助你打开治学之门，为你研究中医学指路。

三 怎样学习《中医各家学说》

（一）打好学习基础

中医学有几部经典著作，如《黄帝内经》、《伤寒论》、《金匮要略方论》等，在几年的学习过程中，你们基本上接触到了。《黄帝内经》学习了一点，但不多，《伤寒论》没有全学，《金匮要略方论》也没有全学，都只学了选读本。这几部经典著作，是治中医学的基础，一定要打好这个基础。你们现在学得还很不够，还要继续学习，即使离开学院的大门，也还要不断地学习，这个基础打好了，才有能力去理解中医各家学说。为什么呢？历代各个医家的学说，不管其论点也好，其主张也好，他们在阐述其学说的时候，都要引用这几部经典著作中的文献，从这几部经典著作中去寻找他们的理论根据，来表达他们的指导思想。不管他们的方法有怎样的不同，都由此而成就了他们的学说。

比如，李杲的《脾胃论》，他的学说基础出自什么地方？他的学术渊源从哪里来？可以这样说，他的学说是从《素问》里来的，在他的《脾胃论》中就有《素问》里的若干内容。假如你对《素问》不了解，没有《素问》学习的基础，你有消化吸收《脾胃论》和分析其学说对错的能力吗？对其他各家学说的学习都是如此。再如，《伤寒论》对后世各个医家都有影响，他们的某些论点、某些学术思想，都来自《伤寒论》。如果对《伤寒论》学习得不好，没有伤寒学说扎实的基础，你就缺乏深入了解各医家学术思想和理论观点的基本条件。

毫无疑问，历代各家的各种学说，绝大多数的理论依据都可以在这几部经典著作里找到，如果我们不打好这个学习基础，又怎样去接受这些学说呢？因此，要想搞好中医各家学说的研究和学习，一定要把《黄帝内经》、《伤寒论》、《金匮要略方论》这几部经典著作的基础打好，要学得很扎实，只有这样，无论是搞临床也好，搞科研也好，搞教学也好，结合自身的实践，才有可能创新学说。一个学说总是跟着时代发展，跟着时代进步的，古代医家可以创新学说，我们在座的也要能创新学说。

（二）全面了解学说

学习每一个医家的学说，如张仲景、王叔和、李杲等，不管你学习哪一家，不管你学习哪一派，需要做到基本的一点即“全面了解”。不要还没有做到全面了解，就来一个择其一、二，自认为哪样好就学习，哪样不合适就不学习，这样不行。要全面、系统地了解，这是第一步。第二步要在全面了解的基础上，掌握其学说的中心思想和相关内容，以及其学说发展的情况。然后，我们才有

“取舍”的资格。

总之，先要全面、系统地学习，掌握其学术的中心思想，这是一个调查研究的过程。没有调查研究，就没有发言权。所以，我们不能一上来就盲目地取舍，“选择”要放在全面、系统地学习之后，要掌握了学说的中心思想和具体内容后再进行选择。

（三）以人为线索

学习任何医家的学说，首先要搞清楚他这个人，这个人有些什么学术主张，有什么代表著作，要掌握得一清二楚。然后，一定要把他的著作，拿到手里来看一看，这就是我们常说的，掌握第一手资料。凡是做学问，搞研究，一定要掌握第一手资料。

例如，我们学习、研究李杲的学说，就要把他的《脾胃论》看一看，把《内外伤辨惑论》、《兰室秘藏》翻一翻，不能只依赖《中医各家学说》讲义上介绍的简单资料。学习中医各家学说，一定要具体掌握这个医家的第一手资料，要把他的著作全部看一看，不能道听途说，不能相信第二手资料。第二手资料，只能起到索引的作用，通过索引把原著找到，认真地阅读才行。不能只停留在《讲义》的程度，这样学习是远远不够的。

（四）勤于比较分析

如果知道了各个医家、各种学说之间的相互联系，就可以在这方面做些比较分析的研究工作。众多的医家、学说，他们之间有很多共同之处，有共性的一面，也有很多的不同，又有个性的一面，只有多做比较分析，才能打开学习和研究的思路。在治学的过程中，往往在分析别人的东西时，可以很好地启迪自己的思维，这是做学问当中很要紧的一个环节。

各家学说都不是孤立的，他们有着许多的联系。比如前面提到，各医家的许多学术观点都出自《黄帝内经》、《伤寒论》、《金匮要略方论》，这就让他们的学说不可避免地有了联系，这是他们共性的一面。但当他们发挥起来却不尽相同，显示出各自的理解角度不同，分析方法不同，所有的这些不同，就是这些医家个性的一面。对这些“共性”和“个性”进行分析，对我们的学习和研究具有很好的启发作用。这一点不能忽视，我们的思路就是这样一点点地被打开，一天天地被拓宽的。

（五）强调预习

《中医各家学说》这门课程，多是用“综述”的方式来讲授。这本讲义，内容比较多，七个学派，涉及 100 多个医家，几百部著作，60 余万字，不能一篇篇地讲。况且这个课程只有 90 个学时，完全依靠课堂讲授，要想消化这么多的内容是不可能的，我们只能用综合分析、提炼要点的方法来讲。这就对大家有一个要求，一定要做到课前预习。

预习的具体要求是，一定要在课前看一遍到两遍所要讲解的章节内容。不管你理解也好，不理解也好，都要看。对要讲的内容在脑子里要有个粗线条的轮廓，那么我在讲课的时候，即使不念讲义的文字，你也会知道我在讲什么章节的内容，这样就容易接受讲授的内容，你也不会感到吃力。如果课前没有预习，我讲解的内容你感到十分陌生，讲授的效果就会很差。因此，要求一定要做到课前预习，按照我讲课的进度来做预习，争取最好的讲授效果。

综上所述，《中医各家学说》这本讲义是赶出来的一本教材，不知你们是否看过二版教材的《中医各家学说》，这本教材与二版教材完全不一样，完全是全新的体例。一版、二版的《中医各家学说》是以医家为线索编写的，这本教材是按“七大学派”来编写的，比之过去，更具整合性、系统性。按“学派”编写《中医各家学说》，可以尽显各学派共性的学术信息，使这个学派的思想渊源、主要论点、演变的来龙去脉，得到系统的阐述，更便于学习和掌握，这就是我们改变编写体例的初衷。

编写这本教材，还受限于我个人的水平，受限于我的时间。这个教材仅仅是初稿，还不是定稿，全国教材会议决定这个教材仍由我们学校来主编，现在赶印出来，一则是提供给大家学习用，二则是寄给兄弟院校的老师，作为征求意见稿，准备在下半年开会讨论、修定、定稿，明年交印发行。我在这里面投入了一定的劳动，真可谓筚路蓝缕。筚，就是很破的小车，像农村里用黄荆条或玉米梢子做的小车；蓝缕，就是身上穿得破破烂烂，去开荒；“筚路蓝缕”，比喻创业之艰辛。

《中医各家学说》是个新课程，其他十余门课程，不管成不成熟，都有个蓝本，而这门课从来就没有蓝本，所以我在这里投入了相当的精力，花费了一定的辛勤劳动，但效果究竟怎样呢？这很难说，所以这个课程不一定成熟，因为同学们执意要讲，领导也已经安排了，讲义就这样赶出来了。

讲义虽然是我写的，但我不一定就能讲得好这门课，这是两个问题。和演戏一样，首先要看剧本行不行，我这个“剧本”还没有通过认可呢，肯定还有不少的问题，毕竟是一个人搞的嘛；二是写剧本的人，不一定是演员，表演得好的不一定是写剧本的人，所以说我不一定就能讲得好这门课，我尽量去做就是了，我会尽我的全力，尽我的水平。同时还要声明一点，由于我们时间紧，任务重，讲义里的错字很多，我们已经校出来了一些，整理出一个勘误表，发给你们。

这门课程 90 个学时，尽管内容很多，我们还是计划着按 90 学时把讲义内容全部讲完，这样你们脑子里会有一个系统的东西。某些章节可能会粗讲，对某些问题，尤其是重要的问题，也可能细讲，一般的问题可能就一带而过，总之我们会选择性地讲。群众是智慧的源泉，大家一面学习，一面还可以对这个讲义提出意见，我们会把你们的意见带到下半年要开的讨论会上去，相信你们的意见会比兄弟单位教师们的意见还来得深刻，因为经过几个月的学习，你们的体会比他们深刻。希望你们及时汇集这些意见，交给我们，作为修改讲义的重要参考。

这本讲义，计划分成上、中、下三篇：上篇，提出了七大学派；中篇，关于中医学基础理论的各家学说；下篇，关于临床各科的各家学说。现在上篇、中篇完成了，下篇还没动笔呢，今年下半年就要开会了，这两三个月忙着开这门课，打算在六月底把课讲完，在暑假里才能写下篇。也就是说，这门课只完成了三分之二的内容，还有三分之一有待完成。

第二章 医学流派的形成与发展

我们提出了七个主要学派:医经学派、经方学派、河间学派、易水学派、伤寒学派、温热学派和汇通学派。中医学学派究竟是怎样产生的? 到目前为止,还很少有人谈及这个问题,我所讲的也不一定很成熟,我想从汉代前后两个时期来讨论这个主题。

一 中医学派演变发展的滥觞

汉代以前的学派,究竟是怎样开始的? 什么是中医学学派演变发展的滥觞呢?《曲礼》上有这样一句话:"医不三世,不服其药。"这话出自《礼记·曲礼》篇,"三世"指的是"神农"、"黄帝"、"素女"。根据现代历史学家的观点,"神农"、"黄帝"是新石器时期的代表人物。"神农"创说"本草",这是一世;"黄帝"发现了"针灸",这是一世;"素女"发明"脉诀",这是一世。这就是三世:"本草"之有神农,"针灸"之有黄帝,"脉诀"之有素女。《曲礼》上说,作为一个医生,起码要把神农的"本草",黄帝的"针灸",素女的"脉诀",这三种医学技能学习到手,如果医不"三世",这种大夫的药,不能吃,因为他不能让人信服,这样的大夫学无基础,学无根基。当然这只是一种说法,但这种说法反映了在新石器时期,人类的生产工具有了很大的进步,这时候出现了"本草",出现了"针砭",医疗技术的提高是很有可能的。"素女"("素女"比"神农"、"黄帝"要晚得多)可能也是一个神话,神话里传说"素女"善于脉学,这也反映了医学技术的发展。

汉以前,中医学还看不出有流派的迹象,如果有的话,就是这"三世"的提法。但一般认为《礼记》是伪书,相传是孔子作的,也有说不是孔子作的,有两派不同的观点。但不管《礼记》到底出自何人,都是汉以前的著作,这一点是可以肯定的。

总而言之,中国在汉代以前,学术流派的滥觞就开始了,但还找不到其流派学说的依据,也就是医学"三世"的现况,在医学领域,有阐发"针灸"的,有阐发"本草"的,有阐发"脉学"的,仅此而已。这还谈不上是学派的雏形,只能看出中医学在汉以前已经有了医学分支发展的情况,尚不具备明显的学术派别的特征,但可以说医学分支结构的发展为学派的产生创造了条件。

二 中医学术流派的雏形

从汉代开始,学术流派的雏形基本上就形成了,这可以从《汉书》中找到依据。“志”是《汉书》里面的一大内容,有“天文志”、“地理志”、“艺文志”。“艺文志”就是“书目提要”,《汉书·艺文志》中记载了汉以前的书目,其中有“医家”这一部分。“医家”里提到两大家:一是“医经家”,另一是“经方家”。“医经家”、“经方家”中都记载有某些著作。结合学说、流派的概念来分析,所谓的“家”就有了“派”的含义。“医经家”有若干代表著作,“经方家”有若干代表著作,这就不是一个人的问题了,“医经家”是研究“医经”的一派,“经方家”是研究“经方”的一派,其中研究的主题肯定有相同、有交叉,但研究的方法和观点各异,所以这里的“家”就有了流派的含义。

在《汉书》中“家”和“流派”往往是不分的,其中有这样的称谓方法:医家这一流,兵家这一流,法家这一流,农家这一流等。所以“家”与“流”在当时是相同的概念,显而易见,那时的“家”并不代表某一个人,而是一批人,是某种学术流派的雏形。

把《汉书·艺文志》里的“医经”家和“经方”家,与汉以前的“三世”联系起来看,不难看出其中存在的某种联系,这种联系是演变的关系、发展的关系。在“三世”医学中,黄帝的“针灸”和素女的“脉诀”就有可能合并成为“医经”家。这很好理解,讲“针灸”要讲“经脉”,讲“脉学”也要讲“经脉”,所以“三世”医学中的“经脉”和“针灸”就有理由演变成“医经”家。从现存的《黄帝内经》来看,其中一大部分讲的是“针灸”内容,一大部分讲的是“经脉”、“脉学”内容,《黄帝内经》所反映出的客观情况如此。“三世”中神农的“本草”,是研究药物质地和药物应用的,很自然发展而为“经方”家。中医的“方”与“药”是密不可分的,从使用单味药治疗到运用多味药组成方剂来治疗这一历史演变来看,就不难理解神农的“本草”成为“经方”家的可能性。

这里需要扼要地说明一点,“经方”家在以后的内容中还会出现,这里的“经方”和后面要学习的“经方”概念是不一样,不是一回事。这里所谓的“经方”,是经验之“经”,是经常之“经”,以后要学习的“经方”,是指经典之“经”,在《汉书》这个时期还没有“经典”的概念。

从《汉书·艺文志》载了“医经”、“经方”两家后,医学家流派就一天天的发展壮大起来了。

三 中医学派渊源之假说

综上所述，汉之前后，由“三世”医学演变而为“医经”、“经方”两家，这个线索基本还是比较清晰的。我们现在提出的中医学流派，就从《汉书·艺文志》提出“经方”家、“医经”家得到的启示，顺藤梳理，以后的学派就越来越显明了。这是关于“学派渊源”的一个假说：先有“三世”医学的提法，演变而为“经方”、“医经”两家，这个“三世”医学的说法，应当是中医学学派的滥觞。从汉前、汉后的文献中，是可以找到关于这一假说的蛛丝马迹，目前比这个概念更具体的文物、文献依据还没有新的发现。

有同学问“滥觞”这个词的意思，“滥觞”是发源的意思。“觞”是一种小酒杯，装酒的小杯，“滥”是水流，泛滥的“滥”，不管多大的水，还是来源于酒杯那么一点水，江河虽大不择细流，就是这个意思。所以不管再大的水，即使是大江、大海，都是从一杯那么点水慢慢汇聚起来的，这就是“滥觞”，是发源的意思。

第三章 医经学派

一 医经学派概说

所谓医经学派，从现在掌握的资料来看，可以这样说，就是研究《黄帝内经》的一个学派。《汉书·艺文志》中提出了医经七家：《黄帝内经》、《黄帝外经》、《扁鹊内经》、《扁鹊外经》、《白氏内经》、《白氏外经》、《白氏旁篇》等。但其中六家的文献都不存在了，“医经”的含义当然不仅仅是《黄帝内经》，但是从现存的文献来看，只有《黄帝内经》了。因此，所谓医经学派，就是研究《黄帝内经》的一个学派。医经学派的研究目标是整理和总结历史上众医家研究《黄帝内经》的主张和成就。

《黄帝内经》为什么值得研究？为什么在中医学史上各代医家都很重视它？都下功夫去研究它？这里面的道理何在？那是因为《黄帝内经》明确地提出了两个主题：一是中医学的思想方法，一是中医学的理论体系。

《黄帝内经》中所反映出的中医学的思想方法是朴素的唯物辩证法，归纳起来有三方面的内容：一是《黄帝内经》所阐述的“阴阳五行”，二是《黄帝内经》所阐述的“整体观念”，三是《黄帝内经》所阐述的“辨证论治”。这些都属于思想方法的范畴。

“阴阳五行”反映了事物是对立统一的这一理念，在《黄帝内经》中很强调这一点，认为事物与事物之间有着不可割裂的联系。“整体观念”认为世界是物质的，人体同样也是物质的，这是很鲜明的唯物辩证法思想，认为人不是孤立地存在于自然中，人与大自然是一个整体，人是自然中密不可分的一部分。“辨证论治”是强调在治疗中要具体问题具体分析，这正是辩证法最基本的法则。

对立统一观、整体观、物质的运动观、具体问题具体分析的方法等，在《黄帝内经》的两个八十一篇里，几乎篇篇都有所反映，因此说在《黄帝内经》里存在着以朴素的唯物辩证法为指导的思想方法。这种唯物辩证法是朴素的，与现在的唯物辩证法还是有质的区别的。所谓“朴素的”，就是说这种法则还比较简单化。例如，中医学“阴阳”的概念，“阴阳”是个对立统一的观念，与现代的辩证法有相同的地方，但是中医“阴阳学说”的局限性很大，有只在中医学里应用的特殊性，而不具备放之四海而皆准的普遍性，所以不能与现代的辩证法等同起来看。现在的辩证法就没有局限性，普遍地适用，不管你研究哪一门科学，都离不开辩证法。中医的“阴阳学说”做不到这一点，从现代哲学的角度来看是非常之朴素的，但用历史唯物主义观点来看，这在两千年前是相当进步的思想方法了，在世界上也是首屈一指的。限于两千年前人类的生活水平、科学文化水平，能具有如此鲜明的朴素的唯物辩证法观念，是很可贵的。

中医学的理论体系，在《黄帝内经》中得到比较完整地反映。中医学理论体系包括藏象、脏腑、经络、病机、针法、辨证、治则等这些中医基础理论的内容。就像现代医学有生理、病理、解剖等理论体系一样，中医学的理论体系，也是从人的生理说到病理，从病理说到诊断，从诊断说到治疗，有着和现代医学一样鲜明而结构完整的理论体系。这样的医学理论体系一直到现在还在指导我们的临床，而这样完整的医学理论体系在两千年前的中国就被提出来了，这是很值得研究的。为此《黄帝内经》这部伟大的中医古典文献出现以来，上下两千年，受到历代医家的重视，这不是偶然的现象，我们今天还是要把它摆在重要的位置上，不是我们保守，这个医学理论体系最可宝贵的是能够通过医疗实践得到检验，这是客观的事实。能够通过实践检验的东西，肯定是具有科学性的，尽管现在还不能完全用科学实验的方法来说明和解释，但不能否定它有可实践的科学性。《黄帝内经》为历代医家所重视、所研究，正是因为其中具备相当丰富的科学内涵。最近上海的邝安堃教授到学院来作学术报告，他做了几套动物模型，一套“阴虚”的动物模型，一套“阳虚”的动物模型。他用激素来喂饲动物，造成“阴虚”的模型，用中医“养阴”的方法使其得到恢复；用通阳的方法造成“阳虚”模型，用中医“扶阳”的方法，使“阳虚”的动物恢复了健康。邝教授研究的结论是：“阴虚”、“阳虚”通过实验证明是存在的，由此说明中医学的“阴、阳”是存在的。

当然，不能凡是研究过《黄帝内经》的都包括在“医经学派”内，那样就太多了，“医经学派”是在研究《黄帝内经》方面有比较突出成就的，重要的是研究《黄帝内经》的方法上有独到之处的。大凡有三种情况，形成了三个流派：一是校订、注释诸家；二是分类研究诸家；三是专题发挥诸家。“医经学派”分成这样三个类型，也可以说是三个流派，三个分支，分支要点是用不同的方法来研究《黄帝内经》。我们生活在现在科学发达的时代，有了用新的方法来研究《黄帝内经》的条件，在这方面一定是大有可为的。

综上所述，“医经学派”是由研究《黄帝内经》的一批医学家组成，《黄帝内经》所反映出的朴素的唯物辩证法思想，以及它所反映的比较完整的中医学理论体系，具有可以通过临床实践检验的科学性，被历代医家所重视，而且用不同的方法进行了研究，一代一代的传承和发展，形成了“医经学派”。

二 校订注释诸家

校订、注释是两个概念。校订就是校勘，校勘又叫做校雠，“校”就是比较，“勘”、“雠”就是分析、研究、考证，比较着分析，比较着研究，比较着考证，这就是“校订”的含义。

古代文献的时间跨度很大，比如《黄帝内经》最少也有两千年以上的历史了。两千年来我国的文字这个载体曾发生过许多变化，在唐代以前基本都是手写在木板上、竹板上、布上，或绸缎上，到唐代有了纸张，也是手工抄写，从宋代开始，才有刻书、印书的技术，刻书、印书到现在有一千多年的历史了。因此，越是早期的文献，转载传抄，流传久了就出现很多破损、丢失、残缺不全等问题，可想而知，古代人要让一种文献流传下来是件颇不容易的事。最近我们考古同志在湖南马王堆发掘出不少的汉代“竹简”，一块“简”上最多的是两行字，“简”用绳子一块一块地拴连在一起，这就是古代的“书”，一卷卷的，书分为“卷”，由此而来。这种保存方法是很困难的，保存一二百年都不容易，不要说一两千年了。因此像这样，有的字迹被腐蚀了，被虫咬了，或损伤折断了，文字就受到破坏。另一方面，古代文字和现行文字不一样，古人的语言与今天的语言也有区别。在秦以前都是用篆体，篆体在座的同学很少有认识的，秦以后才出现隶书，才比较好识别了，从唐朝以后才开始有现在的正楷体，文字变迁是很大的。所以要了解两千年以前的语言文字，比我们了解外国文字还困难得多，所以需要“校勘”。

“校勘”是研究古代文献的一种传统方法，有些人看不到这种工作的重要性，但这是学习古代文献必要的手段，不把古代文字变成现在的文字，怎样知道古代文字是否有错？即使古代文字没有损坏，也不可避免的有错字。我从马王堆出土的竹简上，看到古人写错的字多得很，因为写字也有水平高低，不见得那时人的文字水平都高，有些水平还相当的低，我们怎么能不作校勘呢？这就是校勘、校雠的意义所在。就说我们眼前这本讲义，这么科学的排印，出错率仍然很高，不经过反复的校对，就印不出象样的书来。因此“校勘”是一种手段，一种方法，是研究古代文献的一种重要方法。

“校勘”不仅需要具备文字功夫，而且还要掌握资料，还要能把这些资料进行对比分析。你说《黄帝内经》这个字错了，根据什么说它错了呢？不能主观地说错就错、说对就对，必须拿出依据，这不是那样简单的事。所以作“校勘”的人需要有两个条件：一是掌握校勘的基本技能，二是掌握文献资料。如何能掌握资料呢？资料不一定都要自己拥有，但要知道某个资料在什么地方有，甚至在国外的某个地方有，都要心中有数，这就叫掌握资料，这对研究古代文献是很重要。

“校勘”是做学问的一个过程，对于医学家来说，不一定都具备这个本领，历史上的大医家，也不一定都有这个本领，包括张仲景、李时珍等，也不一定有校勘的本领。中国历史上“校勘”的巅峰期是在清代，在乾隆、嘉庆这段时间，有些老先生那是很有一套功夫的，专门研究和识别古代文字，能校订古代文字，这样的老先生现在已不太多了。医家掌握这套本领的人很少，相反，能熟练掌握校勘技能的往往不是医家，基本上可以说都不是医家，所以这就给中医文献的研究带来困难，能够掌握校勘本领的不懂医，医学家又专医而不具备校勘所需的学问，更没有掌握校勘所需的史料。

（一）校勘诸家

做过《黄帝内经》校勘的有如下诸家。林亿等的《新校正》，保存在《重广补注黄帝内经素问》中，林亿不是医生，但他懂医，具备医学知识，他能从医学的角度来进行校勘，因此《新校正》里有些内容是校得比较好的。胡澍的《素问校义》是比较好的校勘本，胡澍不懂医，是个文学家，校了几十条，书没有校完，大概50来岁就故去了。俞樾的《读书余録》校了一部分，他是个经学家。孙贻让的《札迻》校了一部分，孙贻让是搞史学、文字学的。顾观光的《校勘记》对《灵枢》、《素问》都作了校勘，有《灵枢校勘记》、《素问校勘记》两部著作，顾观光是知医的，人民卫生出版社影印的王冰注的本子，就是顾观光的校本，不过那里没有《校勘记》。沈祖緜的《臆断》对《灵枢》、《素问》都作了校勘，留有《素问臆断》、《灵枢臆断》两部书，沈祖緜是“文革”前后故去的一位老先生，苏州人，章太炎的学生，是治“子学”的，搞诸子百家，我得到他的《素问臆断》，《灵枢臆断》抗战时期在上海遗失了。冯承熙的《校余偶拾》，冯承熙是知医的，但知之不多。江有诰的《先秦韵读》，《黄帝内经》中的文字，很多都有“韵律”，越是有韵的部分反映的时代越早，因为先秦以前的文字基本上是有韵律的，这是中国文字的特点。张文虎的《舒艺室随笔》只校了《素问》的一部分，张文虎不是医生。于鬯的《香草续校书》，这本书对《灵枢》、《素问》都作了校勘。

从校勘诸家来看，除了林亿、顾观光、冯承熙等知医之外，其余都不是医生，但他们校勘的水平都很高。有些著作已经不好找了，正在安排教研室的老师们寻找这些文献，把所有校勘《黄帝内经》文献全部集中起来出版，这是很有意义的。现在有很多关于《黄帝内经》的“白话语义”、“白话解”等著作，水平都不高，就是缺乏校勘的功夫，对所选“底本”中的错识别不出来，于是《黄帝内经》的原义就反映不出来，甚至是错误地表达出来。因此要想做好“通释”一类的工作，首先要下校勘的功夫，要做到“医”、“文”两通，才可以达到较高的水平。

(二)注释诸家

“注释”也叫做“疏证”，就是把古代文献中的精神、意义全部理解之后，加以补充、发挥、解释，都属于“注释”的范围。以下列举的诸家，在疏证、注解方面是下了功夫的，他们的注释工作都做得不错，但校勘的功夫他们都谈不上。

1. 王冰的注释

王冰注释《素问》的成就从以下三个方面来分析。

第一，把《素问》的八十一篇做了重新的编排。现在看到的第一篇是“上古天真论”，第二篇是“四气调神大论”，第三篇是“生气通天论”，第四篇是“金匮真言论”，第五篇是“阴阳应象大论”，第六篇是“阴阳离合论”……这个次序是王冰重排的。在他之前的《素问》不是这样的，王冰之前有个本子叫《素问训解》，是全元起著的，大概成书在齐梁时期，即大约公元500多年。据全元起的注本，“上古天真论”在最后的第九卷，“四气调神大论”也在第九卷，“生气通天论”、“金匮真言论”在第四卷，“阴阳离合论”在第三卷……大不一样。全元起注本在宋朝还存在，自从宋朝校了王冰注《素问》后，历史上就看不到这个本子了，这些年在国内、国外都调查过，无影无踪。

王冰对《素问》篇目的安排，不是胡乱调整的，反映了他对中医学理论体系的认识，大概是如下的秩序。第一，“摄生”、“上古天真论”、“四气调神大论”都是讲摄生的，因为王冰是道家，所以他把“摄生”放在第一位。第二是“阴阳”，他强调“阴阳”这一思想方法。接下去讲“脏腑”，再讲“治法”，讲“脉法”，讲“病机”，讲“病证”，病证中有“风论”、“痹论”等篇，再安排“针刺”、“精气”、“运气”，最后是“四诊合参”。从王冰的篇目调整来看，是有他自己的思路的，不管我们同意不同意，他有他的理由。摄生、阴阳、脏腑、治法、脉法、病机、病证、刺法、精血、运气、四诊合参(《素问》最后几篇讲的都是“四诊合参”，即“望”、“闻”、“问”、“切”都要重视，特别强调“问诊”，《素问》最后的二三篇，重在讲“问”。现在有些所谓高明的大夫不大“问”，似乎古人没有那么“高明”，他们认为问得越详细越好，我认为这才是科学的态度，两千年前那样的科学水平，看病不问得详细点行吗?)，有这样一个清晰的线索，这反映了王冰的学术思想。全元起以前的本子又是怎样的？不好说。全元起的本子是否也经过了他的调整？也无证可考。王冰把《素问》八十一篇，按照他的认识，来了一次较大的调整，我查了一下，他的八十一篇与全元起的《素问训解》一篇都对不上。

第二，王冰补入了“七篇大论”。“七篇大论”在全元起的注本里是没有的。你们已经在上《黄帝内经》课了，也许在《黄帝内经》讲义中也没有这“七篇大论”，建议你们即要掌握《黄帝内经》讲义，还要备一本《黄帝内经》原文献，讲义不能代替《黄帝内经》原著，找时间要认真地看一看。《内经讲义》中引用了林亿他们在校书的时候提出的一个意见：“窃疑此七篇，乃《阴阳大论》之文，王氏取以补所亡之卷，犹《周官》亡‘冬官’，以《考工记》补之之类也。又按：汉张仲景《伤寒论·序》云‘撰用《素问》、《九卷》、《八十一难经》、《阴阳大论》’是《素问》与《阴阳大论》，两书甚明，乃王氏并《阴阳大论》于《素问》中也。”

“七篇”，是指“天元纪大论”、“五运行大论”、“六微旨大论”、“气交变大论”、“五常政大论”、“六元正纪大论”、“至真要大论”等七篇，他们怀疑这七篇大论“乃《阴阳大论》之文”，《阴阳大论》在《伤寒论》仲景的序文中被提到，王冰把《阴阳大论》这七篇，拿来补“所亡之卷”。这样看来，王冰在注疏的时候，《素问》的第七卷就没有了，他手里只有八卷，就是说在王冰时代的《素问》就已经残缺了，他把《阴阳大论》这七篇补进来，这种方法就好比“《周官》亡‘冬官’，以《考工记》补之之类也”。

《周官》指《周官经》，汉朝将《周官经》改称为《周礼》，《周礼》为十三经之一，是古代记录周朝时期上层建筑的著作，所以称“周官”，分六官：天官、地官、春官、夏官、秋官、冬官。“天官”最大，相当于“丞相”，其余各官相当于现在各部委的首脑，《周礼》里面的医生叫“太医”，地位比较高，是“天官”直接掌控的。《周官经》中很早就没有了“冬官”这一篇，汉朝人拿《考工记》中的“司空”篇来进行补充。

《考工记》是讲述古代工匠手艺的著作，比如木工、石匠、泥瓦匠等，是我国最早记载工业、手工业的文献。为什么拿《考工记》中的“司空”篇来补“冬官”呢？是因为“冬官”与《考工记》的“司空”性质相同。冬天一般是农闲的时候，“司空”就是管理空闲时期劳作的意思，冬天寒冷，在室内劳作，一般都与工业、手工业有关。“冬官”就相当于我们现在的工业部部长，管工业的。

“七篇大论”主要是讲“五运六气”内容的，至于说“五运六气”学说的价值怎样？这是一个科研课题，还有待深入研究。国家气象局、天文馆的部分研究人员认为，《素问》里这几篇大论是有道理的，最近请他们来为研究生班做过两次报告。“五运六气”究竟应该如何看待，这是一个科研课题，我们的态度是研究后再下结论，不能一棍子打死，笼统地认为五运六气是迷信，也不对。

据搞气象学、搞天文学的人来看，认为这里面很有东西，而不是毫无东西。因此王冰把这“七篇大论”补充到《素问》里，应该算一大功，不能算一大过，因为毕竟是王冰把这样丰富的有关认识天文、气象的文献保留了下来。

第三，王冰对《素问》八十一篇的注解虽不理想，但也有很突出的地方，他对《素问》的某些学术论点发挥得是比较深刻的。例如他对“至真要大论”中“微者逆之，甚者从之”这两句话的阐发。“至真要大论”“微者逆之，甚者从之”这两句话是讲“治法”的，这是中医治疗的一个原则。所谓“微者逆之”是讲“一般”，比如一般的“热证”就可以用寒凉药，一般的“寒证”就用温热药，“微”就是“一般”的含义，“逆之”就是逆其行而为之，“热证”用寒凉，“寒证”用温热，这就是“逆”。所谓“甚者从之”是讲“特殊”，“甚”就是比较复杂的，不单纯的，“甚者”就要“从之”，是讨论“真寒假热”、“真热假寒”、“真虚假实”、“真实假虚”这种特殊问题的，“真寒假热”有热象，还是要用热药，“真热假寒”有寒象，还是要用寒药，这就是“从”，比如“补中益气汤”的甘温除大热法，对虚热、尤其是气虚发热，用“补中益气汤”取得疗效，这就是“从”。所以王冰解释这两句话，非常深刻，对临床很有帮助，可以大大提高我们的理性认识。

王冰在阐发“微者逆之，甚者从之”的制方大义时说：“夫病之微小者，犹人火也，遇草而焫，得木而燔，可以湿伏，可以水灭，故逆其性气以折之攻之。病之大者，犹龙火也，得湿而焰，遇水而燔。不知其性，以水湿折之，适足以光焰诣天，物穷方止矣。识其性者，反常之理，以火逐之，则燔灼自消，焰火扑灭。”所谓“人火”就是一般的热，没有真假虚实问题，是平常的火，火的性质焰上，这种火“遇草而焫，得木而燔”，“焫”、“燔”都是燃烧起来意思，这种火“可以湿伏，可以水灭”，是指要用“热者寒之”之法，用寒凉剂去治疗这种“热证”，“逆其性气以折之攻之”，这就是在解释“微者逆之”。所谓“龙火”就是李杲说的“阴火”，就是阴虚的火，换句话说就是肝肾里的火，往往是阴虚引起的火，这种火与“人火”不一样，它“得湿而焰，遇水而燔”，“不知其性”反而“以水湿折之，适足以光焰诣天”，是说你越拿寒凉药去压制，它越是要燃烧，这个火反而要往上冲，一直燃烧到“物穷方止矣”，硬是把人体燃烧成灰烬，这种火是很伤精伤气的，“识其性者”，是说懂得这个火，不是一般的“人火”，而是“龙火”，就要“反常之理，以火逐之，则燔灼自消，焰火扑灭”。“以火逐之”的“火”字原文是“水”，实际这有两个含义，有阴虚的火，要用养阴法，火才逼得下去，有的虚火则要引火归原，所以这个字是有争论的，总之是在讲“从之”，所以一般的注家都改成“火”字，“以火逐之，其燔自消”，引火归原之意。引火归原就是用八味丸治疗虚火，要用“桂”、“附”，这叫水中补火。王冰在这里讲得很深刻！

虽然王冰像上述这样出色阐发的文字不多，但在几篇“大论”里发挥得好的也有几处，对现在的临床很有指导意义。比如他有句话：“益火之源，以消阴翳；壮水之主，以制阳光，故曰求其属。”几乎成为后世医家经常引用的格言。

王冰注解《素问》基本上有以上这三大特点：首先他按照自己的学术思想把《素问》的篇章做了全面的调整；其次他补入了“七篇大论”，发挥了“运气学说”；第三，他对《素问》中某些治则问题，有很深刻的分析，对临床有指导意义。《重广补注黄帝内经素问》是王冰注解的《素问》，这个名称是宋朝林亿校书时加的，原来的书名不是这样的，从王冰的序文来看，当时他注《素问》时取名为《素问十问》。这些问题看来是枝节小事，但也是我们治学必须具备的常识。

2. 吴昆的注释

吴昆，号鹤皋，安徽歙县人。吴昆是个临床大夫，他能够结合临床来发挥《素问》的理论，这成为他注解《素问》的特点，很值得我们学习和继承。医学毕竟是一门应用科学，尤其是中医学，其理论是通过医疗实践来检验的。如王冰在讨论“火”的虚实时，认为“实火”要用寒凉药，“虚火”要用温热药，这是空洞的理论，还是有临床实践的依据？只有通过临床实践重复出来，才能被认可。换句话说，临床实践才是检验中医理论是否成立的标准。吴昆通过医疗实践阐发《素问》的理论是很有说服力的。

理论是形而上的，但要经得住形而下的检验，理论是要能指导实际应用的，只搞形而上，高兴怎样讲就怎样讲，没有检验的标准是不能服人的。注解《黄帝内经》的医家很多，到底谁说的有理？还是公说公有理，婆说婆有理？检验的标准只有“实践”。一个学说能够通过实践重复出来，我们就认可；相反一个学说再精彩，但在临床实践中不能被重复出来，那就要有所保留。今天评价古人诸家学说的优劣，以及评价《黄帝内经》理论的价值，也只有“实践”这一个客观标准，没有第二个。

讲义中介绍了吴昆所讲的三个例子，很值得大家看一看，看他是怎样分析“三焦者，决渎之官”这一生理作用的；他对“寸口”能诊断五脏六腑病变，是怎样理解的；特别是他对《素问·五藏生成篇》“诊病之始，五决为纪，欲知其始，先建其母”的注释。

吴昆解释说，“诊病之始，五决为纪”，是说要首先搞明白“病”究竟是在五脏的哪一脏。用现在语言说即“病位”所在，诊断要先定病位。“欲知其始，先建其母”，是说要抓住“病”的主要根源，即要“先建其母”。“先建其母”古代注家的说法不一，如何统一认识，我个人同意吴昆的说法。王冰把“母”解释为应时的“王气”，比如“肝脉”王（旺）于春，“肺脉”王于秋等，这没有多大的说服力；张介宾认为这个“母”是指病因，辨别是因于“外感”还是因于“内伤”；马莳解释这个“母”，认为是五脏“相乘”之气；高世栻解释“母”为“病本”，这些都不切实际。吴昆认为：“始，得病之原也。建，立也。母，应时胃气也。”他认为“母”是指“胃气”，土为万物之母嘛。他又说：“如春脉微弦，夏脉微钩，长夏脉微耎，秋脉微毛，冬脉微石，谓之中和而有胃气。”这里他提出了应时有胃气脉象的参照标准。进而他说：“若弦甚，则知其病始于肝（胃气不够了，胃气不能养肝了）；钩甚，则知其病始于心（心缺乏胃气了）；耎甚，则知其病始于脾（脾本身缺乏水谷之气了，不能养肝了）；毛甚，则知病始于肺，石甚，则知其病始于肾（肺、肾缺乏脾胃之气了）。故曰：欲知其始，先建其母。”吴昆的解释完全符合中医学脉诊、望色首先要看有无“胃气”的理论，所以我认为他分析得很到位，符合临床的情况。这个学术思想在李杲的《脾胃论》中也表达得非常突出，他认为“望”、“闻”、“问”、“切”都要讲“胃气”，不管病有多严重，只要“胃气”存在，总有几分办法，即使病看起来不是很严重，但有“胃气”大伤的表现，就要提高警惕，预后多不良，这是在临床中被反复证实了的。

综上所述，吴昆注解《素问》很有特点，他结合临床经验来理解和阐发前人的理论，少有烦琐的东西，像“先建其母”这样抽象的知识，他能结合临床的实际来发挥“五脏病脉”的问题，是很可贵的，我们要在这些地方汲取营养，提高认识。

3. 马莳的注释

上面介绍的王冰和吴昆，在注解《黄帝内经》方面都只单注了《素问》，王冰没有注解《灵枢》，吴昆也没有注解《灵枢》。马莳（明朝会稽人，字仲化，号玄台子）则著有《黄帝内经素问注证发微》、《黄帝内经灵枢注证发微》，简称《发微》。马莳注的《黄帝内经》有两点值得研究。

第一，恢复《素问》的九卷编目。《汉书·艺文志·医经家》记载，《黄帝内经》是十八卷，内容包括《素问》和《灵枢》两部分。王冰注《素问》中提到“《伤寒论·序》云：撰用《素问》、《九卷》、《八十一难经》……”《九卷》，有的人理解为《素问》九卷，其实不是这个意思。《灵枢》在汉代很长一个时期被称作《九卷》，所以这个《九卷》往往同《素问》、《灵枢》是“九卷”混同起来，《汉书·艺文志》说《黄帝内经》十八卷，是说《素问》九卷，《灵枢》也是九卷。全元起的《素问训解》本也是九卷，全元起的书虽然看不到了，但其九卷八十一篇的目录还在，从目录看只有九卷，没有第十卷。虽然马莳看到的《素问》还是王冰注《素问》的二十四卷，但他对王冰注的《素问》分为二十四卷持有非议，坚持恢复《素问》九卷、《灵枢》九卷，因而他的两个《发微》都是九卷。后来张志聪遵循他，也改成九卷，不是二十四卷。要有这个常识，要看到《黄帝内经》的卷数不一样，有九卷、十卷、二十四卷，其内容还是一样的，是古人在注疏的过程中对编目的修改。从马莳开始恢复《素问》九卷的面目，他认为只有这样才能与《汉书·艺文志》中十八卷的数字符合起来。现在看到的九卷本，是从马莳开始的，以前的九卷本现在看不到了。

第二，同注《素问》、《灵枢》。从明代到现在的几百年间，诸家对马莳的《黄帝内经素问注证发微》评价都不太好，但对他的《黄帝内经灵枢注证发微》大家都认可，同为一个人所注，评价出入这么大，是有原因的。马莳本人是搞针灸临床的，对针灸的研究比较深入，《灵枢》是以针灸内容为主的文献，有《针经》之称，古代的《针经》即是《灵枢》。马莳在《黄帝内经灵枢注证发微》中，对经穴、刺法等方面的注解比别人高明，这也说明一个问题，实践才出真理，出高水平。

马莳也是第一个注《灵枢》的人，注解时他没有蓝本依据，在他那个时代，《素问》已有几家注解本可以看到，而《灵枢》没有，然而他注解的水平还特别高，这与他针灸的医疗实践分不开。有人会问，杨上善的《黄帝内经太素》（简称《太素》）不是比他早得多吗？杨上善的《太素》是隋唐时期的著作（有两种说法，有人说是隋，有人说是初唐，这个问题不大，因为隋只有那么几年，很短，起码是初唐），《太素》包括《灵枢》、《素问》两部分注解，但马莳当时没有见到《太素》，《太素》从宋以后，就在我国消失了，明、清的医家知道有本《太素》，但没有见到过。现存的《太素》是从日本抄回来的，日本藏有我国唐代人手抄本的《太素》。因此《太素》虽然比马莳的《黄帝内经灵枢注证发微》早，但马莳注《灵枢》时没有看到过，不仅他没有看到过，很多医家都没有看到过，所以说马莳是第一个注《灵枢》的，这话也不错。当然今天不能这样说了，看来注《灵枢》的第一人还是著《太素》的杨上善。

对马莳的两个《发微》，我们可以着重研究他的《黄帝内经灵枢注证发微》，该书主要研究经络，特别是经穴，因为历史上记载的经穴出入很大，马莳结合临床，对经穴有很多校正的地方。

以上两点可以作为马莳治《黄帝内经》的特点：一个是恢复了九卷的体例，这有助于我们研究《黄帝内经》的沿革，但是对临床的意义不大；二是他注的《灵枢》在经络、经穴的注解方面比任何一家都好，对临床很有参考价值。

4. 张志聪的注释

张志聪是钱塘人，即浙江杭州人，是清代对古典著作很有研究的代表性人物。当时杭州讲学的风气很盛，张志聪集合同学、学生在一起，在杭州一个叫

"侣山堂"的地方讲学。从文献考据来看，他们有好几十人，张志聪的同学19人，学生12人，还有他的一个儿子，都在他那里一起讲学，还出了本文集——《侣山堂类编》。他们注了《素问》和《灵枢》，称作《素问集注》、《灵枢集注》（下简称《集注》）。在研究《黄帝内经》方面，他们是第一个搞集体创作的，在他以前还没有出现过这种情况。翻开《素问集注》或《灵枢集注》，除张志聪本人的名字之外，还有其他人的名字，如第二卷是某某人，第三卷又是某某几个人，这些就是张志聪的学生或同学，张志聪是主持者，他是搞集体研究的创始人，这是张志聪很突出的一点。之所以卷下署名，用现在的观点来看有文责自负的含义，某卷是哪几位参加研究的，就由哪几位署名，这个学术风气比较好，也值得我们今天学习。集中大家的智慧，发挥群体的力量来进行研究，所谓"集注"就是这个意思。过去有的著作也有称为"集注"的，那个"集注"是把古人若干家的注解，如选张家的、王家的、李家的等集中起来，这种"集注"倒是不少，像张志聪他们这样，集合学术群体来作注疏，在中医学史上还不多见。

从现存的历代医家注《黄帝内经》的文献来看，《集注》的水平确实是比较高的。可以这样评价，在各注家著作里《集注》是位居前列的，比起马莳、吴昆、王冰来，张志聪的《集注》毫不逊色，有些地方还更高明。如《素问·阴阳别论》中有句话："二阴一阳发病，善胀、心满、善气。"什么是"心满善气"？在之前许多注家都有解释，比较来看，还是张志聪《集注》的解释更符合临床实际。他说："善气者，太息也。心系急，则气道约，故太息以伸出之。"人心中憋闷不舒，用一个较长的呼息，这口气出了，感觉就痛快了，这就是"善气"，即喜欢长长地舒一口气，又称作"太息"。这比吴昆、马莳、张介宾的解释都高明，因为这符合临床上常见的表现，看起来"心满善气"不难理解，但是在各注家中，只有张志聪的解释比较令人满意。

再如《素问·阴阳别论》里讲有关脉搏问题时说："脉有阴阳，知阳者知阴，知阴者知阳。凡阳有五，五五二十五阳。所谓阴者，真藏也，见则为败，败必死也；所谓阳者，胃脘之阳也。"对这段文字的解释，在张志聪之前的注家解释得都不好。张志聪解释说："所谓二十五阳者，乃胃脘所生之阳气也。胃脘者，中焦之分，主化水谷之精气以资养五脏者也。四时五脏之脉，皆得微和之胃气，故为二十五阳也。""胃脘"即是"胃"，居于中焦，五脏所需要的精气，都要靠脾胃来供给。所谓"阳脉"，是指胃脘之阳存在的脉象，用后世的脉法来说，任何脉象总要存有胃气，弦脉也好，浮脉也好、大脉也好、细脉也好，存在有胃气的脉，就是"阳脉"，所以说"阳者，胃脘之阳也"。在张志聪以前，包括王冰在内，对这句话没有作很好的理解，王冰认为"胃脘之阳"指人迎脉，这不符合今天临床的情况。当然，王冰作这样的解释也还能理解，因为在唐代，看人迎脉的习惯还不少，但到了明清，如果还作这样的解释，就不符合临床的情况了。为何叫“二十五阳”？“凡阳有五”，这个“五”指的是五脏：心、肝、脾、肺、肾。“胃脘之阳”就是“胃气”，不管哪一脏都应该有，这就叫“凡阳有五”，不管是哪一脏的脉都要存有胃气的意思。五脏脉、四时脉，各有旺时。肝脉主春，应带弦象，是“微弦”，即弦中带有些微和之胃气；心脉主夏，应带勾象，是“微勾”，即勾中带有些微和之胃气；肺脉主秋，应带毛象，是“微毛”，即毛中带有些微和之胃气；肾脉主冬，应带沉象，是“微沉”，即沉中带有些微和之胃气。弦脉、勾脉、毛脉、沉脉等脉象之中都要带一些微和气象，这是“胃脘之阳”尚存的象征。如春天来了，肝脉本身是微弦象，心脾肺肾等脏的脉象都要带一点这个气象，都要带一点“微弦”，所以是“五五二十五阳”。意思是说，凡是春天脉带弦，不仅肝脉“微弦”，其他几脏的脉都要带“微弦”的迹象，这是胃阳存在的象征。这个解释既符合中医学的理论，也符合临床的实际。

在《灵枢·邪气藏府病形》中有段话：“脾脉急甚为瘈疭，微急为膈中，食饮入而还出，后沃沫。”所谓“后沃沫”，马莳的解释认为是脾气不下疏的后沃沫，认为是下窍的问题，用现代语言解释就是大便不好，肛门有些清水流出来。张志聪不同意这个看法，他说：“脾不能游溢津液，上归于肺，四布于皮毛，故涎沫之从口出也。”他认为“微急为膈中”，“中”是中焦，“膈”是有所阻滞之意，即脾胃有所阻滞，水湿行气受阻，饮食下不，到了胃里“还出”，或者不断地吐清水，这些解释是临床上常见的。所以他比马莳讲得好，也符合中医的理论认识。即在正常情况下，脾胃游溢津气，应该上归于肺，通过肺四布于皮毛，不会有“后沃沫”的表现；当中焦阻塞，不仅饮食下不去，要吐出来，还可见到吐清水的表现。很显然，张氏认为“后”指的是“饮食还出之后”，“沃沫”是指“嘴发淡，清水上泛”的临床表现，现在临床上中焦湿滞的人多有此表现。

从上面的这些例子来看，张志聪为首的集体创作有一定的水平，《集注》在注家里面算是不错的。曾经流行过一种注本叫《张马合注》，这是书商们搞出来的事，把马莳注解和张志聪的注解合在一起出版，其实他们两个人生活的年代相隔很远，起码有两三百年，不过这也反映了后世之人对这两家的认可，认为他们具有代表性。

《集注》的集体创作不仅体现出他们注解的水平，而且可以看出他们的注解很贴近临床实际，这应该是《集注》的第二个特点。再一点，《集注》把王冰的二十四卷改集成九卷，《素问》、《灵枢》各为九卷，意在还《黄帝内经》十八卷的原貌。

（三）校订注释诸家小结

校订注释诸家有两种情况：一是单注《素问》，另一是《素问》、《灵枢》全注。单注《素问》不只有王冰和吴昆，讲义只是举有代表性的医家而已，单注《素问》的还有张宛邻的《素问释义》，高世栻（士宗）的《素问直解》。高世栻的《素问直解》也是不错的，高世栻和张志聪是同学，年龄比张志聪小，他和张志聪有师友之谊，张志聪即是他的朋友也是他的老师，张志聪的《素问集注》、《灵枢集注》，还有《伤寒集注》、《金匮集注》等，高世栻都参与了。高世栻的《素问直解》出在《素问集注》之后，因此《素问直解》的水平不低，因为他先有《素问集注》的经验，后又单独作了《素问直解》，所以《素问直解》比张宛邻的《素问释义》高明多了，是研究《素问》不可或缺的著作。

既注《素问》，又注《灵枢》的，讲义中介绍的是马莳和张志聪二人，这也不是全部，还有两家。杨上善的《太素》，张介宾的《类经》，也是把《灵枢》、《素问》都注了，没有放在这里介绍的原因，是因为他们两家主要特点不在这方面，他们主要是对《黄帝内经》进行了分类研究，因此把他们划归到下面内容中去了。全注《黄帝内经》的看起来就是这四位医家，最早的是杨上善，其次是马莳，再次是张介宾，最后是张志聪。

上面介绍了医经学派中搞校订注释研究的情况，到目前为止，在历代注家里面还没有发现单注《灵枢》的。校订注释医经的主要意义在于：校订是研究和保存古代文献的必要手段，注释是分析和研究古代文献的成就，是对古文献的发挥。

三　分类研究诸家

医经学派中作分类研究的有两种情况：一种是对部分文献分类，另一种是对全文分类。对部分文献分类是有选择性的，比如《内经知要》，作者把认为是重点的内容选择出来，或把认为是最好的内容选择出来，然后进行分类。全文分类是无选择性的，只要是《灵枢》、《素问》中的内容就一字不漏地进行分类。

“分类研究”的方法，在今天来看，也还是比较科学的一种方法，这种方法直到现在仍在各学科领域中应用。《灵枢》、《素问》这两部书，综合地表达了许多主题。《素问》八十一篇，《灵枢》八十一篇，每篇文献都不是就一个主题一探到底，至少有两个主题以上，甚至是八九个主题，属于综合性文献。对这种综合性的文献，进行分类研究是必要的，这有利于学习和掌握。比如在这些文献中，既谈“脏腑”问题，又谈“经脉”问题，或者还有“病机”、“治则”等问题，把有关“脏腑”的文献归为一类，有关“经络”的文献归为一类，有关“病机”的文献归为一类，有关“治则”的文献归为一类，使文献的主题清晰起来，有利于后人的理解和利用，这是古人对文献进行分类研究的目的所在。研究综合性的文献，适合于采用分类研究的方法，古人已经看到这一点，所以很早就对文献进行分类研究了。

在中医学史上，对文献进行分类研究的第一人是皇甫谧，他著有《针灸甲乙经》(《针灸甲乙经》的分类，主要是有关“针灸”内容的，因此划归在针灸专题里面介绍)，“甲乙”就是分类的概念，“甲、乙、丙、丁、戊、己、庚、辛、壬、癸”如同“一、二、三……”，有序之意，把《黄帝内经》文献按照不同主题有秩序地分离出来，重新梳理，所以叫《针灸甲乙经》。从《针灸甲乙经》分类起，一直到今天，我们还在对文献采用分类研究的方法，但是分类的思路各不相同，个人的观点也不一样，分类的水平也参差不齐，因此同是分类方法，但其中还是大有文章的。

分类，是搞文献研究甚至是其他科研工作的一种手段，是一种方法，是有系统地、有层次地、主题更鲜明地梳理文献资料，更有利于掌握和利用这些文献资源，所以这种方法今天还在应用。《中医各家学说》通过讨论分类研究诸家，回顾历史上诸家的分类方法，从中可以吸收好的经验、好的思路，寻找更科学的、更有意义的分类方法，这是很有现实意义的。

(一)杨上善的《黄帝内经太素》

除《针灸甲乙经》以外，分类研究《黄帝内经》最早的就是杨上善了。杨上善的《黄帝内经太素》把《黄帝内经》内容分为十九类：摄生、阴阳、人合、脏腑、经脉、输穴、营卫气、身度、诊候、证候、设方、九针、补养、伤寒、寒热、邪论、风论、气论、杂病等。把两个八十一篇内容，分类为十九个方面的主题，每个主题是一类，每一类下面还有小目，小目有多有少。这个分类方法看来还是受到《针灸甲乙经》的影响，不过它与《针灸甲乙经》的角度不同，《针灸甲乙经》仅限于针灸、经络内容，《黄帝内经》中其他的内容《针灸甲乙经》没有收入。杨上善的《太素》是没有选择性的，他在受到《针灸甲乙经》启发的基础上，对《黄帝内经》的内容作了全方位的分类。讲义上有定海黄以周对《太素》的评价，这段评价总的精神有以下两点。

首先是认为杨上善避免了因分类而出现割裂文献原义的现象。分类就怕割裂文献原义，这是很考水平的一件事，这决定于对《黄帝内经》理解的程度。有的分类，把文献完整的意思分得七零八落，这种分类是失败的；既要进行分类，又不割裂原义，这种分类才是高明的。所以定海黄以周对《太素》的评价中，把这点放在第一位。黄以周是清朝末年南京书院的院长，是章太炎先生的老师，经学大家，黄先生的评价不是一般的评价。

其次是认为杨上善的《太素》有高《针灸甲乙经》一筹的地方,《针灸甲乙经》把《黄帝内经》原文拆得太过零散,在《太素》里面基本上没有这个毛病。与王冰的《素问》本子比较,王冰有意移动文献的地方很多,有破坏《素问》原貌之嫌,经考证之后很多地方《太素》是对的,而王冰是错的。当然,这要从两方面去看,一是杨、王二人的确存有水平的差异,二是杨上善是隋末人,比王冰所处年代稍微早一点,有可能杨上善见到的《黄帝内经》更真实一些,王冰看到《黄帝内经》在其后,错乱的地方更多一些,两个人掌握的第一手材料的质量不同。

《太素》对校正《素问》、《灵枢》很有价值,《太素》将《黄帝内经》的两个八十一篇经打散,重新归类,花费了40年的功夫,没有恒心,没有点毅力,也是办不到的。现在《太素》已经不完整了,在宋、元、明这几百年中,在我国都看不到《太素》,到清末才看到日本保存的唐朝手抄本,现在我们见到的这个《太素》,是从日本影印回的仁安二年(宋乾道三年)的旧抄本,这个抄本缺损很严重,现在缺第一、第四、第七、第十八、第二十卷,要找到完整的《太素》,看来是不大可能了。

(二)张介宾的《类经》

张介宾是浙江人,著《类经》时他没有看到《太素》,《类经》将《黄帝内经》分为十二类:摄生、阴阳、藏象、脉色、经络、标本、气味、论治、疾病、针刺、运气、会通等。其中“会通”有杂类的意思,即十一类未能包括的其他内容。这样的分类比杨上善的线路要清晰许多,能看出分类的方法是在不断的进步。把张介宾的十二类与杨上善的十九类比较一下,显然张介宾的十二类分法与我们总结的中医理论体系更接近些,代表张介宾的最高水平,表明中医学术的进一步发展。

历史上有过《内经类编》,是李杲叫他的学生罗天益搞的,罗天益先后反复了三四次,李杲都不满意,最后还是搞出来了。曾经有个刘某某给《类编》写了篇序文,这个序文还存在,但这个《类编》不存在了。因此张介宾《类经》的十二类分法,是不是受到罗天益《内经类编》的影响不得而知,所以张介宾的分类方法究竟是怎样来的,还很难说。

张介宾没看到《太素》,看到的是《针灸甲乙经》,像他这样把《灵枢》、《素问》的内容整个保存下来,并进行全面分类的,还绝无仅有。在注释《素问》诸家里面,也应该有张介宾的位置,因为张介宾不仅分类,他还将《灵枢》、《素问》全部加了注,就注解方面而言,张介宾的注解也是有水平的。因此用学派来分类的话,注释诸家和分类研究中都应该有他的位置。尽管张介宾的分类和我们今天的认识很接近,但他对分类的有些提法(讲义中有原文),还是存在一些问题的，从历史的角度来看，这也是正常的，我们今天不去接收他的某些观点，只学习他分类的方法，肯定他对《黄帝内经》研究所做出的贡献。

（三）滑寿的《读素问钞》

滑寿、李中梓、沈又彭等三家都是有选择性地对《素问》、《灵枢》进行了分类，滑寿单对《素问》的部分内容进行了分类，著书《读素问钞》。《读素问钞》把选择的《素问》内容分为十二类，与张介宾的十二类基本是一致的，看来张介宾的十二类的分法对滑寿是有影响的。

滑寿虽然选择的内容不错，但只限于《素问》。比如“脏腑”部分没有《灵枢·本输》的内容，“脏腑相合”的理论出自《灵枢·本输》，肺与大肠相合，肝与胆相合，心与小肠相合，脾与胃相合，肾与膀胱相合等，讲脏腑关系，不讲“相合”，脏腑理论的内容就不完整。又如“经脉”部分没有《灵枢·经脉》的内容，而“经脉循行”的理论出自《灵枢·经脉》。所以滑寿选得虽然不错，但局限性太大，单依据《素问》一部书来反映中医学的理论体系是不完整的。

滑寿当时为什么只限于《素问》，这个问题还没有搞清楚，很有可能是在元、明期间有一种说法，认为《素问》就是《黄帝内经》，《灵枢》是假的，《灵枢》是伪书。其实我认为《黄帝内经》不存在真假的问题，只存在迟早问题，对错问题。为什么《素问》是真的，《灵枢》是假的呢？依据是什么？真是黄帝所著的？不可能。所以我认为不存在什么真假问题，只存在时间早迟、水平高低的问题，《灵枢》、《素问》同样是前辈人不断总结、整理出来的，不是哪一个人的著作，没有必要把注意力放在辨别“真假”问题上，只看其内容是不是经得起实践的检验，对医学实践有没有指导意义，这是唯一的衡量标准。

（四）李中梓的《内经知要》

李中梓，字士材，著《内经知要》，他选择《素问》、《灵枢》中的部分内容进行了分类，与滑寿的分类大不相同，共分八类，比起张介宾、滑寿来，概括性更强些。分类包括：道生、阴阳、色诊、脉诊、藏象、经络、治则、病能等。所谓“道生”就是“摄生”，属于养生学的范围，和现代医学的“卫生”基本是一个概念，他的分类与现在的中医学理论体系更接近了。

《内经知要》最大的优点，是内容选择的精度比较高，这是由选择人的水平高低来决定的，后世对《内经知要》都比较欣赏，这是很重要的理由。《内经知要》的第二优点是精炼，一部《黄帝内经》有 14 万多字，内容涉及的面很宽泛，学起来负担很大，而《内经知要》的内容只抵《黄帝内经》的十分之一，但内容选得精，概括性强，基本反映了中医理论体系的概貌，所以读《内经知要》的人很多。如果没有一定的水平，选择的内容水平不高，是不可能有这样的结果。《内经知要》是本好书，尤其是初学者可以翻翻这本书，把《内经知要》的八个分类搞清楚了，通过《内经知要》来打个学习《黄帝内经》的基础，就像现在《黄帝内经》教材的作用一样，目的也是打下进一步深入学习《黄帝内经》的基础。

《内经知要》也有缺点，讲义上指出《内经知要》的缺点是某些学术观点不够妥当，当然对这些观点还是要历史地来看。例如他说："兹所摘者，不事百草，而事守一；不尚九候，而尚三奇。"这些观点多少有些故弄玄虚。"不事百草"肯定是不对的，搞中医不研究中药这是不可能的，中药是治疗疾病所必需的，理论讲得天花乱坠，还是要通过药物来实现；"而事守一"这是唯心的东西，"守一"是道家的修道，"修尊一"就是修天义，修天义之尊（真），也包括气功之类，我这话不是否定气功，因为道家的"守一"，是另外一回事，是修"仙"，要把阳气完全修尽，修成纯阴，就可成仙了；"不尚九候，而尚三奇"，"九候"是诊断问题，不讲三部九候，"三奇"是道家讲的丹田、黄庭、至尊，"三奇"都是虚玄的东西。这些都反映了李中梓学术思想上唯心的一面。

（五）沈又彭的《医经读》

分类分得最简练的是沈又彭，他只分了四类，分别叫做"平"、"病"、"诊"、"治"，著书《医经读》。沈又彭虽分类简单，但我看很有道理。"平"是指生理，"病"是指病理，"诊"是指诊断，"治"是指治疗，简单而明了，分类没有比他再简练的了。

《医经读》分类虽然简练明了，但在具体内容的选择上却不那么高明，所选的内容赶不上李中梓。

（六）黄元御的《玄解》

清初有个黄元御，这个老先生对《黄帝内经》的分类有不同的看法。他著了两本书《素问玄解》、《灵枢玄解》，他的分类与前面的都不一样，他并没有把两个八十一篇打散，保持原文献"篇"的内容，然后对两个八十一篇进行分类。这种以"篇"为单位的分类方法，从来没有过。例如，"上古天真论"、"四气调神大论"、"金匮真言论"、"生气通天论"、"阴阳应象大论"等五篇，划归为养生类；"灵兰秘典论"、"五藏别论"、"五藏生成"、"藏气法时论"、"宣明五气"等，划归为藏象类。这是很特殊的分类方法，这种方法对现在意义不是太大。首先因为八十一篇文献每一篇都是综合性的，不打散篇，分类就没有意义，这个路子不可取。黄元御的这本书很少有人看到，现在这个书还不好找，因为现实意义不太大了，所以讲义中没有编排。

（七）分类研究诸家小结

分类研究的方法适用于《黄帝内经》这样的综合性文献，应该很好地研究前人的分类方法，以提高我们今后的分类研究工作。对《黄帝内经》的分类研究，基本上不外两种形式：一种是无选择性的全部保留下来，按照不同类来分；一种是有选择性的，选重要、精要的来进行分类。选择性的分类适合教学应用，容易使人掌握重点；无选择性的分类适合于科研应用，科学研究的资料累积得越全面越完整越好。在有选择的分类研究成果中，《内经知要》是比较理想的，李中梓的《内经知要》，适合教学应用，学习《黄帝内经》要先看看《内经知要》，把《黄帝内经》的大体轮廓摸到了，主要内容就容易掌握了。无选择的分类研究成果中，杨上善的《太素》、张介宾的《类经》，都是具有代表性的，尤其是张介宾的《类经》更要高明些。对《黄帝内经》分类最繁的是杨上善的十九类分法，最简单的是沈又彭的四类分法。

综上所述，从历史上分类研究的不同方法来看，我认为分类要解决的主要问题只有一个：中医理论体系的结构。最近我们在编辑《医学百科全书·中医基础理论分册》，分成总论和各论两个部分。总论要阐述中医学思想方法，中医学用什么来作为指导思想？是朴素的唯物辩证法。朴素的唯物辩证法是通过哪些内容反映出来的？是阴阳五行理论，是人与自然的整体观念，是具体问题具体分析的辩证法。各论要阐述中医学理论体系的具体内容，包括：脏腑、经络、病机、病症、辨证、治则、针法等。基本是这样一个思路，现在对《黄帝内经》的分类研究，我认为要反映出这样的思路和观点。

总之，就我个人认为，直至今天，《黄帝内经》还值得再进行分类研究，还有值得再深入研究的地方，时代不同了，条件也不一样，我们可以在接受杨上善、张介宾等前人经验的基础上，结合现在的新观念、新方法，用新的思想方法，来对《黄帝内经》的分类进行再研究，是很必要的。

四　专题发挥诸家

所谓“专题发挥”就是从《黄帝内经》中围绕其中某个主题来进行研究，其目的不是分类，是要整理提高，“整理提高”这个词虽然是现在才提出来的，但整理提高这个工作两千年来前人就不断地在做了。

（一）秦越人的《难经》

秦越人即扁鹊，扁鹊著《难经》，其主要的内容是“经脉”，包括现在的“脉学”。秦越人围绕《黄帝内经》中“经脉”这个主题进行发挥，演变为《八十一难》即《难经》。《难经》的主要内容主要包括以下的八个方面，把这些内容了解了，就有基础去读《难经》了。

所谓“难”就是“问题”，“问难”就是提出问题，提出问题来加以讨论、分析。从“第一难”到“第二十二难”讲的是“脉法”;“第二十三难”到“第二十九难”讲的是“经脉”;“第三十难”和“第三十一难”是讲“营气”、“卫气”、“三焦”;“第三十二难”到“第四十七难”讲的是“脏腑身形”,包括内五脏六腑,外四肢九窍;“第四十八难”到“第五十四难”讲的是“病机”;“第五十五难”到“第六十难”讲的是“病证”;“第六十一”讲的是“四诊”;“第六十二难”到“第八十一难”讲的“井俞刺法”。《难经》不外这八个内容,旨在发挥《黄帝内经》的脉学、脉法,其中有创建性的学术内容有以下三点。

第一,创“独取寸口”的诊法。《黄帝内经》中脉学讲“三部九候”,这“三部九候”与我们现在理解的“三部九候”不一样,“三部”是指头、手、足,头有三部脉,手有三部脉,脚有三部脉,具体内容在《素问·三部九候论》中。《黄帝内经》中没有“独取寸口”的诊法,只有“气口独为五脏主”的提法。“独取寸口”这是《难经》的创建,并把“寸口”分作“寸、关、尺”三部。特别是“关脉”,《黄帝内经》中从未提及“关脉”问题,讲“尺”、“寸”的时候还有。《黄帝内经》中的“尺”大部分是指“尺肤”而言,不是指“尺脉”,“尺肤”就是皮肤,古人诊断要看前臂内侧从腕关节到肘关节这段皮肤,其润、燥、凉、热的不同,反映出的病证不同,这叫“尺肤”诊。

第二,以“菽法”分轻重。“菽”就是一颗黄豆,用一菽、二菽、三菽等来衡量大夫的手指按在患者脉搏上的轻重。指头放在脉搏上,就像一颗黄豆放在上面一样,这叫做“一菽”,稍重点是“二菽”,再重点是“三菽”,再重是“四菽、五菽、六菽”,最重是“十二菽”。意思是“把脉”要从轻到重,轻到一菽,重到十二菽,这就是“菽法”,《难经》中明确地提出来了。

第三,以呼吸定息分脉之阴阳。《难经》提出:“呼出是心与肺,吸入是肝与肾。”把脉要论呼吸,一呼一吸与五脏有联系,“呼出”是诊心和肺,“吸入”是诊肝和肾,现在“肺主呼”、“肾主吸”的简单说法就是这样来的。《难经》讲的心和肺“主呼”,肝和肾“主吸”,与我们现在的概念不一样,这有没有道理?从临床实践来看,是很有道理的,特别是在诊断慢性病的时候。

总之,《难经》的脉法发挥了《黄帝内经》的脉法,其主要突出点就是上述这三个内容:创建了“独取寸口”的诊法,并把“寸口”分为“寸、关、尺”三部;创建以“菽法”来权衡把脉之轻重;提出“呼”诊“心、肺”,“吸”诊“肾与肝”的诊法。这是《难经》主要的特点,它对“脉学”理论有不小的贡献,直到今天的临床还在运用。

(二)张仲景的《伤寒论》

《伤寒论》是发挥《黄帝内经》“热病”的杰出成果,《素问》上有两篇专谈“热病”的文献,一篇是“热论”,一篇是“评热病论”,主要是“热论”。张仲景运用《素问·热论》中有关“热病”的病因、病变、论治的理论来辨治“伤寒病”,“伤寒”与“热病”是两个不同性质的病,张仲景只是运用了治疗“热病”的理论和方法,这是他的发明,是对《素问》相关理论的提高。

但是“热病”毕竟还是“热病”,“伤寒”毕竟还是“伤寒”,不能混为一谈,这是必须要明确的一点。“伤寒”的病因是“寒邪”,“热病”的病因是“热邪”,两者容易混淆的原因有以下几个方面。

《素问·热论》里有“热病者皆伤寒之类”的说法,很多注家就根据这话,把“伤寒”、“热病”混为一谈,这是误解。这里的“类”是指六淫等外感的邪气,热也好,寒也好,都是六淫外感之邪,同属外感病。

《素问·热论》还有句话:“伤于寒也,则为病热。”但是古人对此有解释,特别是王冰、王叔和等都作了解释,他们认为:“寒毒藏于肌肤,夏至前变为温病,夏至后变为热病。”是说寒毒到了人体,藏于肌肤之内,在夏至前发作,这个寒毒就变为温邪了,在夏至后变成热邪了。病邪变化了,发生了性质的改变。所以“伤寒”、“热病”绝对不能混为一谈,这个问题不搞清楚,辨证论治就会出错,这是两个不同性质的病。

现在还有一种说法,认为伤寒也是“热性病”,这种说法有点时髦,但实际是说不通的。什么是“热性病”?中医讲辨证论治,“证”反映病的本质,怎么能说伤寒是热性病呢?温病、暑病这是“热病”,即“热性病”,“伤寒”不能说是“热性病”,伤的是寒邪嘛,热性病还能用辛温法?这是不能混淆的。仲景是明确了这一点的,除了用六经、病因、病变、辨证这些基础理论而外,他的立法,他的处方,他的用药,完全与《素问·热论》是两回事。

正因为伤寒病的病因是寒邪,临床表现出的关键性症状是“或已发热,或未发热,必恶寒”,热病不是这个表现,温病也不是这个表现,这是张仲景强调的。只要是伤寒病,不管发热也好,没发热也好,“必恶寒”,这是绝对的,是必见症,所以“恶寒”为伤寒病的主症。相反,温病、热病没有哪本书里面把“恶寒”视为温热病的主要表现,温病、热病纵有恶寒情况,也很轻,也很短暂,且不是个关键症状。热病的表现甚至于还绝对不恶寒,这是由病因的性质所决定的,这是很明确的。“或已发热,或未发热,必恶寒”,《素问·热论》上没有这样提,仲景是这样提的,在《伤寒论》里认为这是很主要的临床表现,我们的临床经验认为,只要有一分“寒”,就有一分“表”,不管哪种病都是如此。我们做大夫一定要有这个概念,凡是外感病,有一分恶寒,一定有一分表证,假如你不考虑的话,那你的治疗要成问题的。

《素问》上提出“治病求本”,中医学强调“辨证论治”,“辨证”的主要精神就是“求本”,“证”就是“本”,代表病的本质。伤寒病的“本”是什么?是“寒邪”。仲景抓住伤寒病的本质——寒邪，所以用“桂枝汤”、“麻黄汤”等辛温法，有汗用桂枝汤，无汗用麻黄汤，都是辛温法。为什么用辛温法？是由“寒邪”决定的。热病的“本”是“热邪”，所以不用辛温法，不但热病不用，温病也没看到用过，只能用辛凉法，或辛凉轻剂、或辛凉平剂、或辛凉重剂，不能用辛温，这是原则问题。

《素问》里面讲热病的有三篇文献，“热论”、“评热论”、“刺热论”，“刺热论”里讲对热病的治疗时说：“诸治热病，以饮之寒水，乃刺之。必寒衣之，居止寒处，身寒而止也。”就是说治诸种热病，先要饮凉水，再进行针刺，本来刺法就可以息热了，还要用凉水来助之，这个“刺”，不言而喻是用“泻法”了，甚至于要少穿衣服，让体温凉快一点，还要在处于寒处，想方设法让体温降下来，最后要达到的目的是身寒热退。从这些话看来，《素问》虽然没有提热病用辛凉法，但这个精神是表达出来了，明确告诉我们热证该怎样治疗。用药物治疗也只能这样热因寒用，用寒凉药物了。在《素问》那个时期，方剂还不甚发达，中国医学在发源时期，主要还是靠针灸，随着农业的发展，社会一天天的发达，生产力不断提高，药物应用才逐渐开展起来，所以《黄帝内经》里面很少有方药的记载，总共才有12个方子，而且都是很简单的方子，这是“热论”中没有提出用寒凉药的原因之一，但是上面的话表明了辛温药肯定是不能用的。

总之伤寒病与热病不能混为一谈，伤寒的发热，是寒邪致病的临床表现，只能用辛温的方法去散寒，寒散了热才能退，伤寒病可以吃银翘散吗？恐怕不行吧！桑菊饮行吗？也不行。

《素问·热论》中辨热病是用三阴三阳的办法，具体内容是这样论述的：“伤寒一日，巨阳受之，故头项痛、腰脊强；二日，阳明受之，阳明主肉，其脉夹鼻络于目，故身热、目疼而鼻干，不得卧也；三日，少阳受之，少阳主胆，其脉循胁络于耳，故胸胁痛而耳聋。三阳经络皆受其病，而未入于藏者，故可汗而已。四日，太阴受之，太阴脉布胃中络于嗌，故腹满而嗌干；五日，少阴受之，少阴脉贯肾络于肺，系舌本，故口燥、舌干而渴；六日，厥阴受之，厥阴脉循阴器而络于肝，故烦满而囊缩。三阴三阳，五藏六府皆受病，营卫不行，五藏不通，则死矣。”从这段文字可以看出，不管三阳病也好，还是三阴病也好，都是热的表现。三阳病暂不论，看三阴病，与《伤寒论》有相类似之处吗？丝毫没有类似之处。所以《素问·热论》的三阴三阳辨的是表里，热在表在三阳可汗之，热在里在三阴可泄而已。

历代注家里，柯琴是看出这个问题的，《素问·热论》讲三阴三阳辨证，《伤寒论》也讲三阴三阳辨证，其性质是不同的。柯琴说：“《热病》之六经（三阴三阳），专注经脉为病，但有表里之实热，并无表里之虚寒。”柯琴抓住了问题的关键,《素问·热论》只辨实热之表里,三阳病是表热证,三阴病是里热证,都属于实热证,所以《素问·热论》说在三阳可汗之,在三阴可泄之。《伤寒论》就不一样了,仲景的三阴病基本属于虚寒证范畴。所以柯琴又说:“但有可汗可泄之法,并无可温可补之例。”“可温、可补”法是用于《伤寒》三阴证的,理中汤、四逆汤、乌梅丸是三阴证的主方,都是可温、可补之剂。

柯琴说:“仲景之六经,是分六区地面,所该者广。”他不认为仲景的“六经”是“经络”,他认为仲景的三阴三阳辨证,相当于是分六个部、六个区、六个面、六个范围,他把这个“经”理解为“经界”之经,不认为是经络。他说:“凡风寒湿热,内伤外感,自表及里,有寒有热,或虚或实,无乎不包。”他认为仲景的六经辨证,可用于辨风证、寒证、湿证、热证等,而《素问·热论》只讨论了热证。我同意柯琴的看法,《伤寒论》与《素问·热论》是两码事,不能混为一谈。

《素问》辨“热病”用“三阴三阳”的辨证方法,仲景辨“伤寒”也是用“三阴三阳”的辨证方法,不同的是,“热论”用“三阴三阳”分“表里”,疾病的性质并没有改变,“三阳”是热证,“三阴”也是热证,只是病位变了,由表及里了,热的疾病性质并没有变。所以“热论”提出:“其未满三日者,可汗而已;其满三日者,可泄而已。”即前三日是在表之“三阳经”,满三日以后就在“三阴经”了,在表“可汗而已”,在里“可泄而已”。这是热病的“三阴三阳”辨证,比较简单,就是从“表、里”来分辨实热。仲景的三阴三阳辨证就复杂多了,几乎表、里、寒、热、虚、实都涉及到了,所以仲景的处方也复杂多了,有温法、有清法、有补法、有泄法,因此《伤寒论》与《素问·热论》比较起来有天壤之别。《伤寒论》把《素问·热论》的方法、适应证范围拓宽了,今天的临床,是用仲景的六经来辨证,没有用“热论”的六经来辨证。《伤寒论》到现在有两千年的历史了,还没有人提出“六经辨证”是采用“热论”的“六经辨证”。

尽管如此,仲景的《伤寒论》还是发挥《素问·热论》的成果,仲景学习《素问·热论》很有心得,受到启发,结合临床实践发挥而成《伤寒论》,这是成功的发挥。《伤寒论》六经辨证的概念把阴阳、表里、寒热、虚实都包容进去了,远远超越了《素问·热论》“三阴三阳”局限于热病的范围,成为今天还在应用的辨证论治的基本方法之一,几千年来,仲景也因之受到中医学后人的敬仰,他的这一伟大成就,对于现今临床还有着指导的实际意义。

张仲景的成功对我们很有启示,《黄帝内经》内容非常丰富,仲景从《素问·热论》这个主题发挥出了《伤寒论》,我们可不可以把其他的主题,结合临床的实际也来个发挥和提高呢?

(三)华佗的《中藏经》

《中藏经》是华佗著的,这只是历史上的一种传说而已,还有待考证。不管是否是华佗著的，我们只从《中藏经》本身的学术价值来讨论，谈谈《中藏经》与《黄帝内经》的关系，《中藏经》究竟发挥了《黄帝内经》中的什么主题。《中藏经》的内容不多，只有上、中、下三卷，其主要内容不外乎以下五个方面。

一是讨论了四时阴阳的变化。所谓"四时阴阳"，即春夏为阳，秋冬为阴。讨论的是一年气候变化对人体生理、病理的影响，这个问题在《中藏经》里谈得不少，认为人在自然界中生存不是封闭的，春夏秋冬四季的气候变化，无时无刻不对人体产生影响。

二是提出阴阳、寒热、虚实、上下的辨治方法。认为人体的病变虽然复杂，但概括起来总不外乎这几个方面：阴阳的病变，寒热的病变，虚实的病变，上下的病变。并提出了针对"阴阳、寒热、虚实、上下"几种病变的调治方法。

三是提出了脏腑的虚实、寒热、生死、顺逆的脉证辨别方法。这部分内容在《中藏经》里是主要的，如"论心藏虚实寒热生死顺逆脉证之法"，"论肺藏虚实寒热生死顺逆脉证之法"等，心、小肠、肝、胆、脾、胃、肺、大肠、肾、膀胱、三焦等各有一篇，总之是把五脏六腑的种种脉象、种种证，以及种种治疗方法，进行了系统地论述。

四是诸种杂证。介绍了脏腑辨证中没有包括进去的其他种种杂证。

五是诊脉察声色形的决死法。这部分内容得到后人的重视，是讨论病之预后诊断的，很多病的预后，可以通过脉象、声音、色泽、形态来进行判断，预测病之能不能治，是生是死，对病的预后做出判断。

这五个方面的内容归纳起来看，第一是讨论人与自然关系；第二是讨论病机；第三是讨论脏腑辨证；第四是讨论杂病；第五是讨论诊断方法。其重点是"脏腑辨证"，所以《中藏经》主要是发挥了《黄帝内经》的脏腑辨证这个主题。其中最有代表性的，莫过于"论五脏六腑虚实寒热生死逆顺之法"等十一篇，是《中藏经》最主要的内容。这十一篇发挥了《素问》的"玉机真藏论"、"平人气象论"、"藏气法时论"、"脉解"，《灵枢》的"经脉"、"本藏"、"本神"、"淫邪发梦"、"邪气藏府病形"等文献，是把《灵枢》、《素问》这些篇章的内容综合起来，通过整理，成为有系统的脏腑辨证理论。在《黄帝内经》中，这些内容并不系统，通过华佗的整理，结合自己丰富的临床经验，把《黄帝内经》中脏腑辨证论治的内容充实后系统化了，这是个了不起的成就。

《中藏经》中有许多有名的处方，临床上应用的效果都很好。例如"失笑散"（该方记载于《太平惠民和剂局方》中），只有简单的两味药（蒲黄、五灵脂），主治妇科产后恶露不止、心痛、血排不好，排不干净、血痛等，是很有效的方子；"醉仙丹"，主治中风的，药味也很简单（麻黄、天南星、附子、地龙），治半身不遂，血管病，动脉硬化等；还有"安息香丸"，就是"苏和香丸"的前身，《太平惠民和剂局方》中的“苏和香丸”就是从华佗“安息香丸”中来的，现在“苏和香丸”还很名贵，治心血管病；“神术散”，主治伤风头痛，效果很好，治身痛、身重、头痛等也很有效。

华佗把《素问》中有关脏腑辨证的知识，整理成为系统的脏腑辨证论治理论，如果没有临床实践的经验，只是凑一些书面资料是凑不出来的。只有书面资料并不能判断其合理性，也不能知道在临床上有没有效，没有实践这样的著作是写不出来的，只有临床经验丰富，才能把书面的资料组织起来，组织得合理，这是华佗能够发挥《黄帝内经》脏腑辨证的原因所在。《中藏经》的成就不是偶然的，是以丰富的临床经验为基础的，不管《中藏经》这本书是不是华佗所著，这个人的临床经验也是相当好的，水平也是很高的。

《中藏经》最后还附了一个“内照法”，谈“诊脉察声色形决死法”，就是判断病的生死预后。近来《参考消息》上介绍美国《科学杂志》的一个信息，说“头发”可以帮助诊断一些病。华佗《内照法》中有类似的记载，看“头发”可以判断病的生死预后。古人在这些方面是有很多经验的，在某种病的情况下，观察“头发”的状况，就可以知道这个病的预后是“主生”还是“主死”。“内照”的意思，就是通过“望闻问切”，把人体内脏腑的病变了解得清清楚楚，“照”就是一明二白的意思。当然，不能说“内照法”中所记载的都很灵验，但里面有很多信息，对指导临床的具体运用还是有价值的，可以通过实践来验证。

《中藏经》一书值得看一看，过去有两个老先生专门研究《中藏经》，用方也只用《中藏经》的，这个例子说明，《中藏经》是受到后人重视的，当然，我们用不着这样“专”，不要把思路搞得这样局限。

可以说“脏腑辨证”的理论体系来源于《中藏经》，《黄帝内经》中的有关理论还不成体系，《中藏经》完成了这个系统的集合，成为中医学史上最早的“脏腑辨证”理论。总之，对《黄帝内经》中“脏腑辨证”主题的发挥，《中藏经》是做出成绩的。

（四）皇甫谧的《针灸甲乙经》

《针灸甲乙经》最大的成就是发挥了《灵枢》、《素问》的针灸学说，这是皇甫谧最突出的成就，特别是对《灵枢》中的针灸内容的研究。皇甫谧在《针灸甲乙经》的序文中提到，他著《针灸甲乙经》的资料来源有几个方面：第一是《针经》即《灵枢》，第二是《素问》，第三是《明堂孔穴针灸治要》。《针灸甲乙经》是以这三本书为蓝本的，《明堂孔穴针灸治要》这本书现在不存在了，国内、国外都没有踪迹，只存在于皇甫谧的《针灸甲乙经》中，我们准备把《明堂孔穴针灸治要》从《针灸甲乙经》中集出来。《针灸甲乙经》的主要内容包括：

经脉、经穴、刺法等，然后用“甲乙”之序进行编排，取名《针灸甲乙经》。《针灸甲乙经》的主要内容有以下四个特点。

第一，自从皇甫谧编著《针灸甲乙经》后，中医学才真正有了较系统的“针灸学”。《灵枢》、《素问》都记载了大量的针灸内容，但很零散，通过《针灸甲乙经》的梳理，有了系统，自成体系，就针灸学来说，这是中医学史上的第一部，除《针灸甲乙经》外，还找不出同类的著作。针灸在世界范围的传播很早就开始了，《针灸甲乙经》很早就流传到国外，最迟在唐朝时期，《针灸甲乙经》在国外影响很大，对世界的针灸学都是有影响的。

第二，《明堂孔穴针灸治要》是我国很古老的一部专讲“经脉”、“经穴”的书，原著早已经没有了，《针灸甲乙经》把这部书的内容保存了下来，虽然不是完全保留下来了，但是大部分是保留下来了，这是《针灸甲乙经》的贡献。

第三，对《灵枢》、《素问》进行校正研究时，《针灸甲乙经》成为重要的参照本，凡对《灵枢》、《素问》中文字有疑问处，十有八九《针灸甲乙经》中的引文是正确的，这说明皇甫谧在晋代的时候，看到的《灵枢》、《素问》，和现在看到的有些地方可能不一样，所以《针灸甲乙经》保存的文字基本是对的。现在校勘《灵枢》、《素问》离不开《针灸甲乙经》，特别是校勘《灵枢》，《针灸甲乙经》中绝大部分都是《灵枢》的内容。因此《针灸甲乙经》不仅在医学上，而且在校雠学方面都有不可磨灭的功绩。

第四，《灵枢》中讲“经脉”的循行时，认为“三阳经”行人身之外侧、背侧，“三阴经”行人身之内侧、腹侧，是按手足上下循行来讲的，现在一般的“经络”都是这样讲的。《针灸甲乙经》依据《明堂孔穴针灸治要》对“经络”循行的表述不是这样的，是把人体分成几个部分，比如头部、胸腹部、背部、足部、手部。在头部，太阳经、阳明经、少阳经是怎样分布的；在胸腹部，正中线、侧线、外侧线又是怎么样的等等。是按照人体的解剖部位来整理经络的循行的，隋唐间甄权的《明堂人形图》和孙思邈的《千金方》的都是依照了他的这个方法，现在《针灸学》里面讲“经穴”时也按照这个方法来总结。从体表的解剖部位来总结阴经、阳经、经穴的分布，这是从《针灸甲乙经》开始的。

也有人反对皇甫谧这种对经脉、经穴的归纳法，认为这样按解剖部位来分，对一条完整的经络是一种割裂，比如“足太阳经”从哪里起到哪里止，就看不出来了。这种反对的声音意义不大，因为《针灸甲乙经》对每条经脉、每个经穴，都注明了其起止和所属，用体表解剖部位来表述经络、经穴的分布，并不在否定经络的起止循行规律，我理解皇甫谧这样分述，是便于鉴别、学习和临床应用。

综上所述，《针灸甲乙经》从生理到病理，从经脉的分布、经穴的分布，到用针的方法，完成了针灸学的理论体系。皇甫谧发挥《灵枢》、《素问》的针灸学，在针灸的研究方面是有代表性的，是中医学史上很有成就的一个医学家。

（五）刘完素的《宣明论方》

刘完素的《宣明论方》，主要是发挥《黄帝内经》关于对“杂病”的治疗。《黄帝内经》里所记载的病理多、病症多，治法和方药是极少的，两部书共载10余方。刘完素选择了《黄帝内经》里所提到的61个病症（不是全部）进行了梳理，结合自己的临床经验，把这些病症有秩序地附上治法和处方，把《黄帝内经》中的理论论述与临床的实际结合了起来。《黄帝内经》里最少提到有180余种病症，但究竟如何治疗，没有下文，刘完素是第一个对其补上治疗方法和方药的人，填补了《黄帝内经》在治法、方药方面的不足。不仅如此，《黄帝内经》中有很多病症只有病名，对临床表现的记载也不完整，刘完素都进行了补充，可以说《宣明论方》相当于现在的“内科治疗学”，且看下面的两个例子。

例一：“结阳证，主四肢，四肢肿，热胜则肿，四肢者，谓诸阳之本，阳结者，故不行于阴脉，阴脉不行，故留结也。犀角汤主之，治结阳，四肢肿满，热菀不散，或毒攻注，大便闭涩。犀角（现用水牛角代替）、玄参、连翘、柴胡各半两，升麻、木通各三钱，沉香、射干、甘草各一分，芒硝、麦门冬各一两。”

所谓“结阳”，是阳气不能行于经脉里面，结滞而不行，所以就留结而为肿。“结阳证”主要表现是“四肢肿满”，“热菀不散或毒攻注”，热毒侵蚀于某个地方，就叫“攻注”，以致伴有大便秘涩，或大便闭涩的表现。用“犀角汤”治疗，药用犀角（现用水牛角代替）、玄参、连翘、柴胡各半两，升麻、木通各三钱，沉香、射干、甘草各一分，芒硝、麦冬各一两，这就是刘完素的犀角汤。所谓“结阳证”就是“湿热闭结证”，有热、有湿在经脉里面闭结不行，水气就不能散布，按辨证属于“阳水肿”，是湿热瘀滞经脉造成的。“犀角汤”是用“凉泻”、“宣导”的方法。“阳”是“阳热”，所以要用“凉泄”，用犀角、连翘、芒硝来“凉泻”；热毒湿邪瘀滞于经脉而不行，要“宣导”，所以木通、沉香、柴胡、升麻来“宣导”。阳水肿，就是有热的水肿。单从《黄帝内经》字面上看，很难理解“结阳”是个什么病，刘完素结合自己的临床来分析，就把《黄帝内经》“结阳”的论述，创造性地运用于对热性水肿病的辨治了。

例二：“结阴证，主便血。结阴便血一升，再结二升，三结三升，以阴气内结，故不得通行，血气无宗，渗入肠下，致使渐多。地榆汤主之，治阴结下血不止，渐渐极多，腹痛不已。地榆四两，甘草三两（半炙半生），缩砂仁七枚。”

所谓“一升、二升、三升”是说便血量之多寡，所谓“结阴、再结、三结”是说阴寒邪气侵袭的程度深浅，邪气浅便血少，邪气深便血多。刘完素处以“地榆汤”，治疗“阴结下血不止，渐渐极多，腹痛不已。”处方：地榆四两、甘草三两

（半炙半生）、缩砂仁七枚。这里“甘草三两”，是用“炙甘草一两五钱、生甘草一两五钱”。所谓“结阴证”，是指热毒结于阴分，所以用地榆、甘草为主，以清热解毒。如何理解甘草要一半生用，一半炙用？“生用”是清热解毒，“炙用”是固脾摄血，脾统血嘛。这个方子的组成很简单，除了地榆、甘草之外，还用了“砂仁”，砂仁不是清热药，这是肯定的，砂仁是温涩药，砂仁虽然性“温”，但味“涩”，治疗血症在临床上完全可以用“砂仁”这味药。砂仁“收涩”性质，尤其适合于“崩中”下血的患者，妇女月经过多，临床经常要用“砂仁”，但用量不能太大，一般在“二钱”左右就行了。“地榆汤”是个治便血、崩漏下血的专方，一般只知道“砂仁”是健胃的，芳香健胃气，其实它还是止血的好药，尤其是治疗“崩中漏下”的出血症。

“结阴、结阳”，出自《素问·阴阳别论》，记载非常简单：“结阳者，肿四肢；结阴者，便血一升，再结二升，三结三升。”从字面上看很难有深刻的认识，“结阳者肿四肢”，究竟是热肿、寒肿，还是虚肿、实肿？“结阴者便血”，结得浅便血少，结得深便血多，这种便血究竟是虚证、实证，还是寒证、热证？通过刘完素用“犀角汤”治“结阳证”，用“地榆汤”治“结阴便血证”，就一目了然了，这就是发挥。

刘完素把《黄帝内经》的理论，结合他的临床经验，发挥成能指导临床的知识。刘完素的《宣明论方》中 61 个病症，都是这样记述的。学习《黄帝内经》的病证时，可参考《宣明论方》，把《黄帝内经》的理论和刘完素记述的临床实际结合起来理解，体会就深刻了，还可以供我们在临床上参考运用。

刘完素没有把《黄帝内经》中的病症整理完，但就是这 61 个病症，对我们的帮助也不少了。《黄帝内经》中记载的杂症，有的只有病名，或只有简单的症状，所谓“宣明”，就是把其内涵发明出来，而且附以具体的方药，就可以推广了，把《黄帝内经》的理论和医疗实践结合起来了，可以看出刘完素的这一工作做得很出色。

（六）骆龙吉、刘浴德、陈无咎

骆龙吉、刘浴德、陈无咎等，受到《宣明论方》的影响，也把《黄帝内经》里面很多只有病名，或只有几个简单症状的文献，加以发挥，使之变得具体而丰富。特别是骆龙吉、刘浴德，他们认为《宣明论方》工作做得很好，但做得太少了，只有 61 个病症，于是他们一起合作完成了 150 多个病症，把《黄帝内经》中绝大部分的病症都作了整理和发挥，著书曰《内经拾遗方论》。所谓“拾遗”，是针对刘完素《宣明论方》的，把刘完素遗留下来的，还没有整理的病症，按照刘完素的方法一一完成。

《内经拾遗方论》中有的处方比刘完素的还好。刘完素毕竟是一个专门研究“火热”的医家，上面举的例子“结阳证”、“结阴证”也能看出他善于对“火热”进行辨治，很有特点，有个性。骆龙吉、刘浴德所处的方，比刘完素的面要宽泛，寒热虚实都涉及到了，所以《内经拾遗方论》中有些处方，对我们还是很有启发的。书中还使用了不少名家的方子，包括刘完素、张元素、朱震亨、王好古、李杲、罗天益、吴昆等，这些都是明代以前的大家。因此，有些人误认为骆龙吉是宋代人，这简直就是个大笑话，他明明用了张元素、朱震亨、王好古、李杲、罗天益等，甚至是吴昆的方子，宋代人怎么能用得上这些方子？用得上朱震亨的方子？用得上吴昆的方子？所以这是绝对不对的，骆龙吉是明代的人，是明末的人。《内经拾遗方论》在《宣明方论》的基础上，还是做得很好的。

我特别介绍陈无咎，他是现代的人，30 年前才去世，是浙江金华的人，他著有《明教方》。浙江是个出名医的地方，有“三溪”：元代是丹溪（朱震亨），朱震亨是金华人；明代有个花溪，余花溪，余天明，顺德老人；陈无咎是浙江义乌黄溪人。陈无咎自认为是传丹溪之学的，《黄帝内经》上有个病名叫“伏梁”，陈无咎称其“伏梁证”，举一例看他是如何把《黄帝内经》理论运用于临床的。

《明教方》曰：“徐氏妇伏梁证，主心肾。《素问·腹中论》曰：‘人有身体髀股胻皆肿，环脐而痛，是为何病？岐伯曰：病名伏梁，此风根也。其气溢于大肠而著于肓，肓之原在脐下，故环脐而痛也。不可动之，动之为水溺涩之病。’今六脉沉伏，心肾尤涩，舌苔薄白，血不归心，气不归肾，心下有积，大如儿臂，环脐而痛，名曰伏梁，病由于风入肾宫，大肠气壅，更因脑郁伤心，血凝不散，积久成形，不宜攻下，应通肓丸：炙没药二钱，姜黄连、炒丹参、姜厚朴各一钱，当归尾五钱，川郁金、炒香附末、炙乳香各七八分，木通、焦于术各钱半，三七五分。”

《素问·腹中论》描述了“伏梁”的表现和治疗原则。该病从股关节以下，一直到脚水肿，从大腿一直到小腿都肿，肚脐周围痛。不要看这么肿，肚子这么痛，但不能随便去攻它，“攻”就会成“水溺涩之病”，尿也不通了，还攻不下来。这是《黄帝内经》表达的原义。“梁”是形容坚硬的意思，肚子里有个坚硬的东西，“伏”是生在肚子里面，这就叫“伏梁”。“伏梁”主要临床见症有二：一是下肢肿，一是肚子里面有异物。陈无咎的病案记载：“徐氏妇伏梁证，主心肾”，即认为主要病位在心肾，根据是“六脉沉伏，心肾尤涩。”他解释说：心主血脉，血不归之于心，不为心所统摄，肾主纳气，气不纳之于肾，所以有至于心下有积，摸着像小儿臂那样粗的一个东西，环脐而痛，名曰伏梁。他认为这个病的病机是由于风入肾宫，风行入于肾，大肠气壅，壅塞不通，加上因抑郁伤心等情志因素，血就凝而不散，积久成形。他根据《黄帝内经》的对“伏梁”病不宜攻下的治疗原则，采用“通肓丸”去“通”，即通大肠壅塞之气。方子的组成见上，陈无咎先生的方子都是自己组的方子，他基本不用成方。

陈先生有个特点，凡是临床病案一定要到《黄帝内经》里去找个根据，这是优点也是缺点，因为临床上的病不是都可以在《黄帝内经》里找到根据的。主要是陈先生对《黄帝内经》有研究，强调理论要联系实际，这正是我们要学习他的地方。陈无咎先生我是熟的，他的处方我在上海见过，治好了不少的患者，那时我还是学生，比你们现在的年龄还小。总之他结合临床对《黄帝内经》有所发挥，把理论与临床结合起来，这是值得我们继承的。

有些人说《黄帝内经》是在空谈理论，没有什么实际意义，很多搞临床工作的大夫就是不爱看《黄帝内经》，认为《黄帝内经》解决不了临床的问题，以上介绍的这几位名家的实践充分说明《黄帝内经》不是空洞的理论。同时我们也应该看到，《黄帝内经》是经过许多医家在很长的时间里不断总结出来的认识，其中的方药之所以少，是因为那个历史时期的方药没有像后世那样发达，所以针灸的内容大大多于方药。但绝不能说方药少理论就空洞，不能这样认识。我的看法相反，有些搞临床的大夫，忽视理论学习，总结个东西都总结不出来，不要谈用现代医学方法来总结，或者什么新的手段来总结，就是用中医的语言写个总结都写不出来。没有总结，不能升华到理论的认识，对临床的经验讲不出来，说不明白，这样的经验怎样提高，又怎样流传下去呢？理论与经验不能偏废，要用丰富的理论来指导临床的实践，要通过临床实践来升华理论知识，这是应该有的治学态度。

张仲景是运用《素问·热论》的理论，来发明伤寒病，创立了六经辨证的理论体系。华佗发明了《黄帝内经》脏腑学说，丰富了切脉、望色、闻声、症状诊查等诊断内容，完成了脏腑辨证理论体系的整理。皇甫谧的《针灸甲乙经》把《黄帝内经》中有关经络、经穴、刺法的内容，整理成了针灸学。刘完素、骆龙吉、刘浴德、陈无咎发挥《黄帝内经》关于杂病的证治，成为一部临床治疗学，填补了《黄帝内经》缺陷。专题发挥的这些医家，都是把理论与实践密切结合才有所发现，有所发明的，他们所做出的成就不是轻而易得的，他们的治学态度、治学精神都是很值得我们学习和继承的。

（七）王冰、刘温舒与七篇大论

“七篇大论”不是《黄帝内经》原有的文献，一般认为这七篇大论属于《阴阳大论》的文献，是王冰在注《素问》的时候补到《黄帝内经》里面去的。“七篇大论”主要内容是讲“五运六气”的，我在这里只补充两点。

第一点，自从《素问》里有了“七篇大论”以后，《黄帝内经》才出现运气学说。在王冰没有补进这七篇大论以前，如杨上善的《太素》，里面就没有运气学说的内容，皇甫谧的《针灸甲乙经》也没有“七篇大论”的内容。《针灸甲乙经》是晋朝的，《太素》是隋末唐初的，都比王冰早，都没有相关内容，说明是王冰补进去的，这是很明确的。自从有了这七篇大论以后，《黄帝内经》中有了关于运气学说的文献。到了北宋，有个叫刘温舒的医家，根据《素问》的“七篇大论”，把“五运六气”内容又整理成为一个有系统的文献，一个专题文献，叫做《素问入式运气论奥》。《素问入式运气论奥》完全根据这七篇大论，从“天元纪大论”一直到“至真要大论”，把所有谈“运气”的内容集合起来，并把它整理成为有系统的专题文献，从此以后“运气学说”从宋、元、明、清一直流传下来了。今天我们要了解运气学说，如果学习《素问》这七篇大论还有些困难的话，可以先看看刘温舒《素问入式运气论奥》，因为他将其整理成为有系统的文献了。王冰补入的“七篇大论”，虽然是讲“运气”，但知识要点还是很分散，很不成系统。

第二点，五运六气即运气学说，主要是要讨论自然界气候变化的规律。俗话说“天有不测风云”，运气学说认为这个风云是可以预测的，风云变化不是无规律可循的。从我国科技发展的历史背景看，这种认识是有根据的。我国的天文学、气象学、历法学等，成就得很早，比世界其他国家都成就得都早。在我国夏商时期，起码是在商代，即4000年前，我国的历法、天文就有相当的基础了。这些对自然、天体基本的认识，是从劳动中来的。我国是个农业大国，咱们的祖先很早就从事农业生产了，不认识气象，不认识气候，搞得好农业生产吗？农业发展得起来吗？如二十四节气，在三代时期就制定了，这二十四节气的制定，经过几千年，到现在我们还丢不开它，现在广大农村还是依靠二十四节气在指导种庄稼。二十四节气是关于历法的学问，实质也是我国地区大自然气候变化的规律。每年什么时候立春，什么时候立夏，什么时候立秋、立冬，什么时候该冬至，什么时候该夏至，这些都是气候变化的规律。因此“运气学说”就是在我国古代气象学、天文学、历法学这些科学技术的基础上产生的，“运气学说”的目的是想进一步地认识自然界种种事物变化的规律。我认为“运气学说”这是一门科学，是古代科学的一个课题，“运气学说”包括天文知识、气象知识、历法知识，还是多学科性的一门学问。

但是，“运气学说”的研究毕竟还是受到社会历史条件的限制，摸到了一些规律，比如，在天文馆的资料中，记载了我国几千年来的日食、月食，看得出古人的推算基本是百分之百的准确，说明古人就是摸到了些规律。但是真正要通过现代科学观的要求，那还是很不够的，局限性还很大。就这个问题，我们请教了中央气象台的同志，请教了天文馆的同志，请他们在我们的研究生班里作报告。他们基本肯定“七篇大论”是有科学性的，从他们现在用现代科技手段观察的结果看，有很多现象是类似的。我的看法是，五运六气学说，它在认识气候变化规律方面，在历史上是有成就的，但毕竟有很大的局限性，从现代科技来看，还属于比较粗糙的认识。但是其中还有些问题，我们不一定都弄清楚了，这还是个有待研究的课题，还要靠多学科的同志们共同研究，单靠中医学科还不行，还要请现在的天文学家、气象学家共同来研究。所以对待“五运六气”的态度，全肯定它不对，全否定它更不对。

从宋朝刘温舒的《素问入式运气论奥》开始，运气学说成为一个有系统的文献，自此以后，宋代有了很多运气学说的文献，那里面有不少形而上学的东西。比如，宋朝有本《圣济总录》，它把60年气候变化的规律，全都推算出来了，它说60年是一个周期，现在科学还是承认气候的变化是有周期性的，这是需要继续研究的课题。暂且60年的周期性我们可以认可，有点差错也行，或多几年、少几年，问题都不大。但他把60年中某年应该出现某个病，甚至某个病应该用什么处方，都推出来了，照这样，医学就没有什么可研究的了，这就是他唯心地方，这就不是客观的态度。但这不是刘温舒的问题，更不是“七篇大论”的问题，是后世一些受到形而上学影响的人，搞出来的东西，这些我们就不能接受。

（八）专题发挥诸家小结

以上就是专题发挥《黄帝内经》的几家人，秦越人发挥《黄帝内经》的脉学，他的代表著作是《难经》；张仲景发挥《黄帝内经》的热病，代表著作是《伤寒论》；华佗发挥《黄帝内经》的脏腑辨证，代表著作是《中藏经》；皇甫谧发挥《黄帝内经》的针灸学，代表著作是《针灸甲乙经》；刘完素、骆龙吉、刘浴德、陈无咎都是发挥《黄帝内经》杂病的，刘完素的代表著作是《宣明论方》，骆龙吉的代表著作是《内经拾遗方论》，刘浴德的代表著作是《重订内经拾遗方论》，陈无咎的代表著作是《明教方》。

整个医经学派就从“校订注释”、“分类研究”、“专题发挥”这三方面向大家介绍了，大家对《黄帝内经》这本书心里就有数了，在过去的几千年中，有些什么研究《黄帝内经》的书，三个流派中的这些著作、医家，都很值得我们去参考、去学习，这就有了学习《黄帝内经》的门径，有了研究《黄帝内经》的基础。

第四章
经方学派

一 经方学派概说

“经方”这个概念，可以分为前、后两个时期，这两个时期的“经方”概念是不一样的。前期（汉）“经方”的概念就是经验方，经验方的基本内容是人们在与疾病斗争的实践中总结、创造的经验。现在人类学的研究基本可以肯定这样一点：什么时候有了生命，什么时候就有了疾病。人类有了疾病，就要想办法治疗，总要寻找解决疾病的方法，这些方法，有的是出于本能，有的是出于医学知识。《汉书·艺文志》中所载的经方十一家是指经验方而言。

讲义从《孔丛子》中选了一个故事，这个故事很能说明古人经验的累积，这是孔子师徒之间的一段对话，通过这段对话，可以理解经验方是怎样来的。

“宰我于使齐而反，见夫子曰：梁丘据遇虺毒三旬而后瘳，朝于君，齐君会大夫众宾而庆焉，弟子与在宾列，大夫众宾并复献攻疗之方。弟子谓之曰：夫所以献方，将为病也，今梁丘子已瘳矣，而诸夫子乃复献方，方将安施？意欲梁丘大夫复有虺毒当用之乎？众座默然无辞，弟子此言何如？夫子曰：汝说非也。夫三折肱为良医，梁丘子遇虺毒而获瘳，虑有与同疾者，必问所以已之之方焉，众人为此之故各言其方，欲售之以已人疾也，凡言其方者，称其良也，且以参据所以已之之方之优劣耳。”

“宰我”是孔子的学生，长于外交，一次他出使齐国回来，向孔子汇报此次出使齐国的见闻，并讲了这样一件事情，他说：“梁丘据（齐国当权的大夫，在齐国很有地位的，很有权势）被毒蛇咬了，以至病了一个月，好容易才把这个病治好了。梁丘据病愈上班，去见齐王，上至齐王下至同僚诸大夫都向他道喜，我也跟着众人一起向他问候，并且大家纷纷都向他推荐解蛇毒的方子。我觉得不是滋味，说：‘献方的目的是为了治病，今梁丘子的病已好了，献方还有什么用呢？难道还想让他再被蛇咬一次，再用你们的方去治疗吗？’我这一席话让众人都哑口无言了，老师您看我这话讲得怎么样？”孔夫子说：“你这个话不对。俗话说‘三折股而后为良医’，你懂得这个道理吗？第一次骨折治好了，第二次骨折又治好了，第三次骨折还是治好了，治疗的经验越丰富医生越高明。梁丘子这次被蛇咬治好了，以后就没有再被咬的可能吗？其他人就不会被蛇咬吗？献方的人是考虑可能再发生被蛇咬的事情。这些人毫无保留地都把这些方法贡献出来，应该是有几分把握的，总会有一定的疗效，大家献计献策，究竟哪个方子更好，可择优待用嘛。”

这个故事从一个侧面说明古人是留意经验方的累积的。经验方就是这样通过丰富的医疗活动，相互交流，不断总结，逐渐累积出来的，是在实践中产生的。

《汉书·艺文志》所载有经方十一家，共有274卷，在那个时代已经是很不少的了。在《汉书·艺文志》记载以前，《扁鹊仓公传》里面也有经验方，其中提到的“禁方”即是，所谓“禁方”可以理解为现在说的“密方”。总之，经验方在人们与疾病作斗争的实践中产生，并以多种方式在流传。

二 诸家经验方的佚遗

我国土地辽阔，人口众多，历史悠久，正因为有这样的条件，所以古代的经验方是很多的，据文献调查的情况来看，不仅仅是《汉书·艺文志》上记载的那些，如果用个数字来表示，这个数字都是洋洋大观的。

如六朝诸家经验方十一家，在现存的文献中还可以找到。如：陈延之的《小品方》十二卷，该书内容散见于《外台秘要》、《医心方》、《证类本草》中，《外台秘要》引用了陈延之的《小品方》共有171条，丹波康赖的《医心方》引用《小品方》共215条，《证类本草》引用《小品方》3条。唐代诸家经验方，从现存文献中可以查出来的还有十五家之多。北宋诸家经验方，从现存文献中可以查出来的还有十家之多。从六朝、唐代、北宋，合起来有近四十余家，这些还都是举例而言，并不是说只有这些，实际的数字远远不止如此，最少是在150种以上。如华佗有个学生叫吴甫，他就有一本《华佗方》，但这个文献现在找不到了，像这样的例子还很多。还有只知书名，不明作者的也不少。我们损失了大批的经验方，这是中医学的损失。

经验方的损失是与科技发展水平分不开的，我国能印刷出书是从宋代开始的，刻版印刷术到现在也不过才1200年的历史，在此之前，出书全靠手写，最早是写在木板上或竹简上，后来写在绸缎上，写在棉布上，后来才写在纸上。手抄写已经很有限了，加之木板、竹简、绸布的保存也很难，因此古籍文献的流传实属不易。但是前人还是保存下了不少的文物，例如敦煌石窟中保留了上千卷唐代人写在绸子上的书，这里面医方不少。这些东西在外国列强侵略我国疆土时，如八国联军、德法联军等，把这些文物抢走了。现在这些文物在英法两国很多，尤其是在伦敦的大英博物馆，这些都是我们国家的宝贝呀！

我们现在的印刷条件与国外比还是比较落后，但是跟我们自己比还是进步不小，现在一本书可以出10万册，甚至20万册，但在“文革”中，中医文献的出版印刷还是受到不小的冲击。所以保存文献是颇不容易的，历代诸家经验方的损失，还有些人为的因素，比如战争，还有统治者的愚昧等，如秦始皇的“焚书坑儒”，不过秦始皇不烧医药书，因为他要活命，他要长寿。所以科学和社会的进步没有达到一定的水平，文献保存是很困难的。

从现存的文献中整理出来历史上曾有的经验方专书有没有必要呢？我看很有必要。如《金匮要略方论》中有好多方子，都是已损失的经验方，《金匮要略方论·中风历节病脉证并治》中的“续命方”，就是已遗失的《古今录验方》里的，宋朝林亿他们校《金匮要略方论》时把它补进去了。这个续命方是治中风的，后世出现了不少的续命汤，包括小续命汤、千金续命汤等，都是在这个方子基础上发展起来的。是以麻黄、桂枝、当归、人参、石膏、干姜、甘草、川芎、杏仁等为基础方，这些方子是很有价值的。还有“术附汤”，只有白术、附子两味药，是从《近效方》中来的，《近效方》也遗失了。这是个好方子，在临床上是很能解决问题的方子，治疗脾肾两虚这是常用方。还有“八味丸”，就是桂附八味丸，这是《崔氏纂要方》里面的，所以《金匮要略方论》里叫“崔氏八味丸”。

这些例子说明在损失的方子里面，肯定有数不清的很有效的好方子，所以我说很有整理的必要。中医的研究工作，不要谈用现代科学手段来研究，就是整理文献的工作也大有可为。毛主席让我们整理提高，现在整理中医文献的工作还没有提到日程上来，这多可惜！所以中医文献非整理不可，迫不及待地需要整理。现在整理，还有些老人在，还有点门路经验，再过十余年老人们不在了，我看你们够困难的。这个工作应该提到日程上来了，现在我只是有整理的门径、经验，但精力不够了。

这本讲义提供了一个已佚经验方文献的清单，你们可以按照这个线索去整理，在这方面是大有可为的。因为这些文献都是可以查缉出来的，日本人做了一些工作，他们做了一点点，我们可以做得更好。当然整理出来的文献不会是完整的，但整理出来总比不整理强，可以在不同程度上让遗失的文献重现，这就看我们的科研工作怎么样了，这些是光荣的工作，等待你们来做。诸家经验方的佚遗，很可惜，期待着你们来整理。

三 对诸家经验方的评价

这里我想着重地谈六部经验方书，大家可以在这上面下点工夫。虽然这些都是间接经验了，但从文献的源头来讲，还是从直接经验来的。不管直接经验也好，间接经验也好，这些都是我们的财富，都是伟大宝库里面的内容。

（一）《肘后方》

《肘后方》是晋朝葛洪所著，开始书中只记载有101个方子，经过陶隐居等整理后增加了不少。这本书最大的特点是记载了小方、小药。单味药、二味药，三味药的方子特别多。如“葱豉汤”，即葱子、豆豉就能解决问题。这类方最适合于广大农村使用，小方、小药用起来很方便。《肘后方》不仅方子小，符合简、便、廉的要求，而且书中还有不少科学性比较强的医学知识。书里对多种传染病的认识是很突出的，如“天花”在这本书被描述得很具体，是记载“天花”最早的文献。再如“虚劳”，有些类似现在的结核类病，书里说这种病的传染性很强，记载了预防的方法，治疗的方法，谈得非常具体，还提出这种病即使人死了还可以传染人，这是很不简单的认识，古人已经认识到结核病菌传染的顽固性，所以古人有“传尸劳”的说法。

总之，《肘后方》首先是那些简、便、廉的小方、小药极其可取，其次它不仅仅是一部方书，其中还有许多中医学理论，还有具有科学性的医学知识，特别是关于多种传染病的认识。

（二）《备急千金要方》

《千金方》是唐朝孙思邈所著，《千金方》由两个部分组成，前一个部分叫《备急千金要方》，后一部分叫《千金翼方》。《备急千金要方》早出，《千金翼方》是孙思邈已经90多岁的时候才完成的。

《备急千金要方》大概有5300多个经验方，内容极其丰富。这些经验方归纳在各个系统的病中。开始是妇科方，老先生认为妇科、儿科关系到人类生命的延续，所以把妇科、儿科放在首位。各科下是各个系统的病，如心病、小肠病、肺病、大肠病等，按照生理系统来归纳的，一直到外科，甚至还涉及了饮食疗法，最后是明堂针灸，讲经穴。

现在临床许多常用的有效方，大都出自《千金方》。如：治肺病的温胆汤，治肺痈的苇茎汤，治痰饮的甘草汤，治肺痿的桂枝去芍药加皂荚汤，治瘀血的犀角地黄汤（现犀角禁用，易名为清热地黄汤）等，这些著名的方子都出自《千金方》。孙思邈活了100多岁，《千金方》是他毕生经验和治学的累积。这个书值得大家人手一册，作为主要参考书，尤其作一个临床大夫，要经常翻翻它。如临床上一个患者你总治不好，复诊七次、八次，你就没有思路了，方子就开不出来了，这本书可以帮到你，值得参考。

（三）《千金翼方》

《千金翼方》除了方药以外，有两个特点。一个是本草部分，保存了唐朝著名的本草书《新修本草》，所以这部分很有价值。《新修本草》在“文革”中说是武则天搞的，简直是胡闹，这是唐朝修的，但跟武则天扯不上什么关系。《新修本草》是以政府机构名义发行的唯一的一部医书，相当于现在的国家药典，这部书基本上不存在了，30多年前从日本抄回来的，文献已经不全了，《千金翼方》比较完整地保存了《新修本草》的内容，因此这个文献的价值很大。

再一个是对《伤寒论》文献的保存。限于科学技术，张仲景的《伤寒论》在唐代流行得也不广。张仲景是河南人，河南这一带看《伤寒论》还好一些，孙思邈是陕西耀县人，离西安还远，他要看到《伤寒论》可不容易，老先生90多岁才看到《伤寒论》。《千金翼方》中《伤寒论》条文可帮助校正《伤寒论》，因为现在我们看到的《伤寒论》是宋朝林亿他们校的，而孙思邈看到的《伤寒论》是最早的，因此这个文献的价值也很大。

以上两个文献在《千金翼方》里是很可贵的，至于其他分门别类的方子就更不用说了。当然《千金方》里面也有些缺点，但这不是主流，前面反复讲了，古人的东西我们要历史地看。孙思邈对道家很信仰，特别讲修身养性，有些不大科学的东西掺杂其中，但这不是主流。

（四）《外台秘要》

《外台秘要》为王焘所著，王焘是陕西人，他不是大夫，是当官的，官当得还不小，但他对医学有嗜好。他在皇室藏书的地方呆了近20年，在那段时间他整理了这部《外台秘要》。《外台秘要》中保留了上面提到的已经遗失文献中的经验方，我计算了一下，保存有10个方子以上的有20种书，现在这些书都见不到了，被部分地保存在《外台秘要》中。如《外台秘要》里保存了264个《古今录验方》的方子，把这264个方子整理出来，不是一部很好的《古今录验方》吗？再如《广济方》，这个书也不存在了，它记载有唐以前的方子，《外台秘要》里保存了216个《广济方》的方子，把这216个方子整理出来不就是一部《广济方》吗？《外台秘要》还保存了《集验方》的176方，《崔氏方》的165方，《备急方》的139方，《张文仲方》的134方，《必效方》的121方，《删繁方》的108方，《小品方》的111方，《延年方》的96方，《范汪方》的83方，《救急方》的83方，《近效方》的72方，《伤寒论》的44方，《深师方》的30方，《刘氏方》的24方，《经心录》的22方，《刘涓子鬼遗方》的16方，《许仁则方》的

15方等。

不满10方的文献就不介绍了，由此看来《外台秘要》保存了丰富的古代文献，这些文献一个一个地整理出来，这是中医学的财富。据我初步统计，《外台秘要》中不会少于60种已佚的方书，《外台秘要》把这些文献或多或少地保存下来了，在保存中医经验方文献方面它的功绩是不可磨灭的。

《外台秘要》在“文革”前由人民卫生出版社翻印过，最近不太好买了，我已经建议再版。因为保留如此丰富文献的书籍，仅看到《外台秘要》这样一部了。

（五）《太平惠民和剂局方》

《太平惠民和剂局方》（下简称《和剂局方》），这是宋朝的一部方书，由陈师文等校正。这部书的方子倒不多，只有674方，但都很切实用，因此这本方书的实用价值很高。如现在常用的四君子汤、四物汤、二陈汤等，都出自《和剂局方》，现在临床应用的时方大多数也都是从《和剂局方》中来的。这书为什么实用价值高呢？因为宋朝时中国的民族战争很频繁，金人犯宋，加之国家上层贪污腐化严重，搞得宋朝统治者很狼狈，国家很难维持，因此想尽方法来集资，于是搜求有效方剂，加工制成成品药，由国家统销。加工的成药如果没有效果，谁买你的呢？《和剂局方》就是那些成药的底方，所以实用价值比较高。后来朱震亨反对《和剂局方》，其实这是对朱震亨的误解，朱震亨并不反对《和剂局方》，他是反对利用《和剂局方》的人，反对那些不求甚解丢掉了中医辨证论治灵魂的大夫，用成品药来应付患者的做法，他并不是反对《和剂局方》本身，《和剂局方》是无可非议的。

过去这本书不好找，人民卫生出版社出版后，这本书容易找到了，值得看一看。如现在使用的苏合香丸、紫血丹、至宝丹等中成药都是从《和剂局方》中来的。不过《和剂局方》有个倾向，方子中的辛温药、辛燥药比较多，这是事实。朱震亨是个主张养阴的人，不辨证地动则用这些辛燥、辛温药，那是会有流弊的，这是朱震亨反对的关键所在，但他并不是一味地反对使用辛燥药。

《太平惠民和剂局方》这本书用现在的话讲就像是“临床手册”，都是临床常用的一些基本方。从临床实用价值来说，比我们现在搞的临床手册还高明得多，因为其中的方子是经过多次筛选出来的，通过了当时的太医局，是经过若干人在全国范围搜集、筛选，才集出这么几百个方子。

（六）《三因极一病证方论》

《三因极一病证方论》是陈言（陈无择）所著，陈无择是福建人。“三因”指病因，他提出病总不外乎内因、外因、不内外因等三因。“极一”指辨证，辨证要准，辨得极一。《素问·移精变气论》曰：“一者，因得之。”内因也好，外因也好,不内外因也好,通过辨证要极于一,要归于一点,即要把病证辨出来,要把病的原因找出来,这是三因极一的含义。

《三因极一病证方论》有论有方,较前之方书提高了一步。前面介绍的方书都少有论,基本上是方,或者论与方分别记载。《三因极一病证方论》在每一个病下均有论、有方,理论应用于临证方面是其所长。《三因极一病证方论》是从“三因”的角度来分类的,方子也不算少,起码有1500首以上。

与《三因极一病证方论》同时代的有著名的医学家严用和(严子礼),著有《严氏济生方》,著名的“济生肾气丸”出自此书,即八味丸加车前子、牛膝,治肾阳衰之水肿。严用和的方子多引取于《三因极一病证方论》,不同的是,经过严子礼的加工以后,比《三因极一病证方论》中方的效用提高了许多。

(七)对诸家经验方的小结

以上列举了六部书来介绍经验方,从晋到宋这个阶段,是流行经验方的时期,特别是唐宋期间,是中医学经验方流行的极盛阶段。这六部书中记载的基本上是唐宋前后的方子,到唐宋时期经验方盛行。由于印刷术在宋的后期才推广开来,到了南宋印刷术才逐渐地普及,整理文献的工作才兴盛起来,但这个时候已经有很多方书遗失了,许多的经验方被这六部书收藏。

孙思邈在《千金方》中表达了这样一个观点,他认为学医要从基础理论学起,基础理论一定要扎实,才会有深度;除此以外还要有广度,要博览群书,尤其是要看一些方书。他说:“读书三年,天下无可治之病,治病三年,天下无可用之方。”这话很有哲理,学习了三年,好像什么都懂了,甚至认为天下无可治之病;待到搞了几年临床后,你会发现自己掌握的方子太少了,几乎无可用之方。这就是说治学要有深度和广度,深度与广度是辩证统一的关系。读书三年,便以为天下无可治之病,那是深度不够;治病三年,你深入到实践中之后,才知道了天下无可用之方,那是广度不够,总而言之是不够渊博。因此孙思邈的这个话对我们是很有教育意义的,很有启发的。对学习来说,既要把基础理论学扎实,又要广猎前人的经验方。假若你基础不扎实,你也不可能很好地去吸收经验方。经验方这样多,究竟哪个方好用?哪个方不好用?哪个方子有道理?哪个方子无道理?没有基础理论的知识,就没有分辨的本领。这次用这个方子去试,下次用那个方子去试,我们不能不负责任地用患者来做试验。因此学习要追求一定的深度,基础打扎实了,面对丰富的经验方才能应用自如,才能收到好的疗效,达到治病救人的目的。经验方毕竟是前人的经验,能否掌握好,还有一个水平问题。

经方学派为中医医学经验的不断累积和传承作出了贡献,由于人类生活的需要对经验方的累积很早就开始了,从中医学发展史的角度看,在六朝、唐、宋这个时期达到了累积的高峰，是经验方最多、最盛的时期。由于历史条件的局限，这些经验方大部分都佚失了，但是从我们现在掌握的文献资料来看，还有不少的经验方被保存了下来。其中最具代表性的，如葛洪的《肘后方》，孙思邈的《备急千金要方》、《千金翼方》，王焘的《外台秘要》，陈师文的《太平惠民和剂局方》，陈言的《三因极一病证方论》，这些文献在保存经验方的同时，还提供了起码有100多种书籍的线索，根据这些线索，我们可以继续整理。数以几十万计的经验方有没有整理的价值？我认为多数都是有价值的，很有可取的地方，很有发掘的必要，整理就是为了发掘。

四　经论方的突起

“经论方”与“经验方”不是一个概念。这个“论”是指《伤寒论》，再扩展一点是指张仲景的著作。伤寒病在古代一个时期是相当流行的，是对人危害极大的一种病，据《外台秘要》的记载，在唐代以前，研究伤寒病的有八位医家：张仲景、王叔和、华佗、陈廪丘、范汪、孙思邈、《小品方》作者、《经心录》作者。这些医家对伤寒病都相当有研究，张仲景是其中的一个，也是最杰出的一个，尤其是张仲景的《伤寒论》。

《伤寒论》得以流传有两个因素：一是《伤寒论》研究成就突出，二是得到后人的整理，如王叔和是整理《伤寒论》最有名的。所以张仲景研究伤寒病的著作流传下来了，其他那几家研究伤寒的著作基本见不着了。由于《伤寒论》杰出的成就，从宋以后就博得历代医家的尊重，称张仲景为“医圣”，于是他著作自然就成了经典，所以《伤寒论》被称为“医经”。在以后的几百年当中，研究《伤寒论》的医家称《伤寒论》为“经书”。

在宋朝有本文献叫《金匮玉函经》，不是《金匮要略方论》，是《伤寒论》的另外一个版本，和现存的《伤寒论》基本上是相同的，只有个别条文有些出入。把《伤寒论》称作《金匮玉函经》，这反映了医家对《伤寒论》的重视。在明代以前，称为“医学四大家”的，原有一家就是张仲景，即刘完素、张仲景、朱震亨、李杲，后来认为这几家不能与医圣张仲景平起平坐，就把张从正纳入“金元四大家”。说明张仲景的《伤寒论》从人到著作，都为历代医家所敬仰。于是《金匮要略方论》、《伤寒论》的方子便成了“经方”。宋以后所称的“经方”实际就是指张仲景的方子，是指《伤寒论》和《金匮要略方论》里面的方子，和宋以前所称的“经方”含义有了区别。赋予“经方”新的含义之后，把唐、宋以前的经验方就叫做“验方”，宋以后的经验方称作“时方”，“时方”这个概念是宋以后才有的,这都是为了和"经方"相区别而为。

所以"经方"这个概念,有前期和后期的演变历史,前期的概念是"经验方",后期的概念是"经论方",所谓"论"是指仲景方。前期经验方的概念很广泛,后期"经论方"的概念很狭窄,就限定在张仲景那几百个方子上。为了区别,所以这里的标题是经论方的突起,以下称经论方为"经方"。

经方是从宋以后兴盛起来的,因为诸家注解《伤寒论》的基本上盛行于宋,宋以前研究《伤寒论》的不多,孙思邈晚年才见到《伤寒论》,《外台秘要》里也只是引用《伤寒论》的条文,没有对《伤寒论》进行分析、注解。注解、研究《伤寒论》是从宋朝开始的。我所了解注解《伤寒论》的400多医家当中,还没有一个早于宋朝的,成无己是第一人。宋以前没有"经论方"这个概念,宋以前还没有把张仲景尊为医圣,《伤寒论》也还没有提到这个高度,王焘《外台秘要》认为张仲景也就是研究伤寒病医家之一而已。所以经论方的突起是在宋以后。宋以后研究《伤寒论》的医家越来越多了,所以经方学派就逐渐形成了,这些医家专门用张仲景的方子。在这个时候就有"经方"、"时方"两大壁垒了,时方的代表是陈师文的《太平惠民和剂局方》,所谓"时方"就是时行的方子,不能说时方都是新创造的方子,只是当时医生习惯用的方子。

经方学派对《伤寒论》、《金匮要略方论》这两个经典著作方子的运用,从临床上看有几个特点。第一,强调"方"一定要与"证"相合,就是说有这个"证"才能用这个"方",举几个例子来说明什么是证与方相合。如大青龙汤主治大青龙汤证,什么是大青龙汤证?《伤寒论》云:"太阳中风,脉浮紧,发热恶寒,身疼痛,不汗出而烦躁者,大青龙汤主之。"即临床见脉浮紧、发热、恶寒、身疼痛、不汗出、烦躁等表现,是用大青龙汤的指征,中医辨证为"外寒里热证"。外有寒,故见脉浮紧、恶寒、身疼痛;里有热,故见不汗出而烦躁,尤其是烦躁,是里热的表现,这是用大青龙汤的时候,这叫方与证相合。《伤寒论》接下来的文献云:"若脉微弱,汗出恶风者,不可服之。服之则厥逆,筋惕肉瞤,此为逆也。"这是大青龙汤的禁忌症,如果脉微弱、汗出、恶风,这不是表寒证,是太阳中风证,这时误用大青龙汤,就会有种种不良反应,这就是方与证不合,即"此为逆也"。《伤寒论》中还有个小青龙汤:"伤寒表不解,心下有水气,干呕发热而咳,或渴,或利,或噎,或小便不利、少腹满,或喘者,小青龙汤主之。"这是表寒里饮证,"心下有水气",这是使用小青龙汤的指征,恶寒、咳嗽、心下有水气是小青龙汤证的辨证要点,下面那些渴与不渴,利与不利,噎与不噎,小便利与不利,腹满与不满等,都不是使用小青龙汤的关键。这就是经方家所强调的方与证相合,强调是何证用何方。

第二,使用经方的大夫不轻易加减。现在临床用方一般多一味少一味好像问题不大，讲究用经方的医家不随便多一味，也不随便减一味，需要加减也是按照《伤寒论》上的加减方法进行。如《伤寒论》关于小青龙汤加减云：“若渴，去半夏，加栝楼根三两；若微利，去麻黄，加荛花，如一鸡子，熬令赤色；若噎者，去麻黄，加附子一枚，炮；若小便不利，少腹满者，去麻黄，加茯苓四两；若喘，去麻黄，加杏仁半升，去皮尖。”《伤寒论》中没有加减用法的论述的，一般都不改动。看上去好像这些医家很死板，但是我确实看到一些老先生的临床效果就是好，关键还是方与证相合。不仅方药不随意加减，甚至是《伤寒论》中规定一些方的煎煮服用法，都要照办。比如桂枝汤煎法，经方家是很讲究的，桂枝汤服后要“歠热稀粥一升余，以助药力”，取“遍身微似有汗者益佳，不可令如水流漓，病必不除”。这些都是经方家严格照办的。

第三，经方中药物的剂量一般不随意变更。《伤寒论》方中是多少分量，就用多少分量，不轻易变动。比如桂枝汤：桂枝、白芍、生姜各三两，枣十二枚，甘草二两。一般从李杲起，《伤寒论》中的一两，是按一钱来用的，一般就是这个用法，或者一定要按照这个比例来用，这一点是很强调的。所以用经方的人，都要念陈念祖的《金匮歌诀》、《伤寒歌诀》，因为陈念祖歌诀的特点是对任何一个方子的分量都编进歌诀了的。比如麻黄汤：“七十杏仁三两麻，一甘二桂效堪夸，喘而无汗头身痛，温复休教粥到牙。”经方家重视方子的剂量是很有道理的，如“桂枝加桂汤”，药味没有变化，桂枝汤丝毫没有分别，就是桂枝的剂量多用了一倍，这样方子就不一样了，就不叫桂枝汤了，叫桂枝加桂汤，适应证也变了。再如“桂枝加芍药汤”，就是把芍药的剂量多用了一倍，方子功用就变了。因此经方家要掌握和保持方子的原义，是很有道理的，张仲景好多方子就是这样，药味完全是一样的，就是分量不一样，功效就不一样了。

以上三点，对初学者来说，最重要还是第一点，如果你做不到方证相合的程度，那《伤寒论》方用起来效果是不好的。自从经方兴起以后，特别是清代到民国初年这段时间，出现了许多经方家，解放前我看到过一些有经验的老先生，使用经方的疗效都非常好，其关键还是方证相合。

总而言之自从经方出现以后，凡不是《伤寒论》、《金匮要略方论》的方子，一般都习惯叫做“时方”了。不管是唐以前的方子，还是六朝的方子，任何时候的方子都统称为时方，如“温胆汤”、“独活寄生汤”是《千金方》的方子，都归为时方。在宋朝以后“经方”这个名称，成为张仲景方所专有了，一直到现在都是这个概念。今天讲某人是经方派，肯定就是用《伤寒论》、《金匮要略方论》的方子。说某人是时方派，那就没有限定了，现在对时方的概念又与过去稍有不同，现在所谓时方，是指不限定用任何方了。

陈无咎就经方也做了一个解释，他说：“经方有二，一遵六经而制方，如

《伤寒论》方是；一循经而治方，如《宣明论方》是。下此者，非经方也。”这是他个人的见解，他的这个解释是有些道理的。前面介绍过陈无咎先生，他就属于循经而治方者。陈无咎先生搞了几十年的中医临床，所有的方子都是自拟的，从来不用一个成方，他是学刘完素《宣明论方》的精神，尊崇《黄帝内经》理论，通过辨证论治，遣药组方，即循经而制方。按照他的这个意思，刘完素的《宣明论方》也是经方。他认为《伤寒论》之所以称为经方，是因为仲景也是尊经辨证而制的方。陈无咎的这种学术观点，确实没有人同意，没有人尊刘完素的《宣明论方》为经方，即使是沿用至今的一些方子，如最常用的“六一散”，没有人说六一散是经方，又如凉膈散、防风通圣散这些名方，也没有人说是经方。我也不同意他的这种说法，按照《黄帝内经》的理论来制方的，那也不止刘完素呀，从大的方面来说，有谁不是按照中医学的理论在制方呢？

经论方在经方学派里到了后期才出现，这个后期指的是宋以后，即现在所说的经方，经方家有三个特点：一是强调方证相合；二是尊重经方的组成，不随意加减；三是按照经方分量的比例来运用。

五 近代经方家

近百年来，唐宗海、邹址痕、吴棹仙、曹颖甫等都是善用《伤寒》、《金匮》方的，这里介绍两个最为突出的。一个是曹颖甫（曹家达），江苏江阴人；一个是四川巴县的吴棹仙。

（一）曹家达

曹家达先生抗日战争前在上海中医教育界是很有成就的，他的弟子们水平也都比较高，如我们学校的秦伯未、章次公，都是他的学生，他培养了不少这样的人才。曹家达先生很有气节，抗日战争时期江苏江阴沦陷，日本人想让他替日本人做事，他始终不肯，不屈服于日本人，殉国而死。

曹先生对《伤寒论》、《金匮要略方论》很有研究，毕生没有其他著作，只著了《伤寒发微》、《金匮发微》，这两本书是他在上海教学的时候完成的。后来他的学生姜佐景，搜集了他临床的病例，整理出《经方实验录》，大概记载了曹先生100多个病案，全部用的是《伤寒论》、《金匮要略方论》的方子，大家要学用《伤寒》、《金匮》方，这个书值得一看。讲义中介绍了他的案例，他把对《伤寒论》、《金匮要略方论》学习心得和与临床实践结合起来，很值得我们借鉴，我这里举几个例子。

第一个例子是“一物瓜蒂散”，这是《金匮要略方论·痉湿暍病脉证治》中的方子，曹先生认为一物瓜蒂散治疗太阳中暍，仅使微汗而愈，并不具有吐下之力。《伤寒论》的注家，十有八九都认为瓜蒂是催吐剂，结合临床来考虑，治疗中暍为什么要用吐法？在临床上很少见有这样用的，所以这都是为解释而解释，仅因为瓜蒂有涌吐功能，但曹先生的看法不一样。一物瓜蒂散主治中暑病的太阳证，主要临床表现为：发热、身痛、脉微弱。这和一般的外感不一样，关键在“脉微弱”，这是暑证的一个特点，暑伤气嘛。《金匮要略方论》中说：“太阳中暍，身热疼重而脉微弱，此以夏月伤冷水，水行皮中所致也，一物瓜蒂汤主之。”曹先生认为仲景说“水行皮中所致”，是指伤于阳热，邪气被陷，阳热陷于水湿之中，所以发热，瓜蒂是个苦泄药，能够发汗、泄热，并举了个病案。

上海一个开木箱店的青年人，姓顾，时甲子年六月生病，表现为不愿讲话，身重，躺在床上不愿翻身，脉微弱，与《金匮要略方论》上谈的太阳中暍基本相同，只多一症，即呕吐。详问发病经过，患者平日嗜酒，而且喝的都是白酒，醉后口渴，时逢盛夏，上海天气较热，喝了冰水，吃了几个冰过的香瓜，之后就突然晕倒，后高烧等症状都来了。曹先生认为患者饮冷、冷香瓜与《金匮要略方论》上所说夏月伤冷水是一致的，平日嗜酒多有内热，大量的冰水香瓜一去，把热郁在里面了，蒸发不出来。他处的方子是：香瓜蒂 40 个，煎汤，慢慢地喝。因为瓜蒂有涌吐的作用，所以嘱咐少少地喝，只要不吐就再喝，这样患者把瓜蒂水都喝进去了，不但没有吐，结果是患者越喝越想喝，之后，昏昏地睡过去了，身上了出汗，患者醒后，病就全好了。

通过这个例子，曹先生认为一物瓜蒂汤，所以治太阳中暍证，是因其苦泄，能够发水湿中之热邪。临床上瓜蒂使用得不少，但真正用于催吐时，每每不灵。有的人强调瓜的品种不一样，到现在瓜蒂是否催吐还是个科研课题，不过从南方用的香瓜蒂来看，一般都不催吐。这个例子说明，曹老先生注解古人的东西不是空谈，不是人云亦云，而是结合自己的临床体会来谈，这是很可贵的。

第二个例子是“甘草粉蜜汤”，这也上《金匮要略方论》中的方子，治蛔虫的。《金匮要略方论》原文的意思是吃了杀虫的药，蛔虫打不了，那么就用甘草粉蜜汤。肚子疼，经常反清水，发作有时，这是蛔虫疼痛的特点。甘草粉蜜汤中的这个“粉”是什么粉？有些注家认为是白粉、是米粉，曹先生不同意这种说法，他认为这个“粉”是铅粉，米粉能解决什么问题呀？“铅粉”，没有经验的人是不敢用的，铅是有毒的物质，可曹先生认为这个方子全靠铅粉杀虫。为什么又要用甘草呢？甘草可以解铅粉的毒，使人不受铅毒的作用，既达到杀虫的目的，又不能危害人体。曹先生举了一个案例如下。

家里的一个佣人，经常闹肚子痛，有蛔虫，有一天突然昏厥了，开了杀虫的乌梅丸给他吃，方歌云：“六两柏参桂附辛，黄连十六厥阴遵，归椒四两梅三百，十两干姜记要真。”可患者一吃就吐，后来就改用甘草粉蜜汤，先用甘草五钱，用水煎好后去渣，然后用铅粉二钱，白蜜一两，调在甘草水中服用，过了四五个钟头，蛔虫下来了，下的都是死的蛔虫，共有9条，以后这个患者就好了。曹先生说这个方子用于好几个患者效果都不错。

通过这个案例，可以肯定“甘草粉蜜汤”的这个“粉”应该是铅粉，这是通过临床实践的。实际上铅粉是可以用的，尽管它有毒，一般人为安全起见，都不敢用铅粉，这正说明曹先生经验之丰富。

第三个例子是“蒲灰散”，也是《金匮要略方论》中的方子。多数注家认为“蒲灰”是蒲蓆烧灰，曹先生认为这个“蒲”不是蒲蓆，而是大叶菖蒲。大叶菖蒲北方很少，南方很多，长得一人多高，气味很大，南方老百姓过端午，家家户户都有挂菖蒲、陈艾的习惯，认为可以避邪避秽。《金匮要略方论·水气病脉证并治》云：“厥而皮水者，蒲灰散主之。”菖蒲，味咸性辛，咸能降，能下走利水，辛能开，能散。曹先生说看到王一仁（上海名医）用之治了一个姓钱的鼓胀患者，该患者身肿胀，肚子胀得很大，头面水肿，周身冰凉，当时药店中没有新鲜的菖蒲，就用干菖蒲一大把，烧灰，与滑石粉和在一起，磨得更细一点，用麻油调成糊状，涂在患者身上，凡是肿的地方都涂上去，再内服菖蒲灰一钱，用开水冲服，一天服三次。第二天肿就消了大半，此后再给患者多涂一些，内服的量也增加了，一次吃二钱，三天后，肿消得一干二净。曹先生说以后也用这个菖蒲灰，利尿消肿都很有效。

曹先生的这个案例，从药性来讲很好理解，辛与咸，咸能利水，辛能开散，厥而皮水，一面要利，一面要散。如果是用蒲蓆，就没有这种疗效了。曹又说：“蒲灰散之蒲为大叶菖蒲，一改尤怡言香蒲之旧例。”尤怡注《金匮要略方论》时，认为“蒲”是“香蒲”。这说明曹氏不盲目抄别人的旧说，什么事都要通过实践来认识。

第四个例子是“蜘蛛散”，这也是《金匮要略方论》中的方子。《金匮要略方论·疮痈肠痈浸淫病脉证并治》文曰：“阴狐疝气者，偏有大小，时时上下，蜘蛛散主之。”这是阴疝，阴囊疝气。蜘蛛主要作用是破瘀消肿，破瘀药很多，为什么选用蜘蛛呢？曹颖甫先生说蜘蛛是种阴性的昆虫，最容易入于下部，入于生殖器，阴囊的疝气，可用蜘蛛。那么蜘蛛散中为什么要用桂枝呢？曹先生说桂枝有通阳宣郁的作用，能够通达沦陷于肝经、胆经里面的寒湿邪气，因为疝气十有八个都是寒湿问题，所以又称为寒疝，热疝也有，但很少见，寒疝居多。郁积一散，疝气得以解除，他这样治愈过几个人。具体用药是：桂枝三钱，大蜘蛛一个，炙存性。解释一下“炙存性”，把蜘蛛放在锅里炙，加上点蜂蜜炒焦，但是不要炒过火，这叫“炙存性”。中医用炭性的药，不管烧也好，炒也好，都要存性，这是原则问题，如烧、炙过火，就失去药性了。怎样辨别掌握这个火候呢？一般加热到药材的中心部位呈现一种深黄色，水分都挥发了，能够碾得细就行了，如果连内心都烧成炭了，这种药就不好用了。曹先生用"蜘蛛散"治愈了二个患者，一个患者吃了二剂，一个患者只吃了一剂，疝症就没有再发了。一般人认为蜘蛛有毒，不敢用，其实这种顾虑是不必要的，尤其是对这种阴囊偏大偏小，时收时脱，特别是白天收进去，晚上脱出来的狐疝，蜘蛛是有效的。这种病多责之肝经，是寒湿之气郁滞于肝经。

第五个例子是"蛇床子散"，蛇床子散也是《金匮要略方论》方，主治妇人阴中痒。《金匮要略方论・妇人杂病脉证并治》文云："妇人阴寒，温阴中，坐药，蛇床子散主之。"曹颖甫说，妇女下阴寒湿，久之化热，湿热久持，则痒不可忍，最早用川椒、百部来洗，效果都不好，唯蛇床子散效果明显。他举有二例，一妇人先患历节风，关节疼痛，治愈之后，出现阴痒，用蛇床子散二天就好了。蛇床子散里有铅粉，蛇床子是燥湿的，铅粉是杀虫的，下阴湿邪燥去了，杀虫了，痒就止了。曹先生说他没有按书上的方法用，他先用蛇床子煎水，去掉药渣，用之洗阴部，再用铅粉扑到阴部里，效果非常好。我带 72 级同学在山西运城实习期间，遇到几个阴痒的患者，学着曹先生的方法，用蛇床子散，效果很好。这个案例说明曹先生有比一般注家高明的地方。

曹氏认为这个方子主要在燥湿杀虫，而不是在祛寒，《金匮要略方论》说温阴中，这个方子达不到温阴中的作用。据曹先生所知有二味药温阴中确实有实效，即吴茱萸、蜀椒，主治阴冷、不孕等病。方法是取二药各半斤，碾成粉，调蜂蜜，做成弹丸大，外面裹层纱布，放到阴部里面，每天换一次，换到一个月以上，有生育的有好几例。

从这几个例子来看，曹先生对《伤寒论》、《金匮要略方论》的注解，不是一般性的说理，多用自己的临床体会来注解，不愧是一个有代表性的经方家。他也不教条，不受尊经思潮之束缚，实事求是，尊重事实、注重临床实效，这是很可贵的。

讲义中附了曹颖甫先生的三个医案，都是用的桂枝汤。第一个医案是夏月中风证，即夏天的伤风。有人认为麻黄汤的效果显著，桂枝汤的效果不显著，我看这还是临床体会不深，只要是太阳病发热、汗出、恶风，桂枝汤的疗效是很好的，关键是辨证准确。我用桂枝汤也有些体会，并不都是太阳中风证，也不是伤风感冒，就是多汗，甚至用浮小麦、龙骨、牡蛎这些收涩药都止不住，我就用桂枝汤，问题就解决了。为什么呢？调合营卫呀，汗是通过营卫出来的呀，所以只要是属于营卫不调的表虚自汗证，桂枝汤一定有效。

不过这个问题还是要因地、因时、因人而施，桂枝汤这个方子在南方用得很普遍，在北方确实效果要差些，这一点我也承认。我刚到北京时，看到北方的大夫对伤风感冒，动则就是银翘散、桑菊饮，开始也怀疑，但是看到效果还是不错，还是能解决问题，现在我也习惯了。这是北方气候的问题，北方气候干燥，跟南方不一样，所以南方用桂枝汤那是家常便饭，与北方用银翘散一样，还是要因时、因地制宜，理论一定要结合实际来运用，不管是用经方也好，用时方也好，这一点是不能忘记的。

（二）吴棹仙

吴棹仙老先生前年在昆明才去世，早年在四川重庆行医，后调到成都中医学院，是个经方家，只要一开方，不是伤寒方就是金匮方，疗效很高。他还有个特点是针药并用，尤其是针灸，使用子午流注、灵龟八法，一天只能扎 4 个人次，一个人最少也要一个半小时。我与他为故交，同事时间很长，他在成都中医学院时，计划注释《灵枢》，可惜还没完稿就去世了。本来我与他约好，我注《素问》，他注《灵枢》，结果没能如愿以偿，十分的遗憾。这里举一个例子，用“旋覆代赭石汤”治疗呕噫症，旋覆代赭石汤是《伤寒论》的方子。

有个老病号，十几年总是打嗝，《伤寒论》上称作“噫气不除”，“噫”就是干呕，总是打打嗝，又吐不出东西，称为干噫。《伤寒论·辨太阳病脉证并治法第七》云：“伤寒发汗，若吐若下，解后，心下痞硬，噫气不除者，旋覆代赭石汤主之。”遇到这种病，首先要判断是虚证还是实证，《伤寒论》说经过了汗法、吐法、下法，应该是虚证。《伤寒论》中的痞症和结胸症比较，痞症是无形之邪，属虚证，结胸属实证，不管是寒实结胸，热实结胸都是实证，痞证用泻心汤类，寒热并用，温补并用。痞证的噫气不除，是胃气弱，邪气去了胃气还弱，胃降的功能不能恢复。《伤寒论·辨太阳病脉证并治法第七》云：“伤寒汗出，解之后，胃中不和，心下痞硬，干噫，食臭，胁下有水气，腹中雷鸣下利者，生姜泻心汤主之。”这里的干噫食臭，是以饭后打嗝，噫出吃下食物的味道为特点，也是胃气弱的表现，中气虚弱，胃气不能消磨。

吴先生看到这个呕噫证，有十多年病史了，前面的大夫也用过旋覆代赭石汤这个方子，他考虑再三认为这个证的确是旋覆代赭石汤证，结果还是开了旋覆代赭石汤。吃下去果然没有效果，他就开始考虑，为什么方证相合而取不到疗效呢？后来他改变了一下服用法，将人参五钱，炙甘草三钱，另煎先服，煎好后，先服用二味药，隔一个多小时后，再服用旋覆代赭石汤余下的药。就这样，一付药下去，干噫就止住了，十多年的宿疾，真的是药到病除。他认为病已十多年，身体虚弱，旋覆代赭石汤中有补、有降，补不好又去降，这怎么能降得下去呢？所以要先补后降。以后他又让患者接着这样吃了三四付人参、炙甘草汤，把胃气补起来，这个患者以后再也没有复发，这是我亲眼所见。

以上的例子说明经方家提出方证相合原则看似简单，怎样能做到大有文章，像曹颖甫、吴榷仙这样的经方家才是有代表性的老前辈。

六 经方学派小结

以上就是经方学派，包括前期的经验方和宋以后的经论方。现在一般经方的概念都是指用张仲景的方而言，不管经方、时方都能治病，疗效都有高低，关键在掌握这些方子的人，掌握的深浅度不同，效果就大不一样。

经论学派之产生是由于医家重视张仲景的《伤寒论》而发生的。张仲景的著作，不仅是在我国历史上受到各个医家的重视，在国外也受到国外医家的重视，直到今天还是受到重视。至于说经方学派除了前面提到的几个特点之外，他们也存在一些问题，所以大家今后学习仲景的著作，也不一定要按照那几个特点来效仿，我没有这个意图。任何评价都是有历史背景的，那些特点值不值得我们学习和继承，那是自己需要考虑的问题，要结合现在的背景来考虑，但是我们要知道他们的那些特点。

自从有了经论方学派以后，从宋朝到现在，近几百年来，有这样两大流派，一派强调用仲景方，另一些不强调用仲景方，前一种那就属于经方学派，后一种就属于时方学派。

第五章 河间学派

一 河间学派概说

从宋金到元代时期出现了几个突出的代表人物:刘完素(刘河间)、李杲、张从正、朱震亨。历史上习惯称之为“金元四大家”,这四大家实际代表了两个学派,刘完素、张从正、朱震亨属于河间学派,李杲(李东垣)属于易水学派,而且是易水学派的中坚人物。

河间学派是以“火热论”为中心的一个学术流派。火热论在中医学理论体系中,主要是从病理的角度提出来的。火热论包括了病因、病变两个概念。常说的风、寒、暑、湿、燥、火等六淫,这是病因,其中的“暑”与“火”都属于火热论的范畴,火和热占了六种病因中的三分之一。从《素问·至真要大论》中讲到的病机十九条来看,火热就有9条,5条属火,4条属于热。如“诸热瞀瘛,皆属于火”;“诸禁鼓栗,如丧神守,皆属于火”;“诸逆冲上,皆属于火”;“诸躁狂越,皆属于火”;“诸病胕肿疼酸惊骇,皆属于火”;“诸胀腹大,皆属于热”;“诸病有声,鼓之如鼓,皆属于热”(腹胀如鼓,叩之有声);“诸转反戾,水液浑浊,皆属于热”(诸转反戾,即脚转筋一类);“诸呕吐酸,暴注下迫,皆属于热”。共9条,占了病机十九条的一半。这说明火热问题,不只是刘完素特别重视,在中医学中的病因、病变范畴中,火热向来是处在重要的位置上,其他的病因、病变没有这种情况。不仅如此,《素问》中有“热论”、“刺热”、“评热病论”、“水热穴论”等专门讨论热病的文献有四篇之多,《灵枢》中也有《热病》专篇。可见火热为病,火热的病变,至少从《黄帝内经》以后,在中医病理文献中占有相当大的比重。

从《黄帝内经》以后,刘完素再度把火热问题提高,他著的《宣明论方》、《素问病机气宜保命集》、《伤寒直格》等,基本上都是在发挥火热的病理这个主题,都是在讨论火热病的治疗问题,于是“火热论”在中医学中从病理方面构建了一个理论体系,成为了一个系统的学说。因此说火热论这个学术思想就成了河间学派学术思想的中心内容,河间学派的各医家,从理论到临床,着重研究火热问题。河间对火热的生理不十分重视,后来朱震亨从生理角度来补充，这样从生理、病理到治疗，自成体系了。

既言火，又言热，火与热有没有区别呢？这个问题在中医文献上还没有一个确切的答案。尽管刘完素是火热论的大家，在他的学说中也没有反映。我的看法是，从病因来讲，火与热的分别不大，除了“暑”是绝对的外因之外，火热就不一定了，有外因的火热，也有内生的火热。火与热要说区别的话，外因多言热，比如说风热、暑热、湿热、燥热；内生既言火，也言热，如实火、虚火，实热、虚热等。如果一定要有分别的话，相对来讲，内伤偏言火，我看只有这么一点分别。

那么火与热是不是就没有其他区别了呢？从生理的角度来讲那就确实有区别了。中医学在生理上只言火，不言热，如君火、相火、命门之火、肝火，都言火，没有称热的。所以火热从生理角度来区别，“火”属于生理范畴，“热”属于病理范畴。生理不言“热”，有“热”即是病理概念，如肺热、肝热、肾热都是说病变。又如命门中的命火、相火，那是生理上的概念，是指元阳。

总之火与热从病变的角度来讲，分别不是太大，只是有所偏向而已。外感之邪偏于言热，内伤之邪偏于言火，但也不是绝对的。相对生理、病理而言，火是生理概念，生理概念中没有“热”的说法。所以在治疗上，只有补火的说法，没有补热的说法。而热只有泻的说法，如清热、泻热等，有泻火的方法，没有补热的方法。这个是我个人的体会，仅供你们参考。

二 刘完素的火热论

刘完素是河间派的开山祖师，他的火热论主要是什么内容？这里从两方面谈。一是火热为病的广泛性，刘完素认为许多病都脱离不了火热，是广泛地存在的。二是他认为六气皆能化火，这更是火热论的中心思想。正因为六气都能化火，所以发病才有广泛性。虽然是从这两方面来总结刘完素的火热论，并不等于这两个问题是割裂的，这是有密切联系的两个问题。

（一）火热为病的范畴

《素问·至真要大论》中讲病机十九条，属火热的就有 9 条，包括 17 个病症。刘完素在《素问玄机原病式》中把“火热”大大地扩展了，有 50 多个病症。刘完素还把五运六气的理论引用到对火热的研究中（刘完素所言的五运六气，和刘温舒著的《素问入式运气论奥》不一样），他把诸风掉眩，皆属于肝，归为木；诸痛痒疮，皆属于心，归为火；诸湿肿满，皆属于脾，归为土；诸气膹郁，皆属于肺，归为金；诸寒收引，皆属于肾，归为水。把属于肝、属于心、属于脾、属于肺、属于肾作为木、火、土、金、水五运主病。刘完素最突出是在《黄帝内经》的病机十九条中增加了一类“燥”(《黄帝内经》病机十九条中就缺“燥”这个病机),“诸涩枯固,干劲皴揭,皆属于燥”。这是他补进去的。他的这种方法是用五运六气来为病机分类,并没有像运气学说那样通过甲子来计算,只是分类而已。

从刘完素的代表著作中可以看出,他认为火热存在于广泛的病症中。这一认识是受到《黄帝内经》的启发,当然更重要的还是他从临床实践中体验出来的。他在临床上遇到不少由火热造成的病症,大量的临床实践,逐渐对火热有了理性的认识。

《素问·至真要大论》的病机十九条中,气喘、气郁仅属于肺,肿满、呕吐,属于脾。刘完素则认为这些都是由“火”引起的,他说:“热则息数气粗而为喘,热火为阳,主乎急数也。胃膈热甚则为呕,火气炎上之象也。”这是刘完素在《素问》病机理论的基础上,把气喘、呕吐的病机进一步地具体化了。他认为喘是肺之火热,火热为阳邪,阳则向上急数,所以呼吸增快;呕吐是胃气上炎,火气上冲的结果。讲义中举了两个例子,这些体会都是从实践当中得出来的。

不过话要说回来,不是所有喘、吐都属于火热。肺有火热,可以造成喘,但不能说凡是喘都由火热而来;胃上有火热,可以造成呕吐,但不能说凡是呕吐都由火热而生。比如说《金匮》大黄甘草汤证,那是胃上的火热,大黄甘草汤主治食入即吐症,凡是食入即吐的,热证居多,所以要泻胃的火热。但是临床上还有朝食暮吐、暮食朝吐的,这种呕吐十有八九不是热的问题,饮食入到胃十多个小时,吐出来还是好好的,这是脾肾阳虚的呕吐。即使是食入即吐,也不是百分之百的因于火热,如现在诊断为神经性的呕吐,其表现是喝点水也吐,多见于身体虚弱的患者,这也不是热的问题。

所以刘完素这种说法,只能是限于从火热的范畴来分析疾病,这一点很重要,如果将其扩大到其他病因的范畴来讨论,完素的火热学说就没有什么价值了,也没有讨论的意义了。要理解他所说的火热病的广泛性,是限于火热为因的病症范畴来发挥的,这点要明确。当然对疾病的研究来说,也可以从其他任何角度来总结一些病症的规律,以及治疗的经验,这样就有现实意义了。

(二)六气皆能化火说

六气皆能化火,这是河间学说的中心思想。首先是风气化火,风气化火是由于阳邪的亢盛,热盛生风嘛,亢盛则流动性大了,就成风的现象,所以风化的火,主要是由于阳邪的亢盛,也从外感、内伤两方面来分析。

从外感来讲,如吴瑭的桑菊饮(杏仁、连翘、薄荷、桑叶、菊花、桔梗、甘草、苇根），这是治太阴（肺）的风温、风热，临床表现为有轻微的发热、咳嗽、口渴等，这是风生的热，风化的火，因此以祛风、平肝为主，风息、肝平，体温就下来了，口干、咳嗽就没有了，这是外感的风热。

从内伤来讲，如钱乙的泻青丸（当归、川芎、龙胆草、栀子、大黄、羌活、柴胡），主治肝胆的实热，临床表现为阵发惊惕，不能控制自己，脾气大，甚至两眼红肿（严重的结膜炎患者可以出现这些表现），在儿童甚至还会抽搐，眼睛上视，这是风生的火，是肝风动了，煽动火热，所以要用泻青丸。泻青，即泻肝，用龙胆草泻肝。惊惕、抽搐、眼睛上视等，都是风的表现，这个方子是用柴胡、羌活散其外，当归、川芎疏其里。我在用这个方的时候，当归、川芎是不用的，用牡丹皮、丹参，因为泻青丸是泻肝的火热，息肝的风动，尽管当归、川芎是入肝的药，入血分的药，但我认为这二味药性辛温，毕竟是肝有火热，辛热药、辛窜药，不利于止抽搐，当归还可以考虑，川芎在这里确实不好用，所以我用丹参、牡丹皮，这二味药也是入血分，这个时候应该是清血凉血，不好用辛温、辛窜的药再助风火。这个方子关键的一味药是“龙胆草”，钱乙之所以敢用当归、川芎，就在于龙胆草的大苦、大寒，有泻火、降火之功，龙胆草被称为有直折火邪之用（但是阴不足的人也不能重用，大苦大寒的药有燥性，有伤津的一面）。其他栀子、大黄引火从大便、小便而泻出，所以涤风泻火。

所以刘完素说风能化火，不是抽象空洞的理论，是有实际意义的。不管从内伤来讲，还是从外感来讲，都是临床上经常可以见到的。临床上有一句很形象话：风乘火势，火借风威。风越大，火越燃，对这种火就要先息风，风不息，火就不能灭。息风，对内伤来说，首先要柔肝，如果不去养血柔肝，这个风没法息。还有一句话叫“树欲静而风不息”，树要想静，首先风要停，柔肝是息风的重要途径。柔肝常用的药有：芍药、丹参、牡丹皮、当归、地黄等。对外风来说，常用的药桑叶、菊花等，特别是霜桑叶。风与火的关系，不管是从外感、内伤来讲确实是很密切的，刘完素对此的体会是比较深刻的。

湿气化火的基本原理是由水气郁滞而成，在病机里属于郁滞证。水湿之气要以通畅为主，水湿之气能够流通无阻，这是生理之常。如果水湿之气不流通了，郁滞而不得发散，营气、卫气都要受到湿气的阻滞，营卫阻滞而化生火热。解决这种火热的问题，就要解郁导滞。

湿化的火，主要解决湿郁、湿滞的问题。试举一例，朱震亨有个方子名“二妙散”，只有苍术、黄柏二味药，治下肢红肿热痛，凡是有热象的都可以用，包括现在医学诊断的下肢风湿热证。苍术味苦而气辛，其特点是能散湿、燥湿，针对水湿郁滞的病机，是主药，是君药。黄柏的功用是熄火，黄柏与苍术相比不是第一位的。这种湿热证临床上也是不少见的，有湿有热，这种病治湿是主要的，主要矛盾在湿的方面，不在火的方面。大家可以看看薛雪的著作，他是专治湿热的大家。

燥邪可以化火，燥邪最易伤津、伤气，气枯津涸，火热就产生了。气津不足，不能润养皮肤，皮肤粗糙，治疗燥热的方法，总不外乎一个"润"字。

《温病条辨》有个桑杏汤，由桑叶、杏仁、沙参、贝母、香豉、栀子皮、梨皮组成，治秋天外感的燥气、燥热。秋燥易伤太阴气分，所以桑杏汤的主要特点就是润燥，可以说除栀子是泻火、清热的之外，没有一味药不带润的。燥热该如何用呀，燥热用钱乙的泻青丸不行，用朱震亨的二妙散更不行，只能考虑用桑杏汤这种方法。《温病条辨》中有好几个治燥热的方子都不错，如沙参麦冬汤也是治燥热的，还有喻昌的清燥救肺汤也是润燥的，方歌云："清燥救肺参草杷，石膏胶杏麦芝麻，经霜收下干桑叶，解郁滋干效可夸。"由燥化的火总是伤津伤气，人体营卫之气失去津液的润养，燥火就产生了，治疗方法是滋润津液，要在润的基础上去泻火热。

寒可以化火，寒与火好像是绝对对立的，从临床来看多见于闭证，可见于表证也可见于里证。

寒邪的特点是收引、收敛，如果寒邪收敛在表，就会因表闭而发热、无汗，这是寒化的火，那就是麻黄汤证，要散寒解表，用杏仁、桂枝、麻黄、炙甘草解决问题。尽管有发热，但是由于寒闭，所以就要用辛温散寒的办法，这就是寒邪闭于表化的火。寒邪闭于里也可以化火，《伤寒论》259 条云："伤寒发汗已，身目为黄，所以然者，以寒湿在里不解故也。以为不可下，当于寒湿中求之。"这里看到的黄疸，是寒湿化热的表现，当于寒湿中求之，要温化寒湿，同时寒湿已化火也要清热，要用茵陈、五苓类，用五苓去散寒湿，用茵陈去清热。需注意的是，这不是湿热证，不是阳明热证，不可下，当于寒湿中求之。

刘完素六气化火说，在临床上有深刻的意义，强调不要只看到"化热"这一表面的现象，而不去深究化热的病因，这里有辩证法思想。表面都有热象，但要查出火热的不同成因，是风化火？是寒化火？是湿化火？还是燥化火？要透过现象看本质，中医强调辨证，就是辨这本质的东西，这样才能正确立法。有人责备刘完素不辨证，实际这正是很精细的辨证，所以说六气化火是火热论的核心内容。

刘完素的火热论给我们以启示，中医临床强调辨证，就是要通过临床的表现来分析内在的病机，这个病变的本质所在，这就是我们说的"证"，通过复杂的症状体征（候）分辨出来其属于某性质的"证"，这就是中医的辨证。

（三）火热病的治法

刘完素的火热治法，可以说是完全根据《素问·热病》来的，这一点与张仲景发挥《黄帝内经》的热论有别。刘完素在临床上完全用了《素问·热病》的思想,他主要分辨热证是在表,还是在里,从表里两方面来讨论治法。

火热在表,刘完素主张用辛、凉、甘、寒的药来解表,明确提出不能用桂枝、麻黄类,热证当然不适合用桂枝汤、麻黄汤等辛温剂,这和仲景用桂枝、麻黄针对风寒证是不同性质的病症。刘完素强调:"阳热郁遏于表,虽亦见恶寒战栗诸症,实为阳热郁极而产生的假象,不能辛热解表以助其热,而应以石膏、滑石、甘草、葱、豉等以开发其郁结,必须从脉证上细心分辨。"患者发冷、寒战,是发热的前奏,这样的恶寒是不能用桂枝、麻黄的,只能用石膏、滑石、甘草、葱、豉等以开发其郁结。(刘完素提到的甘草、滑石是甘寒药,滑石六钱,甘草一钱,称为"六一散",这是从分量上来命名,这个方子又叫"天水散",这个水是天一化生之水,六一散就是天一生水,地六承之,这是从处方的立意来命名的。)刘完素认为单纯的表热证要用葱豉汤、天水散等来治疗,葱豉汤辛凉,天水散甘寒,而禁用辛温。

热邪不在表而入于里,里热郁结即成里热证。刘完素清里热的方子主要有两个:一个是三一承气汤,另一个是黄连解毒汤。三一承气汤是把大承气、小承气、调味承气等三个承气汤合成为一个方子,实际就是大承气汤加炙甘草,如果表热没有了,而里热郁结,就用三一承气来泻里热,泻郁结。如果里热很深,成为热毒之势,要用黄连解毒汤来清热,就是三黄加栀子,即黄连、黄芩、黄柏、黄栀子,也可以说是四黄。如果里热已清,余热不退,也可以用小剂量的黄连解毒汤来清余热。

如果既有表热又有里热,表里俱热证,刘完素用表里双解法,常用的处方有防风通圣散(防风通圣大黄硝,荆芥麻黄栀芍翘,甘桔芎归膏滑石,薄荷苓术力偏饶)、双解散、天水一凉膈半散(一剂天水散半剂凉膈散)、天水凉膈各半汤(天水散凉膈散各一半)。双解散、防风通圣散都是刘完素很著名的方子。北京中医医院皮肤科的赵炳南大夫,常用防风通圣散,解决不少表里热的问题,皮肤表面大小不同的疮疥,很多都是内热造成的,所以赵老习惯用防风通圣散,他得到了河间学术的这个精神。

河间学术从临床来看并不复杂,热邪在表就用葱豉汤、天水散等,热邪在里就用三一承气汤、黄连解毒汤等,表里俱热用防风通圣散、双解散、天水散、凉膈散等,主要就是用这么几个方子进行表里分治,关键是要学习刘完素六气化火的学术思想,这对临床是大有帮助的。

(四)刘完素的主要著作

刘完素的门人就不谈了,他们的师承关系讲义上都有,这里简单介绍一下刘完素的几部著作。《素问玄机原病式》这是刘完素火热论最主要的著作,六气化火说都在这里面的;《宣明论方》记载了刘完素治杂病的经验,是引用《素问》中50多种杂病来归纳的;《素问病机气宜保命集》记载的也是刘完素治杂病的经验,其中三分之一内容是治火热病的;《伤寒标本心法类萃》、《三消论》、《伤寒直格》这三部书基本都是以火热论为主题的,尤其是《三消论》值得看一看,这本书介绍了消渴病的治疗,上焦热、中焦热、下焦热等的治法。《伤寒直格》是讲表里热证的分治,马宗素的《伤寒医鉴》、镏洪的《伤寒心要》这两部书与《伤寒直格》出入不大,基本上就是《伤寒直格》的内容。

总之,刘完素的书主要就是看这三部:《素问玄机原病式》、《宣明论方》、《三消论》,基本就抓住刘完素火热论的主要学术思想了。

三 张从正的攻邪论

张从正虽不是刘完素的学生,但是他的学术思想来源于刘完素的火热论,然而他在临床上的具体做法与刘完素又不一样。尽管有充分的理由把他划归在刘完素学派里面,但是他有他的特点,张从正的学术思想主要从下面两个方面来介绍。

(一)病由邪生攻邪已病

张从正主张:"病由邪生,攻邪已病。"这也是他主要的学术思想。他认为任何病,不管病之大小、轻重、寒热、虚实,都是病邪缠身的缘故,病邪不是人体应该有的,治病的目的及手段就在于"攻邪",病邪去了病就没有了。有病就是去病,这就是他的"病由邪生,攻邪已病"。出于这种认识,所以张从正是反对用补法的。外感病,一般认为是外来的病邪,这可以理解,内伤病,他也认为是病邪的问题。不管是外感的病邪,还是内生的病邪,都不应该在人体存在,做大夫的唯一任务就是去邪务净,不留后患。

有的医家主张"元气实,邪自去",比如李杲则认为只要元气充实,抵抗力强,病邪就自然不存在了。张从正是反对这种主张,他不同意这种说法的,他认为邪气还没有去,就固元气,就用补药,正气未必能补起来,倒把邪气壮大了,不如先攻,病邪不存在了,人体正气自然就恢复了。张从正"病由邪生,攻邪已病"的思想,在《黄帝内经》中还是能找到根据的,讲义中有引文,大家可以看看。

《黄帝内经》上讲:"邪之所凑,其气必虚。"是说邪气之所以会侵犯人体,还是人体先有缺陷、弱点,这成为提倡补的人的理论依据。主要精神是机体有缺陷、弱点,如果改变了机体的状况,身体强壮起来,不就可以抵抗病邪了吗?

张从正不强调这方面，他不强调正气的虚实，他强调邪气实一方面，所以他的主张是，不管什么病，都要祛病，以祛病为目的。有热祛热，有寒祛寒，有火祛火，这就是张从正的主要学术思想。

为什么要把张从正划归在河间学派中呢？因为他信服刘完素，张从正也认为病邪有多种，只是其中火热为病者居多而已。而且持火热论者，在治疗方法上也多采取祛邪的方法。

（二）攻邪三法

所谓攻邪三法，即汗法、吐法、下法。

汗法，张从正不仅是用桂枝汤、麻黄汤来发汗，他的汗法还有多种，他说："灸、蒸、薰、渫、洗、熨、烙、针刺、砭射、导引、按摩，凡解表者皆汗法也。"他的汗法概念不局限于用药物发汗，用种种方法能够使患者出汗，就是汗法。汗法主要适用于邪气在表的表证，这是肯定的，但是张从正还强调，汗法也是要辨证地用。首先是有南方、北方的不同，所以要用不同的方法；其次是有春夏秋冬季节的不同，要用不同的汗法；再其次是人体质的不同，有人体质强，有人体质弱，要选用不同的汗法。中心思想是片面强调辛温解表不行，片面强调辛凉解表也不行，要因时、因地、因人而异来用汗法。这符合《素问·异法方宜论》的学术精神。因此在他的临床治疗中，仲景的桂枝汤、麻黄汤辛温发汗法，刘完素的通圣散、双解散辛凉发汗法，他都采用。总之张从正的汗法不拘于用药物方法，发汗也要因时、因地、因人来处理。

吐法，即催吐方法。张从正有多种吐法，如他在《儒门事亲》中说："如引痰、漉涎、取涕追泪，凡上行者，皆吐法也。"张从正还习惯用人工的吐法，用外物刺激喉头来催吐。吐法是有适应证的，如胸膈痰涎多可用，中焦饮食积滞可用。吐法是讲究宜忌的，先用小量，不行再用大量，中病即止。吐法还有禁忌，性情暴躁的人不要用，信心不坚的人不要用，病情危重的人不要用，老弱者不要用，病有吐症者不能用，各种血症不能用。尽管张从正提倡用吐法，但他还是非常谨慎的。

下法，即攻下法。张从正认为邪气郁结，百病丛生，要解决结滞，他主张攻下。把邪气的结滞祛除，气血才能恢复通畅，病才能好，这是他的主张。《素问·汤液醪醴论》讲："去菀陈莝"，"菀"就是郁积，"陈"就是陈旧、陈蓄，郁积就要去掉，陈蓄就要莝，"莝"是连根拔起的意思。讲义上引了张从正的一段话，他说："下之攻病，人亦所恶闻也。然积聚陈莝于中，留结寒热于内……"这里他把"陈莝"当成一个名词理解了，这是错误的。

张从正说："下之即所以补之。"这话是有辩证法思想的。"下之"达到去菀莝陈的目的，所以下法就是补法。其常用方有大承气汤、导水丸，或大柴胡汤加味，或茵陈蒿汤，或禹功散，或神佑丸。从这些方子可以看出他的下法，不限于通大便，是广义的下法。如里水深结，就用神佑丸、禹功散来祛水；如有瘀血，就要化瘀；有痰，就要祛痰。他认为祛痰、利水、除湿、化瘀都属下法的范畴，所以他的下法是广义的。不同的病变有不同的下法，不同的病变有不同的攻法，如"礞石滚痰丸"是涤痰的方子，"茵陈蒿汤"是除湿的方子。

张从正在临床主张攻下，但还是有很多禁忌的。如有水、有痰、有瘀血、有食积、大便秘结，这都是实证，下法是针对实证而言的，如不属实证，他还是认为不能随便攻下的。最近我在中医学会接到了1000多篇文章，这里我看到一篇提倡下法的文章，认为什么病都可以下，下法解决一切，甚至不必要辨脉，不必看脉辨证。我是不同意这种观点的，他比张从正还张从正，比张从正厉害多了，即使是张从正，用下法也是有原则的，他说洞泄寒中不能下，伤寒脉浮表里俱虚不能下，心下虚痞不能下，厥逆唇青、手足肢冷不能下，这些都在张从正禁下的范围之内。因此张从正的下法是针对着去菀莝陈提出来的，我认为张从正用下法还是要辨证的。

张从正的攻邪三法都是辨证的，病在表就用汗法，病在里用吐法、下法。因病有虚实，张从正的汗法中也有禁止发汗的，吐法中也有禁止吐的，下法里面也有禁止下的。他既有主张的一面，也有禁忌的一面，说明他还是辨证的，不过他强调攻邪这方面多一些而已，所谓强调的方面正是他的长处所在。

有的人说辨证与辨病结合，这种说法很不确切。中医的辨证本身就是在病上辨证，如感冒要辨证，痢疾要辨证，疟疾也要辨证。辨证本身就是在病的基础一种区别不同类型的方法，还有什么结合不结合的问题？好像是说西医是辨病，中医是辨证，难道中医就不辨病？辨证的方法就是在认识病的性质，病的本质，我不知道这种说法的指导思想是什么？中医学是在知道病（如伤寒病）的基础上，还要再辨证。当然有很多病我们不能认识，不能确定是什么病，在这种情况下仍然可以辨证。这是中医学辨证的精神，不能说中医认得的病，就不辨证了，认不得的病才辨证，中医学没有这个概念，所以这种提法我认为是模糊的，不确切的。

（三）张从正医案

1. 面肿风

南乡陈君俞，将赴秋试，头项偏肿连一目，状若半壶，其脉洪大，戴人出现，《内经》"面肿者风"，此风乘阳明经也。阳明气血俱多，风肿宜汗，乃与通圣散入生姜、葱根、豆豉，同煎一大盏。服之微汗，次日以草茎鼻中，大出血，立消。（《儒门事亲》卷六）

"面肿风"就是头面肿得很大，"状若半壶"。《素问·平人气象论》说：

"面肿曰风。"风为阳邪，头为诸阳之会，阳邪易犯阳经，因此面肿者风邪居多。张从正认为这是风乘阳明经，他是根据经脉分布和脉象来判断的，阳明经脉布于面，加之脉洪大，所以他判断"此风乘阳明经也"。阳明是水谷之海，气血都从水谷来，故阳明经多气多血。邪在阳经，阳经主表，所以风肿宜用汗法，即使是风邪入于阳明，风肿也宜发汗，祛除阳明在表之邪。方用防风通圣散加葱豉汤（生姜、葱根、豆豉），同煎一大盏，服之微汗。在临床上凡是发汗都不能大汗，千万要把握好这个度。如解表，服药后被服盖得紧紧的，发一身大汗，像洗澡一样是不行的，如果那样，汗虽出了，表邪不能去，病变反而要加重，这是经验也是治疗原则。张仲景也是这样告诉我们的，如桂枝汤的煮服法，他主张"遍身漐漐微似有汗者益佳，不可令如水流漓"。凡是发表都只能取微汗，不能取大汗，大汗伤正气，没有正气的协助，邪也不能去，不仅不能减轻病情，而且还要加重病情。张从正是主张攻邪的人，也不是不顾一切地发大汗。取微微出汗后，还有草来刺鼻中，让鼻子出点血，病立消。这是放血的疗法，阳明多血多气之经，出点汗，放点血，不会有大碍，使风热邪气通过阳明的经血而出，以消头肿。

这个病例告诉我们，治疗方法的确定还是要依据辨证的结果，要看病位所在，如果病在太阳、少阳，张从正肯定不可能汗后再去刺鼻出血，只有病在阳明见脉洪大者才适宜。

2. 狂

一叟年六十，值徭役烦扰而暴发狂，口鼻觉如虫行，两手爬搔，数年不已。戴人诊其两手，脉皆洪大如絙绳，断之曰：口者，胃之上源也。鼻者，足阳明经起于鼻交頞之中，故其病如是。夫徭役烦扰，便属火化，火乘阳明经，故发狂。故经言阳明之病，登高而歌，弃衣而走，骂詈不避亲疏。又况肝主谋，胆主决，徭役迫遽，则财不能支，则肝屡谋而胆屡不能决，屈无所伸，怒无所泄，心火磅礴，遂乘阳明金。然胃本属土，而肝属木，阳阳属相火，火随木气而入胃，故暴发狂，乃命置燠室中，涌而汗出，如此三次。《内经》曰：木郁则达之，火郁则发之。良谓此也。又以调胃承气汤半斤，用水五升，煎半沸，分作三服，大下二十行，血水与瘀血相杂而下数升，取之乃康。以通圣散调其后矣。（《儒门事亲》卷六）

一个六十岁的老年人，卖苦力为生。在封建社会，皇帝要想干什么就去民间抽调苦力，今天的长城就不知道经过多少人的徭役、劳动创造出来的。这个老人受此烦扰，一时想不通而突然发狂，口鼻痒得像有虫行，经常用两手去抓搔，即口鼻奇痒，数年不愈。诊其两手脉皆洪大，像粗大的绳索样有力。张从正认为口鼻有阳明经脉分部，阳明经脉从左到右，从右到左，交頞之中，口又是胃之上源，是胃之窍，阳明经挟鼻而行，在鼻的两旁，患者口鼻奇痒，故其病位在阳明经，是阳明胃的问题。老人总是焦急不安，肝火动，火乘阳明，阳明高热而发狂。故《素问》云阳明之病，“弃衣而走、登高而歌”，“妄言骂詈、不避亲疏”。这就是狂的表现，是精神分裂，神志错乱。因此张从正分析此病的病机是这样：精神负担过重，伤及肝，情志不得疏泄而郁结，化火而亢，木旺乘土，火乘阳明经，累及心火磅礴而发作，这是邪在阳明的发狂证。张从正的治法是将患者放置在室温比较高的房子里，令其涌吐，令其发汗，而且要经过三次这样的治疗。

张从正这里为什么要用吐法、汗法？他的立法根据是什么？这就是邪在阳明胃，所以要把郁结的火邪吐出来。阳明经属表，所以要用发汗来协助泄郁火。这就是《素问·六元正纪大论》中“木郁达之，火郁发之”的精神。肝气不疏就是郁，木郁了就要达，达就是条达、通达，要用疏肝的方法。火郁就要去发，火郁在里面不把它激发出来，阳明经的火热会越烧越旺，“吐”是郁则达之法，“汗”是郁则发之法。吐、汗之后，又用“调味承气汤”半斤（宋、金时的成品药），用水五升，水一开即可，分作三服。治疗的效果是“大下二十行，血水与瘀血相杂而下数升”。看来这个老人家身体很结实，经得住吐法、汗法、下法齐攻。

对这种案例我们要体会其中的精神，“疏肝清热”是这个病案的主旨所在。用不用汗、用不用吐，用不用下，那要根据具体情况而定。例如经过汗、吐后，大便仍不通者，可以考虑再用下法，不能原样照搬，即使是用“调味承气汤”的缓下，究竟还是个下法嘛。总之这个案例是个郁积化火证，掌握要开郁，要泻火，就学到了他的经验了。

另外对这种患者，在要用药物的同时还需要做些心理治疗，我们叫做思想工作，要让患者想得开，放得下才行，如果思想上不解决问题，这种病还是不好办。张从正在这方面是有考虑的，关于精神疾病，没有用药，了解病的来由，就解决了问题，病就好了，他有这方面的案例。

3. 白带

息城李左衙之妻病白带，如水窈满中，绵绵不绝，臭秽之气不可近，面黄食减，已三年矣。诸医皆云积冷，起石、硫黄、姜、附之药，重重燥补，污水转多，焫艾烧针，三年之间，不可胜数。戴人断之曰：此带浊水，本热乘太阳经，其寒水不可胜如此也。夫水自高而趋下，宜先绝其上源，乃涌痰水二三升，次日下污水十余行，三遍，汗出周身。至明旦，病人云：污已不下矣。次用寒凉之剂，服及半载，产一子。冷带下同治湿、治泻利，皆宜逐水利小便，勿以赤为热，白为寒，今代刘河间书中言之详矣。（《儒门事亲》卷六）

“息城”是个地名，“左衙”是个小官，李左衙是称他的官名。其妻病白带，像漏壶的水，形容白带绵绵不绝，而且气味很大（这是辨证的关键，白带有臭味无臭味，这很要紧，无臭的白带与有臭的白带大不一样），面黄食减，已经三年了。找了好多大夫看，认为是寒湿证，是寒湿积滞在里，理由是带白属寒（带赤属热）。于是用阳起石、硫黄、干姜、附子等大温大热的药，去燥湿、祛寒（温补祛寒）；不仅如此，同时还用艾灸、烧针等，辅助治疗。结果白带越来越严重，病情也越来越严重。

张从正认为这不是寒证，是一个热证，热邪加之于寒水之经（膀胱），以至于寒水不能化为清气而成为带浊。古人的医案有些写得细致，有些写得不细致，他这里没有写脉象，如果说他的判断是不错的，这个脉肯定不是虚脉，热象的症状肯定还有其他，这里没有记载，但一个主要表现是表达出来了，即“臭秽之气不可近”，带下的气味越大，反映热象越重，所以他断定为热证，而不是寒证。怎样治疗呢？先用吐法，次用汗法，反复三次后，白带干净了，之后再用寒凉之剂，服了半年之久，以后还产下一子。

张从正评论该案例说，治带下病，与治湿气重、治泻利一样，宜逐水利小便，勿以赤为热，白为寒，这是对的。痢疾、腹泻、带病等，不要机械地认为赤就是热、白就是寒，“赤为热、白为寒”只具有参考意义，不是绝对的概念，还是要结合脉诊来判断，颜色只是一个方面，而且不是主要方面，如果是带病的话，气味是主要方面。张从正说（刘完素也认为），不论小便、大便、带等，不要固守赤为热，白为寒的说法，他认为这个说法不完全对。

张从正的这个带下症属于湿热证，我们在临床上见到属于湿热的带下病，可以用清湿热的方法来治疗，也不要固守凡是湿热证都要用吐法，是不是需要用汗法，也不一定。至于带下病，在临床上虚证也不少见，因此要看他病案所反映的中心思想是什么，要抓住主要问题来学习古人的医案。

4. 大便燥结

戴人过曹南省亲，有姨表兄，病大便燥涩，无它症，常不敢饱食，饱则大便极难，结实如针石。或三五日一如圊，目前星飞，鼻中出血，肛门连广肠痛，痛极则发昏，服药则病转剧烈，巴豆、芫花、甘遂之类皆用之，过多则困，泻止则复燥。如此数年，遂畏药性暴急不服，但卧病待尽。戴人过诊，其两手脉息，俱滑实有力，以大承气汤下之，继服神功丸、麻仁丸等药，使食菠菱葵菜，及猪羊血作羹，百余日光肥，亲知见骇之。呜呼！粗工不知燥分四种：燥于外则皮肤皴揭，燥于中则精血枯涸，燥于上则咽鼻焦干，燥于下则便溺闭结。夫燥之为病，是阴明化也，水寒液少，故如此。虽可下之，当择而药之，巴豆可以下寒，甘遂芫花可以下湿，大黄、朴硝可以下燥。《内经》曰：“辛以润之，咸以软之。”《周

礼》曰：以滑养窍。（《儒门事亲·燥形》）

有一次张从正到曹南省亲，他的一个姨表兄得了大便燥涩症。因为大便经常不解，所以常不敢饱食，多吃了大便极难，大便硬如石，或三天、五天才大便一次，便解困难，甚至眼睛花，鼻中出血，肛门连广肠都疼（广肠就是直肠），痛极则头晕，医生用巴豆、芫花、甘遂类的药，用这样大量剧毒的药去下，下后人都没有力气，没有精力了，药性过后大便依然还是那样燥结。如此数年，于是药也不敢吃了，干脆等死了。戴人去看患者，诊得两手脉息俱滑实有力，以大承气汤下之，继服神功丸、麻仁丸等药，吃菠菜、菱、葵等滑利、润下的蔬菜，以及吃猪血、羊血汤，经过百十来天的调养，大便正常了。

这个案例说明下药很多，寒性药能下，热性药也能下，究竟该如何用药，这还是要辨证。巴豆是剧毒药，性大热，如有内热，不适用；甘遂是利水药，大便之所以燥结，除了有热而外，还有要考虑久热伤津的问题，热证燥结津液不够，大便才干燥到这种程度，再用大量的利水药，津液大量损失了，即便没有热，大便也下不来；巴豆、芫花、甘遂这些药尽管都能够下，但是用得不恰当不但不能解决问题，反而会损伤正气；巴豆只能用于寒闭证，芫花、甘遂是逐水剂，如果没有水，用芫花、甘遂也是错误的。张从正用“承气汤”下之以后，用麻仁丸、葵、菱、菠菜、猪羊血，边下边调养，几个月后，人脸上光肥了，肉也长起来了，神色也好了，前后判若二人。

张从正评论说，燥有多种性质。其一是燥于外，津液不能润养于肌表，皮肤皴裂，就像冬天皮肤干燥之破裂；其二是燥于中，精血枯涸；其三是燥于上，则咽鼻焦干；其四是燥于下，则大小便都少之便溺闭结。这四种燥是从病位来分析的，在上、在下、在表、在里。燥之本质是阳明燥津之化，是津伤，津液少了，所以就这样燥。张从正说：“虽可下之，当择而药之。”这句话是很要紧的，该用热药下？该用寒药下？该急下？该缓下？要择而药之。巴豆是大热药可以下寒，甘遂、芫花可以下湿，大黄、朴硝可以下燥。《素问》中有“辛以润之”，“咸以耎（软）之”的精神，张从正用大黄、朴硝就是采用了辛以润之，咸以软之的方法，辅以饮食疗法，只要窍有了津液，窍就不会闭塞不通。从此病案来看属于津伤燥证。

学习张从正的这个病案，是启发我们大便秘结是要分寒、热、虚、实的，不能见大便不通，就胡乱用攻下药，其后果往往是可怕的，因为攻下药没有不伤津的，暂时大便通了，药性一过不仅照样不通，还更厉害了，伤了津，还没有解决根本问题。所以张从正一面下，一面用食疗方法来润，而且朴硝味咸，咸是水性，可以软坚，属于“增水行舟”的办法，用现在的语言就是把肠管里的水分增加起来，让大便缓解而下，这是用芒硝的下法。

对一些老年人，一些习惯性的便秘，我不用芒硝，最好用玄明粉，尤其是爱坐着干工作的人，肠蠕动不好，津液一少，就会有习惯性的便秘，用玄明粉缓下。对老年人、虚弱的人，用玄明粉也要慎重，我常用麦冬、白沙参，如“麦冬五钱，白沙参五钱，番泻叶一钱”，给老年人用，下得很好，这种便秘属于虚秘。大黄刺激性很强，除非是有热急的时候才考虑，老年人习惯性的便秘有多少是热的？对一些血虚的人，要用当归配合火麻仁来下，用大量的当归配合火麻仁，也下得很好。还可以用肉苁蓉泡水来下，不能煎，以防失药性。至于湿证的大便秘结，大承气汤、小承气汤、调味承气汤等，一吃就灵。困难的是对习惯性便秘的治疗，这个问题不容易解决，习惯性的便秘，寒不寒，热不热，这种便秘，不花脑筋是下不下来的。大便燥结看似很普通的病，但是临床上还是不少见，特别是搞伏案工作的，一天中坐的时候多，解决起来不容易。

对张从正的这个方法，我不很欣赏，他既用承气汤下，还用神功丸，有没有必要用神功丸，我认为还要需考虑。他先用麻仁缓下，再辅以滋润的药，这个方法值得学习，特别是他的“择药而下”的精神是可取的。

医案我就不一定都讲了，只选讲一些，其他的医案你们自己看一看，本着上述的这个精神来看，在这些医案中，他们要表达的关键问题是什么？哪些是值得吸取？

四　朱震亨的阳有余阴不足论

朱震亨是河间学派的一个大家，著名的观点是“阳有余，阴不足”，他提倡此论，可以从以下四个方面来分析。

第一，从生理讲。朱震亨说：“天地为万物父母，天大也为阳，而运于地之外；地居于天之中为阴，天之大气举之。日实也，亦属阳，而运于月之外；月缺也，属阴，禀日之光以为明者也。”他用形象的比喻来说明人体“阳”有余，“阴”不足的现象，他认为自然界就是阳有余，阴不足。有什么论据呢？他把《素问·太阴阳明论》中“阳者，天气也，主外；阴者，地气也，主内，故阳道实，阴道虚”作为依据之一。其实这不太妥当，我不同意他用这个论点来作为自然界就是阳有余阴不足的依据，并以此推论出人体也是阳有余阴不足。《素问·太阴阳明论》这里不是在讲生理问题，其下文就作了解释，下文是：“故犯贼风虚邪者，阳受之；食饮不节起居不时者，阴受之。阳受之则入六府，阴受之则入五藏。”这是在讲病邪。所谓阳道实，是说犯外感邪气阳受之，外感多成有余之证，风寒暑湿燥火，是外来邪气，外来邪气首先是阳受之，伤三阳，伤人之表，所以“阳受之则入六府”，六腑是三阳经，这是阳道实。所谓阴道虚，是说“食饮不节，起居不时者”等内伤，内伤之证多不足，食饮不节，起居不时者阴受之，阴受之就入五脏。总之《素问·太阴阳明论》的阳道实是指外来之邪，伤阳经，多实证，多为有余；阴道虚是指内伤之邪气，伤脏多、伤里，多虚证。所以朱震亨的“阳有余阴不足”含糊得很，在他的文献中时而在讲病变，时而在讲生理，但是讲病变的时候比较多。

第二，从病机上讲。朱震亨用“阳有余，阴不足”来讲生理，论据不足，但讲病变，则有现实意义，所以我对于他的“阳常有余，阴常不足”说，主要还是从病变方面来体会的。因为阳有余，阴必然不足，阳气有余，阳火亢了，它就要伤害阴津，阴津就会造成不足，相反，阴不足，阴不能养阳，阴一虚，阳就要亢，亢就要有余，阳有余，阴不足，是互为因果的。

古人理解生命之所以能够有复杂的功能，这都是命门中特别是肝肾中藏有相火，相火是生命的动气，是人体生命的原动力，是不可能缺少的，这种相火是不能熄的，这种相火不能讲有余。朱震亨的这个阳有余，指的是相火妄动，相火容易妄动，这是相火的特点。相火妄动是不正常的运动，病变上称作“亢”，阳亢，就会出现有余之象。所以临床上所谓泄相火，泄的是妄动之相火，正常之相火是不能泄的，正常的相火是人体的真阳，正常的相火与真阳是一个概念不是两个概念，这种真阳对人体个体来说只有虚的，不会有余，即便这个人身体好，真阳充沛，也不叫“有余”。所以朱震亨所谓的“阳有余”，主要是指妄动的相火而言。例如肝火动，肝火亢奋，这是有余之火，这种肝火要泄，肾火动，肾火亢奋，这是有余之火，这种肾火要泄，“知柏地黄丸”就是用在泄亢奋之相火，这种火李杲称为“邪火”。因为妄动了，就属于病理范畴，不属于生理范畴了。

第三，相火易动。相火之所以随时妄动，朱震亨认为是由于君火的不节制造成的。君火就是心火，中医“心”的概念一大部分都是指人的精神活动，即思想意识，不但是现代解剖学的心脏。古人认为君火主静，相火主动，心火要不静，人的欲望无穷，没有节制的奢望。如有好吃的拼命地去吃，有好看的拼命要去看，就是一个“贪”字作怪，心火一动，相火必动，这就是君火引发的相火妄动。要想解决妄动的相火，要从养心火起，用我们今天的语言来说，要从解决思想问题入手，古人称为“情欲”，情欲不能控制的话，就要动相火。所以静心火，这是最有效的泄相火的办法。

第四，阴精不足。相火亢盛必然要损害阴精，既有“有余”的一面，必然就有“不足”的一面。照朱震亨的论点，相火亢盛是人之贪欲造成的，其实也不尽然。在生理上阴不足的人，即阴虚的人，相火也容易亢奋，阴不足就会造成阳有余。但是二者相比较,主要的不是生理上的问题,更主要还是人的情志问题。

朱震亨的“阳有余阴不足”论,从病理来讲是站得住脚的,对临床有现实意义。至于他用自然界的天比地大,日圆月缺来阐述生理,是牵强的,没有现实意义。所以朱震亨的阳有余阴不足论,从生理上讲没有多大意义。特别是相火易动的论点,临床是有意义的,所以他提出很多保养人体的方法。他说:“古人谓不见所欲,使心不乱。夫以温柔之盛于体,声音之盛于耳,颜色之盛于目,馨香之盛于鼻,谁是铁汉,心不为之动也。善摄生者,宜暂远帷幕,各自珍重,保全天和。”“天和”就是保全人体功能的正常,他的这些认识是正确的。相火妄动基本上是一个后天的问题,不是先天的问题,如果把阳有余阴不足解释为先天性的,解释为生理的,这是没有道理的。下面讲有关阳有余阴不足的三个具体问题。

(一)相火为人体动气

君火主静,相火主动,这些都是相对而言的。君火反映的是人的精神活动,相火反映的是人体功能活动,这样来理解还是有现实意义。

相火为人身动气,朱震亨指出相火主要在肝肾二脏。中医藏象学说里不仅是肝肾二脏有相火,因为胆与肝的表里关系,因此胆也有相火。心包络也有相火之称,这是由于心与肾是手足少阴经的关系,心包络与相火的关系,就是和心的关系,古人认为心包络可以代表心,所以心包络的火也叫相火。三焦的火也叫相火,因为三焦属于肾的缘故。膀胱的火也叫相火,是因为膀胱与肾的表里关系等等。总之,胆、心包络、三焦、膀胱都有相火,这是因为它们与肝肾的关系紧密,当然相火主要还是在肝肾。

至于肝肾同源,好多书上都没有做出正确的解释,甚至包括前年出的《中医名词术语》。肝、肾同于相火,肝、肾同于下焦,这叫肝、肾同源,不要把肝、肾同源讲成水生木的关系,这不是相火问题。后面要讲李中梓的乙癸同源,乙是肝,癸是肾,即肝肾同源。肾中相火是元气之源,是人体元气、元阳的来源,肝中相火是生发之气的来源,腧穴之气的来源。相火是不能泄的,是人生命中最可宝贵的东西,是人体之动气。

(二)相火妄动为贼邪

人体具有各种不同的生理功能,在朱震亨的学术思想中认为这些功能源于相火。前面说了相火就是人身的动气,但这个动要动而中节,所谓“中节”是指人体所有的大小器官、组织,都是在有节奏地运动,协调地运动。不光人类是如此,凡是有生命的东西,运动都是有节奏的,这叫“动而中节”,动而中节才能维持生命的延续,所以朱震亨说:“五火之动皆中节。”五火之动就是五脏之阳的运动，这种动是有节奏、有规律的。这种动“裨补造化”，“裨补”就是有宜，“造化”就是生机。人能从母体胚胎产生生命之后，独立生活几十年，还一代传一代地繁衍生息，就是因为有相火的不断运动。

相火一旦发生病变，相火妄动就是邪火、贼邪，贼者害也，是有害于人体的邪气。朱震亨说：“相火易起，五性厥阳之火相煽，则妄动矣。”这是说相火的特性，容易亢奋，原因是五性厥阳之火相煽。所谓“五性”指的是心藏之神，肺藏之魄，脾藏之意，肾藏之智，肝藏之魂，这五性就是人的情志，所谓“厥阳”就是指阳气的厥逆。人不理智，不能约束自己，不能控制自己，将成为厥逆之阳，厥逆之阳是阳火，所谓“妄动”是指不正常的运动，厥逆之阳火一煽动，相火就随之而妄动了，所以朱震亨认为相火妄动是情志引起的。

朱震亨说：“火起于妄，变化莫测，无时不有，煎熬真阴，阴虚则病，阴绝则死。”他认为妄动之相火将危害人体，而且变化莫测，随时随地都可以侵害脏腑，阳一亢，真阴就要伤，伤之极将威胁到人的生命。

朱震亨说：“君火之气，《经》以暑与湿言之；相火之气，《经》以火言之，盖表其暴悍酷烈，有甚于君火者也，故曰相火元气之贼。”他认为君火之气在《素问》里面是“暑与湿言之”，这个话不大妥当。少阴君火，在《素问》七篇大论中有主暑热之说，但不能说属于“湿言之”，《素问》里没有这种说法，没有说少阴君火属湿的，湿还是属于太阴的。他认为六淫里面的“暑”，火也，《黄帝内经》中是拿少阳相火来代表它，六淫的火就是少阳相火。为什么呢？因为君火主静，相火主动，所以相火与君火相比较来说，就偏于凶暴、强悍、酷烈。“相火元气之贼”这是引用李杲的话，是李杲提出来的，李杲认为相火是人身元气之贼，相火与元气是势不两立的东西，他说相火妄动，是无节奏的动，无节奏的动那是危害生理的贼邪。朱震亨在这个问题上有所发挥，但是他自己把生理与病理搅得不清晰了。

(三)火热证的辨治

朱震亨也是主要研究“火热”的人，他这个火与刘完素的火不一样，刘完素的火基本上是指六淫中的火热之邪，而朱震亨不是强调六淫，他强调内伤，他提出“火起于妄”，所以与刘完素不一样。

中医学理论认为“气有余便是火”就是朱震亨讲的。所谓相火也好，君火也好，这个火就是人身的阳气，君火是阳气，相火也是阳气。阳气的作用，不管从生理来讲，从病理来讲，都相当于火的作用。火可以作为动力，火可以燃烧，火可以使温暖。人身上的阳气也有相似的作用，所以把阳气称之为火。朱震亨提出“气有余便是火”，气就是阳气，阳气过分亢奋就是火。这个认识在几百年前就被提出来了，我认为还是很有科学性的，这是把自然界的火与人体中的火分别开来了。那么火不足呢？就要出现阴寒证了。所以说到底，朱震亨这个火的概念，不管是君火也好，相火也好，就是对人体的阳气而言。如果这个气过分了，超出了生理的需要，就成邪火了，这个火就不是生理的范畴了。在中医学的术语中，凡是讲“有余”，都是指邪气而言，凡是讲“不足”，都是指正气而言，这个概念我们要明确。朱震亨这个“气有余便是火”的概念是指邪火而言，不是指命门的真火、相火。

朱震亨对火热的认识可归为三种。《素问·刺禁论》上讲：“肝生于左，肺藏于右。”为什么从左边起属于肝火呢？这是肝的生理功能决定的。什么是肝生于左？“升”就是肝主升发之气的升，肝的升发之气从左而生，这个概念古人也是从自然界联系到人体上的。在自然界左边是东方，从天体运行来看，太阳总是从东升西降，所以东方是升发之方，是阳气升发之方，肝主升发之气生于左由此而来，不是肝在左边这个概念。什么是肺藏于右？右是在上，上主降，左升右降嘛，左是东方，右就是西方，西方是属金，造金之气阳气下降，藏就是肺主收藏，故云肺藏于右。所以《丹溪心法·火门》中云“气从左边起者，乃肝火也”，凡是气从左边起就是肝火，脉象也是左手把心肝肾。又云“气从脐下起者，乃阴火也”，从部位来说肚脐之下是肝肾的部位，是膀胱的部位，是丹田的部位，这里所生之火都是阴火，肝肾之火即阴经之火，患者有这种感觉时，就要从阴经来考虑，特别是从肾来考虑。又云“气从脚下起，入腹如火者，乃虚之极也”，火从脚下而起一直上升到腹，有种火热的感觉，这是虚火，是虚之极，病情严重，这种火是“起于九泉之下”的火，这里的九泉是指足少阴涌泉穴（在脚心处），比肾脏的部位还要深得多，这种火是很难办的，此火多是阴精伤极火热亢动的现象，属虚阳、虚火，这种火会消耗阴精，其病变的预后是很严重的。

朱震亨这种辨证的认识，当然是基于脏腑、经脉等理论，但更重要的还是基于“阳有余阴不足”的学术思想。气从左边起者，要从肝来辨；气从脐下起者，要从肾来辨；气从脚心起者，要从阴虚火动来辨。他的这三个认识，在临床上是有实际意义的。

我在临床上遇到一个患者，他每每在下午发低烧，从腰部开始烧起，就在那一处，其他地方感觉不出来，现代医学怎样也检查不出原因，血象等都是正常的，也说不清机制，有认为是神经功能紊乱，病有四、五年了，总是腰部像火一样热。在中医看来，这很明显是肾的问题，是肾的虚火，大补阴丸解决了问题，不过治疗的时间很长，反反复复的，但还是痊愈了。所以朱震亨的这几点辨证认识，是有临床意义的。至于治疗，朱震亨也提出了好几方面，讲义中引用了《丹溪心法·火门》的一段文献，但是从文献来看他总结得不够好，特讲解如下。

朱震亨对火热证是分虚火、实火两大类来治疗的。实火可泻，用的是黄连解毒汤（黄连、黄芩、黄柏、栀子）。实火有两种情况，一种是火郁，火郁当发，只能用辛凉之法，不能用寒凉的方法，只有辛才能散，如银翘散、桑菊饮等。有人发表文章反对银翘散、桑菊饮，我看银翘散、桑菊饮还是能解决一大部分问题的，这些方子还不能反对。但是辛凉与寒凉是两回事，如上面的黄连解毒汤，那是寒凉不是辛凉，寒性收引，不利于郁火的解除，寒会使郁更重，所以凉是要凉，但要用辛味的凉药，才能边清火边散郁。一字之差，非常之关键，银翘散、桑菊饮是辛凉剂，不是寒凉剂。如果火郁于中，火郁于中焦，那就会有烦躁、小便黄、颤栗恶寒、六脉沉涩等表现。不要看到恶寒颤栗、脉沉涩，就误解成寒证，朱震亨认为这需要特别注意辨别。恶寒颤栗、脉沉涩来看像是寒，但还有烦躁、小便黄等表现，这是病的真象，是火郁于中，这个火郁当发，这是实火的一种。朱震亨认为还有一种实火，即“火盛癫狂者”，癫狂症那要用正治法。朱震亨这里的癫狂，实际只是狂，不包括癫。癫与狂是有区别的，重阳狂，重阴癫。“狂”十有八九属实热证，“癫”十有八九属阴证。火盛而狂，包括现在诊断的精神分裂，要用正治法，即寒者热之，热者寒之。可用硝黄、冰片之类大凉药，实热证就用大凉药。朱震亨提出的火郁当发的这两点认识很值得我们思考，一是火郁于里，往往显寒象，这点总结得很好；另一是火郁于表，只能用辛凉，不能用寒凉。

朱震亨还提出“虚火可补”，他说“火急甚重者，必缓之以生甘草”，对虚火来说生甘草有两个作用，一个作用是甘缓虚火，李杲的补中益气汤中用的炙甘草分量用得不轻嘛，虚火往往用炙甘草或用生甘草。但是下焦的火，如肠风便血、肛门肿痛、大便出血用生甘草，用其清热解毒，我的体会生甘草对肛门灼热便血特别有效。所以朱震亨说的火热急甚重者有两种情况，一种虚火，要用甘以缓之的办法，二是下焦的火，有热毒的火，要清热解毒。这里的“火急甚重”，不是急迫、高热的意思，这样理解不符合临床的实际，所谓“急”是对甘以缓急而言，实际这种火多为虚火，生甘草虽能清热解毒，退实火还是不行的，所以要理解为虚证、虚火。朱震亨还说“兼泻兼缓，参术亦可”，虚火甚至于可以用人参、白术，如补中益气汤治疗气虚发热，用人参、白术、甘草、黄芩、当归等，这是因为中气下陷，阴火上升，虚火起来了，参术本身没有泻火的作用，在补中益气汤中是固中气的。朱震亨还说“人虚火盛狂者，以生姜汤与之，若投冰水正治，立死”，这也是指虚火而言。人虚火盛狂者，不是真正的狂者，不是真正的实火，实际指的就是虚火，这个生姜汤我也没有找到是什么方子，从临床来说生姜对虚火不是太理想的，治虚火干姜倒是可以的。但“若投冰水正治，立死”，这一点应该理解的，明明是虚火，还要用正治法，还要用苦寒药，那就严重了。由此推之，生姜汤无非就是温里的药，就像补中益气汤类的方子。他还提到“凡火盛者，不可骤用凉药，必兼温散”，这也是指虚火而言，凡是虚火证，不能骤用凉药，虚火总要用温散，这个认识我们要很好地体会。虚火的人往往是阴津不足，凡是苦寒药都带燥性，黄连、黄芩、黄柏这些苦寒药都带燥性，燥则伤津，所以虚火只能用甘寒，不能用苦寒，所以必兼温散。他讲虚火就讲了这几个方面。

朱震亨用的药中提到“小便降火最速”，“小便”现在我们不大用了，在农村还是用，一般都用 2 岁以下小孩的尿，2 岁以上小孩的尿不好用，因为气味大了容易引起恶心、呕吐。小便的确降火，特别是血证，尤其是吐血证，凡是胃出血、肺出血，用刚排出的童便，降火可收速效。

朱震亨说“补阴火自降”是对的，因为阳亢是由阴虚引起来的，不要去泻火，只要去补阴火就自然下来了，阴能涵阳。补阴火自降，这是名言，是有临床依据的。朱震亨举的例子是用“炒黄柏、生地黄”之类，炒黄柏与生地黄配合是很好用的。我在临床上一般治疗阴火多用知母，少用黄柏，知母带润性，也可以泻相火，泻阴火，黄柏的燥性比知母大得多，泻肝肾火的药物中，带润性的只有知母。当然火亢的时候也可以用黄柏，不过黄柏的量一定要小于知母。朱震亨用知母、生地黄补阴，假如是虚火不重，生地黄与其他药同煎，虚火重，生地黄不能煎，只能用开水泡，冲在碗里吃，一煎效果就不好了。

朱震亨治虚火还用了一个方子，是把川附子碾成细粉，用“津”来调，津就是口水、口津，用口津调后敷在少阴的涌泉穴上，再用四物汤加降火药服之，降火药指的是知母、黄柏等，这就是知柏四物汤，这是引火归原的方法。附子的大热药，是补肾阳的，虚火不能用正治法，只能用从治法，补肾的附子贴在涌泉上，内服四物汤加知母黄柏之类的，引火下行，附子把它接纳到肾命里去，这就是引火归原的方法。八味肾气丸，是引火归原常用的方子。

朱震亨还用四物汤加炒黄柏，降火补阴，还用龟甲、龙骨、鳖甲等，都是补阴潜阳的药，能够把火引下来潜藏在肾里。朱震亨还用四物汤加白马胫骨，降阴中火，可代黄连、黄芩用。为什么呢？因为黄连、黄芩虽然能降火，但是它们是燥药，苦燥药伤津，白胫骨是血肉之品，不伤津，所以阴虚甚时黄连、黄芩都不用，后世的温病学家对朱震亨这一点也有同感。

朱震亨还提到“黄连、黄芩、栀子、大黄、黄柏等，非阴中之火不可用”。我看这个说法太片面了，这些药不一定都用于阴中之火，黄柏是用于阴中之火，它有固肾作用，但黄连、黄芩、栀子、大黄，就不一定了。黄芩是肺家药，黄连、栀子是心家药，大黄是阳明药。大黄、黄连、黄芩等是三黄泻心汤，是唐宗海治血证的主方,这个方子在临床上很有效果的,方中一味止血药都没有,但是它治疗血证,尤其是胃出血,吐的量特别大,非吃这个方子不可,火一降下去,胃气不上逆了,吐血才可以控制。所以朱震亨说黄连、黄芩、栀子、大黄、黄柏等非阴中之火不可用,应该是黄柏、知母降火,阴中之火非用不可才对。

朱震亨说“木通下行,泻小肠火”,这是对的,假如我们要引心经的火从小便而出,这时可以考虑用木通。导赤散就是引小肠经之火下行的方子。

朱震亨说“人中白泻肝火,须风露中二三年者”,现在药房没有这个药了,前一段时间对“人中白”这味药有争论。一些老大夫还是主张保留这味药,从现代卫生学的角度不主张用,但是人中白、人中黄,尤其是治疗温疫病(现在我们国家温疫少了,基本上没有了,但是一些少数民族地区还存在这个问题),确实比其他清热药的疗效要好。朱震亨说人中白泻肝火须风露中二三年者,在风露中越陈越好,越新越不能用。人中黄、人中白都是一样,年头越陈越好。

朱震亨说“山栀子仁大能降火,从小便泄去”。山栀子之所以能将火从小便泄去,是清心热的作用,心与小肠相表里嘛。朱震亨的这个体会比较深刻,“其性能屈曲下降”是说通过心、小肠的这个通路,火热邪气隐藏得再深,栀子都可以将其搜索出来,能屈曲下降,他说“能治痞块中火邪”,也是这个道理。

以上这些记载并不是朱震亨自己的东西,这篇文章写得不好,但这里面有很多经验值得研究。《丹溪心法》并不是朱震亨的作品,是他学生们的作品,他的学生把他的经验收集、整理出来了,其中确有不少是朱震亨的经验,值得我们很好地体会。

综上所述,朱震亨临床治疗“阳有余”的经验,主要就是分虚实来进行的。实火要泻,虚火不仅不可以泻,还可以补。实火用正治法,寒者热之,热者寒之;虚火用反治法,寒因寒用,热因热用。泻实火要兼顾行气,要兼用行气药,降虚火重在滋阴。实火多郁,郁证多是实火,郁要发散、宣发,像刘完素的防风通圣散、凉膈散等。虚火常急,表现得急迫,急者就要缓之。

朱震亨认为,降有余之火,泻有余之火,在于行气,这个认识很值得我们思考。泻有余之热,在于行气,如承气汤,总要兼用些气药,所谓“承气”就有这个含义,让气顺,仅用大黄、芒硝,不用些气药,如枳实、厚朴等,有余之火就难降。降不足之火,在于滋阴,要把这个认识很好地记取。

这些都是朱震亨辨治火证的主要精神,也是治火证的基本原则:君火宗于正治,阴火宗于反治,降有余之火在于行气,降不足火在于滋阴。这些经验都是前辈人累积的宝贵财富,在临床上很有现实意义,成为我们非掌握不可的知识。

至此朱震亨“阳有余，阴不足”的学术认识，我们心中应该有数了。他认为相火是人体动气，主要作用是维持人体功能活动；相火一旦妄动，就成为火热邪气，就是贼邪了；影响相火妄动的因素，与人的情志关系很大。

朱震亨也是传刘完素的火热论者，他在火热论的基础上，提出“阳常有余，阴常不足”的学说。他从生理上阐述，“阳”主要是指肝肾二脏的相火，但是心包络、三焦、胆、膀胱也都有相火，五脏六腑半数都存有火，心是君火，肝肾是相火，三焦、胆、膀胱、包络、命门也都有火。而“阴”呢？他根据《素问》提出不论男女，人不到40岁阴精就损去一半了，所以阴常不足。从病变方面来讲，每个人都有情欲，不能节制，相火就要动，相火一动就是有余之火了，火要损伤阴精，所以阴精就常不足，他用这个理论来解释《素问》的“阳道实，阴道虚”，这是朱震亨的基本学术观点。

（四）朱震亨医案

1. 伤寒

治一老人，饥寒作劳，患头痛、恶寒、发热、骨节痛、无汗、妄语时作时止，自服参苏饮子取汗，汗大出而热不退，至第四日，诊其脉洪大数而左甚。朱曰：此内伤证，因饥而胃虚，加以作劳，阳明虽受寒气，不可攻击，当大补其虚，俟胃气充实，必自汗而解。遂以参、芪、归、术、陈皮、甘草，加附子二片，一昼夜尽五帖。至三日，口稍干，言有次序，诸症虽解，热尚未退，乃去附，加芍药。又两日，渐思食，颇清爽，间与肉羹。又三日，汗自出，热退，脉虽不散，洪数尚存。朱谓此脉洪，当作大论，年高而误汗，以后必有虚证见。又与前药，至次日，自言病以来不更衣十三日矣，今谷道虚坐努责，进痛如痢状不堪，自欲用大黄等物。朱曰：大便非实闭，乃气因误汗而虚，不得充腹，无力可努。仍用前药，间以肉汁粥及苁蓉粥与之，翌日，浓煎椒葱汤浸下体，方大便。诊其脉仍未敛，此气血仍未复，又与前药。两日小便不通，小腹满闷，但仰卧则点滴而出。朱曰：补药未至，与前方倍加参芪，两日小便方利。又服补药半月而安。（《古今医案按》卷一）

一个老年人，饥饿加之劳累，患头痛、恶寒、发热、骨节痛、无汗、妄语时作时止（发热错语，但不太严重）。他自己买一包参苏饮吃了取汗，参苏饮是《太平惠民和剂局方》的方子（也可以看出当时《太平惠民和剂局方》流行之普遍）。方中用药：人参、苏梗、葛根、前胡、茯苓、枳壳、陈皮、桔梗、甘草。吃了参苏饮汗大出，而热不退，参苏饮本身是不可能大汗的，解表药就是点苏梗、葛根，其实参苏饮本身就是治气虚外感的方子，用于气虚，肺气虚弱，容易感冒的人。患者买点参苏饮吃也算不上是错误，但为什么吃了参苏饮就大汗出，而且热还不退？这是体质问题，气虚、表虚、体质弱，稍用点解表药就大汗出，汗水出多了津、气两伤，抵抗力越弱，所以寒邪不退。我前面讲过不管哪种患者解表发汗，都只能取微汗，不能取大汗，由于这个患者气虚的体质而造成汗过。到了第四天，热不退，脉洪数而左甚，朱震亨认为脉洪数而左甚，这是虚脉而非实脉，这种脉假使不细致诊断，很容易误诊为实脉，这种脉重按肯定是无力的，这个脉象不论浮沉都不可能是洪数而有力的，只是在文献中没有明确地表达出来，但是“此内伤证”一句对此还是作了交代。结合患者饥寒作劳，胃虚的既往史，作出了“不可攻击，当大补其虚，俟胃气充实，必自汗而解”的治疗方案。热总不退，关键在内伤。汗已经出那么多了，表证仍没有解，《伤寒论》的精神是表邪没有解还得继续解表，如《伤寒论》桂枝汤证就一再提出，第一次没有解再吃，第二次没解再吃，第三次有表证存在始终要解表，这是个原则。那么对这个虚弱的患者，气虚如此明显，朱震亨没有继续解表，而是把着重点要放在胃气的充实方面，期待他自汗而解，不能用药物去发汗。

对这个案例要很好地体会，临床上遇到这种虚弱患者的事是经常的，假使不深思熟虑，肯定要继续用发表药，会认为只要还有表证，发表不会错，肯定会犯这个错，不会有朱震亨这么深刻的认识，解表大原则没有错，但具体到这个患者，要以扶胃气，营卫充实，期待自汗而解。所以方中用药为参、芪、归、术、陈皮、甘草，加附子二片，这是李杲的补中益气汤去掉了升、柴，升麻、柴胡分量最轻，但它们是补中益气汤的主药，这里连升麻、柴胡都不用了。顺便说明，用补中益气汤，升麻、柴胡不能重用，假如人参用三钱，黄芪四、五钱，升麻、柴胡用三钱、四钱，一看你就没有用过补中益气汤，补中益气汤升麻、柴胡是不能重用的，升麻、柴胡一多，那就太过升散，李杲用它们只起升清的作用，不是用它们来解表的。

朱震亨用参、芪、归、术、陈皮、甘草，加附子二片，一天里让患者连续服了五剂，意在要充实胃气，参、芪、术、陈皮、甘草加附子，就是温中嘛。到了第三天，口出现干，但言有秩序，错语者服用温热药反而不乱说了，这里的“妄语”，从《伤寒论》的精神来看不是谵语，是错语，谵语是实证，错语是虚证，这里是错语，不是谵语，所以温药下去，中气壮起来了，言语反而有秩序了。

诸症虽解，热尚未退，还没有达到祛除病邪的目的，因为有点口干，有动热的现象，乃去附加芍药。去附加芍药的精神如何体会？去附好理解，因为有点口干了嘛，减少药的热性。为什么加芍药呢？《伤寒论》中是腹满去芍药，腹痛加芍药，如小建中汤也是倍芍药。这个老人没有腹痛问题，这里加芍药是从“汗”的角度来考虑的，所谓“诸症虽解，热尚未退”，还是营卫未和的问题，这里用芍药，和桂枝汤用芍药基本上是一个含义，还是养营阴，但是还是和桂枝加芍药汤还不一样，针对的临床表现不一样，所以什么事情都要去体会精神实质。这个方子服用二天后，患者渐思食，颇清爽，精神好转了，然后慢慢地熬点肉汤给他吃，这样又三日，终于汗自出，热退。假使不加芍药，很可能又是大汗，加了芍药，汗自出，但没有大汗。大夫高明不高明就看在临床取得的客观效果怎样，朱震亨很清楚病变的规律，为防止大汗，把附子去掉，把芍药加进来，养营阴，继续解未解之邪，还不会引起大汗，果然汗自出而热退。

在这个案例中"脉虽不散，洪数尚存。朱谓此脉洪，当作大论"这几句话也要去体会一下。热退了脉搏又怎么样？前面介绍朱震亨把"脉洪数而左甚"认为不是实证，在这里得到解释了。他说这个"洪"应该做"大"论，《金匮要略方论·血痹虚劳病脉证治》中云："夫男子平人，脉大为劳。"男人脉象大是普遍的，这里的"大"不是正常的大脉，是劳脉，是虚大、浮大。哪种大脉是虚脉？哪种大脉是实脉？取之很大，重按虚无，是虚大，浮取、沉取均有力的大脉是实证脉象。虚大，大是假象，这里的脉洪不是真正的洪，是虚大。

这个案例中云："年高而误汗，以后必有虚证见。"患者自己吃了参苏饮虽不算误，但因体质问题仍然造成了过汗，患者二周不大便了，只是想解，甚至于有点里急，单是里急而后不重(后重是肛门脱出下坠)。朱震亨说这个大便非实闭，不是阳明胃家实证，是因为汗出太过而伤津、伤气。不大便非实闭，是其气因误汗而虚，不得充腹，无力可努，用现在的说法就是肠蠕动减弱，是大肠的蠕动能力差了。十多天不解大便究竟应该如何处理？朱震亨还是用补，治则不变，这个问题很关键，很值得我们思考。朱震亨把形、证、脉综合起来分析，脉是个虚脉，虚弱体质，又大汗伤正，从表面上看好象很棘手，但从病的经过，患者目前的临床表现，从脉搏的实际情况看来，是虚不是实，所以乃用前药，"间以肉汁粥及苁蓉粥与之"，肉汁粥就是现在的半流饮食，这是饮食方面。用药呢？煎肉苁蓉做粥，凡是老年人津气两虚，大便推动无力的虚秘便秘，可以煎肉苁蓉，如果是血秘，可以当归配肉苁蓉，气虚可以沙参配肉苁蓉，不一定非要煎粥，煎水就行。又煎椒葱汤洗脚，用姜葱的温，加快气血循环，用外治法协助治疗，患者终于大便，朱震亨对这种虚弱人的通便花了多大心思呀！从处方、饮食、外治法，才解决了问题。

大便通了，患者脉搏还是虚大，没有真正收敛起来，这个老年人的脉应该是沉细才是恢复了原状，说明气血仍未恢复，又与前药，还是用补中益气汤去升柴，加芍药，又服二天后，出现了小便不通利，小腹满闷，仰卧位小便又点点滴滴。这是什么问题？还是气虚，是气既不能推动，又不能收涩。(顺便说，患者的卧姿可以反映虚实，《伤寒论》中少阴病有个特殊的卧姿"踡卧"，患者仰卧手脚分开一般是实证，手脚腰直不起来的踡卧位，基本是虚证。)这个患者仰卧时阳气分散，尿就点点滴滴的出来了，但又不是真正的通利。朱震亨认为是补药还没有用到位，在前方中把人参、黄芪分量加大，二日后小便通了，气行肾行嘛。又继续服补养中气的药，半个月后，这个老人的伤寒才基本痊愈了。

综上所述，伤寒病的特点是先有内伤后有外感。尽管朱震亨认为“阳有余阴不足”，不是说凡是病都是“阳有余阴不足”，这个病就不是阳有余，而是阴不足。这么个虚人伤寒的案例，看似简单，基本方就是补中益气汤，但这里面有很丰富的理论。我们今后看医案，都要细细地下功夫去分析才行。这是个虚中夹实的病案，基本是个虚证，是虚弱人外感病。

2. 咳嗽

一男子，三十五岁，因连日劳倦不得睡，感嗽痰，痰如黄白脓，嗽声不出。时初春大寒，医与小青龙汤四帖，觉咽喉有血腥气上逆，遂吐血线，自口中左边出一条，顷遂止。如此，每一昼夜十余次，诊其脉弦大散弱，左大为甚，人倦而苦于嗽。丹溪云：此劳倦感寒，因服燥热之剂以动其血，不急治，恐成肺痿。遂与参、芪、术、归、芍、陈皮、炙甘草、生甘草、不去节麻黄，煎成，入藕汁。服二日而病减嗽止，却与前药去麻黄，又与四帖，而血证除。脉之散大未收敛，人亦倦甚，食少，遂于前药去藕汁，加黄芩、砂仁、半夏，至半月而安。（《古今医案按》卷五）

一男子，三十五岁，因接连几天的劳倦不得睡，感冒了，嗽病发。“嗽病”与“咳病”是有分别的，嗽病的咳并不严重，以痰多为特点，而咳不是主要的；咳病为外感多见，嗽病为内伤多见，当然这不是绝对的，但我们应该有这样的概念。这个患者嗽痰的痰如黄白脓，而且痰味很臭。咳嗽的声音不大，但痰量很大，轻咳即有，有些感冒的咳嗽，咳得很厉害但痰并不多。这个人发病的时候正值初春大寒，大夫处的方子是“小青龙汤”，你们看合适吗？小青龙汤主治什么证？《伤寒论》上只有两条文献，第一条是：“伤寒表不解，心下有水气，干呕，发热而咳，或渴，或利，或噎，或小便不利、少腹满，或喘者，宜小青龙汤。”第二条是：“伤寒心下有水气，咳而微喘，发热不渴，服汤已渴者，此寒去欲解也。属小青龙汤证。”两条小青龙汤证都是心下有水气，《伤寒论》中的“心下”，十有八九都是指中焦胃而言，只有小青龙汤证的“心下”不是胃，不是中焦问题，是上焦问题。如心下痞的泻心汤证，这个“心下”是指中焦。大夫给患者服用小青龙汤四帖，出现痰中带血丝，血丝往往都在痰的左边，有时又没有血丝，一昼夜吐这种痰有十余次。患者脉弦大散弱，左手弦大脉特别明显，由于痰多，频繁地嗽痰，睡眠不佳，人很疲倦，大概就是这么个情况。

朱震亨判断这个病是“劳倦感寒”，看来朱震亨问病情问得很详细，关键在“劳倦”，此又是先内伤后外感之证。朱震亨认为小青龙汤用得不对，前面那个案例，服参苏饮没有错，而这里用小青龙汤是错误的。小青龙汤证吐的痰应该是清稀痰、泡沫痰。如果恶寒、发热、咳嗽、吐清稀痰，甚至于带喘，这是小青龙汤证。然而这个病一是嗽，不是咳；二是黄白脓痰，病外感初起见黄白脓，这种痰多因内伤，不单是外感，所以服用小青龙汤是错误的，这不是小青龙汤证。患者脉弦大是热重，脉散弱是劳倦，所以不急治恐成肺痿。这个判断对不对呢？津气两伤的情况下，加上热药损伤肺阴，肺痿就是这样发生的，就是上焦有热邪而津气不足，所以肺的功能就越来越痿弱了。

朱震亨还是开了与前面基本一样的方药：参、芪、术、归、芍、陈皮、炙甘草、生甘草、不去节麻黄。还是补中益气汤去升、柴，加麻黄、白芍。煎成后，把藕绞出汁，将藕汁冲入药内，服二日而病减嗽止，疗效很好。《伤寒论》中的麻黄多数都要去节，只有“三拗汤”里的麻黄不去节。所谓“拗”，是麻黄不去节，杏仁不去皮尖（一般都要去皮尖），“三拗汤”三味药的用法跟一般用法相反，这是“拗”的意思。去节的麻黄主要是用来发表、发汗的，不去节麻黄，主要是用来宣肺气，这是三拗汤用麻黄的立意。入藕汁是为止血用。（生藕汁止血比藕节还强，我们临床上的经验，现代医学诊断的肾炎患者，尤其是肾盂肾炎，尿中红细胞总是下不来，用藕汁后很快红细胞就下来了。）这样，患者服药二天，病情好转，嗽止痰清，仍用前方，但是把麻黄去掉了。这也说明麻黄是用于降肺气的，肺气已降就不要再用它了，服用四帖后，血症完全没有了。

分析来看，黄白性的脓痰是个热象，再用小青龙的麻黄、桂枝、细辛这些热药，造成了木火刑金（血丝出现在痰的左方），这是动了肝火，所以虚象越来越显著，人亦倦甚，食少。血的问题解决了，遂去藕汁，加黄芩、砂仁、半夏，清上焦的虚热，砂仁、半夏是和中的，这种方法就是甘温和脾的方法，上焦有热，用黄芩，黄芩是专清肺热的，这是甘寒降火的方法，至半月而安。

总而言之，这个案例虽然简单，最启发人的地方就是小青龙汤该如何用。有脓性痰，绝不能用小青龙汤，这是基本的，即使是小青龙证，都要慎重用药。

3. 痢疾

陈宅仁年近七十，厚味人也，有久喘病，而作止不常。新秋患痢，食大减，五七日，呕逆发呃，丹溪视脉皆大豁，众以为难。朱曰：形瘦者尚可为，以黄柏炒燥研末，陈米饭丸，如豌豆大，每服三十丸，人参、白术、茯苓三味，煎浓汤下，连服三剂即愈。切不可下丁香等热药。（《古今医案按》卷三）

一个叫陈宅仁的年近七十，素爱油腻，而且有宿疾喘（气管炎），喘疾没有规律地频繁发作，初秋秋凉时又害痢疾，饮食大减。一周左右，又出现呕逆发呃的症状，出现呕逆、呃逆，就是打嗝。凡是老年人发呃，或是久病发呃，都要提高警惕，这个现象是很不好的。患者的脉大无力。好多大夫看了这个病都认为不好治，年龄大了，久病喘疾，现又加了个痢，痢后又出现呃逆，呃逆是胃气要衰的现象。痢疾是个实证，脉是个虚象，朱震亨说："形瘦者尚可为。"病情很复杂，虚实相兼，补不行，攻不行，但是形体瘦的人还有点办法。

朱震亨用黄柏，将其炒成深黄色能够研成粉的程度，研末，再用多年的陈米（十年、八年、二十年仓底的米）饭为辅型剂，即把黄柏末和在陈米饭里，做成丸剂，如豌豆大，每次吃 30 丸。朱震亨最擅长用黄柏，这是针对患者"厚味"体质而定的，经常吃油腻的人胃上一般有问题，痢疾是经口而入的，也是胃上的问题，这是个实证，所以就用黄柏，以陈米饭为丸，去和中，祛中焦的实气。为什么一定要用陈米饭和丸呢？陈米可以消中焦的积滞，陈米可健胃消积，可使丸药在中焦、在胃中，缓缓地发生药力，持续地发挥作用，解决患者厚味又感痢疾的问题。因脉虚大，年老体弱，故人参、白术、茯苓，煎浓汤下该丸，连服三剂就好了。

临床上的病往往虚实相兼，朱震亨用黄柏丸来对付"实"，用人参、白术、茯苓来解决"虚"，攻补兼施，所以见效很快。攻邪对老年人来说要从缓，药性要缓和，要持续解决中焦厚味积滞的问题，所以用黄柏陈米丸。朱震亨后又补一句：切不可下丁香等热药。为什么？丁香是辛热药，香是散气的、导气的，热是伤津的，痢疾本身多为热邪，不能用辛热药，更何况这个患者还有慢性喘疾，所以大辛大热的药不仅不能解决痢疾，还会引发喘疾的复发。

4. 阴挺

一妇人产后有物不上如衣裙，医不能喻。翁曰："此子宫也。气血虚，故随子而下。"即与黄芪当归之剂，而加升麻举之。仍用皮工之法，以五倍子作汤洗濯，皱其皮。少选，子宫上。翁慰之曰："三年后可再生儿，无忧也。"如之。（戴良撰《丹溪翁传》）

"阴挺"即子宫脱垂，为生产伴有症，朱震亨说："气血虚，故随子而下。"他用黄芪、当归补气血，用升麻去升举，还是补中益气汤的立意。一面用升气药，同时一面用五倍子煎汤洗，洗后不久，坠物慢慢地收上去了。朱震亨称其为"皮工之法"，皮工就是削革的工人，古人有用五倍子泡皮革的经验，浸泡后的皮革会变得柔软而紧实，可以加强皮革组织的紧缩，使之熟化，用来做皮革制品，生皮是不好做东西的。中药学认为五倍子为收敛药，不仅收缩子宫有效，对脱肛也很有效，农村用五倍子配明矾，使用得比较广泛，因为农村妇女产后没有几天就要出来劳动，很容易引起子宫脱出，一般都不用内服药，就是用五倍子加明矾洗的方法，最多洗个二三次，就不再脱出来了。临床上对子宫频繁脱出的还是要服用补中益气。翁慰之曰：三年后可再生儿，无忧也。我完全相信这一点，我们都有这方面的经验。

5. 疟疾

浦江洪宅一妇，病疟三日一发，食其少，经不行已三月。丹溪诊之，两手脉俱无，时当腊月，议作虚寒治，以四物加附子、吴萸、神曲为丸。心疑误，次早再诊，见其梳妆无异平时，言语行步，并无倦怠，知果误矣。乃曰：经不行者，非无血也，为痰所碍而不行也。无脉者，非气血衰而脉绝，乃积痰生热，结状其脉而不见耳。以三花神佑丸予之。旬日后，食稍进，脉渐出，但带微弦，证尚未愈。因谓胃气既全，春深经血自旺，便自可愈，不必服药，教以淡滋味、节饮食之法，半月而疟愈，经亦行。(《古今医案按》卷三)

浦江是个地名，姓洪家的一个妇人，病疟，三日一发，这种疟疾是不简单的。疟疾在南方是很多的，疟疾每天都发作的比较好治疗，隔一天一犯的就不好办了，隔三天一犯就难办了。这个人病疟疾三日一发，吃得很少，已经三个月不来月经了。朱震亨诊之，两手脉俱无，脉都浮得摸不着了，时当腊月的冬天，朱震亨开始认为是虚寒证，决定用四物汤加附子、吴茱萸，神曲为丸。第二天早晨，朱震亨看到患者有精神，言语行步并无倦怠，知道昨天辨虚寒证是错了，认为经水不行不是血虚，是痰湿阻滞的结果，无脉，也不是气血衰而脉绝，而是积痰生热结的表现。所以对浮脉我们要注意，虚证可见浮脉，实证也还不少见浮脉，脉浮不见，重湿、重热都可见。为什么呢？一时热极阻碍了脉的循环，这里是痰阻，月经不行也是痰阻的原因，脉浮不现也是痰阻。于是朱震亨用了“三花神佑丸”，这个方子不能轻用，其用药为：芫花、牵牛、大戟、甘遂、大黄、轻粉等，这个方子比十枣汤还厉害，是攻逐水邪的方子。服用十天以后，食稍进，脉渐出，但还带点弦象，弦、滑是痰证经常出现的脉象，虽证尚未痊愈，但痰已经松动，逐渐在消散。因此朱震亨说这个病中焦胃气没有伤，只要到了春天经血就会慢慢旺起来，病就可以自己好了，不必再吃药了，只需多吃素，少吃油腻，半月后月经也通了。

疟疾是由疟原虫引起的，通过蚊子叮咬传播，古人虽然没有这个认识，但古人知道疟疾传播是有季节性的。中医认为无痰不成疟，无食不成疟，治疗疟疾总是从这两方面来考虑，痰食阻滞少阳经气不行而寒热往来。对这个疟疾案例有两点要分析，一是诊断，朱震亨的诊断前后出入很大，头天开的方子是四物汤加附子、吴茱萸、神曲等大补药，第二天开的方子是甘遂、芫花、大戟等大攻药。两次诊断的出入在什么地方呢？在对脉和症的分析。脉不见了，月经不来了，血阻滞月经可以不来，血虚月经可以不来，虚证可以有脉搏不现，实证也可以有脉搏不现，像这样疑似两可之间，就要特别细心，那么高明的朱震亨都会出错，所以辨别虚实，凡是有疑似的地方，我们要特别留意。二是治疗，疟疾是不是都要用三花神佑丸，这到不一定，我认为这个病案，用三花神佑丸的证据不够充分，一般来说，就凭食少，月经不行，疟三日一发，就用三花神佑丸多少有些轻率。这个方子可不能轻易地使用，除痰的药很多嘛，轻则温胆汤、导痰汤，重则礞石滚痰丸，都比这个方子稳妥，何必用这么大的药力呢？把那些攻实的药都用上了，我不赞成他用三花神佑丸。但是疟疾不外乎有痰、有食，这是符合医疗实践经验的。

以上朱震亨这五个病案，伤寒、咳嗽、痢疾、阴挺、疟疾，伤寒、咳嗽、痢疾等三个病案都是虚中有实，是先有内伤后有外邪，朱震亨都在扶内伤的基础上来除外邪。阴挺案例完全是虚证，是中气下陷，所以就用单纯的补法，补气升清。疟疾案例是单纯的实证，所以就祛邪、攻痰。这些案例都有值得我们很好学习的地方，同时我是想告诉大家，对医案要一个案例一个案例地细致分析，用你们学习到的知识以及掌握的理论，一个个地进行认真分析，不要粗枝大叶地看过去，细细分析才能有所收获，有所提高，走马观花地对待这些医案，只会浪费时间，对这些珍贵的文献来说就太可惜，这些是前人治疗实践的积累。

五 朱震亨的门人及其私淑者

朱震亨在南方影响很大，特别是在江浙一带，可以说后来的温病学家，都在他“阳有余阴不足”学术思想影响之下逐渐壮大起来。河间刘完素本来是北方人，但是经朱震亨传到南方以后，对火热论作了很大的发挥，直到成为著名的温热学家。崇拜朱震亨的人不少，我们这里选了几个来介绍，他们可以说都是学朱震亨的大家。

（一）戴思恭

戴思恭的学术思想主要体现在气血盛衰论方面，他吸收了朱震亨的思想，但有所改变。朱震亨曾经有过这种认识：“人受天地之气以生，天之阳气为气，地之阴气为血。故气常有余，血常不足。”这个思想被戴思恭接受过来了，从“阳有余阴不足”一变而为“气有余血不足”，由此来阐述气血的相关理论。戴思恭的气血盛衰论可以从两方面理解，即气、火的关系和气、血的关系。

第一，气和火的关系。戴思恭说：“捍卫冲和不息之谓气，扰乱妄动变常之谓火。”他认为气和火是生理和病理的关系。气在人体中，能够起捍卫作用，而且这种捍卫的功能还是冲和的，“冲和”就是有节奏的，有规律的，而且是永恒运动不息的，这就是人身之气，特别是人体之阳气。相反，在人体中，不起捍卫作用，而且是扰乱作用，不是冲和有节律的运动，而是妄动，一反生理之常态，不适合生理的需要，造成病变，这就是火，显然火是病理的概念。这样把气与火的关系对立起来了，这比起朱震亨的相火理论要清晰一些，常则为气，变则为火。气可以化生万物，火要败乱生机造成病变，这是戴思恭很突出的一个学术论点。在戴思恭的著作中可以看出他是偏于补气的，他认为“气”缺少了不成，所以戴思恭在临床长于补气，这与朱震亨不同，朱震亨并没有强调补气。

第二，气与血的关系。戴思恭认为气为阳主动，血为阴主静，人的正常生理是多动而少静。这种认识是对的，事物之所以发展，就是运动不息的结果，生命在于运动嘛。人也是一个物质体，所以人体中所有的物质还是多动而少静，所以他提出，“阳气最易滋长”，它在不断地动，动就要不断地产生阳，这就是阳有余。他理解和解释朱震亨的阳有余，认为人体运动是靠气，气为阳，人多动而少静，所以阳就有余。又因为气动就要消耗物质，消耗血，消耗阴精，阴血最容易消耗，所以阴常不足。他的这个认识，明显是认为气主要表现在功能方面，血主要表现在物质方面。认为人在气交之中，常多动而少静，故阳气最易滋长，阴血最易被耗。他提出：“阳道常饶，阴道常乏，阳常有余，阴常不足。”“阳”指的就是气，“阳道”就是气运动的规律，“饶”就是有余，阳气运动常饶，阳道在常饶的过程当中要消耗阴，消耗阴血，所以相对来说阴道常乏。

结果戴思恭成为补气补血的一派，他继承朱震亨的学术之后又变化了。当然他这种学术观点也有局限性，但从这里我们也受到启发，继承不仅要像，还要有发展，要提出自己的见解，这才是善于学习的人。就像戴思恭，他学习朱震亨阳常有余阴常不足，继承了养阴的临床经验后，而改变成补气补血的临床家，他发展朱震亨的阴阳而为气血，虽然他在学朱震亨，但他不同于朱震亨。学术就是这样发展起来的，就是要不断地演变，其内容才会不断丰富。

（二）王履

王履，王安道，也是南方人，是朱震亨的学生，是一个最富有学术思想的人，他不仅是一个医学家，而且还是一个文学家和艺术家，他在书画方面也是很有影响的，他的“华山图”是中国绘画界的名作。王履有三点值得我们研究。

1. 对亢害承制的理解

《素问·六微旨大论》文曰：“亢则害，承乃制，制则生化，外列盛衰，害则败乱，生化大病。”这是讲五行的关系，是说五行有亢害和承制的关系。物质之间的相互承制，所谓“承制”就是相克。如水克火，火克金，金克木，木克土，这是相互承制的关系。如果物质之间不能承制，那就要出现亢奋而不平衡，物质之间能够相互制约，就不会亢，就能维持物质之间的正常运动，不能制约就要亢，所以亢则害，相承乃制。能够相制就能生化，生生化化，事物在复杂的盛与衰中发展，这是事物变化的规律，这就叫“制则生化，外列盛衰”。不能承制，以亢为害，事物败乱了，事物发展的规律被破坏了，所以会生化大病。从人体来讲，五脏六腑相互间能够承制，人体的发育就能够制则生化，外列盛衰，维持人体功能的平衡，维持人体的健康。五脏相互间的关系不能承制而亢害，那就要败乱，就不能维持人体正常的生理功能，人的各种病变就是这样产生的。

这种认识没有把事物看为静止的，没有把事物看为孤立的，这里面是有辩证法因素的。他认为物质，包括人这个物质体，与周围的物质是有联系的，这种联系是承制的关系，相互之间要制约，没有制约，就会破坏正常的规律，那就会“亢则害”，所以说这里有朴素的辩证法因素。因此不要片面地理解《素问》中五行相生、相克的理论，不能认为五行相生是正常的，五行相克就是不正常的。相生与相克是对立统一的两方面，单是相生而无相克，单是相克而无相生，都不能维系事物正常的运动规律，有制约才有生化，无制约就没有生化，无制约事物就要出轨，就是“亢害”。

王履对“亢则害，承乃制”做了个解释，他说：“有制之常与无制之变也。”即事物有制是正常，无制那就是不正常，我认为他这个解释很确切。他说：“承，犹随也……然所承也，其不亢，则随之而已，故虽承而不见；既亢，则克胜以平之，承制见矣。”这话反映了王履主要的学术思想，他认为事物与事物之间不是孤立，它们之间有相互承制的一面，事物遵循着这样的规律（“随也”），虽见不到事物之间是怎样在承制，但可以见到事物的正常运动，事物正常运动反映它们之间有承制关系，这就是“其不亢，则随之而已，故虽承而不见”的意思。如果某一方面出现了亢，就要克胜来平它，这就是“既亢，则克胜以平之”的意思。王履学术论点的深刻之处在于，承制关系虽不可见，但是可以通过人体状态输出的信号反映出来。比如人生了病，如发热了，医生通过“发热”这个信号，得知患者体内一部分承制关系失常了，结合其他表现分析患者是外感发热还是内伤发热，外感发热就用发散的方法，内伤发热就用调理的方法，去恢复患者体内的承制关系，发热自然就退了。王履的这个认识，含有比较深刻的辩证法元素，比片面地或机械地理解五行生克理论要深刻得多，所以我说他是一个思想家。

2. 对四气发病的认识

《素问·阴阳应象大论》及《素问·生气通天论》等篇中都提到“四时发病”，所谓“四时发病”，即春伤风则夏病泄，夏伤暑则秋病疟，秋伤湿则冬病咳，冬伤寒则春病温的理论。对这个理论，一般理解认为，春伤了风，到夏天一定会病腹泻；夏伤了暑，到秋天一定患疟疾；秋伤了湿，到冬天一定会病咳嗽；冬伤了寒，到春天一定会得温病。

王履不是这样的理解，他说："夫洞泄也，痎疟也，咳与痿厥也，温病也，皆是因发动之时，形诊昭著，乃逆推之，而知其昔日致病之原，为伤风、伤暑、伤湿、伤寒耳，非是初受伤之时，能预定其今日必为此病也。"所谓"逆推之"，即审证求因的方法，是中医学诊病的主要思维方法，就是根据见到的临床表现，来追求过去的发病史，分析发病的病机。如腹泻患者，就要根据他的脉象、其他症状体征，问他发病经过，分析是不是有伤风的因素，这样才可以分析出这个腹泻是否由风邪引起，这是个逆推的过程。而不是根据现在所伤之邪，来推测将来要发生的疾病，如现在是春季，伤风了，到夏天就一定会拉肚子，不能这样谈。春伤风的人将来会不会腹泻，这要结合人的体质来分析，不能说凡是伤风的人将来一定拉肚子，不能得出这个结论，不能够搞先验论。但是反过来说，风邪长久不去，一定会影响脾胃而腹泻，这也是事实，不能否定。面对腹泻，是不是风邪损伤了脾胃，要具体分析，如果脉象很弦，伴有风的表现，或发病史有伤风，那么可以得出这个腹泻与伤风邪有关的结论。

这是王履的认识，我们对《黄帝内经》四气发病的论述也应该这样来理解，应该根据现有的临床表现来推断病因，因于风？因于寒？因于暑？因于湿？这个态度才是科学的。所以辨证要求因，求因就是要把病的原因找出来。

对疾病的预见性分析，王履百分百地反对，我们也不要那么绝对，事物发展的可能性还是可以预见几分的。如某种患者素体脾胃虚弱，即便不伤风也会腹泻，这是根据患者的体质作出预测，包括春伤风夏会腹泻，也是完全可以预测的，但预测疾病的发生、发展是有条件的。

所以我认为王履的认识方法是科学的，不能搞教条主义，春天伤了风，夏天必然要生泄，夏天伤了暑，秋天必然要害疟疾。这个规律在北方就不灵，北方夏季伤暑的人不少，秋天患疟疾的不多，在南方可能会多了。总之，我们要学习王履的这个精神，即辨证要求因，我们接收他的这个学术思想，对我们临证辨治会大有帮助。

对《黄帝内经》四气发病的规律只是从理论来讲，还是好理解的。如春伤于风夏生泻，就是木不克土，肝不能制约脾土，脾土不能正常运化，就会腹泻；夏伤于暑，暑热为阳，阳热之邪要外散，秋天是内收的季节，一个外散，一个内收，外散则热，内收则寒，所以一寒一热就成为疟疾。但实际在临床上没有这种必然性，没有秋天伤了湿，冬天一定要咳嗽，也没有冬天伤了寒，春天一定要患温病。只有可能性，没有必然性，这是辨证的科学态度，所以我同意王履的认识。王履的这个学术思想对今天临床的辨证都会有指导意义。

3. 对虚实补泻的发挥

这里要讨论两个问题，第一个问题是对伤寒"阳虚阴盛，汗出而愈，下之则死；阳盛阴虚，汗出而死，下之则愈”的理解。这是《难经·五十八难》中提出来的，对这句话很多注家有不同的解释，但是说服力都不强，主要是不能经受临床的检验。王履根据临床的实际来理解这句话，我觉得他理解得很好。

这里的阴盛阳虚，如果把它一般化了，在临床上肯定没有多大意义，这里有个重要的前提即“伤寒”。伤寒是外来之邪，伤寒病有阳虚阴盛、阳盛阴虚两种不同情况，需要用两种不同的方法来治疗。一种情况是阳虚阴盛，《伤寒论》的“太阳篇”中就有可以发汗而不可以下的阳虚阴盛证。按照一般阳虚阴盛证的概念，汗、下两种方法都不适合，阳虚的患者可以发汗吗？桂枝汤证与麻黄汤证是有区别的，桂枝汤证有自汗，绝不能用麻黄汤，这是表虚证。王履认为所谓“阳虚”是正气虚，是营卫弱不敌外邪，是指表阳不固，所谓“阴盛”是指外来之寒邪盛，正气虚于表，而寒邪盛于表，应该汗出而愈，就只能发汗、发表，下之则死。邪气在表，下之足以引邪入里，病就要变坏，这就是王履理解的“阳虚阴盛，汗出而愈，下之则死”。另一种情况是阳盛阴虚，伤寒，邪气入里，如阳明证的阳热盛于里，阳热要消耗阴津，所以白虎汤证有大汗、大渴的表现，承气汤证有大便秘结的表现，这都是阳热邪气盛于里而伤津的缘故，如果这个时候还要去发汗，还要去伤津，汗出而死，不死病也要变坏，对热盛于里证，如用承气汤等下之则愈。这就是王履理解的“阳盛阴虚，汗出而死，下之则愈”。

王履把阴盛、阳盛都作为病邪来理解，阴盛，阴寒盛于表，阳盛，阳热盛于里。又把阴虚、阳虚都是作为正气来理解，阳虚，那是阳不固于表，阴虚，那是阴津受损。这种解释既符合临床的实际，又符合《伤寒论》的理论。如果没有“伤寒”的前提（有些注《伤寒论》的把这个前提甩掉了），把这里的阴阳虚实用一般杂病的病机来理解，是怎样也无法解释的。这就说明学习中医的理论，还是不能脱离临床实际，这一点十分重要。

第二个问题是对“东方肝也，则知肝实；西方肺也，则知肺虚。泻南方火，补北方水，南方火，火者木之子也；北方水，水者木之母也。水胜火，子能令母实，母能令子虚，故泻火补水，欲令金不得平木也”的理解。这是《难经·七十五难》中提出来的，历来注家对此段文献的认识也很不统一，有多种解释，我看还是王履讲得最好。王履认为火是木之子，南方是东方之子，南方这个火能够助母木，而导致肝气亢实，对这种病变只有补水来泻火。因为水能胜火，东方的实是南方的火助起来，用补水法，水可以克火，用水去泻火，使南方火势慢慢地衰下来，而木气就渐衰，这就是母能虚子的道理。东方之实，是由于南方之亢，把南北搞虚了，东方就实不起来了，这就是母能虚子。所谓“虚”是抑其太过，而使其衰之。这在临床上一般来说都是属于阴虚火旺一类的病证，是由于水虚了，不能克制火，以至于南方亢了，助了东方肝木。本来金可以克木，照例说东方实了,为什么不把西方的金扶起来,使金去克木呢?补水泻火的方法,表面上没有去益金,实则火退,金不受克而制木,还是有个间接的关系。火是克金的,火退了火就不能克金,金气自然就能克制木。同时,东方衰了,土又不受克反而又生金,所以不补金而金自受益,这就叫做“不治之治”。王履体会脏腑之间的生克关系是和临床实际紧密联系的。

怎样理解“东方实,西方虚,泻南方,补北方”,不能理解成为只能泻南方,补北方,不要把《难经》这个话来搞成唯一无二的选择。东方实,西方虚,我的体会是除了泻东方之外,还可泻南方,肝旺了,只能去泻心火,这也不符合临床的实际。在临床上往往是泻肝不行了,那就要泻心,从根本上解决问题,应该是这样地去理解。但是,泻不泻南这不一定,但不能补南,这是绝对的,南方与东方的关系要搞清楚。是不是西方虚,只能补北方?不能补西方?我的体会也不是这样。西方虚,还是应该补西方,补西方不行,还可以补北方。肺虚了就补肺,临床上有很多成功的案例,单补肺还不行,那就补水。但是绝对不能泻北方,西方肺虚多是津气两虚,所以绝对不能泻北方。总之,从东方、西方、南方、北方的关系来看,泻南方,即可以去掉东方之实,使心火不能再助肝木,又可以去掉金之克;补北方,即可以补金之气,即益金之气,因为子能令母实,又可以制火之亢,水可以制火。这里要理解泻南补北的重要性,但不能把这个关系搞绝对化了,《难经》中没有这样绝对的论点。

但是王履还有问题没有解决,怎样理解“子能令母实,母能令子虚,故泻火补水,欲令金不得平木也”。西方虚补北方,怎么还会令金不得平木呢?补北方就是把金气扶起来,把西方补起来嘛,西方补起来了当然可以平木了,金就可以克木嘛,为什么还是令金不得平木呢?一千多年来,只有滑寿回答了这个问题,他说:“欲令金不得平木”的“不”字是多余的,是衍文,是个错误。我同意滑寿的说法,这个“不”字是衍文,这很有道理。许多注家绕来绕去地讲,都不能说服人。所以读古代文献,不管谁的理论,都要通过临床的检验,不符合临床实际的就不能轻信。

综上所述,王履治学问的方法,是实实在在地根据临床实践来分析前人的学术,这对我们的启发很大,这种治学的方法和态度值得我们学习。以上这两个问题,从来的注家是争论很大的,也没有得到很好的统一,但我个人认为王履的认识是比较合理的。

(三)汪机

汪机,汪石山,安徽祁门人,也是明代的一个大家。他开始也是崇拜朱震亨的“阳有余阴不足”说的,但是他与朱震亨也不一样,有与戴思恭类似的地方,也把朱震亨的阴阳关系理解为气与血的关系。他专门写了篇《营卫论》,

他认为阴、阳就是营、卫的问题。朱震亨重补阴，他也强调补阴，他认为补胃气也是补胃气之阴，补营气也是补营气之阴。他把朱震亨阴阳理解为气血，颇像戴思恭，但是在强调养阴方面与戴思恭又有不同。

汪机认为卫气和营气有区别，分而言之，卫气为阳，营气为阴；合而言之，如果营阴不能禀承卫气之阳，便不可能营昼夜，利关节。意思是营阴里面也有阳，古人在营字下加一气字，可见卫固为阳，营亦属阳，阳固然是此气，阴亦何尝不是此气。阴中有阳，阳中有阴，阴阳本同一气，若固执地以营为卫之配，营属于纯阴，则孤阴不长，便不能营养于脏腑了，所以营实兼血气而言。《灵枢·营卫生会》说："五藏六府，皆以受气，其清者为营，浊者为卫。"所以汪机强调营卫都是阳。

汪机认为朱震亨的阳有余，是指卫气而言，阴不足，是指营气而言。因此他主张："卫气固无待于补，而营之气亦谓之阳，此气或虚或盈，虚而不补，则气愈虚怯矣。"他这个学术思想归纳起来有这样三点认识：第一，认为营卫都是气，卫气属阳，营气也不是纯阴，即营气也属阳；第二，认为朱震亨提倡是阳有余，是指卫气有余，阴不足是营气不足（从朱震亨的学术中看不出这一点）；第三，认为在临床上讲人参、黄芪，固然是补阳，但人参、黄芪味甘，甘能化血也能补阴，因此人参、黄芪不完全是补阳的药，也有补阴的作用。

他的第三个论点有可商榷的地方。我国生产多种的参，参有补阴的一面，这是事实，特别味苦的人参，人参一般性味都是甘寒，有生津、益气之用。但是人参毕竟不是养阴的药，说它益气生津可以，但说它是滋阴药，这不符合临床的实际应用。像山西长治地区，黄土高原产的党参，或者红参，包括朝鲜进口的红参，这种参偏燥，特别是红参，吃了有口干舌燥等燥热的反应，生津的作用不大。我们一般常用的参，像白沙参，它生津的作用大，太子参、白沙参生津作用都大。总之，白参益气生津作用明显，红参益气的作用大，生津的作用一般没有。汪机一定要把朱震亨的阴不足强调为营不足，这在临床上的现实意义不是太大。他自己是惯用参、芪的，这从他的《三阴论》中反映出来了。黄芪是补气药，是益脾胃之气的药，谈不上养阴的问题，这与他的第一个论点还有矛盾，即卫气是阳，营气不也纯阴，那也是说营气也是阳，人参、黄芪能够补阴，与他上述的第一论点矛盾。

第二问题卫气不待于补，意思是说卫气没有虚证，这也不是临床事实，《伤寒论》首先就记载了卫气虚，桂枝汤证就是卫气虚的表虚证，卫气不固于表，他说卫气不待于补，从中医传统理论来看也说不通。

汪机认为实火多郁，郁就要发，要把它宣发出来。虚火多急，心烦急躁，急就要缓，用养阴去缓。这些在临床上还是有现实意义的。用治实火的药来治虚火就不灵，如黄芩、黄连、黄柏、黄栀子治虚火行吗？汪机这些论点，看看他的医案就知道了。

临床上汪机是偏于补的，尤其强调补阴，但他惯用人参、黄芪，这明明是在补气津，因此他的方法可以用，他的理论不清晰。汪机尽管说是学朱震亨，同样讲阳有余阴不足，实际他并不像朱震亨，在临床也看不到他用大补阴丸这样的方子。

（四）王纶

王纶，明代杭州人，也是学朱震亨的，我们从两方面来讨论他。

1. 四子大全论

所谓的“四子”，是指张仲景、刘完素、李杲、朱震亨四人。什么是“四子大全”呢？他认为研究外感病，一定要学张仲景，就是要尊《伤寒论》；研究内伤要学李杲，内伤要重视脾胃；研究热病要学刘完素，用刘完素的火证疗法；研究杂病要学朱震亨的辨证论治。他的这些体会是经过切身的临床经验提出来的，值得参考。

研究外感病，《伤寒论》确实有代表性，当然《伤寒论》中也有杂病，但不是主要内容，六经辨证还是针对外来之邪的，后世经方家用它来辨治杂病也是有的，特别是三阴经的病证，但《伤寒论》最突出的还是对三阳病证的讨论。李杲的《脾胃论》研究内伤病，强调脾胃的学术思想，对后世很有启发。热病到了刘完素已经形成了一个较系统的理论，刘完素的热论体系成为后世温热病学说的祖师爷。朱震亨在治杂病方面很有建树，在他的学生著的《金匮勾玄》、《丹溪心法》中有很精彩的记载。

王纶的四子大全论给初学中医的人开启了一条门径，这四方面的文献著作可以首先掌握，这个基本的铺垫是正确的。这四大家是从明代开始提出的，后来才有金元四大家的提法，因为一般人过分地迷信仲景，把他尊为圣人，于是把张从正添加在金元四大家中，替换了张仲景。我认为王纶的体会是比较好的，医学各有各的成就，不必去搞圣人崇拜。做学问有的面广一点，有的专门针对一个方面，这是有分寸的，各有优缺点，把学者分为圣人、贤人、凡人的做法不可取。

2. 四法治病论

王纶是传丹溪之学的，尤其是对朱震亨治杂病的心法有比较深刻的体会，这些体会反映在他的《名医杂著》中。王纶在《名医杂著》中说：“丹溪先生治病，不出乎气、血、痰，故用药之要有三：气用四君子汤，血用四物汤，痰用二陈汤。久病属郁，立治郁之方，曰越鞠丸。盖气、血、痰三病，多有兼郁者，有郁久而生病，或久病而生郁，或误药杂乱而成郁，故余每用此方，治病时以郁法参之,气病兼郁,则用四君子加开郁药,血病、痰病皆然。故四法者,治病用药之大要也。丹溪又云,近世治病,多不知分气血,但见虚病,便用参芪,属气虚者固宜矣,若是血虚,岂不助气而反耗阴血耶!是谓血病治气,则血愈虚耗甚,而至于血气俱虚。故治病用药,须要分别气血明白,不可混淆。”

从他的体会中可以看出,朱震亨对人体病机的研究,主要不外乎三个方面:气、血、痰。故用药的要领也有三个方面:气分的病,用四君子汤;血分的病,用四物汤;痰引起的病,用二陈汤。但久病属郁,会出现气郁、血郁、痰郁,郁和气、血、痰的关系是用药的第四方面,朱震亨创“越鞠丸”治郁。王纶对越鞠丸很有体会,治疗许多杂病时,都渗透着朱震亨久病成郁的学术思想。越鞠丸大家都会开吗?这是个常用的方子,共五味药,这里的君药是香附子,香附是味快气的药,气滞、气失流畅,就用香附。郁证往往是升降失常,该升的不升,该降的不降,如脾胃升降失常,脾不能升,胃不能降,心肺肝肾升降失常,心肺不降,肝肾不能升等,越鞠丸中的香附就是针对这个病机的。越鞠丸的药也是有升有降的,苍术、川芎是主升的药,栀子、香附是主降的药,越鞠丸之所以广泛地应用于郁证,就是解决气机升降问题。越鞠丸中还用了神曲,下焦的药往上升要通过中焦,上焦的药往下降也要通过中焦,神曲是和中的药。越鞠丸中五味药的配伍方法基本就是这样一个精神,越鞠丸是治郁证的要方。

关于“郁证”还有一个情况,《黄帝内经》里提出“五郁”的概念,五脏都可以郁,这是郁证最早的提法。一直到朱震亨,还是五郁的提法,明代以后,郁证有很大的变革。现在我们所说有郁证,主要是指情志抑郁,这种概念就是从明代以后逐渐形成的。临床上肝郁证多见,肝郁证主要表现为情志抑郁,这种抑郁,就不适合用越鞠丸了。朱震亨的越鞠丸是根据气郁、血郁、湿郁、食郁、痰郁等五郁研制出来的。气郁用香附,血郁用川芎,食郁用神曲,湿郁、痰郁用苍术,由此加减化裁使用。现在的肝郁证主要是由情志不畅引起的,这种情况就不能用越鞠丸,而要用逍遥散了。如果肝郁还有亢热的情况,就要用丹栀逍遥散,用丹栀逍遥来逐实,用牡丹皮、栀子来降火。王纶用越鞠丸治疗郁证属于五郁的概念,但是郁证有这两方面的问题,我们都要掌握,如果属于“五郁”范畴,要会用越鞠丸,有气、血、食、湿、痰等的郁证,越鞠丸是很好用的,临床应用要视气、血、食、湿、痰的不同而加减。至于情志抑郁,要用逍遥散的方法了。

(五)虞抟

虞抟,字天民,浙江金华人。他的祖父是朱震亨的学生,所以他也是学朱震亨的,是家传,他在医学上的观点、主张和朱震亨大致一样,不同的是他侧重在气、血方面。下面他这段文献集中反映了他的学术思想。

“夫阳常有余,阴常不足者,在天地则该乎万物而言,在人身则该乎一体而论，非直指气为阳，血为阴也。《经》曰：‘阳中有阴，阴中有阳’，正所谓‘独阳不生，独阴不长’也。姑以治法兼证论之，曰气虚者，气中之阴虚也，治法用四君子汤，以补气中之阴；曰血虚者，血中之阴虚也，治法用四物汤，以补血中之阴；曰阳虚者，心经之元阳虚也，其病多恶寒，责其无火，治法以补气药中加乌附等药，甚者三建汤、正阳散之类；曰阴虚者，肾经之真阴虚也，其病多壮热，责其无水，治法以补血药中加知母黄柏等药，或大补阴丸、滋阴大补丸之类。《经》曰：‘诸寒之而热者取之阴；热之而寒者取之阳，所谓求其属也。’夫真水衰极之候，切不可服乌附等补阳之药，恐反助火邪，而灼真阴；元阳虚甚之躯，亦不可投芎苓等辛散淡渗之剂，恐反开腠理，而泄真气。昧者谓气虚即阳虚，止可用四君子，断不可服芎辛之属；血虚即阴虚，止可用四物，决不可用参芪之类。殊不知东垣有曰：‘阳旺则能生阴血。’又曰：‘血脱益气，古圣人之法也。’血虚者须以参芪补之，阳生阴长之理也。惟真阴虚者，将为劳极，参芪固不可用，恐其不能抵当，而反益其病耳！非血虚者之所忌也。如王汝言之通达，亦未吸此理，其所著《明医杂著》，谓近世治病，但见虚证，便用参芪，属气虚者，固宜；若血虚者，岂不助气而反耗阴血耶！是谓血病治气，则血愈虚耗。”

他认为阳常有余阴常不足的论点，可以包括自然界的万物而言，也包括人体的全身，他并不是仅指气为阳、血为阴，因此他谈气血与汪机有所不同。《经》曰“阳中有阴，阴中有阳”，“独阳不生，独阴不长”，他认为还是要结合临床来谈这个理论问题。如气虚者，是气中之阴虚，治法用四君子汤，以补气中之阴；血虚者，是血中之阴虚，治法用四物汤，以补血中之阴；阳虚者，是心经之元阳虚，其病多恶寒，责其无火，治法以补气药中加乌附等药，严重的用三建汤、正阳散之类。

这里要说明一下，心阳虚用附子可以理解，桂枝加附子汤、桂枝甘草汤等，都是治心阳虚的方子。《伤寒论》云：“发汗过多，其人叉手自冒心，心下悸，欲得按者，桂枝甘草汤主之。”这是心阳虚的心悸，治心悸、怔忡，现在还是用桂枝甘草汤。但是“川乌”这药用于心脏病要谨慎，“川乌”与“附子”源于同一种植物，附子生长在地面上，乌头长在地下，二者药性大不一样。附子扶阳温补，补心阳、补肾阳，桂附地黄丸等用附子。乌头就不一样了，乌头是辛散药，对阳虚的人，我们不能用辛散药，这是不合适的。当然，治疗胸痹，有用乌头附子汤、乌头赤石脂丸等。方歌云：彻背彻胸痛不休，阳光欲熄实堪忧，乌头一分五钱附，赤石椒姜一两求。这里用了附子，也用了乌头，但乌头要用蜂蜜炙，酒炙，用意是用甘缓来制约它的辛散之性。遇此情况，我在临床上多不用乌头，对阳虚的人，包括现在诊断为心律不齐的人，乌头是不好使的。“三建汤”那也是大热性的方子，里面主要用药为乌头、附子、天雄。

《素问·至真要大论》云:“诸寒之而热者取之阴,热之而寒者取之阳,所谓求其属也。”这话是很有道理的。临床上看到热证表现,就用寒凉药,不但不能把热退下来,反而更热,这叫“寒之而热”,这种情况就要考虑“取之阴”。这种火不是火之有余,而是阴之不足,换句话说,火有余是个现象,阴不足才是本质,所以要取之阴,不能用寒药去泻火,只能用补阴退阳法。就像前面所说过的虚火要用从治法,这就是“取之阴”的意思。因为用寒药治热,只能是对实火有效,对虚火就无效,所以就要反过来从阴虚方面考虑,用补阴的方法去退火,阴不虚了火就不亢了。另外,临床上看到寒象,就用辛热药祛寒,结果越祛越寒,这种情况不是寒之有余,而是真阳之不足,所以要“取之阳”。阳不足则阴有余,这种情况就不宜攻寒,就要从水中补火,把真阳扶起来了,寒的现象就消散了。王冰曰:“此言益火之源,以消阴翳;壮水之主,以制阳光也。”是对《素问·至真要大论》这段文献的精彩解释,所以虞抟说:“夫真水衰极之候,切不可服乌附等补阳之药,恐反助火邪,而灼真阴。”凡是真水衰极,即肾精、肾阴,甚至包括肝阴虚极,切不可随便用乌附等补阳之药,切忌辛温药,更忌辛热药,像乌、附不是辛温问题,那是辛热问题了,所以会反助火邪,而灼真阴,这是治疗之大忌。

虞抟认为治疗阳虚,辛、窜、淡、渗都是禁忌的药性,茯苓淡渗,川芎辛窜所以在忌用之列,以防泄真气。虞抟认为有些人没有懂得阴、阳、寒、热、虚、实的关系,不懂得阳旺则能生阴血,血虚者须以参芪补之等,阳生阴长之理。他认为惟真阴虚者,将为劳极,参芪固不可用,恐其不能抵当,而反益其病耳!非血虚者之所忌也。

对虞抟这些认识是有很大争论的,有的人主张血虚就是补血,李杲则主张血虚要补气。如当归补血汤,只有二味药。歌云:血虚真热有奇方,固有当归补血汤,五倍黄芪归一份,真阴入布主之阳。黄芪用量是当归的五倍,为什么要这么用?阴血虚了要想恢复真阴,让真阴散布到五脏六腑四肢百骸,靠什么?要靠阳!要把阳气扶起来,阳气才能化布真阴。所以当归补血汤要用大过当归五倍的黄芪,用阳气来化生阴血,只是借用当归一份入血分,这是从根本上解决问题的思路。

但是有的医家也有一种理论,认为血虚而补阳气,阴血没有补起来,阳气却又耗散阴血。对这种认识要具体来分析,关键看你是用的什么药,以当归补血汤来分析,黄芪不会消散阴血,因为黄芪不是辛散药,也不是辛热药,黄芪是甘温药。所以要具体地看,不能一看到补气药,就认为阳药会消耗阴血。如果是阴血虚,用川芎,就要谨慎,或者不用,因为川芎辛窜。如人参养荣汤,就不用川芎,它是十全大补(四物汤合四君子汤加黄芪、肉桂)去川芎加五味子、远志、陈皮而成，去川芎就是要去掉辛窜性，使药性专门入于营分。

虞抟认为血虚不能孤立地补血，要从阳气着眼，这点是可取，比血虚只补血高明得多，但是要防止用辛窜药，把握好这个度。比较起汪机过分强调血虚者只能用阴药，不能用阳药，虞抟的主张是对的。所以虞抟这篇议论，主张血虚可以从益气着手，益助阳气来化生阴血，这一学术思想是很可取的，并指出王纶等血虚而用阳气药反耗阴血的错误。但是他强调气虚者是气中之阴虚也，血虚者是血中之阴虚也，这种说法也是不好理解的，硬要把朱震亨“阴不足”反映到气血两方面来，不要说从临床上不好理解，就是从理论上也说不通。朱震亨的阴虚，是针对着相火之阴，是指肾水而言，精血而言，不能泛化地用在气血方面来，这点我是不大同意的。

各个医家都有他突出的一面，也有值得与之商榷地方，所以就要我们开动脑筋，要会去辨别，辨别的唯一标准就是能否通过临床的实践。

（六）学朱震亨医家小结

以上我们介绍了学习朱震亨的几个医家，戴思恭把阳有余阴不足，一变而为气有余，血不足，提倡“捍卫冲和不息之谓气，扰乱妄动变常之谓火”，这里有朱震亨的精神，但又不完全相同。汪机把阳有余阴不足理解为营卫的概念，阳有余即卫有余，阴不足即为营不足，又有些不同。王纶重视朱震亨的杂病疗法，重视气、血、痰、郁之说，而对朱震亨的有余不足不大重视。虞抟也是把阴阳解释为气血，主张不要随便用大热药，免得助有余之阳，所谓阴不足，则认为气虚、血虚，都有阴虚，气虚也是气中之阴虚，血虚也是血是之阴虚，所以对于辛热药是很慎重的，甚至于血虚时用人参、黄芪他都反对。戴思恭、汪机、虞抟、王纶在继承朱震亨之学方面各有不同。

特别是王履，对亢害承制的创建，对四季发病的分析，对阴阳虚实补泻的发挥，好像是与朱震亨的学术思想没有多大关系，那么他学朱震亨的什么呢？我们来分析一下。朱震亨初学医时就得到了陈师文、裴宗元所辑的《太平惠民和剂局方》，朱震亨认为：“操古方以治今病，其势不能以尽合。”这个“古方”就是指《太平惠民和剂局方》里面的方子，是根据那些成方做成的成品药。当时的医生都习惯用《太平惠民和剂局方》的成方，而他认为方子是死的，而病是多变的，用不变的方子，治疗不断变化疾病，不见得合适，不见得理想。他说：“苟将起度量，立规矩，称权衡，必也《素》《难》诸经乎！”医学到了能够起度量、立规矩、称权衡这样一个水平，恐怕要从根本上做起，要从《素问》、《难经》等经典著作学起，把基础打扎实。“然吾乡诸医鲜克知之者。”他说懂得《素》、《难》理论的大夫太少，只以掌握《太平惠民和剂局方》为了不得，这样的大夫是不能够达到起度量、立规矩、称权衡这个水平的。王履尽管他没有从

“阳有余阴不足”来研究，但是他吸收了朱震亨这个治学方法，在学习《素问》、《难经》方面下功夫，才有了如上的成就，他在继承了朱震亨做学问的学风，结果他也成了大家。

治学要达到起度量、立规矩、称权衡的水平，也是我今天要用来勉励在座同学们的，要求每个人都要达到这个水平，一定要达到这个水平。这是个什么水平呢？不管临床也好、搞理论研究也好，要有个衡量的、评价的标准。即使对《黄帝内经》、《伤寒论》这样的经典著作，也可以通过学习找到一种评价的标准，正确的就吸收、发扬，不对的要反驳，甚至批判，这就叫能“起度量”。不论临床经验也好，学术观点也好，要符合一定的法度，符合客观规律，这就是“立规矩”。有衡量一切的本领，即具备了自我评价和评价他人的能力，掌握了评价的尺度，这就是“称权衡”，这样才能够达到自由王国的境界，达到这个境界了，什么医家人都可以辨识、学习，什么经验都能心领神会，吸收并发扬之，做到游刃有余，临床上才能胆大心细，而取得好的疗效。我要求同学们达到这个水平，不是说说而已，是要大家做到这一点。

朱震亨这个治学的体会是正确的，要从基本功上下工夫，我们国家在很多方面上不来，就是基础理论上不来，许多专家都反映这个问题。技术的问题不大，别人有什么技术我们很快就能掌握，但是没有理论我们就不能跑到前面去，总是别人有什么我们才可以有，这就是基础理论跟不上的缘故，医学也是一个样。

王履把朱震亨做学问要点继承了、实践了、发展了，这很值得我们学习。要追求扎实的基本理论的修养，要达到自由王国的境界，才能不让别人牵着我们走，才能够“起度量、立规矩、称权衡”。

六　河间学派小结

河间学派就告结束了，应该说大家对河间学派有了基本的了解。刘完素的学术思想，主要是研讨病机问题，强调火证、热证的病机，在火热的病机方面下了功夫。这个学术思想体系认为火热是个现象，造成火热的原因还是很复杂的，除了暑、热之外，风、寒、湿、燥无不可以化火，所以六气化火是火热论的主要学术思想。这里的“六气化火”偏重的是外邪，内伤提得比较少，正因为这样一个理论主导，所以在临床上的措施集中在表里两方面。火热在表用汗法，火热在里用下法，防风通圣散、凉膈散、双解散、天水散这些方子都是在这样的学术背景下产生的。

至于河间学派的其他内容教材上都写得比较清楚了，尤其是对直接、间接地接收河间学术思想的系统归纳，对了解河间学术的渊源、发展和演变很有帮助，对此还进行了表解，大家可以看看。表中的实线是直接师承关系，虚线是间接私淑关系。直接传刘完素之学的有穆大黄、荆山浮屠、马宗素等人，荆山浮屠传给罗知悌，罗知悌传给朱震亨，朱震亨传给赵道震、赵以德、虞诚斋、戴原礼、王履、刘叔渊等。张从正、葛雍、镏洪等是间接的私淑关系，他们信仰河间学说，张从正与麻九畴、常德又是直接的师承关系，李子范与张从正是间接的私淑关系。至于说汪机、王纶、虞抟、徐彦纯、陈无咎等人，与朱震亨是间接的私淑关系。这个学派脉络基本如此。

河间学派中除了刘完素本人之外，还有两个中心人物，一个是张从正，一个是朱震亨，这是河间学派里的两个大家。张从正接受了刘完素火热论，接受了病邪是从外来的，病邪是人体不应有的认识，所以产生了攻邪去病的学术思想，除恶务尽，治病的目的就在祛邪。不仅是火邪，其他病邪无一不是外来的，他强调“邪去则正安”，只要病邪去了，正气自能恢复，病邪不去，补正反而可以留邪，所以他不主张补，由此产生了以汗、吐、下三法为主的临床治疗手段。或者用汗法，或者用下法，或者用吐法，要看病位之所在，他从这方面来发挥河间的学术，并不是局限于对火热的发挥，从致病因素、从发病的机制来发挥，成了河间学派的大家之一。

朱震亨是刘完素的再传弟子，接受了刘完素火热病机的学术思想，而发展成为“阳有余阴不足”这个概念。刘完素强调阳有余是很显然的，认为很多病都是由于火热引起，气有余便是火，但是刘完素提到阴不足这方面是绝少的，但是清热养阴这个方法还是刘完素提出来的，他清郁的方法用黄芩、黄连、黄柏、栀子等药，阴养清热，清热解毒的认识刘完素有，但是不像朱震亨提得那么突出。朱震亨认为有阳有余的一面，就有阴不足的一面，朱震亨这方面发展了刘完素的火热论。所以说刘完素的火热论到了朱震亨这里有了很大的变革，他不是单纯的攻邪了，在清火热的同时要补阴、要养阴。朱震亨“阳有余阴不足”的学术思想以及其养阴清热的治疗方法对以后的各家影响很深远了，甚至影响到了温热学派。

很清楚，刘完素、张从正、朱震亨三大家最富有学派的代表性，他们尽管是一个学派的，但他们的思想各有侧重和建树，这一点一定要搞清楚。

第六章 易水学派

一 易水学派概述

易水学派和河间学派基本是在同一个时代的，易水学派的开创者是张元素，张元素是河北易水人。张元素也是在讨论和研究病机，但是出发点与刘完素不一样。刘完素从《素问》的病机19条中总结出火、热的病机居多，于是有了他的火热论。火热论既讨论了病机，也讨论了病因。张元素研讨的病机不是根据《素问》的病机19条来的，他探求的是脏腑病机，认为不管火热为病还是寒湿为病，总要影响脏腑。他还接受了《素问》提出的“邪之所凑，其气必虚”的理论，认为外来之邪在具体个人机体上有的可以发病，有的就不发病的原因，是内在脏腑的强弱不一样、虚实不一样的缘故，所以有的发病有的不发病，有的病重有的病轻。特别是脏腑病变的虚乘方面，他认为总是人体存有薄弱之处，有机可乘时病邪才可以加之于人体，所以他着重发挥病机的虚乘规律，这可以说是他病机学说中的一个核心问题。因此可以很清楚地看得出来，易水学派的人偏于用补正法，而河间学派偏用攻邪法。

张元素认为人体之所以发病，主要是脏腑先有亏损，先有缺陷，这是病变的决定性因素，因此关于“脏腑虚乘”的思想成了张元素学术思想的核心。那么关于脏腑的虚实问题，是不是张元素的独创呢？也不是。关于脏腑的寒、热、虚、实病变在《素问》、《灵枢》中是有很多论述的，例如《灵枢》的“邪气藏府病形”、“经脉”、“经筋”、“本藏”等，都有很丰富的讨论脏腑寒热虚实病变的内容。张元素辨脏腑寒热虚实病机，其学术渊源和发挥，也是在这些文献的基础上进行的。

华佗的《中藏经》不就是专门从脏腑的寒热虚实病变来发挥的吗？所以《中藏经》里有很大部分是讨论脏腑病机这个问题的，还把各脏腑寒热虚实病机整理提高成为一个理论体系，使之成为一个系统的知识，所以华佗被称作发挥脏腑病机的第一人。之后孙思邈又突出地在《千金方》中把这一学术思想反映了出来，孙思邈《备急千金要方》里面除了第一篇（妇人小儿）之外，其论杂病就是分脏腑来叙述的，是按照华佗《中藏经》脏腑学说的体系来梳理文献的。到了宋代，钱乙的《小儿药证直诀》也是按照这个系统来分别叙述各脏腑的寒热虚实病变的，钱乙还专门写了一篇《脏腑虚实标本用药式》，《本草纲目》前面保存了这篇文献的内容，从题目就可以体会出来，他是按照脏腑虚实标本来归纳用药的经验，如肺虚该用什么药，肺实该用什么药，肺有寒该用什么药，肺有热该用什么药等，这里不仅记述了脏腑的病机、病变，一直到方药的应用，自成系统。

因此，张元素探讨脏腑寒热虚实病机的思想是有历史渊源的，他继承了前人的学说和经验，并将其系统化了。张元素讨论脏腑病机在他的著作中占有重要的地位，如他的医学著作《医学启源》。（以前可能大家还不太容易看到这个书，去年我已经把这个书整理出来了）张元素主要的学术思想就是讨论脏腑病机，其主要内容是讨论脏腑的寒热虚实。

易水学派和河间学派这两大学派在中医学中占的分量是很重的，讲义中也列表描述了易水学派的师承关系，这个表提到的是突出的代表人物，这个学派的医学家还有许多，这里主要介绍五个比较有代表性的医学家，第一个当然就是李杲（李东垣），他是张元素的学生；其次是李中梓、张介宾、薛己、赵献可等，这是易水学派的五个大家。他们都在发挥张元素脏腑病机理论，着重围绕脾胃和肾命几方面研究，他们的研究成果是很突出的。例如李杲的《脾胃论》是补土派的代表作；张介宾、赵献可着重讨论肾命问题，他们都特别重视肾阴、肾阳，赵献可说命门的真阳是人体生命的根本，“命门”就是生命之门，张介宾认为元阳比元阴还可保贵；薛己、李中梓是先后天并重，即脾肾并重。这些都是在张元素的基础上，各有发挥，各成系统。

二 张元素的两大学说

张元素有两大学说，一个脏腑辨证学说，一个是遣药制方论。脏腑辨证学说涉及很广泛，其主要精神是各脏腑都有寒热虚实，病机不能离开脏腑来讨论，脏腑的病变不能离开寒热虚实来谈。他对各脏各腑的寒热虚实的分析是如何进行分析的？举肝脏为例来说明之。

（一）脏腑辨证说

对肝脏的分析，可以从五个方面来看。

1. 肝的生态

在这里主要采用了华佗《中藏经》所整理的材料。《中藏经》云：“肝者，与胆为表里，足厥阴少阳是其经也。王于春，春乃万物之始生，其气嫩而软，虚而宽，故其脉弦。软不可发汗，弱则不可下。弦长曰平，反此曰病。”张元素说：“肝脏本部在于筋，与胆为表里，足厥阴也，王于春，乃万物之始生也，其气软而弱，其脉弦长而平，病则两胁下引痛。”这里基本谈的是肝的生理。他首先提出肝与胆是表里之经的关系，然后用“春”万物之始生这个自然界的现象来描述肝的性质，认为肝的功能主人身之生发之气，所以说肝主疏泄，这个“疏泄”就是“生发”。《素问·六节藏象论》说：“凡十一藏，取决于胆也。”这个胆就包括了生发的功能。为什么要取决于胆？中医学认为五脏六腑都必须要具有生发之气的功能，如心要具有生发之气的功能，肾也应该具有生发之气的功能等。肝的生发正常，肝的疏泄就正常，肝生发太过，即肝疏泄过亢，肝生发不及，就要出现肝郁的病变。这些概念虽然抽象，但在临床上的意义是很现实的，中医治疗肝病就要依据这些概念。

肝具有丰富的生化、生发的功能，这种功能用“疏泄”二个字来概括。张元素说：“其气软而弱。”《中藏经》说：“嫩而软，虚而宽。”依我看《中藏经》的描述比张元素的要好，但对“嫩而软，虚而宽”的理解在学术界也很混杂。中医学的“肝”，究竟是个什么样的脏器呢？有些人写文章说肝是个“刚脏”，这个理解是错误的。按华佗的理解，“肝”不是个“刚脏”而是个“柔脏”，强调“柔”而不是“刚”。为什么说把肝理解成“刚脏”是错误的，理解为“柔脏”是正确的呢？中医学把肝比作“木”，比作“春”，五行中“木”的含义是“曲直”，“曲直”是说能曲能直，能曲能直就是“柔”，另外春主“温”（夏主“热”），怎么能说肝是刚脏呢？所以肝要柔，柔是肝的生态，柔是肝的本质，它的正常的生理状态是柔和的，所谓柔和就是不卑不亢，亢了那就“刚”了，“肝阳上亢”、“肝火内动”才是“刚”的表现，但那是肝的病态，不是肝的生态。所以不能把肝说成是刚脏，对生理的肝应该理解为“柔脏”，柔和、曲直，木之性也，春温之性也，一定要这样来理解中医学的肝脏。

临床上凡是辛热的药对肝都没有益处，肝火动了就更不用说了，即使肝火没动，有经验的医生大辛大热的药对肝脏都不会多用。肝中有相火，这个相火是在精血中存在的，肝是藏血的器官，血主阴，假如肝不亢，相火没有动，就没有“刚”的表现，只有相火动了，就会有“刚”的表现了。总之大家要记住肝是柔脏，不是刚脏，它不柔了才叫“刚”，“刚”了临床上就要柔肝，还肝脏本来的生态。怎么才能够柔肝呢？要去疏泄它，濡养它，像六味地黄丸，这些都是柔肝的药，养津滋血的药才能柔肝，芍药、地黄、当归这些才能柔肝，辛热药柔不了肝。所以从临床上来看，肝也应该是柔的，不应该是刚的。中医脏腑学说里面，对每一个脏腑，都要把它性质确定下来，这是很要紧的。

2. 肝的脉法

肝发生不同的病变，就会有不同的脉象表现出来。张元素对肝的脉法的总结主要是依据《灵枢·邪气藏府病形》来的，在这篇文献中对五脏的脉法都有记载。张元素说："脉急甚，主恶言；微急，气在胁下。缓甚，则呕逆；微缓，水痹。大甚，内痈、吐血；微大，筋痹。小甚，多饮；微小，痹。滑甚，㿗疝；微滑，遗尿。涩甚，流饮；微涩，疭挛。"在这里他把肝的脉法主要分为急、缓、大、小、滑、涩等六种。在《黄帝内经》中介绍了100多种脉象，张元素有意对复杂的脉象提出分类的方法，即六大纲脉，用缓、急、大、小、滑、涩，来归纳各种脉象。

先说说"急"，可见急甚、微急两种情况。《灵枢·邪气藏府病形》中说："肝脉急甚者为恶言。"所谓"急"就是脉象有种弦如索的感觉，见到这种脉象，临床上往往要出现恶言，即乱语、谵语，这是肝气太亢的反映，肝主怒嘛，换句话说即肝太强了，肝亢了，肝火亢逆了，急甚为恶言还包括人性情变得很急躁，动则就发脾气，这就是肝不柔而亢的表现。那么"微急"又是怎样一种情况呢？《灵枢·邪气藏府病形》中说："微急为肥气在胁下。"所谓"肥气"是个病名，脉来急促，不是急甚，即微急，偏于急而已，这种脉象主什么病呢？《难经·五十六难》里解释说："肝之积，名曰肥急，在左胁下，如覆杯，有头足，久不愈，令人发咳逆痎疟，连岁不已。"肥气是肝的积聚证之一，五脏都有积聚证，肝的积聚叫做肥气。所谓肥气就是肿得很大，能摸到很大的一个包块，病位在左胁下，就像盖了一个杯子。根据《黄帝内经》的记载，这是个比较顽固的病，连岁不已。所谓"有头足"就是能摸到大小不等的边缘，很清楚。这也是肝不疏泄的缘故，脉象也变得急促了，两胁是肝之经脉所过的地方，尤其是左侧。（肝的生发之气是从左而生，有左属血右为气的说法，就是因为肝的生发之气生于左，肝是藏血器官，所以左边属血；因为肺主气，肺气是从右而降，所以右边属气。因肝之气是由左而生，所以肝脉都在左手候，肺脉都在右手候。）总之这个急脉在肝来说，主要是肝不疏泄，肝气偏亢的问题。

其次是"缓"，可见缓甚和微缓两种情况。《灵枢·邪气藏府病形》说："缓甚为善呕。"张元素说："缓甚，则呕逆。"两者差不多的意思。肝脉缓，为什么主呕逆呢？呕应责之脾胃，特别是胃，是胃气上逆，缓脉本属于脾的脉象，脾主缓，肝脉出现缓就是木土相克的问题，肝木克脾土，脾胃之气上逆就善呕。《灵枢·邪气藏府病形》说："微缓为水瘕痹也。"张元素说："微缓，水痹。"水瘕、水痹，这是两个病。水瘕就是水停积证，癥瘕都是属积聚证，"癥"有固定不移的特点，"瘕"有时现时无的特点，这是两种不同的积聚。肝脉微缓而出现水瘕、水痹都是肝木制脾土，脾土不能运行的病变现象。

其次是"大"，可见大甚和微大两种情况。《灵枢·邪气藏府病形》中说：

“甚为内痈，善呕衄。”张元素说：“大甚，内痈、吐血。”这是肝火旺的病变表现，出现内痈，脏腑内生痈，如肝痈、肺痈、肠痈等，还会吐血，肝是藏血的器官，呕衄与吐血的意思差不多，或者呕血或者衄血，肝的火一动，血不能藏于肝，所以血就要随之而出。张元素说：“微大，筋痹。”因为肝主筋，筋痹就是邪热痹着于筋膜。

其次是“小”，可见小甚和微小两种情况。《灵枢·邪气藏府病形》中说：“小甚为多饮。”张元素说：“小甚，便多。”说明津不足，肝阴不足，脉小是虚象，便多伤津嘛，《灵枢》有“多饮”二字，患者一面是便多，一面是多饮，总是津液不足嘛。《灵枢·邪气藏府病形》中说：“微小为消瘅。”张元素说：“微小，痹。”这个“痹”字恐怕有误，消瘅就是消渴，瘅就是热，消瘅病实质是个阴虚血燥的问题。

其次是“滑”，可见滑甚和微滑两种情况。张元素说：“滑甚，㿗疝。”脉滑主痰热，肝经痰热，缠炽于筋，就会出现㿗疝。㿗疝的主要表现是，阴囊肿大，而且是固定不移(狐疝是时出时入)，还伴有麻木，行动受限，这都责之肝气郁滞。张元素说：“微滑，遗尿。”病机是下焦火热，肝的疏泄没有了节制，就会出现遗尿，如热淋，尿点点滴滴，排尿不畅，都属于遗尿范围。

其次是“涩”，可见涩甚和微涩两种情况。张元素说：“涩甚，溢饮。”溢饮表现为肢体水肿，病机是肝强脾弱，脾的气血不能达于四肢，所以四肢肿大。张元素说：“微涩，瘈挛。”病机是血不养津，瘈挛就是筋膜拘挛。

张元素阐述了肝脏脉象缓、急、大、小、滑、涩等相应的病变情况，他认为脏腑都有这六个方面的问题，以甚、微来分，包括十二个方面，这十二个方面反映的是虚实、寒热问题。当然我们理解他主要学术思想就是在辨别脏腑的寒热虚实，至于脉大、脉小、脉缓、脉急、脉滑、脉涩等，是不是只能出现某个症，那不一定，不是脉微滑就一定遗尿，脉微涩不是一定要变成溢饮。但这个大、小、滑、涩、缓、急是由于寒热虚实反映出来的，这点我们要理解到位。

3. 肝的辨证

肝病在临床上可归纳为寒证、热证、虚证、实证，这是张元素肝辨证的主要内容。

肝寒，张元素说：“肝中寒，则两臂不举，舌燥，多太息，胸中痛，不能转侧，其脉左关上迟而涩者是也”。《金匮要略方论·五藏风寒积聚病脉证并治》文曰：“肝中寒者，两臂不举，舌本燥，喜太息，胸中痛，不得转侧，食则吐而汗出也。”看得出张元素对肝寒的认识来自张仲景。寒邪伤于肝，两臂难举，这个病变还是肝主筋膜的概念，筋膜拘挛故两臂难举，符合寒主收引的理论，即肝寒太胜，寒气伤于筋膜而拘挛，所以两个臂举不起来了。“舌燥”有两种情况，一种是寒化热，寒邪郁积久了就会化热，寒、实都是这样；一种是寒燥，寒主收引，津液收敛不能分布也会燥，不化热也会燥，如冬天皮肤干燥，并不因为热，是寒燥，津液分泌少了不能滋润皮肤就出现皮肤干燥。“太息”是长长地吐一口气，是不自主地喜欢长出气，这与肝有关系，肝主条达，主疏畅嘛，不条达，不疏畅，所以总是要长长地出口气才能舒服，这是气机不疏畅。“胸中痛”也是气不通畅，严重的还不能转侧，不能转侧还是筋膜拘挛的现象。《金匮要略方论·五藏风寒积聚病脉证并治》说：“胸中痛，不能转侧，食则吐而汗出。”吃了东西就吐，吐了就自汗，那就是肝寒犯胃，胃气不能降所以就吐，吐而汗出。张元素辨肝寒证说：“其脉左关上迟而涩者是也。”这句话是张元素本人的体会，左关迟而涩是肝寒的表现。

这里有一个问题，有人说肝没有寒证，肝是相火，所以肝只怕不病，病则肝火亢。肝有没有寒证呢？《金匮要略方论·五藏风寒积聚病脉证并治》里面记载有肝中寒证，不仅文献上有，临床上也能见到。如疝病，内科有寒疝，疝是哪个经的病呀？是肝经病，为什么称寒疝不称热疝呢？疝，十之八九是寒证，也见热证，但太少见了，所以习惯叫“寒疝”，治疗疝病的方子很多，基本上都是辛温的。再如，现代医学诊断的肝炎，肝区疼痛，临床上也看了不少是属于肝寒的，肝区疼痛，多用柴胡桂枝汤，有时非柴桂汤不能止痛。厥阴肝也有寒厥，也有热厥，不能说肝厥阴就是热厥没有寒厥。所以肝有寒证，这是没有疑问的。

肝热，张元素说：“肝中热，则喘满多嗔、目痛、腹胀不嗜食、所作不定、梦中惊悸、眼赤、视物不明，其脉左关阳实者是也。”这些认识来自华佗，《中藏经》说：“喘满多狰。”“狰”是怒，动则就发脾气，一般肝火旺的人，喘满而多怒。由于“腹胀”当然就不想吃东西了。“所作不定”不是肝风的现象，是肝气动的现象。“梦中惊悸”的表现是一定要从肝来考虑的，人卧则血归于肝，即多余的血液通过循环系统要归于肝脏，血归得好，睡眠就好，肝所藏的魂就安，人就睡得实，假使肝气动，血不能很好地藏于肝（神、魂、魄、意、志等都是存在各脏腑的精血中，如心藏脉，脉摄神，其他脏腑也是如此，神、魂、魄、意、志是功能表现，功能表现是要依赖于物质基础的，各脏腑的精血就是物质基础，精血足神才能藏，精血不足神就不能藏，神不藏就不安），就会睡中惊悸，儿童多见此症，这都是血不养肝，血不归于肝，神志不能很好地安藏的缘故。目痛、眼赤、视物不明、脉左关阳实等均为肝热的表现，阳实脉是弦、大、数类的脉象，是辨肝热的脉象，这些表现在临床上都可以见到。

肝虚，张元素说：“肝虚冷，则胁下坚痛，目盲臂痛，发寒热如疟状，不欲食，妇人则月水不来、气急，其脉左关上沉而弱者是也。”前面的肝寒、肝热属实证，这是虚证。“胁下坚痛”是肝的少阳升发之气不足，不能温养经脉引起的，胁下分布的是肝的经脉嘛，“臂痛”也是同理。肝和少阳都主半表半里，所以发寒热如疟状。肝气动了就要影响脾胃，会出现不欲食。“气急”也是肝气不疏的现象。分析一下“妇人则月水不来”，肝是藏血的器官，临床上有句话“肝为妇女之先天”，不是说妇女比男人多一个先天，是形容血液对于妇女的重要性，肝为妇女之先天是从月经这个角度来讲的，所以调经总要调肝成为临床上的治疗原则，十有八九的月经不调，都与肝气有关，所以要调肝，当然脾病也会影响到月经，那是第二位的。

张元素说：“是动则病腰痛，甚则不可俯仰，丈夫㿗疝，妇人小腹肿，甚则嗌干、面尘色。主肝所生病者，胸中呕逆、飧泄、狐疝、遗尿、闭癃病。”《灵枢·经脉》文曰：“是动则病腰痛不可以俛仰，丈夫㿗疝，妇人少腹肿，甚则嗌干、面尘、脱色；是主肝所生病者，胸满、呕逆、飧泄、狐疝、遗溺、闭癃。”由此看出张元素对肝病的这段认识来自《黄帝内经》。“是动”指肝的变化，《难经》把“是动”、“所生病”，解释为气血病这是不合适的。《难经》认为每一脏腑都有“是动病”和“所生病”，这一认识就是从《灵枢·经脉》的这段文献来的。“病腰痛，甚则不可俯仰，丈夫㿗疝，妇人不腹肿，甚则嗌干、面尘色”，这是肝的是动病；“胸中呕逆，飧泄、狐疝、遗尿、闭癃病”，这是肝的所生病。《难经》认为“是动”是气的病，“所生”是血的病，这在临床上没有多大的意义。为什么肝气发生变动会出现这一系列病呢？这和经脉循行有关，肝病是如此，其他脏腑的病也是如此，病变表现都与经脉循行密切相关。所以在临床上辨证，对于各经的经脉循行路线一定要搞清楚，这对辨证很有帮助，不是要搞针灸才要记住这些，六经辨证也好，脏腑辨证也好，许多病在临床上的表现都与经脉的循行路线分不开。

综上分析，张元素的辨证是从寒、热、虚、实、经脉等方面进行的，这种方法在今天的临床上还在运用。我要求大家要从寒、热、虚、实、经脉与病变表现的关系入手，搞清楚寒、热、虚、实可能出现些什么症？特别是经脉的部位该出现些什么症？这些知识一定要掌握，对临床上的繁杂表现不能分辨，就是这些基础知识掌握得不好。

4. 肝病的演变和预后

张元素说：“脉沉而急，浮之亦然，主胁支满，小便难，头痛眼眩。肝病旦慧、晚甚、夜静。肝病头痛目眩，胁满囊缩，小便不通，十日死。又身热恶寒，四肢不举，其脉当弦而急；反短涩者，乃金克木也，死不治。”这段是关于肝病的演变和预后的认识，是根据《中藏经》的文献来的。

肝经受病，脉弦急，可见于沉部，也可见于浮部，所谓“急”就是弦中带数，即脉搏在手指下波动很有力、急躁，凡是现急躁的脉象，脉跳动就不太匀。这种脉象主肝热、肝亢，不管是在沉部出现，还是在浮部出现。胁支满、小便不通畅、头痛、目眩，这些都符合肝热的临床所见。肝病一般在演变过程当中往往有这样的规律，就是早晨起来人比较清爽（“旦慧”），所有表现都比较轻，到了下午、傍晚所有表现要加重，到了夜半，患者又比较安静一些了，这种情况在临床上也是多见的。现在有医学气象学，是一门很新的学科，他们专门研究病变与气候变化的关系。《素问·生气通天论》云：“故阳气者，一日而主外，平旦人气生，日中而阳气隆，日西而阳气已虚，气门乃闭。是故暮而收拒，无扰筋骨，无见雾露，反此三时，形乃困薄。”依照中医传统的概念来看，早晨是少阳升发之气，肝属木，肝木主升发，肝的升发之气旺起来了，所以早晨一些症状比较轻。到了下午以后到晚上，在一天气候变化当中，傍晚阳气逐渐下降，阳气逐渐收敛，代表秋金之气，燥金之气，金是克木的，肝病了，燥金之气旺的时候必然要影响肝，所以许多症状从下午四点钟以后到傍晚这段时间，一切症状都要加重，所以说“晚甚”。根据这个理论来推断，入夜后患者又比较安静，甚至好好地休息几个钟头，夜半代表是寒水之气，水可以生木，水可以养肝。所以旦慧、晚甚、夜静是肝病的规律。这种情况在临床是很多见的，中医学的传统概念是这样的。虽然今天的医学气象学还没有充分的理由来解释这种现象，但是现代科学还是承认气候对疾病是有很大影响的。现在苏联科学研究院对这个问题有一个专门的课题在研究，有个报告说他们作了100例患者的观察，在日食的时候，这100例患者的症状统统加重了。100例中男女老幼都有，病情轻重各不相同，但症状都加重了，日食过后，这些症状又缓解下来了。肝病旦慧、晚甚、夜静，主要是受到木旺、金旺、水旺时辰的影响，旦慧是木旺的缘故，晚甚是金旺的缘故，夜静是水旺的缘故。

“肝病头痛目眩，胁满囊缩，小便不通，十日死”。这是肝阴大伤的情况，阴伤，肝阴的营养、濡养功能，就会发生障碍，而出现病变。所谓十日死，这不是绝对的，甲、乙、丙、丁、戊、己、庚、辛、壬、癸，古人是用天干来纪日的，十日代表五行之气一周，阴木、阳木，阴水、阳水，阴土、阳土，阴金、阳金，不必要再用这个方法。这里是强调肝气亢而到了阴精伤尽的程度，小便不通、阴囊缩进，是病情危重，阴愈伤阳愈亢，阳愈亢阴愈伤，恶性循环，病情到了晚期。

肝阳亢，身热恶寒，四肢不举，脉当弦急，现脉短涩，反现虚象，这是不好的征兆。脉短涩是金气的脉象，按照金克木的规律，说明其预后很不好。在临床上实证现实脉，虚证现虚脉，脉与证相合，预后多良。凡是虚证现实脉，实证现虚脉，脉与证不相合，预后多凶险。身热恶寒，四肢不举，其脉弦急，这是肝气旺证与弦急的实脉相合，实证现虚脉，是邪盛正衰，这预后就不好了。

5. 肝病的治疗

张元素说："肝苦急，急食甘以缓之，甘草。肝欲散者，急食辛以散之，川芎。补以细辛之辛，泻以白芍药之酸。肝虚，以陈皮、生姜之类补之。经曰：'虚则补其母。'水能生木，水乃肝之母也，若以补肾，熟地黄、黄柏是也。如无它证，惟不足，钱氏地黄丸补之。实则芍药泻之，如无它证，钱氏泻青丸主之，实则泻其子，心乃肝之子，以甘草泻之。"这是张元素提出的肝病的治疗原则。

若肝急，要缓，用甘草，如《伤寒论》的芍药甘草汤，治两脚拘挛，是甘缓，甘草可缓拘挛紧急。"肝苦急"也验证了前面强调的肝是柔脏的生理，"苦急"就是不柔和了，肝为什么会不柔和？总是两方面的原因，或阳气亢，或阴气伤，其中任何一种情况都会使肝急，用甘草以缓之。当然缓肝之急不是仅有甘草这一味药，一般甘味的药都有缓性，可以在临床上选用。如津伤阳气亢，是虚阳、虚热现象，生甘草是理想的药，生甘草与炙甘草大不一样，炙甘草是补中、补土的药，生甘草是缓急、泻火的药。

肝郁，要疏泄（即"散"），用川芎，川芎是辛散药。但也不要理解为凡是肝气郁就非用川芎不可，其实肝气郁结有热的时候，川芎并不好用，因为川芎是热性药，肝是相火之脏，若肝火并没动那还可以，如果有火象，最好用郁金来散肝气了，不能用川芎。甚至于真是相火动了，有时只能用知母来散了，连郁金都不能用。知母是辛润的药，在清热泻相火药里面，如黄芩、黄连、黄柏、大黄这些苦燥药，只有知母泻火是辛润性质的。

怎样理解"补以细辛之辛"？这是指细辛能帮助肝恢复疏泄升发功能而言，是不是一定要用细辛来补，那是另外的问题。细辛能升发燥阴之水，它又带散性，如果是肝寒，少阳之气不足，细辛是比较理想的药，它既能引肾水来养肝木，又有辛散助肝疏泄，一般肝肾两虚，肝肾阳虚的时候，细辛是味好用的药。

怎样理解"泻以白芍药之酸"？芍药是泻？是敛？这是有争论的，一般认为赤芍泻，白芍敛。桂枝汤中用的是赤芍？还是白芍？也是有争论的，今天我们暂不作结论。但是我们要了解酸味药的作用是什么？酸既能收，又能泻，不同的酸，有不同的作用。如五味子的酸，是酸收，有安神镇静的作用，肺气不敛、肺气不收就要用五味子，睡觉不好，失眠症要用五味子安神。山楂是酸泻，是通泻药，现在多用于心血管病，一般习惯用山楂消积食，消积食是不能用收敛药的。所以不同的酸有不同的作用，酸收、酸泻在《黄帝内经》上都谈到了，只说酸性收敛这是片面的。再如醋，醋是酸的，是酸泻还是酸收？醋是通泻药，不用于收敛。前几年在农村治疗不少胆道蛔虫病，就是用醋来治疗。在山西，家家都有一坛醋，治疗胆道蛔虫可以什么药都不用，就用一碗醋，虫在胃里面能吐出来，在肠里就排泄出来。在南方，农村的孩子，暑天里长了很多疮，他们不擦什么药，就是用醋擦几次，红肿热痛就消了，这是酸收？还是酸泻？对芍药这味药来说，现在大多认为，赤芍为泻，白芍为收。

“肝虚，以陈皮、生姜之类补之。”陈皮、生姜并不是补药，为什么肝虚要用陈皮、生姜去补呢？这里的意思还是帮助肝疏泄的概念。

“经曰：‘虚则补其母。’水能生木，水乃肝之母也，若以补肾，熟地黄、黄柏是也。”这段文字是讲助肾升肝的方法。治疗肝病，往往要联系肾脏来考虑，这有两方面的问题。一是子母关系，水能生木，肝之所以疏泄，肝阳所以不亢，都要靠肾水的调济，才能够维持肝的升发之气，所以补肝要从肾补起，要从精血方面考虑，精血能够养肝。二是肝肾同源的关系，肝的相火在临床上往往是由肾的相火引动的，当然肝的相火动了也能引动肾的相火，所以说“同源”，同一个相火，同样地受气于命门。泻相火用知母、黄柏等泻肾的药，泻肝时也一样用它们，黄柏之补肾就是泻相火的作用，黄柏本身不是一味补药，这是肯定的。黄柏、知母在临床上往往同时并用，这二味药有共性有个性，共性是都能泻相火，个性就不一样了。黄柏用多了伤津，它性味苦燥，知母是润药。用黄柏、知母不能半斤八两这样平均地用，一般是知母的分量最少也要大过黄柏分量的三分之一，或者超过一半，就是强调出现火亢的一方面，就有阴虚的一方面，不能只是片面地去泻火，而不考虑伤阴的问题。“熟地黄”在这里比较容易理解，肝肾无热用熟地黄，肝肾有热要用生地黄。现在有些药房熟地黄、干地黄根本就不分了，干地黄就是晒干了的生地黄，有些地方干地黄与生地黄也不分，这也是个问题。蒸炙过的地黄叫熟地黄，晒干了的是干地黄，生地黄是鲜地黄。要清热镇惊就用生地黄，不用煎，只用开水冲一下，泡 20 分钟就行了。对地黄，不同的病要掌握不同的用法。

假如没有其他的情况，单纯是个虚证，就用钱氏地黄丸补之。钱氏地黄丸就是六味丸，先有肾气丸，肾气丸一般叫八味丸，就是桂附八味丸，这个方子是先有，钱乙把肉桂、附子去掉了，所以叫钱氏地黄丸，地黄丸就是六味丸。六味丸，就不称肾气丸，或叫六味丸，或叫地黄丸，临床用药注意区别。

如肝实证，就要用钱氏泻青丸来泻。泻青丸是钱乙《小儿药证直诀》中的方子，有当归、川芎、大黄、栀子、羌活、防风、冰片这么几味药。所谓泻青就是泻肝，青是木之色，这里用栀子、大黄来泻，羌活、防风去散。需要泻肝时，我是不大用这个方子的，因为当归、川芎，用于肝火旺时，还是嫌其太辛热，羌活、防风又辛散，我不习惯用它，泻肝的方法很多。但是这个方子还是一个好方子，用于白内障，这是比较理想的方子。特别白内障的早期，不管是老年人，还是中年人的白内障。用这个方子治白内障是从李杲开始的，在李杲的《兰室秘藏》里面提出来的，这个方子有相当的效果，适用于“白云攀睛”这种情况。白内障初期实证多见，用羌活、防风外散，用大黄、栀子内泻，用当归、川芎通肝滋营，这符合肝的生态，是很理想的一个方子。

“实则泻其子，心乃肝之子，以甘草泻之”。这个方法用于对虚火的治疗还可以，对实火还是不行，实火还是要用黄连这类的药，用黄连泻心之实火，心之虚火一般还是用导赤散，要给邪找个出路，让心火下走。

以上是张元素对肝病的治疗心得。肝苦急，急食甘以缓之；肝欲散者，急食辛以散之。这些理论都源于《素问》，但是甘草、川芎、细辛、芍药的这些用法，是他临床上的体会。这种理论结合实践的做法，值得我们学习。张元素把《黄帝内经》的理论用于临床，结合实践运用这些理论，这是我们今天仍在提倡的。

对张元素的脏腑辨证，以肝脏为例，从肝的生理、肝的脉法、肝的辨证、肝病的演变和预后、肝病的治疗等五个方面进行了介绍，可以看出张元素接收了《灵枢》、《素问》、《中藏经》等的理论，结合临床实践来具体运用，虽然这些理论都不是他的创造，但是在结合临床实际运用方面，他有突出的表现。

（二）制药遣方

分析张元素的制药遣方是主要的内容，一般都没有把他的辨脏腑寒热虚实放在第一位，所以这是个很重要的问题，也是张元素一生主要的成就所在。

1. 药的四气五味

寒、热、温、凉为四气，酸、苦、甘、辛、咸为五味。四气五味主要讨论的是药物的阴、阳、厚、薄等性质问题。这个问题是在《素问·阴阳应象大论》里提出来的：“味厚者为阴，薄为阴之阳；气厚者为阳，薄为阳之阴。”我们既要掌握四气五味，还要掌握四气五味的阴阳厚薄。气味的厚、薄，就是要知道药物的阴阳属性。寒就是寒，热就是热，酸就是酸，苦就是苦，在药的气味中，究竟气有多少？味有多少？是偏阴？还是偏阳？如果没有掌握这些问题，说明你对中药的了解还不够深入。

《素问·阴阳应象大论》云：“味厚者为阴，薄为阴之阳；气厚者为阳，薄为阳之阴。”这句话的意思就是说，气与味有阴阳关系，气为阳，味为阴；味固然属阴，但味有厚薄，味厚者，属于纯阴药，味薄的属于阴中之阳药；气属阳，也有气之厚薄之分，气厚的药是纯阳药，气薄的药是阳中之阴药。气味必定要分阴、阳、厚、薄，但阴、阳、厚、薄毕竟是相对的，而不是绝对的。

中药气味的阴、阳、厚、薄等特性，反映出药物在功用上的不同。《素问·阴阳应象大论》说：“味厚则泄，薄则通；气薄则发泄，厚则发热。”这就是说纯阴的药，偏于下走，味厚了就能下行，如大黄味厚，故能泻下，熟地黄味厚，故入下焦。味薄则通，能够通利，如木通、通草、泽泻等味薄，故能通利。气为阳，气薄就发泄，如羌活、桂枝等，这些都是气薄的药，故能发泄、发散。气厚就发热，像川乌、附子不仅不发泄，还是生热的药。不管是气，还是味，都要分厚、薄，它们的功能是不一样。

温热家与伤寒家都有发表的方法，《伤寒论》麻黄汤、桂枝汤在发表，温病学的银翘散、桑菊饮也在发表，前者用药气味偏厚，因为治疗的是寒证，桑叶、菊花、银翘等气味偏薄，因为治疗的是热证，所以气味厚薄的理论是需要掌握的。不能因为都是表证，就不管用药的气味厚薄，而随便选择解表的药。如同样是表证，老年人、小孩、壮年人用药都是不一样，关键在于针对性要强，既针对寒证、热证、虚证、实证选药，还要考虑人的体质特点，体质虚的人就是用点桑叶、菊花都可以引起出汗，体质实的人用麻黄、桂枝都不一定出汗。所以气味厚薄的理论是很有临床应用价值的，厚薄实际涉及药性的强弱、大小、缓急。因此讲四气五味，还要考虑厚薄问题，厚薄问题不仅涉及处方的组成，还涉及到煎煮的方法，气味厚的药煎的时间长，气味薄的药要煎的时间短，气味厚的药要早煎，气味薄的药要后下，这些经验是古人长时期在临床实际运用中得出来的，关系到疗效的好坏。

研究院不是搞了一个青蒿素吗，开始他们对有效成分总是提炼不出来，实验效果总是不满意，后来在《肘后方》中得知青蒿治疟不用煎，而是把青蒿捣碎绞汁服用，后来实验效果就大不一样了，就差这么一点，这个事实告诉我们中医学的药性理论是很重要的。如刚才讲到生地黄，退高热的时候，把生地黄煎了服用就没有作用了，生地黄不煎，拿开水泡，药性就不一样了，效果也不一样了。再如治疗吐血症的三黄汤（黄芩、黄连、大黄），真是治疗大吐血，煎服也就没有效了，三黄泻心汤只能用开水冲服，就像泡茶一样，用开水冲后盖20分钟，与煎的三黄汤的效果大不一样。气味厚薄问题，现在虽然不能把它们说得那样神，但还是要掌握气味大小、气味缓急、气味强弱的区别，这在临床疗效上是很有差别的。教材中举了茯苓、麻黄、竹叶等几个例子，要领会其中的精神。

2. 药物归经

张元素把五行理论贯穿到中药四气五味理论中，以此对中药进行分类研究。如味酸、气温，属肝木的药，酸是肝之味，温是木之性。如味苦，苦是火之味，一定要用火这个概念理解苦，讲四气五味都要用五行之性来分析。但是“气”与“味”往往是不一致的，如味酸、气温，酸、温都是木之性味，木之气，这可以理解，如果味酸，气凉，气味与木之性就不一致了。像这样不一致的情况还特别多，气味一致的有，气味不一致更多。因此对每味药来说就不单纯归某一经、某一脏腑，也就是说一味药往往会有多个归经。在掌握气、味之后，还要知道这味药能入哪些经。

由此，张元素做了一个前无古人的发明，就是“引经报使”。什么叫引经报使？引经与报使是同义，引经即是报使，报使即是引经，就是老百姓说的药引子。药引子的作用是把整个方药的作用带入某经，张元素组方特别讲究这个。“引经报使”，这是张元素的发明，在他以前没有这个说法。

最近出版的《中药词典》我还没有看过，听说里面把“引经”内容去掉了，假使是都去掉了，这个书就没有多大意义了。如果药没有入经，药没有归经，大黄也是清热，黄连也是清热，黄芩也是清热，黄柏也是清热，黄栀子也是清热，都是清一样的热吗？是清不同的热呀！黄芩善清肺的热，黄连善清心的热，大黄善清肠胃的热。气味问题，归经问题，这是当前研究中药很重要的两个科研问题，现在这个问题，一天一天提得比较明确了。我们现在搞药物研究还局限在成分分析的实验研究方面，这条路看来不宽广。每次有机会我总是强调这一点，搞中药研究搞清成分我不反对，应该是有成分论，但是不搞唯成分论，唯成分论已经走了100多年了，第一味药就是麻黄，我们的中药专家和德国的一些专家一起，对麻黄成分的研究搞了100多年了，到现在还是麻黄素，麻黄素跟中药的麻黄是两回事呀，麻黄素只是提取出麻黄中所含的一部分生物碱，不能代表麻黄的全部成分，临床上用麻黄和麻黄素是两回事，所以唯成分论这条路是走不通的。对药物成分分析，我没有这方面的专业知识，但是我听说有机的成分是颇不容易搞出来，这在世界上也都是前沿的科研课题，无机物还是好搞的，有机物是不好搞的。所以麻黄搞了100多年了，进展并不大。在国外，某些国家搞中药浓缩，把整个成分都保留下来，事实告诉我们这种办法比那种单纯提成分的方法，更符合临床实际的应用。搞中药研究，四气五味要不要研究？药物归经要不要研究？现在是个极大的科研问题，我看还是要搞的，因为这些知识仍在指导中医临床。

中药的气味用五行的概念来进行归类，由此来确定中药究竟是入某经、入某脏、入某腑，所谓归经就是归脏腑，这是张元素的第二个创新点。事实上临床所用的中药，分别对不同的脏腑起作用，如麻黄只对肺气发挥作用，它不入脾，它也不入肾。总之中药学归经的理论，现在的临床用药还是不能离开这些认识的。

3. 制方

单味药的效用与方剂效用还是两回事，各自的作用是不一样的，对方剂来说有个配伍问题，配伍的原则就是调济四气五味，把多味药（起码二味药以上）的气、味，用一个思路和方法来调动和整合，让这些药物相互配合来实现一个功用，这些配伍的原则出自《素问·至真要大论》，张元素制方的原则主要如下。

首先关于风。张元素说："风制法：肝、木、酸、春生之道，失常则病矣。风淫于内，治以辛凉，佐以苦辛，以甘缓之，以辛散之。"这就是治风的制方原则，风反映的是肝的病变，肝具有木的性格，体现木的性质，木动风生，所以肝一发生变化，风的表现就随之而起，所以中医学认为风为木之气，正常与反常都是如此。什么可以制风呢？就要靠金之气，金能够克木，金可以约制木，所以就要治以辛凉。辛是金之味，凉是金之气，中药学的辛凉是这样的概念。

佐以苦辛，这个"辛"是张元素自己的体会了。《素问·至真要大论》云："风淫于内，治以辛凉，佐以苦甘，以甘缓之，以辛散之。"我认为他这里佐以苦辛，没有《黄帝内经》的意义长。为什么要佐以苦甘呢？因为过于辛，反而还要伤肝之气，所以佐以苦甘。苦是火之性，火之味，火克金，用苦味来控制辛，苦能胜辛。甘呢？甘可以缓，甘可以益气，所以要佐以苦甘。即要用辛凉来胜木，又要用苦甘来控制辛，防辛太过，防秋金之气克木太甚。

"以甘缓之，以辛散之。"意思是肝发生风的变化，风性急，风木阳气亢，或者头晕、目弦，于儿童可见抽筋、抽搐，这些都是"急"的表现。再如有些人肝气一动，脾气暴躁，也是"急"的表现。风只怕不动，一动就要有"急"的表现，所以要用甘缓法，即在辛凉中加点甘味药，来缓肝之急，所以叫甘以缓之。风淫于内，就要用辛来散风。《素问·藏气法时论》云："肝苦急，急食甘以缓之。""肝欲散，急食辛以散之，用辛补之，酸泻之。"对于风的病，肝的病，调治配方的主要原则是以辛凉为君，甘苦为臣。如银翘散、桑菊饮、白虎汤都是这样的立意，都是以辛凉为主。桑菊饮、银翘散属于辛凉轻剂，白虎汤属于辛凉重剂。不管轻重都是辛凉剂，都是治风温、风热的，有了这些认识，将来学习温病的那些治疗方法就容易理解了。

其次是关于热。《素问·至真要大论》云："热淫于内，治以咸寒，佐以甘苦，以酸收之，以苦发之。"张元素对于热证的制方原则是遵经所言。热证属火之气，什么才能胜火呢？是水，水能够胜火，所以要治以咸寒，咸是水之味，寒是水之性、水之气。为什么要佐以甘苦？是怕咸寒之味太过，谁才能够制水（咸寒）之太过？是甘，甘是土之味，土才能够制水，佐以甘就是防咸之太过。苦呢？苦能泄热。甘是防咸之太过，苦可以去热之邪，要给热找条出路。这样还不够，还要以酸收之，以苦发之，是说热散于经而不能敛，可以通过酸来收敛，热散于经而不能泄，可以用苦来发泄。热散于经而不能敛往往属于虚热，热散于经而不能泄往往属于实热。酸收针对虚热，苦泄针对实热，要看热证的虚实来选择用药。热淫于内，治以咸寒，咸寒是主要的，是君药，佐以甘苦是臣药,以酸以收之或者用苦发之这是佐使药。温病学的“清营汤”就是咸寒苦甘法的方子,与这里所说的热淫于内治于咸寒,佐以甘苦是一致的,清营汤治厥阴暑温,症见烦热、谵语,病机是热入营分,咸寒药用的是犀角(现用水牛角代替)、生地黄,甘药是玄参、麦冬,苦药是黄连、连翘。

第三关于湿。《素问·至真要大论》文云:“湿淫于内,治以苦热,佐以酸淡,以苦燥之,以淡泄之。”张元素对于湿证的制方大法是遵经所言。湿为土之气,土湿,只能用燥的方法,才能够除湿,所以要治以苦热、苦温,最典型的药是苍术。湿往往与寒分不开的,湿热是寒湿的进一步变化,寒湿久了郁而为热,湿属寒邪,这是为什么湿淫于内要治以苦热的原因。“佐以酸淡”,因为酸是木之气,木能够制土,所以要治以酸淡。

文献上张元素是说:“佐以咸淡。”这和《黄帝内经》的“酸淡”不同,这也可能是张元素本人的问题,也可能是文献的刊误,照五行的属性来讲,还应是“酸”,“酸”从木化,能够制土,所以佐以酸淡是顺理成章的。

“以苦燥之”,苦从火化,苦为火之味,淡能够泄,淡能够利窍,苦能燥湿,淡以利窍,能够泄湿,这也是给湿邪找个去路。《素问·藏气法时论》说:“脾苦湿,急食苦以燥之。”温病学有个方子“四苓加厚朴秦皮汤”,我记得在《温病条辨》里面,就是苦热淡法,“四苓”在《伤寒论》中是猪苓、茯苓、白术、泽泻,在温病里面是猪苓、茯苓、泽泻、苍术。所以成为苦热、苦温剂,就是苍术的关系,苍术是苦热、苦温药。没有用桂,加厚朴、秦皮,所以是苦热淡法,符合湿淫于内,治以苦热,佐以咸淡,以苦燥之,以淡泄之的治疗原则。《伤寒论》的四苓汤用白术,白术的燥性不够,四苓加厚朴秦皮汤治疗的是寒湿证,寒湿腹胀。

治“湿”不外乎这样两条路,湿重要用燥法(特别是寒湿要用温燥法),湿轻要用淡渗法。前者是寒湿证,后者是湿郁、湿滞证。总之《素问·至真要大论》里的这一原则,被后世的温热家充分地发挥了,在《温病条辨》里面近200个方子全是应用《素问·至真要大论》的理论,用的是辛凉法、辛温法、甘温法。附上一段《温病条辨》的原文,大家可以体会一下。

“四六、足太阴寒湿,四肢乍冷,自利,目黄,舌白滑,甚则灰,神倦不语,邪阻脾窍,舌謇语重,四苓加木瓜草果厚朴汤主之。

脾主四肢,脾阳郁故四肢乍冷。湿渍脾而脾气下溜,故自利。目白精属肺,足太阴寒则手太阴不能独治,两太阴同气也,且脾主地气,肺主天气,地气上蒸,天气不化,故目睛黄也。白滑与灰,寒湿苔也。湿困中焦,则中气虚寒,中气虚寒,则阳光不治,主正阳者心也,心藏神,故神昏。心主言,心阳虚故不语。脾窍在舌,湿邪阻窍,则舌謇而语声迟重。湿以下行为顺,故以四苓散祛湿下行,加木瓜以平木,治其所不胜也。厚朴以温中行滞,草果温太阴独胜之寒，芳香而达窍，补火以生土，祛浊以生清也。

四苓加木瓜厚朴草果汤方（苦热兼酸淡法）

生于白术（三钱）　猪苓（一钱五分）　泽泻（一钱五分）　赤苓块（五钱）　木瓜（一钱）　厚朴（一钱）　草果（八分）　半夏（三钱）

水八杯，煮取八分三杯，分三次服。阳素虚者，加附子二钱。”

第四关于燥。《素问·至真要大论》文云：“燥淫于内，治以苦温，佐以甘辛，以辛润之，以苦下之。”张元素对于燥证的制方大法是遵经所言。燥淫是金之气，用苦温，苦是火之味，火能克金，所以要用火的苦味来胜燥金。燥气要分凉燥和热燥，有的燥气属于凉燥、寒燥，燥气更多的属于燥热。用苦温的道理好理解，温和苦是火之气、火之味，火能胜燥金，临床上凉燥是可以这样用的。有个苦温治燥证的方子叫做“绝经煎”，有当归、肉桂、熟地黄、台乌药、泽泻等五味药，当归、肉桂是温热性的，乌药、泽泻味苦，绝经煎是个苦温剂，主要是治血虚经滞的闭经，或是月经量少。这个方子有加减法云：月经不来，腹痛时还要加附子。这是温化法，既要用熟地黄、当归润燥，更要用肉桂温化。绝经煎里面也佐有甘辛，如地黄就是甘味药，当归是辛味药，这种辛也要带辛润才行，治燥证嘛。除这个方子外，还有一个偏于温性的治燥证的方子，就是张元素本人的“桂苓甘露饮”，是用“甘露饮”加桂枝、茯苓，这是治燥证的温剂。除此以外，治燥证的温剂不是太多的，在临床上治燥用得最多的，不是苦温剂。

临床上治燥证多用辛凉甘寒剂，如“桑杏汤”、“桑菊饮”都是辛凉剂，《温病条辨》的“翘荷汤”连翘、薄荷为主的，这是辛凉剂。除此之外还有甘寒剂，如“清燥救肺汤”、“沙参麦冬汤”，《金匮要略方论》的“麦门冬汤”等都是甘寒剂，甘才能够生津，津可以润燥。治燥证还是要掌握辛凉、甘寒、甘润这些主要的方法。燥与热还不一样，药味太苦对燥证不适合，因为苦本身就多兼燥，用辛味药也只能限于辛润的范围，不能用辛散的药。

“以苦下之”治燥，需要认真地思考，下燥也有几个方子，如“麻仁润肠丸”，这个方子甘润的，其中二升杏子二升麻。治燥证用苦下药并不太多。李杲的润肠丸，用大黄、当归、羌活、桃仁、火麻仁这几味药，大黄是苦味，但其中有当归、桃仁、火麻仁配伍，充分考虑到润燥这个概念。

总之，治疗燥证苦药尽量少用，温燥、凉燥可以用温性药，热燥应该用辛凉甘寒剂，燥在表用辛凉剂，燥在里用甘寒剂，这是治燥证的一般原则。张元素的桂苓甘露饮，用生地黄、熟地黄、天冬、麦冬，还是甘寒、甘润的立意。

第五关于寒。《素问·至真要大论》文云：“寒淫于内，治以甘热，佐以苦辛，以辛润之，以苦坚之。”张元素对于寒证的制方大法是遵经所言。寒是水之气，甘是土之味，土能治水，热能胜寒，所以治以甘热，甘从土化，热从火化。

张元素说:“佐以苦辛,以辛散之,以苦坚之”,苦辛还是一个散寒湿的作用,苦能坚嘛,寒软苦坚嘛。如“理中汤”就是甘热苦温,其中人参、炙甘草、白术、干姜,既是甘味药,又是热性药,理中汤是典型的治以甘热,佐以苦温的方子。理中汤是治脾肾虚寒的方子,凡是脾肾两虚,上吐下泻,多为太阴寒湿证。还有一个方子叫“九痛丸”,有人参、干姜、吴茱萸、巴豆、狼牙等五味药,治疗腹绞痛、寒痛,包括疝症在内。这也是属于甘热剂,干姜、吴茱萸甘热,巴豆辛热,狼牙性温。巴豆这个药不能随便乱用,处方上一般只能用巴豆霜,不能直接用巴豆,巴豆有毒,中毒首先是吐,而且是剧烈地吐,其次是腹泻,用巴豆霜会安全一些,“霜”剂是去了油的,巴豆的毒性主要在巴豆油中。寒淫于内,治以甘热这种方子就多了。

总之,张元素用药最讲究气味,讲究气味的归经,讲究气味的生制,讲究气味的厚薄,这是他的特点。这里介绍他应用《黄帝内经》制方的理论,在五个方面进行了气味的调配组方。他研究气味的厚薄、气味的归经、气味的生制等都不是割裂的,每讲气味都有这三方面的问题,每制一个处方都要从这三方面来考虑,其中讲究“引经报使”是他的一大发明。

综上所述,张元素的学术思想有这两方面,一是脏腑辨证学说,一是遣药制方理论。脏腑辨证学说是他根据《素问》、《灵枢》、《中藏经》的相关理论,结合自己的临床实践来阐发的,构成他对脏腑辨证理论的理解,具体反映在每个脏腑都从寒、热、虚、实几个方面来进行分析,这是张元素脏腑学说的主要内容。这对今天临床辨证,特别是对内科杂症的辨证很有现实意义。研究张元素学术思想的人对他制方遣药的理论谈得最多,而对他的脏腑辨证方面谈得较少,为什么呢?因为很长一个时期他的《医学启源》没有在世面流行,很多人没有看到他的医学启源,所以很少见到他对脏腑辨证的论述。张元素遣药制方的理论,主要是根据《素问·阴阳应象大论》、《素问·藏气法时论》、《素问·至真要大论》等经典文献来发挥的,他在这些理论基础上创造“引经报使”的理论,这个理论对后来的处方学是有很大影响和启发作用的。

张元素所著书有:《珍珠囊》一卷,《洁古注叔和脉诀》十卷,《医学启源》三卷,《洁古家珍》一卷。《珍珠囊》是讲药物性味的专著,《洁古注》记载了他的一些处方,这两部书都不完整了,仅存于杜思敬所编的《济生拔萃》中。现在的《珍珠囊药性赋》那是另外一回事,有些人写文章认为《珍珠囊药性赋》是张元素的,这是张冠李戴了,《珍珠囊》与《珍珠囊药性赋》是两码事。至于《叔和脉诀》这本书见不到了,《医学启源》现在出版了。下面医案部分大家自己看一看。

三 李杲的脾胃内伤论

李杲的学术反映在三个方面：一是脾胃论，二是内伤论，三是升阳泻火用药方法。掌握了这三个内容，就能去读他的著作了，如他的《脾胃论》、《内外伤辨惑论》等。

（一）脾胃论

《脾胃论》的主要精神有两个：一是脾胃与元气的关系；一是脾胃在脏腑论中是人体升降的枢纽。这两个问题能反映《脾胃论》的整体面貌。

1. 脾胃与元气

关于脾胃与元气的问题，他提出了两点。第一是关于元气的概念，他解释说："真气又名元气，乃先身生之精气也。"就是说胎儿还没有成形时，元气就已经存在了，即先身而生。元气的概念有二，一个是"源"，一个是"大"，古代"元"字就作"大"字解，所以《易经》上乾坤都称元，乾元坤元，对人类来说，世界上什么最大？天地最大。所谓"源"，是指生命之源，换句话说，在胚胎初期的时候，这个元气秉受于父母，有了这个元气后，胚胎才一天天地发育，直到人体成形，这就是元气，生命之源。胎儿成形后，元气充分地存在于人体中，使之不断地发育，由幼、而少、而壮、而老，一直到衰亡，整个生命的过程都是元气的支持，所以元气也是"大气"，是人体中最大的功能，也是唯一的生机，所以在形容受到重创就用"大伤元气"这个词。李杲又说："夫元气、谷气、营气、卫气、生发诸阳之气，此数者，皆饮食入胃上行，胃气之异名，其实一也。"他认为元气是先身而生的真气，这个真气里面包括营气、卫气、阳气，这就完整地理解了李杲所谓的元气的概念了。

第二是元气与脾胃的关系，元气与脾胃是什么关系呢？李杲提出"非胃气不能滋之"。尽管元气是先天性的，在胚胎时期就存在，是秉受于父母，但元气的不断补充靠谁呢？李杲认为都是靠脾胃水谷之气来不断补充的。这就是脾胃与元气的关系，因为先天的秉赋毕竟是有限的，要维持人体几十年生机，那就要靠脾胃，后天才能够养先天。所以李杲重视脾胃，因为元气的不断补充要靠脾胃的水谷营卫之气。

他又提出"脾胃之气既伤，而元气亦不能充，而诸病之所由生也"。人活几十年，有的人健康、结实，很少有病痛。有的人多病痛，不健康。疾病的根源在什么地方呢？其根源就在脾胃。是脾胃功能或者不正常，或者比较衰弱，不能正常地供给元气以补充其耗。脾胃之气既伤而元气就不能充，元气就不能维持人体几十年的健康，诸病之所以由生。李杲从生理、病理两个方面来论述元气与脾胃的关系，在他的《脾胃论》中反复地在阐明这个理论。

2. 脾胃为升降的枢纽

这是讨论脾胃的升降问题。自然界存在春生、夏长、秋收、冬藏这个升降关系，人体脏腑的运动也适应着这样的关系。李杲认为肝脏得到脾胃元气，就能够维持它的春生之气，肝主升发嘛；心脏得到脾胃元气，就能够维持它的夏长之气。这两方面反映了人体阳气之升。肺得到脾胃元气，就能够维持阳气传输的作用；肾脏得到脾胃元气，就能维持阳气蓄藏的作用。这两方面又反映了人体阳气之降。人体肝心之所以阳气生长，肺肾之所以阳气收藏，都关系到脾胃，所以脾胃成为升降的枢纽。脾胃即是元气的根源，又居于四脏之中，所以它为一身之枢纽，这是李杲所谓升降枢纽的概念。与后世温热家叶桂所谓的脾主升胃主降不是一个概念，他是从人体有机整体来讲的，脾胃为升降之枢纽，这个概念要明确。

李杲认为元气既依赖于脾胃的滋养，脾胃一受病，元气则因之而受伤，元气受伤，许多病变都由此而产生。他的这个概念，临床上最常见的是元气亏乏证，五脏的升降就会失常。对升降这两方面，李杲特别注意到升的方面，认为有升才有降，没有升就没有降，所以他特别重视升的方面，重视升发之气。元气亏乏首先影响人的是升发之气，不能升举，元气就要下陷，元气下陷的结果，随之而产生就是阴火上乘，这就是李杲理论中的另外一个问题。

元气不能升举而下陷，为什么会产生阴火上乘？李杲认为元气充沛，就有升有降。元气虚衰而下陷，随元气而下陷的不仅是脾胃的元气，还有中焦的湿浊之邪。脾胃虚弱了，不能化生元气来帮助升发，那么人体的水谷之气不能变化为元气升发，反而会变为湿浊随元气而下陷，湿浊下降，就会影响肝肾的阴火上乘，这里称的“阴火”就是朱震亨概念中的相火。阴火就好比自然界的龙雷之火，在阴霾邪气最胜的时候，如越是下雨，湿浊越多，阴火越燃，雨下得越大，雷就打得越大，水越是泛滥，龙火就越是上升，朱震亨很形象地解释了“阴火”的概念。要想解决龙雷之火，让阴火不上乘，就要把阳气恢复起来，要让云散天晴，太阳出来了，阳光普照，阴火就散了。“阴火”与“人火”不一样，“人火”可以用水来解决，水可以克火，对“阴火”水是不能解决问题的，还会助长它的燃烧。阴火上乘的临床表现为：身乏力，行动气短，食欲不振，大便稀溏，恶寒发热，口干，但不渴。这是因为中焦湿浊，阴火上乘会口干、发热，这就是李杲气虚发热的理论。这里所谓气虚是指元气虚，元气虚，湿浊下降，阴火上乘，阴火不能收敛，所以身体越来越亏乏。要用黄芪、党参、白术、生姜、大枣这类甘温法去除热，即所谓的甘温除大热，就是针对这种病变的。这就是李杲的气虚发热，阳虚发热的理论，所以他就用甘温扶阳的办法，补元气的办法，使肝肾的阳气上升，元气升举，元气能升举了湿浊就不能下降，湿浊不下降了阴火就不上乘，这是李杲学术思想的论点。

上面分析了李杲的脾胃论的中心思想，主要有两方面，一是脾胃与元气的关系，一个是脾胃是升降的枢纽。脾胃与元气的关系，首先是明确什么是元气，要了解元气的生理功能，其次是从生理、病理两方面来了解脾胃与元气的关系。脾胃是升降的枢纽，也是从生理、病理两个方面来说明的。在生理方面，脾胃强，元气充沛，就能使肝木心火上升，心阳上升，肺津下降，肾水不泛；一旦元气不充，升降失常；在升降两方面，主要矛盾是“升”，阳气不升，就要造成气虚发热的病变。李杲脾胃论的基本理论就是这样。

（二）内伤论

河间学派的医家非常重视外因引起的病变，易水学派的医家则着重在内伤病变方面，这是两大学派很显明的区别。内伤就是两个问题：一个是病因，一个是病机。

1. 内伤病因

李杲的内伤论是和他重视脾胃、重视元气的理论分不开的，脾胃和元气是人体内重要的物质。他提出脾胃伤，元气就会受伤，随之许多病变就会产生。有了脾胃论的学术思想，必然要从内伤方面来不断地发挥。因此他的内伤论基本是以脾胃内伤为主要内容，因而在叙述内伤的三种病因里面，也着重于脾胃伤。

李杲说：“饮食不节则胃病，胃病则气短、精神少，而生大热。”所谓内伤首先是脾胃伤，是饮食不节造成的。他又说：“形体劳役则脾病。”是说劳役过度，形体劳役过度则脾病，因为脾主肌肉，脾主四肢，过度的劳役会伤及脾。他还说：“此因喜怒忧恐，损耗元气，资助心火。”这是精神方面的病因，情志伤会资助心火，火乘其土木，火反过来伤脾。以上三个方面的病因（饮食不节、劳役过度、情志伤），落点都在脾胃上。所以“脾胃三因说”是李杲提出来的：饮食不节可以造成脾胃病，劳役过度可以造成脾胃病，情志变化也可以造成脾胃病。

李杲的三因说与《黄帝内经》不同。《灵枢·百病始生》提出：“喜怒不节则伤藏。”喜、怒没有节制就要伤脏，这个脏是指五脏而言，如喜伤心，怒伤肝等。《灵枢·百病始生》提出：“风雨则伤上。”这个“上”指的是表，这里的“风雨”代表风寒暑湿燥火六淫，这些外来的因素伤于表，邪从外而入嘛，包括温病、伤寒等病。《灵枢·百病始生》提出：“清湿则伤下。”“清湿”就是“寒湿”，寒湿邪气从下而生，这个“下”既指下半身，也指里。《灵枢·百病始生》提出：

“三部之气，所伤异类。”这是《灵枢》提出的三因说。显然李杲的三因与《黄帝内经》的三因不一样，《黄帝内经》的三因包括内伤、外感。《金匮要略方论》解释三因说云：“千般疢难，不越三条：一者，经络受邪，入脏腑，为内所因也；二者，四时九窍，血脉相传，壅塞不通，为外皮肤所中也；三者，房室、金刃、虫兽所伤。以此详之，病由都尽。”李杲的三因说与《金匮要略方论》的三因也不一样，李杲的三因说是从脾胃论的基础提出来的，基本排除了外感，饮食不节、形体劳役、情志所伤等三方面都属于内因范畴。

李杲为什么会着重强调内在的病因呢？是有当时的历史条件的，他是宋金时期的人，正是民族矛盾冲突很尖锐的时候，在宋朝，汉人与金人打了几十年的仗，北方一带外族入侵，人民生活很艰苦，他接触到病多是由于饮食不节、喜怒忧恐、形体劳役引起，这样的病因引起的疾病普遍存在，所以不能认为李杲的脾胃论是很随意的，从他的《脾胃论》序中可以看到，他是在医疗实践中，从大量的病例中总结出来的。

2. 内伤病机

李杲认为“气和火失调”和“升降失常”，是内伤疾病的病机所在。

(1)气火失调

气与火的关系，刚才我已经提到了，即元气下陷阴火上乘。气与火失调，李杲有三个论点。

首先从生理上讲，元气和阴火在正常人体上是协调统一的。元气就是阳气，阳气和阴火是对立的两方面，主要方面是在元气，人的元气充沛，阴火就藏于下焦，藏于肝肾，即阴火能够自敛。这里的“阴火”可以广泛地理解成为五脏之火，脏为阴嘛。《素问·阴阳应象大论》中有“气食少火”、“少火生气”的理论，这个“少火”就是少阴之火，这个理论把阳气与阴火统一起来了。“气食少火”的“食”是供给、供养的意思，即元气能够供给少火，“少火生气”的“少火”即阴火，又可以产生元气，两者是对立统一的，是相互依存的关系。

其次从病理来看，发生病变以后，元气与阴火势不两立，所以李杲说：“火与气，势不两立。”二者失去了统一平衡的关系，那就势不两立了，一胜则一负。而且这个胜负的结果往往是元气负而阴火胜，阴火就不断地上乘，元气就一天天被消耗。这种关系就是《素问·阴阳应象大论》所说的“壮火食气”，“壮火散气”。这个“壮火”指的就是上乘的阴火，是朱震亨说的妄动之相火，这种“壮火”就要“食气”，这个“食”是消耗的意思了，这种壮火还要“散气”，阴火一天不收敛，元气就要被消耗，这个“散”也是消耗的意思。李杲说：“相火是下焦包络之火，是元气之贼也。”元气之贼，就是损害元气的邪火，所以是势不两立的。

元气和阴火这个对立统一关系为什么会被破坏，李杲认为还要从脾胃来理解，脾胃壮，元气就充，中焦的水谷精微就都能化为元气阴精，分布到五脏，维系升降关系，阴火藏于脏之内而不能亢于脏之外，这种藏于脏之内的火就是少火，是人体功能的动气。如果脾胃损伤了，元气损伤了，阳气不能上升，湿浊反而下降，中焦湿浊下流，是中焦水湿积聚激发阴火上乘，于是许多病变就出现了：恶寒、发热、口干、不思饮食、身体极度疲乏等。

总之，从生理方面来讲，元气与阴火是统一的；病理方面讲，元气与阴火会一胜一负，特别是阴火胜元气负；元气阴火对立统一关系失调的病机，是脾胃受伤，湿浊下流，而激起阴火上乘，阴火不能内敛造成的。李杲的气火失调论主要就是这么三点认识。

(2)升降失常

升降问题在《素问·阴阳应象大论》有论云："清阳出上窍，浊阴出下窍；清阳发腠理，浊阴走五藏；清阳实四肢，浊阴归六府。"这种清浊升降都是正常的，这也是人体阳气、阴精在人体内升降运动的基本状态。这种升降的状态在《素问·六微旨大论》里，做了很形象的解释："气之升降，天地之更用也。"所谓"更用"就是相互作用，天地一上一下，不是隔裂的，上下是通过升降关系联系起来的。《素问·六微旨大论》文曰："升已而降，降者谓天；降已而升，升者谓地。"在中医学看来，所谓天地，无非就是一个升降，升到极点就要返降，所以只要是从上而降的，即所谓的"天"；降已而升的，即所谓"地"。自然界是如此，人身中也是这样。这个说法是有辩证关系的，是科学的。

人体中的升降是什么样的呢？心肺在上属阳，在上的心阳、肺气都要下降，所以中医学认为心阳总要下交于水，下交于肾，即所谓的心肾相交嘛。肺气总要肃降于下，肺气是只能下不能上的，一升就是病变，咳嗽、气喘就发生了。心肺属阳，都在上，在上的主下降。肝肾都属阴，都在下，在下者就要升，所以肝肾主升发，肾的水就要上交于心。这就是人体脏腑是升已而降，降已而升的基本状态。用自然界的升降现象，来形象地解释心、肺、肝、肾的升降关系，脾胃是在心、肺、肝、肾之间，是升降的枢纽，脾胃气虚，就不能维系升降的作用，心肺不能降，肝肾不能升，复杂的病变就从而产生了。李杲认为尽管病变或者在肝，或者在肾，或者在心，或者在肺，都是源于脾胃。五脏六腑不管生理方面，还是病理方面，都要受到脾胃的影响。

所以李杲在脾胃论中特别提出两个问题，即肺的脾胃虚和肾的脾胃虚。《脾胃论》里面有两篇文献，专门讲肺的脾胃虚和肾的脾胃虚产生的多种病变。肺的脾胃虚了，肺气不能肃降，会产生许多病变。肾的脾胃虚了，肾水不能上升，也会产生许多病变。

李杲关于内伤的病机说不外乎就是这么两方面：一是气火关系，元气与阴火的关系，维护气火关系的正常，以及纠正气火关系的不正常，都要从脾胃着手；二是心肺总要下降，肝肾总要上升，升降失常了，还是要从脾胃入手来调整。这就是李杲有关内伤病因、病机的学术思想。

（三）升阳泻火的用药法度

病因、病机明确以后，如何治疗呢？李杲用升阳泻火法，这是他的主要治疗方法。由阳气不升造成阴火上乘，所以临床治疗的着重点在升阳泻火方面。还是从他的补中益气汤来理解，这是临床上用得很广泛的一个方子，也是李杲用方的经典之作。补中益气汤用得虽然普遍，但是理解得透不透还是一个问题。这里选择一个比较有代表性的医家柯琴，介绍他对补中益气汤的理解，我对他的议论还是比较欣赏的。

柯琴说，在临床上凡因劳倦而营气衰少，就会引起阳虚生内热。所谓“劳倦”就是李杲在内伤里提出“劳役过度”，劳倦就会伤脾。对补中益气汤证有不同的理解，有人说是阳虚生热，有人说是阴虚生热，说阴虚生热的说法并没有错，这种说法也是根据《素问·调经论》上来的，但这个阴虚生热的“阴”是特指太阴脾而言的，所以李杲的补中益气汤既治阳虚生热，又治阴虚生热，说法不同，内容是一个。所谓阳虚生热，就是元阳虚了，元气虚了，所谓阴虚生热，这个阴指的是太阴脾，是指脾气伤了。所以尽管说法不一样，理论是一致的。凡是由劳倦而引起的阳虚生内热（或者叫太阴虚生内热），就临床表现来说，与表证发热有相同的地方，与外感发热有相同的地方，比如头痛、口渴、自汗、恶风，表证也可以见到这些症状。但是补中益气汤证除了有这些症状之外，还特别强调有心烦不安（阴火重嘛），还伴有四肢困倦，而且是相当地困倦（元气伤了嘛），还可见到懒于语言，话都不愿意说，无气以动，动则喘气、自汗（气太虚嘛）。从头痛、口渴、发热、自汗、怕风来看好像是外感，但是再从心烦不安、四肢困倦、懒于语言、动即气高而喘的来看，完全是内伤。

李杲认为这些内伤的表现，是由于谷气不盛，阳气下陷于阴中，这个“阴”指的是下焦肝肾，所以他用补中益气汤。按照《素问·至真要大论》“劳者温之”、“损者益之”的理论，“劳”就是劳倦、虚劳，就要用温补，“损”是虚损，虚损就要补益。所以李杲排除一切苦寒药，而且用甘温药来除热，来升启阳气，使人身的元气能够上升。他用黄芪来益肺气，解决发热、自汗；用人参补元气、补中气，解决懒于语言、虚喘；用炙甘草来泻心火，除烦（因为这是阴火、虚火，不是实火），甘草同时还是补脾胃的药，补脾胃以助长升发之元气。补中益气汤能所谓甘温除大热，就是这三味的作用。黄芪、人参、炙甘草，为什么能解决这个大热？就是补脾、胃、肺的元气，升清气以降阴火。这三味药是李杲把握得最好的三味药，李杲的很多方子里面都有黄芪、人参、炙甘草。补中益气汤中还用白术来健脾，当归来和营，陈皮来和胃，并可以调制大枣、黄芪、党参、炙甘草，使补而不滞。至于升麻、柴胡那是气味之轻者，气味之薄者，用来升聚清气，使中气上升，这二味药是画龙点睛的药，很重要，但不能重用。一般黄芪、党参，可以用到五六钱，升麻、柴胡只能控制在一钱左右。如果补中益气汤黄芪、党参用五六钱，升麻、柴胡也用五六钱，这就不行，量重了不仅不能升清，反而会出现发散之弊，不仅不能助长升发之气，反而还要消耗元气。轻用升麻、柴胡配合黄芪、党参就能使元气上升，能够升清。

补中益气汤对于心、肺、脾、肝都有用，唯独对肾没有用，不合适。可以益肺之气，也可以益心之气，又可以助肝的升发，唯独不补肾，肾阴虚、肾阳虚都不合适。为什么？因为肾虚不宜升，肾阴虚不能升，肾阳虚更不能升。柯琴说一定要注意这个问题，补中益气汤适合于中上焦的问题，这个方子不适合下焦证，说明柯琴在临床上是有体会的。现在我们在临床上遇到肾阴虚、肾阳虚怎敢用升、柴呢？

柯琴说李杲脾胃的方总是以益气为主，所以这个方子里面去掉当归、白术，加入苍术、木香就是“调中益气汤”；加入麦冬、五味子，就是“清暑益气汤”；不管是“调中益气汤”还是“清暑益气汤”，方中黄芪、党参、炙甘草均为主药。就是李杲着重补气的立意，着重补脾胃之气，我认为柯琴的体会是比较深刻的。

李杲升阳泻火的方法实际就是扶正祛邪的方法，升阳益气就是扶正，泻火就是祛邪。而扶正、祛邪两方面，扶正是主要的，升阳是主要的。所以在李杲一系列的方子里，都以升气为主，以人参、黄芪为主药。他的升阳具体落实在脾胃上的，脾胃之气充，元阳即充足。益肺、益心、益肝，都是通过脾胃而起作用的，这就是李杲扶正的精神。李杲的泻火、祛邪，是要区分虚邪、实邪的。如泻虚火，他用甘寒法，用生甘草；泻实火才用黄家类药，如黄芩、黄连、黄柏等。

李杲的升降说，着重升阳，升举清气，泻火是降。我们主要学习他制方的立意，临床上要善于应用。如气虚需要升，不能强烈地升，降也是一样，气上逆需要下降，但是不能大力地去攻气、破气使气下降，如果这样，临床上会出现不良的反应，这就是为什么李杲在补中益气汤中一再强调升、柴不能重用的原因。

河北有个张锡纯，他也学李杲的升气法，他也有个升陷汤，升陷汤是用黄芪配桔梗用，他认为桔梗可以载诸药上行，药物里面用一点桔梗，其他的药物可以随着桔梗而走上焦，这叫做载诸药以上行。张先生的升陷汤之所以用桔梗，就是怕升、柴太散，桔梗性升浮，可避免升、柴的散性。升陷汤里面有一味降药，即知母，他用润降的办法，不用其他剧烈下降的药。你们翻翻张锡纯的《医学衷中参西录》，看看他的升陷汤是怎样制方的，把他的升陷汤与李杲的补中益气汤比较一下，就能得出一点体会，哪些方面是相同的？不同是哪些？张先生在这方面有体会，用升的药不能急剧地升，用降的药不能急剧地降。气虚、气少尤其要缓缓地升，一下子升起，会上下不交，往往临床上要出现不良的反应。按照李杲的理论，阳气虚了阴火上乘，升的药力大了，还会助长阴火往上升，阳气没有升起来，阴火反倒更猖獗了，这点一定要理解，要注意把握度量。降也是一样，急剧地降，降得太厉害了，阴火倒没有降下去，中气越是下陷了。这些你们需要在临床上慢慢地体会。

我们在临床上遇到一些胸腹痞闷的患者，气往上攻，用枳实、厚朴大量地去攻痞满，一下子就造成腹泻，这就是大力地降的结果，看到腹泻又再升，用人参、黄芪大力地升，腹泻没有止住，气喘又增加了，这就是没有把握住升降的法度。

总之，李杲是易水学派首屈一指的大家，而且还是补土派的宗师，他的老师张元素没有这样强调脾胃的作用。他在易水学派里属于补土派，他的学术思想突出在脾胃论、内伤论两方面。脾胃论的主要学术论点，认为脾胃健则元气充，脏腑之气就得以升降。内伤论的主要学术内容，认为脾胃伤，元气会随之下陷，元气下陷，阴火就上乘，出现气越衰，火越炽的临床表现。在临床上善用升阳泻火法，“补中益气汤”、“调中益气汤”、“升阳益胃汤”、“清暑益气汤”等著名方剂，都反映了他升阳泻火的学术思想。

跟随李杲学习的有两人：王好古和罗天益。对王好古下面有专篇分析，罗天益没有专篇分析，因为罗天益的学术思想基本上全是李杲的，可以说是全面地接受了李杲学术，因此就不重复了。

李杲的主要著作有《脉诀指掌病式图说》、《内外伤辨惑论》、《脾胃论》、《兰室秘藏》等，这几个书都好看。《兰室秘藏》是李杲治内科杂病的文献，《脾胃论》是围绕脾胃讨论辨治的文献，《内外伤辨惑论》着重谈内伤的辨治，所谓“辨惑”就是要分辨外感和内伤，比如发热，外感的发热与内伤发热如何分辨？再如头痛，外感的头痛与内伤的头痛如何分辨等。要学习李杲的学术思想这些书都是必看的。还有《活法机要》、《医学发明》保存在《济生拔萃》里面，《东垣试效方》这本书现在没有，罗天益的《卫生宝鉴》是完整的，这本书值得看，他的学术思想都是结合病案来发挥的。

四 王好古的阴证论

王好古和李杲都是张元素的学生，王好古比李杲年轻，后来王好古又跟李杲学习，他们两个是师友关系。王好古的学术思想，我提出以下三点。

（一）五脏阳虚证

因为跟张元素学习，所以他的学术思想还是着重在脏腑辨证方面，着重在脏腑病机方面，但是他在脏腑辨证的基础上，倾向于分析五脏的阳虚，即所谓阴证，阴证是阳虚问题嘛。

他说："若面青黑，脉浮沉不一，弦而弱者，伤在厥阴肝之经也。"这是厥阴肝的阳虚证，表现为面青黑，脉浮沉不一，弦而无力，这就肝的升发之气不够的缘故。肝是藏血之脏，气不够，血就不能很好地运行于经脉，所以面发青黑，这是升发之气不足造成的。正因为是肝气不足，所以脉尽管弦，但是弦而无力，这是伤在厥阴肝之经，且伤在肝之阳。

有人说，一般肝病多见热证，如肝阳亢、肝气郁等。肝有寒证吗？肝有虚证吗？肝病同样有虚证、有寒证，包括现在临床上诊断的肝炎。《金匮要略方论》第一篇就说："肝虚则用此法，实则不在用之。"肝为什么没有虚证呢！肝有虚证，如肝血虚、肝阳虚、肝气虚等，临床都可以见到。特别是疝病，十有八九都是肝阳不足的肝寒证。

王好古说："若面红而赤，或红赤俱见，脉浮沉不一，细而微者，伤在少阴肾之经也。"这是肾阳虚。少阴之为病，脉微细是阳虚的脉象，阳虚为什么会面红而赤，或红赤俱见呢？这是虚阳浮于外，阳不归根，阳不能入于阴的缘故，这种情况往往是假热。像这种面红赤，看上去好像是热象，面红赤嘛，很容易当作阳证来处理，这是临床上容易犯的一个错误。

虚阳外浮有阴虚、阳虚两种情况，临床上除了其他一些症状可供参考外，也可以看局部表现。如两颧发赤、发红，阴虚的热在外，阴虚阳亢，手脚心是烫的，面红赤热涨；若是阳虚，真阳脱于外，脸红得像上了胭脂，但摸上去是冰凉的，特别是患慢性病的人。总之"脸赤"一症阴虚、阳虚是绝对不一样的，阴虚阳亢的人，面赤摸上去是热的，虚阳脱于外的人，脸赤摸上去是凉的。

王好古说："若面黄或洁，或黄洁俱见，脉浮沉不一，缓而迟者，伤在太阴脾之经也。"这是脾阳虚。面黄或洁，这个"洁"是什么样？阳虚的情况与阴虚大不一样。如温病的面色像上了油妆，像擦了油一样，油腻，就像多少天没有洗脸一样，油腻、晦暗，看上去很脏，这是阴虚证、实热证。这个"洁"面，就像是脸洗得很干净,一点油腻没有,枯燥象,毫无津液的表现,没有色彩,没有一点润的气象,这叫做“洁”。黄洁,是面黄、痿黄,毫不润泽,加之脉缓弱而迟,这是伤在太阴脾经,脾阳虚证。

由上述三阴经的阳虚证可以看出,王好古既与他的老师不一样,与李杲也不一样,着重在对五脏阳虚的研究。李杲的脏腑病机着重研究在脾胃虚损方面,王好古不是专讲脾胃虚损,而研究三阴都有虚证。李杲强调脾胃虚损,阴火上乘的一面,常常用升阳泻火法。王好古基本不强调这一点,不强调阴火上乘这个问题,尽管是一个老师教出来的,王好古着重研究三阴阳虚问题。

(二)重内伤虚证

王好古为什么要着重研究三阴阳虚呢?因为当时研究《伤寒论》的诸家,都注重于三阳问题,都强于外感问题,而忽于内伤,强于三阳而忽于三阴,强于实证而忽于虚证,但在他的临床中,不管是伤寒病还是杂病,他认为三阴的虚证很多,阳虚、气虚多见,特别是伤寒病到了三阴证(杂症就更不用说了),五脏的气虚、阳虚问题显著,所以他选了这样一条研究的路走。

(三)寒湿与虚寒

所谓的阴寒证,一定要分辨两种情况,不能把阴寒证绝对化。一种情况就是阳虚而外寒,即是阳虚的人就容易受外寒,阳气虚受外寒,而且这种外寒还往往会一下子不能解决,阳虚的人用现在的概念来讲就是抵抗力差,所以寒邪往往会长期地存留,甚至还造成寒湿内聚,或者叫冷湿内聚,或寒邪固结,这是既有阳虚,又有寒邪存在,这种属于寒湿证。另一种情况就是阳虚,没有外感寒邪,这是所谓的虚寒证,虚寒实际是虚的问题,本质就是虚,不存在寒邪,只是阳虚问题,这种虚寒证是单纯的虚证。

王好古研究的“阴证”中,这两种情况都有,有的属于寒湿证,阳虚而夹有寒湿邪气,有的属于虚寒证,只是单纯的阳虚,从他用的方子中就能体会出来。他选用的方子有:返阴丹、回阳丹、火焰散、霹雳散等。如“正阳散”,用附子、皂荚、干姜、炙甘草、麝香,单是扶阳就不能用皂荚了,皂荚是个祛痰湿的药。如“回阳丹”,用硫黄、木香、荜澄茄、干姜、干蝎、吴茱萸,是温散寒湿的药。如果纯阳虚证,就犯不上用这些药。对王好古的阴证论,理解成纯虚证还不准确,应该是这两种情况。

从王好古整个的学术思想来看有这么三点,实际在临床上所谓的阴寒证,也还超越不出寒湿和虚寒两方面,但在临床上要分辨的是病位。是太阴的阴寒证,还是厥阴的阴寒证,还是少阴的阴寒证?太阴阴寒证,太阴本身湿气重,土湿之气嘛,脾阳弱了,不能化水谷精微而为津气,中焦就要被寒湿所困;少阴是水脏,少阴的阳气弱了,肾阳虚了,肾阳不能化寒水,寒水就会泛滥;肝阳不足，寒邪留滞肝的经脉，阳气不能升发，升发之气弱了，寒邪就要聚于肝阴，这些病变在临床上还是比较多见的。掌握了以上三点，就可理解王好古学术思想的具体内容了，他的《阴证略例》中基本上就是这样三个方面。

王好古的著作有：《阴证略例》、《医垒元戎》、《此事难知》、《癍论萃英》、《汤液本草》等，这几本书容易看到，在《东垣十书》、《医统正脉》里面都有。他的《伊尹汤液仲景广为大法》，一般看不到了。

五 私淑易水学说诸家及其演变

什么叫做"私淑"？女同志的名字有很多含"淑"字，"淑"是"善"的意思，"淑道"就是"善道"。所谓"私淑"，如两人并没有师生关系，但是出于敬慕、佩服，认为对方是崇拜的偶像，私下里学他、模仿他，这种关系叫做"私淑"。这在学术界是很多的，上下几千年，这种关系是很普遍的，就是当代也有这种关系。这种关系，并不一定了解对方，或根本不认识，但了解他的学术，他的成就、本事，令人折服，于是就学习、效仿，这都是私淑关系。私淑易水学诸家的有这样几家：一是薛己，二是赵献可，三是张介宾，四是李中梓。

（一）薛己

薛己是明代人，是位临床学家，知识面很广，妇科、儿科、外科、内科、五官科，甚至于正骨（骨伤科）都拿得起来，在当时是一个了不起的大临床家。他有家传关系，祖上几代人都做医生的，加上自己博览群书，所以各科都拿得起来，但他的主要学术思想是学李杲，他私淑李杲，重视李杲的脾胃论。所以李杲升阳泻火法、补中益气法，在他的临床中随处可见。以下是他学习李杲，学习脾胃论提出的学术论点。

他说："人以脾胃为本，纳五谷，化精液，其清者入营，浊者入卫，阴阳得此，是谓之橐籥。故阳则发于四肢，阴则行于五脏，土旺于四时，善载乎万物，人得土以养百骸，身失土以枯四肢。东垣以饮食自伤，医多妄下，清气下陷，浊气不降，乃生䐜胀。所以胃脘之阳不能升举，其气陷入中焦，当用补中益气，使浊气得降，不治自安。窃谓饱食致崩者，因伤脾气，下陷于肾，与相火协合，湿热下迫而致，宜用甘温之剂，调补脾气，则血气归经而止矣。若误用寒凉，复损胃气，则血无所羁，而欲其止，不亦难哉！大凡脾胃虚弱，而不能摄血，宜调补脾气为主。"

"人以脾胃为本，纳五谷，化精液，其清者入营，浊者入卫，阴阳得此，是谓之橐籥"。这与李杲的论点没有什么分别。饮食经胃的消化而分别成为清、浊两种物质，清者为营，浊者为卫。这个清、浊不能用清者净，浊者不净来理解。这个概念是从《灵枢·营卫生会》中来的，经曰："人受气于谷，谷入于胃，以传于肺，五藏六府，皆以受气，其清者为营，浊者为卫，营在脉中，卫在脉外，营周不休，五十而复大会。"意思是说人的水谷精气通过胃的分别，成为清、浊二物，清者是指水谷的精气，浊者是水谷的悍气，精气能够化生血液而行于经脉之中，所以说清者为营。浊者是悍气，是彪悍之气，它不循经脉之中，只行于经脉之外，充沛于皮毛腠理之间。清、浊是两种不同的人体所必需的物质，属于清者的物质，变为营气，属于浊者的物质变为卫气。"阴阳得此，是谓之橐籥"。这个"阴阳"是指五脏六腑，指的是三阴三阳，意思是五脏六腑都需要水谷清浊营卫之气，五脏六腑不能离开这些物质的支持，"橐籥"原本是农村用的风箱，相当于现在的发动机，原动力的源头，意思是"关键"很重要。五脏六腑能不能得到营卫，关键在脾胃，脾胃是五脏六腑的橐籥，五脏六腑功能健全，够维持正常的生理，其橐籥在脾胃，这就确立了脾胃的主要地位。

"故阳则发于四肢，阴则行于五脏"。阳为腑，行于表，所以说行于四肢；阴为脏，行于体内，所以说行于五脏。"土旺于四时，善载乎万物，人得土以养百骸，身失土以枯四肢"。土是脾胃，自然界土旺于四时，善载于万物，人得土以养百骸，身失土以枯四肢，这明显是橐籥。

"东垣以饮食自伤，医多妄下，清气下陷，浊气不降，乃生䐜胀"。李杲理论提出了饮食自伤的内伤病，一般大夫不知道脾胃的重要性，不知道脾胃为人身之橐籥，遇饮食损伤，就去消积，去攻伐，本来饮食伤了脾胃，再去妄下，二次再伤脾胃，以致于清气下陷，浊气不降，乃生䐜胀。这个道理《素问·阴阳应象大论》里面有，经曰："清气在下，则生飧泄；浊气在上，则生䐜胀。"清气该升的而不能升，就会变成飧泄，浊气该降的不降就要变为䐜胀。薛己用《黄帝内经》的话来说明腹泻、腹胀等，这都是脾胃损伤的结果。

"所以胃脘之阳不能升举，其气陷入中焦，当用补中益气"。"陷入中焦"这个话是不大妥当的，中焦是脾胃本身所在，脾胃之阳不能升举，中气不能升举而陷入下焦，所以李杲就要用补中益气法。"使浊气得降，不治自安"。补中益气汤为什么能够降浊呢？补中益气汤里有降浊的药吗？怎样理解呢？补中益气汤里没有降浊的药，但是补中益气汤确实能够降浊，对升降而言，能升就能降，不能升就不能降。升麻、柴胡，配合黄芪、党参，能升脾阳，那胃中之浊自能降，清浊就能分。对升降两个方面而言，升是主要方面，只要能升，自然也能降，所以他说"不治自安"。中气下陷的人，还只能用升药，不要随便用下气的药。

"窃谓饱食致崩者，因伤脾气，下陷于肾"。对"饱食"的理解不能太死板，

"崩漏"不都是由于饱食造成,这个"饱食"意思是由于饮食不节,脾胃受伤,因为饱食直接伤害的是脾胃,不能伤到其他,伤不到心,伤不到肺,伤不到肝,伤不到肾。所以这里"饱食"意思就是指脾胃受伤,脾气不能升举下陷于肾,湿浊下流,阴火上乘,于是相火协同而生崩漏,这完全是李杲的理论。"湿热下迫而致",这个湿热是从哪里来的?是从中焦来的,清气一下陷,湿浊就要下流。所以"宜用甘温之剂,调补脾气,则血气归经而止矣"。对脾虚的崩漏,用止血药不起作用,止也止不住,还是要振发脾气,还是要升举脾阳,所以用甘温之剂(补中益气汤之类),来调补脾气,则血气归经而止。因为脾气能升了,湿浊就不下流了,阴火不上乘了,血就归经了。"若误用寒凉,复损胃气,则血无所羁。而欲其止,不亦难哉!"像这种崩证若是用寒凉之剂,再伤脾胃,血液失去统摄的力量,血就无所羁绊,这种为止血而止血,是止不住的。脾为什么能统血?那就是脾阳的作用,脾才能为血之帅。

"大凡脾胃虚弱,而不能摄血,宜调补脾气为主"。这个经验认识现在还在用,妇女功能性出血过多,往往是虚证多见,还是脾气不能升举的问题,在临床上往往都是用补脾的方法,补脾益气的方法来解决。用什么十灰散,用什么其他止血的大剂小剂,临床效果都是不好的。与吐血病用三黄汤也是一个道理,吐血病用三黄汤那是胃中之热,血往上涌,所以要用大黄、黄连、黄芩,降胃火。三黄汤中没有一味止血药,但是它能够止血,与这个是一个道理,崩是血往下走,缺乏升举的力量,用补中益气去升举,脾气能够升举,血自然就不下走了。三黄汤的吐血是实证,补中益气的崩是虚证,但是原理是一致的。所以有两句话叫"见痰休止痰,见血休止血",看到血证去止血,这是最笨的办法,是不辨证的办法。

薛己的学术思想里面是不是只有李杲的脾胃论呢?或者是李杲的脾胃内伤论呢?不是的,他另外还有一个学术思想,那就是对"肾"的研究。他既重视李杲的脾胃,同时也重视"肾"。这一点他就不同于李杲了,李杲主要考虑后天的问题,很少考虑先天的问题,李杲对肾的虚损研究得比较少。薛己的研究是脾肾并重,研究脾胃私淑李杲,研究肾私淑钱乙,下面是他对肾的讨论。

"肾经阴精不足,阳无所化,虚火妄动,以致前症(指阴虚火旺,咳嗽咳血)者,宜用六味地黄丸补之,合阴旺则阳化;若肾经阳气燥热,阴火内动而致前症者,宜用八味地黄丸补之,使阳旺则阴生,若脾虚不能生肾,阴阳俱虚而致前症者,宜用补中益气汤、六味地黄丸培元气,以滋肾水。若因阳络伤,血随气泛行,而患诸血者,宜用四君子加当归,纯补脾气,以摄血归经。太仆先生云:'大寒而盛,热之不热,是无火也;大热而盛,寒之不寒,是无水也。'又曰:'倏忽往来,时发时止,是无水也,昼现夜伏,夜见昼止,不时而动,是无火也。'当求其属而主之，无火者，主益火之源，以消阴翳；无水者，宜壮水之主，以镇阳光；不可泥用沉寒之剂。”

肾的问题主要考虑一个阴阳水火的问题，肾有元精、元阳，元精是阴，属水，元阳是阳，属火。肾的病变往往是阴精不足，肾精不足往往又是因阳无所化，这就中医的理论。我们要知道这个道理，知道阴与阳的辨证关系，造成阴虚的根本原因是阳气不能化生阴精。假使阴精不足，阳无所司化，阳不仅无所司化，反而还要虚火妄动。肾中之阳，古人形象地比作为水中之火，水不足火就要亢，虚火就要妄动，“虚火妄动”不管在哪一经都是这样一个病机。如果心经虚火妄动，那就是心阴不足，心阴不能养心火，所以心火妄动；如果是肝经的虚火妄动，那就是肝阴不足，或者是肝血不足，肝的虚火妄动；如果肾的相火妄动，那就是肾精不足，命门之元阳失去了濡养。总之凡是讲“虚火”都是中医都是这样来认识的，虚就虚在阴的方面。对虚火的治疗多用六味地黄丸来补水，使阴旺阳才能够化，阳才不会亢，阴能够涵阳嘛。

“若肾经阳气燥热，阴无以生”，燥热就是躁动不安，躁动就要产生虚热，“燥”包括阴精不能养火的病机。正常的阳，肾中之阳，不能称为燥热的，肾无燥嘛。燥代表肾精少了，肾精少了不能涵养阳，阳就要动，阳动就要成热，这就是肾精阳气的燥热。

“虚火内动而致前症者，宜用八味地黄丸补之”，这就是水中补火。主旨是六味丸补水，八味丸是在六味丸的基础加桂、附去补火，使阳旺则阴生，阳能够化生阴精。

“若脾肺虚不能生肾，阴阳俱虚而致前症者，宜用补中益气汤。”如果脾肺虚，不能温养肾精（这是先后天的关系），那就要用补中益气汤、六味地黄丸来“培元气，以滋肾水”。补中益气汤和六味地黄丸，先天后天同时并举。大家可细细地去看薛己的医案，他的《内科摘要》实际就是医案文献，《内科摘要》中60%的病案都是采用这种方法，即用补中益气汤的同时又用六味丸或八味丸，一般是早晨吃补中益气汤，晚上吃六味丸或者八味丸，他惯用这种办法。这就是先天、后天同时并举的方法，用补中益气补后天元气，用六味地黄丸来补先天元气，来滋养肾水。

“若因阳络伤，血随气泛行，而患诸血者，宜用四君子加当归，纯补脾气，以摄血归经。”所谓阳络伤，在《灵枢·百病始生》中云：“阳络伤则血外溢……阴络伤则血内溢。”“阳络”是浅在向外的络脉，意思是血往外出是阳络伤，内出血是阴络伤，这里的阴络、阳络也可以理解为脏与腑，脏与腑有向内、向外的趋向。对阳络伤的血证，属于脾胃，可以用四君子加当归，补脾气来摄血归经。

“太仆先生云：大寒而盛，热之不热，是无火也；大热而盛，寒之不寒，是无水也；倏忽往来，时发时止，是无水也；昼现夜伏，夜见昼止，不时而动，是无火也。当求其属而主之。”太仆是注《素问》的王冰，王冰的意思说用热药而不能热，就是无火；用寒药而寒不下去，那是无水。肾脏有水火，水火在肾脏有虚实，特别是虚证，看起来很像热象，但不是真热，是阴虚的热，那种热你用寒凉药是清不下去的，你要去养阴，甚至有些热是虚阳外脱，肾中的阳不能归元，它要外脱，对这种还要用热药，要用桂、附去引火归原。这是王冰在《素问·至真要大论》里的注解，王冰的话就是这个意思。“当求其属而主之”，怎样去求其属呢？“无火者，主益火之源，以消阴翳；无水者，宜壮水之主，以镇阳光；不可泥用沉寒之剂”。对无火者，薛己用八味丸，就是桂附八味丸，益火之源以消阴翳嘛，意思就是无火的阴证，阳虚证，不存在阴寒之邪，把元阳补起来，阴翳自然消散，这叫益火之源，以消阴翳。如果无水者，水少了，而阳气亢，阴虚火亢，这种亢阳不能去清火，只能壮水之主，以镇阳光，要补水用六味地黄丸，把肾阴补起来，以镇阳光。这种是虚阳，要把阳震慑下去，如果把这种“阳光”当作湿热看待，用苦寒去治，那是绝大的错误。

薛己重肾的学术思想一是来自钱乙，一是来自王冰。钱乙是研究儿科的，小儿肾气薄弱，其生长发育就要靠肾气，所以重肾阴。王冰对肾的研究有较突出的一个方面，他研究命火与肾水，命火与肾水关系失调，主要病机是阴虚或阳虚，肾中的热证，主要因于阴虚，肾中的寒证主要因于阳虚。火有余和寒有余只是表象，本质是“虚”。所以有人理解肾无实，从这方面说这句话是对的，肾阴、肾阳是人体的正气，正气再强不能说“有余”，有如身体很结实，不能叫做“有余”一样。中医“有余”的概念是针对邪气来讲的，不包括正气在内。那么实际肾有没有实证呢？肾主水，有肾水问题，肾中阴阳失去平衡以后，肾也会有虚中夹实的病变。如肾阳虚了，肾阳少了，不能化阴水，阴水就会一天天增加，形成实证，对这种实证，对这种水，单用攻法是攻不下去的，水是要攻，但关键的还是在肾阳，要把肾阳扶起来，把本身的功能恢复起来，攻是治标，扶肾阳才是治本。

薛己的学术思想主要是上述两方面，不管他用在儿科也好，用在妇科也好，用在其他杂证的治疗也好，主要就是研究先后天的问题，这基本能概括他学术的整体面貌。薛己重视脾肾的学术思想，用于内伤杂病，有些还是值得我们学习的。

薛己的著作有《内科摘要》、《女科撮要》、《外科心法》、《正体类要》（是骨伤科的书）等，这些是他主要的著作。《保婴金镜录注》是他父亲著的，他加的注。内、外、妇、儿、五官各科都全了，所以我说他是明代的大临床家。在这些著作中，总有一个中心学术思想，着重对脾肾的研究，各科的著作都能看出这个主题。

(二)赵献可

赵献可生活的年代比薛己稍微晚一些,赵献可既学李杲,也学薛己。他强调先天,与李杲不一样,李杲强调后天。尽管他在《医贯》中对先天、后天都有所论述,而着重还是讨论先天问题,强调先天的水火关系,在水火关系中,又着重强调火。赵献可的主要学术思想,首先是研究先天肾,其次是研究后天脾胃,讨论先天时第一是火,第二是水。在他的学术认识中,有以下几方面值得我们学习,他的这些研究对中医学的影响很大。

第一,他确定了命门的概念。他认为两肾之间为命门,这个论点是赵献可确定下来的。命门的概念始于《难经》,在《难经》三十六难里面提出:“肾两者,非皆肾也,其左者为肾,右者为命门。”左边的肾是肾,右边的肾是命门,这就是左肾右命的来源。现在临床上左手寸口诊心肝肾,右手寸口诊肺脾命的概念也是源于《难经》。赵献可不是这个看法,他认为两个肾都是肾,两个肾均属水,都属阴,均藏精,而两肾之间的部位是命门所在,他说:“命门即在两肾各一寸五分之间,当一身之中。”“一阳见于二阴之中”的这个概念,是他第一个提出的。

最近有个科研题目,上海方面有人做了相关的研究,他们认为两肾之间为命门的这个概念,在现代医学上有一点根据,他们认为与生殖系统有关,他们做了一些实验,当然这还在研究过程当中,还没有什么结论。

赵献可的根据是什么呢?他是根据《素问·刺禁论》中“七节之傍,中有小心”这句话发挥的。“七节之傍”是从尾骨从下往上数第七节的地方,刚刚是两肾之间的部位,这个“小心”就是命门。《黄帝内经》上提出来了心为一身之主(《素问·六节藏象论》文曰:“心者,生之本。”),赵献可否定这种说法,他说心不是一身之主,命门是一身之主。所谓一阳陷于二阴之中,是依据王冰的水火论来的,一为阳二为阴,阴是偶数,所以两个肾都是属阴,都是藏的水,一是奇数,即所谓一为阳,这一点阳气是存在于两个肾的精水之中的。

第二,他提出命门属于无形之火。命门主火,但这个火是无形之火,这个火不像自然界的火能够燃烧,可以看得见摸得着,命门之火是看不见摸不着的,是无形之火,是通过某些功能反映出来的。水是有形的,肾精,肾水,有形之水来养无形之火,这无形之火是人生命之所系,他是提到这么个高度来认识的,所以称作“命门”。门是有出有入的,命门这个火存在,生命就存在,命门这个无形之火不存在,生命就不存在。他这个概念还是根据《难经》来的,《难经·三十六难》中明确提出的:“命门者,诸神精之所舍,原气之所系也。”他这个无形之火就是《难经》中所谓的“原气”。我看到些文章说命门主持元阳,主持元气之说，源于赵献可，这是不对的，命门存有原气最早还是源于《难经》，赵献可把它明确化了而已。

命门是无形之火所在，以有形之水来养无形之火，是人的生命之门。这些都是从生理上讲的，命门在两肾之间，这是说部位，命门主持元气，是无形之火所在，这是说功能，这两点都属于生理的范畴。

第三，他根据王冰的意见，提出命门发生病变的机制。他认为“火之有余，缘真水之不足也”。意思是火之有余，实际是缘于真水之不足，是水不能养火。因此不能泻火，只能“补水配火”。他这个提法比王冰的更为明确，凡是肾命火之有余，不能从正面去泻火，不能去清火，只能补水以配火。火之不足呢？肾阳虚，火之不足会出现阴水有余，阴水有余不能去泻水，只能水中以补火。这些都是治肾病很关键的问题。他的这个学术论点和王冰的“益火之源，以消阴翳，壮水之主，以制阳光”是完全是一致的。

他说：“以有形之水，沃无形之火，当而可久者也。是为真水真火，升降既宜，而成济矣。”“沃”是灌溉、培养的意思，有形之水是来灌溉、培养、维持无形之火的，无形之火，没有有形之水是保持不了的，反之，就可以维持人体生命的健康。命门之真水、真火有升有降，是水升火降，而成既济。水要在上，火要在下，为什么这样才能既济呢？水要上升，阴要上升，阳要下降，阳要藏于阴之下，这叫水火既济。所谓心肾相交，肾中之水要上交于心，水要能够上升，心中之阳、心中之火要下交于肾，要藏于肾精之中，这叫心肾相交，心肾相交才能够维持生理的正常，“交泰丸”都是这个意思。一些神志不安，严重失眠的病，往往是由于水火不交，肾精不能上升，心火不能下降。总之有水有火，水能升，火能降，就能成为既济之势，人体就能够保持健康状态。

他说：“医家不悟先天太极之真体，不穷无形水火之妙用，而不能用六味、八味之神剂者，其于医理尚欠大半。”意思是说如果做大夫的，不能理解生命来源于太极之真体，不能理解先天水火的关系，就不会用六味丸、八味丸，如果六味、八味都不会用的话，其于医理，尚欠大半。

“太极”指的就是水火，就是古人说的一分而二，这个“二”就是指的阴阳。古人认为生命的来源于无极，从无极而太极，从太极而生两仪，两仪生四象，四象生八卦，这样逐渐地分，无穷地分，形成宇宙间无穷的事物，古人就是这样来理解事物运动的规律的，这是一种朴素的辩证法思想。在无极状态还看不出事物的两方面，在太极状态就看出事物的两方面了，所以太极图是由阴、阳两部分组成的。所谓“先天太极之真体”就是先天之阴阳水火，所以生命不只有一个方面，而是两个方面。

第四，用八味丸来补火，用六味来补水。正因为赵献可有上述的学术观点，所以在他的《医贯》里阳虚证就用八味丸，阴虚证就用六味丸。

赵献可上述四点学术思想，对中医的理论，尤其是在关于肾的理论方面，影响是很广泛的。总体来说关于肾的认识不外乎这四个方面：命门的部位，命门的功用，肾命的变化，肾命的治疗等。掌握了这四方面的基本理论，就可以概括赵献可学术思想的中心内容了。

赵献可只有《医贯》这本著作。高鼓峰、吕留良、董废翁都是学习赵献可的，他们完全掌握了六味丸、八味丸的应用。

（三）张介宾

张介宾与赵献可有类似之处，只不过从治学方面来看，张介宾比赵献可的面要宽得多。他们的共同之处，即在肾阴与肾阳，水与火方面，既要研究肾脏，也要研究命门，只研究肾脏是不全面的，这其中仍然要以火为主。水火关系为什么要以火为主呢？古人有一个认识，火为阳，阳主动，事物总是要动才行，动才能发展，才有生命可言，这还是有一些朴素的辩证法思想，所以以阳为主。

张介宾的学术思想突出反映在下面两方面，一个是阳非有余，一个是真阳不足。朱震亨不是讲“阳常有余”吗。他在对“阳”的研究中和朱震亨是对立的，朱震亨认为“阳常有余”，张介宾认为“阳非有余”。为什么会对立，其实一个是从病理的角度研究，一个是从生理的角度研究，他们的理论并没有实质上的对立。朱震亨讲阳常有余，那是说相火容易妄动，这一点张介宾是不能否定的，但是朱震亨从自然的现象来说明“阳有余”是有不妥当之处，朱震亨是把生理、病理混为一谈，没有区别开来深入地讨论。因此从病变来讲，朱震亨的阳常有余是站得住脚的，但从生理上讲那就站不住脚了。张介宾的“阳非有余”是从生理来讲的，人身之阳是生命的组成部分没有“有余”的可能。

1. 阳非有余论

阳非有余论的中心论点是：在事物阴阳的两方面，阳是主要方面。就这一主题他提出了以下三点认识。

第一，阳气与阴形的关系。阳主气，阴成形；形为阴，气为阳。只有阴没有阳，这个阴是个死阴，不能运动，没有活力。人体之所以通体能温，是由于阳气，人体之所以有活力，是由于阳气，五官五脏气化之所以变化无穷，亦由于阳气。相反，当人一死，身冷如冰，阴形虽在而阳气已消亡。这就是他为什么在阴与阳中强调阳的原因，阳是主要方面，阳代表事物的运动，阴代表物质的存在。只有形体物质的存在，而没阳气，这是死物，所以阳是主要方面。

第二，阴寒与阳热的关系。就气和形而言，他认为气是主要方面。就寒和热而言，他认为热是主要方面，要有阳热才能够化生万物。寒为阴，热为阳，春夏为阳故多暖，秋冬为阴故多寒。春夏阳壮，所以春生夏长，秋冬阳少，所以秋收冬藏。

第三,水与火的关系。阴水阳火是一个事物的两个方面,阴水是阳火化生的,水中无火就冻了。水里面没有火,水就不能流,就不能动,就冰冻一团,就没有生气。

张介宾认为,无论是形与气、寒与热,还是水与火,阳都是主要方面。他从这三个关系得出了一个结论:“故阳惟畏其衰,阴惟畏其盛,非阴能自盛也,阳衰则阴盛矣。凡万物之生由乎阳,万物之死亦由乎阳,非阳能死万物,阳来则生,阳去则死矣。”他认为人身之阳惟畏其衰,怎么会有余呢?人身的阳气只会担心它不够,不会担心它有余,这就是阳惟畏其衰,相反阴惟畏其盛。但是他说阴不能自盛,阳衰则阴盛。万物之生由乎阳,万物之死亦由乎阳,阳来则生,阳去则死。所以《素问·阴阳应象大论》曰:“阳生阴长,阳杀阴藏。”

“阴惟畏其盛”,这个话联系前面的“阳惟畏其衰”来讲没有毛病,孤立起来看似乎不大通。阴精是物质,这是唯物的观点,阴精不是越多越好吗,盛点为什么不好呢?不能这样来理解阴盛,在讲王好古时就谈过“盛”是有余,阳虚则阴盛,关键在阳虚,而不是在阴盛,解决了阳虚的问题,那就解决了阴盛的问题。这种情况的“阴盛”不能去泻水,只能在水中去补火。“阳生阴长,阳杀阴藏”就是这样的概念,阳气盛就阳生阴长,阳气衰就阳杀阴藏。

张介宾又说:“可见天之大宝,只此一丸红日;人之大宝,只此一息真阳。”从自然界来说,太阳是自然界的生命之源,从人体来看,“真阳”是人生命之源。古人从朴素的唯物辩证法观点出发,他们看到了这样一个问题,认为“阳”是不可以缺少的。《素问·阴阳应象大论》里说:“阴阳之要,阳密乃固。”也是强调“阳”的方面。所以阴阳两个方面不是绝对平均的,阳是主要方面,阳密阴才能够固,阳不密阴就不能固。《素问·生气通天论》说:“阳气者若天与日,失其所,则折寿而不彰,故天运当以日光明。”这就是重阳的思想,古人把阳气比作自然界中的太阳。

张介宾还说:“然者,欲有生者,可不以此阳气为宝,即日虑其亏,亦非过也,而余谓阳常不足者,盖亦惜春之杞人耳。”这还是在强调阳气,认为要保护身体健康,应该以阳气为宝,阳气对人体既是这么宝贵,总是担心阳气虚了、少了。阳再强不能称之为有余,我同意他这个观点,不仅阳是这样,只要是正气方面的,都没有“有余”的说法,阴也没有余的说法。

所以张介宾的“右归丸”、“右归饮”,都是他扶阳的代表方剂。之所以称作“右”,是《难经》左为肾,右为命门的观点。“归”是指阳要归于命门之中,阳密乃固,阳要藏于命门之中。“右归丸”、“右归饮”就是这个意思。

2. 真阴不足论

刚才我谈到，从正气方面来看没有“有余”的概念，包括正气之阴，张介宾的“真阴不足论”表达的就是这个意思。他从真阴之象、真阴之脏、真阴之用、真阴之病、真阴之治五个方面来强调人身上之真阴只有少的，没有多余的。

第一，真阴之象。他认为真阴是人身的物质基础，真阴在人体里面就像家宅、器具一样，是人生活的基本条件。所以他提出：“五藏主藏精者也，不可伤，伤则失守而阴虚，阴虚则无气，无气则死矣。”这就是阴为阳之宅的论点，阳是存在于阴之中的，阴虚则无气，尽管阳是主要的，但是阳要一个基础，阳失去了物质基础的支持，就像人失去了家宅、失去了器具一样。所谓“真阴之象”，是指人体的物质基础，这个基础不可伤，五脏主藏精者不可伤，伤则失守而阴虚，阴虚则不能涵阳，阴不能养阳，阳就要亡。

第二，真阴之脏。真阴来源于肾命，来源于肾，《素问·上古天真论》文曰：“肾者主水，受五藏六府之精而藏之。”而肾不是孤立的，肾中有命门。张介宾这个命门的思想，与赵献可有同有异。所不同者，赵献可明确提出两肾之间为命门，而张介宾的概念是命门在肾水之中。他认为藏精的地方就是命门之所在，这就是水中之火的概念。他认为这个命门就是肾藏精的处所，就是天一所需，天就是先天，一就是一阳，先天的一阳之气那就是命门，即先天肾精之中禀赋着一点阳气。凡是讲肾精都应该有“天一”这个概念，天一生水，水中的天一之阳，这是命门，这是张介宾的认识。所以真阴之脏在什么地方？命门之所在就是真阴之所在，是因为命门就存在于真阴之中。这是张介宾的概念，与赵献可有些不同。

第三，真阴之用。他说：“凡水火之功，缺一不可。命门之火，谓之元气；命门之水，谓之元精。五液充，则形体赖而强壮。”肾的精水要广泛地散布到各个组织器官，哪一脏不能接受这个精水都是不行的。五液充，则形体赖而强壮。心、肝、脾、肺都要接受肾精这个物质基础，阴之所到就是气之所到，所以五脏十二官都要靠肾精来补充，这就是真阴的作用，因此哪一脏的阴都不能伤。这里顺便说一个概念，五脏中肺有肺之阴，心有心之阴，肝有肝之阴，脾有脾之阴，肾有肾之阴。谈到阳，肝有肝阳，肾有肾阳，心有心阳，脾有脾阳，肺不谈阳，肺只谈气，没有肺阳的说法，这是个传统概念，或者说是个习惯概念，为什么呢？这是因为肺的特点所致，肺只能够下降。

第四，真阴之病。这主要是水火关系失调，许多病变的根源都是由此而产生的。如无根之火，即虚火，火不归元，表面上看是火的病，这主要不是火的问题，实际是阴的病，阴不能涵阳，阳才浮越在外。他特别提出，肾一旦有热象，基本都是水的问题，不是水不能配阳，就是水不能涵阳，不是水克火的问题。有没有阴水盛而克火的问题呢？有。但是这个“水”不是指肾阴、肾精而言，是指水湿邪气，属于邪水，肾的精水没有克火的，肾精只能养火、生火，不会克火。临床上所谓肾脏阴盛阳衰，那个阴盛是指阴邪盛，绝不是指阴精盛。肾脏火病总是由于阴之虚，肾脏寒病总是由于火之衰，这两个概念在临床上我们必须要清楚。

第五，真阴之治。张介宾在临床上强调"阴治"，他举了几个例子。如伤寒，伤寒初期本来是个表证，好像与肾水、肾阴没有什么关系，但是《伤寒论》从桂枝汤起，就反映出要保护阴精。如用桂枝汤来解肌发表时，强调不能大汗，要啜热稀粥一升余，以助药力，要微似有汗，不可令如水流漓。汗液是人体阴精之液，没有阴精就生不出汗来，所以过汗伤的是阴精。这个阴精很重要，一个外感病一般看来与阴精无关，实际上如果治疗方法不当就要伤阴，这是一个例子。又如中风患者，半身偏瘫，这是人体阴伤不能养经脉，经脉失掉阴精营养，所以半身不遂，还是阴精不足造成的。再如虚劳症，长期的低热，这种热往往就是阴不足虚火动而造成的。再如临床常见的腹泻，即使是实证腹泻，治不得法，很快就会发生伤阴问题，泻痢亡阴这是临床常见的。

所以张介宾认为六味丸、八味丸并不是补水补火的理想方子，这一点比赵献可进了一步。张介宾认为六味、八味并不是补水补火的理想方子，他最不满意其中的茯苓、泽泻、牡丹皮的用法。六味丸是补水的，为什么还要茯苓、泽泻、牡丹皮这种利水药、清火药呢？即或其中有山茱萸、怀山药、地黄等滋阴的药，那么这三味药用下去不就相互抵消了吗？出于这样一个认识，所以他自己创造右归丸、右归饮、左归丸、左归饮来代替六味、八味。虚劳里面的肾气丸是怎样用法的？《金匮要略方论》中曰："虚劳腰痛，少腹拘急，小便不利者，八味肾气丸主之。"他认为关键是"小便不利"，用八味是利小便的，不是补肾的。他认为这样宝贵的阴，动则还用茯苓、泽泻，这很不合适的，所以他的左归丸，他只用了六味地黄中的一半药，只用熟地黄、山药、山茱萸这三味药，加了龟甲胶、牛膝、菟丝子、枸杞子，这就是左归丸，这是专补肾水不足的。在我看来，如果是单纯的肾水不足证，恐怕左归丸还是比六味地黄丸更理想些。

对张介宾的真阴之象、真阴之脏、真阴之病、真阴之用、真阴之治的学术思想，我的体会是真阴（真精）是人体不可缺少的最基本的物质基础，如果真阴不存在了，宝贵的元阳失去了存在的基础，不要谈没有真阴，就是真阴少一点，也不能与真阳维持相对的平衡，也会发病，真阴不存，必会亡阳，真阴不足，阳也不能安于肾之中。在临床上不仅真阴虚应当补，或者用六味地黄，或者用左归丸来补真阴，就是真阳虚了，也应该在水中去补火，应该有这样一个概念。不能说真阳虚了，就不管什么情况，就用干姜、肉桂、附子猛补阳，不能这样做，肯定会出现不良反应的。尽管张介宾不满意八味肾气丸，但是八味肾气丸的精神还是在水中补火，还是在六味地黄的基础上加桂、附，这点一定要明确，不能孤立地去扶阳，孤立扶阳是临床上的大忌，不能丢掉真阴这个物质基础去扶阳，所以张介宾的真阴不足论，还是很有临床指导意义的。

张介宾的著作有《类经》和《景岳全书》。张璐是崇拜薛己、张介宾的，所以他的学术思想就是这二人的学术思想。张璐是清初三大家之一，清初三大家就是张璐、吴谦（著《医宗金鉴》）、喻嘉言。张璐的主要著作有《伤寒缵论》、《伤寒绪论》，这两部书都见得到，《医通》是他治杂病的著作。

（四）李中梓

李中梓，字士材，江苏华亭的人。他的学术思想是在李杲、薛己、张介宾这些医家影响下产生的，特别是受到薛己的影响，所以他重视脾肾的研究，他的学术思想主要反映在以下两方面。

1. 先后天的根本论

所谓"先后天的根本论"是认为先天是生命的来源，后天维持人的生命。人的生命诞生之后就不能单靠先天了，要靠后天来维养先天，这是中医认识。先天禀赋毕竟有限，要维持人体几十年的生命，要靠后天来补给，所以李中梓认为先天、后天对人体来说同样重要，都是根本。可以看出他对薛己、李杲的学术继承是一脉相传的。

李中梓先后天根本论中的一个论点我不大同意。他把"治病求本"这个观念，和他的"先天后天根本论"混淆起来了。中医的"治病求本"的治疗原则，不是限于"先天后天"，当然在临床上，病情危重时必须要诊人迎的脉，或者足上趺阳脉，看胃气存不存在，这是个求本问题，《伤寒论》有这个精神，《黄帝内经》中更有这个精神。至于肾的病到了后期，一定还要诊太溪的脉（足内根部），太溪脉不存在，那是危险的信号，这也是在"求本"。但是这里有个概念是不能混淆的，"治病求于本"不是说不管什么病都从肾治，或者都从脾治，不是这个概念。李中梓本人知不知道这个概念呢？我看他是明白的，因为他在文章里面引了一段王应正（王应正为当时的医家）的几句话，这几句话的原文是："见痰休治痰，见血休治血，无汗不发汗，有热莫攻热，喘声无耗气，遗精勿摄血，明得过中粹，方算医中杰。"这是治病求本的精神，但不是先天后天的根本问题，他混淆了。他引用的这段话是说，痰证，如气管炎的痰证，要考虑痰是什么痰，是虚痰？湿痰？寒痰？热痰？燥痰？痰证不能孤立地去治痰，要从痰的来源治起，是外感？是内伤？是虚？是实？是寒？是热？这是"求本"。血证，不论吐血还是下血，不要孤立地就是去止血，要辨别寒热虚实。如胃火上冲而吐血，就解决胃火问题，用三黄汤降胃火，吐血自止；脾气虚不能摄血，出现功能性的出血过多，也不能单纯去止血，就要补脾，升脾气，见血止血不是

"求本"。无汗该发汗,但是要考虑为什么无汗,是寒固于表的无汗?还是阴伤津液亏的无汗?是实证,寒固于表,可以用麻黄汤散寒;是阴虚于里,要养阴,不能发汗,所以无汗不要孤立发汗。热证要分虚实,是虚热?还是实热?是外感的热?还是内伤的热?内伤的热还有个气虚发热、血虚发热、阴虚发热的区别,不是单纯清热的问题,所以有热莫攻热。喘证,是气上逆,那也要看虚实。是实证,是胃气上逆,可以降胃气;是肺气虚,就要补肺气;肾气虚,要补肾气。气喘不都是实证。遗精症,精关不固,用收涩药,只想到摄,还要考虑引起遗精的原因,是相火旺,要把相火清了才能不遗精,假若相火旺的遗精越收涩,精越要遗,收涩药多了,相火越是旺,所以遗精不要去涩。由此看王应正这个"本"并不限于脾肾,李中梓在这个问题上把治病求本的本,和先天本后天之本混淆在一起,起码是不明确。他认为脾胃为水谷之海,为后天之本,肾命的真阴真阳为生命之根,是对的,但不能和治病求本这个概念混淆不清,这是两码事。

李中梓重视脾胃肾命的研究,对肾的认识和张介宾、赵献可是一样的。先天之本,当分水火,后天之本,分饮食劳倦。水不足而火旺的,用六味丸壮水以制阳光;火不足而水盛,用八味丸益火以消阴翳;饮食伤者,是虚中有实,用枳术丸消而补之;劳倦伤者,则属虚证,用补中益气汤升而补之。这些道理都是对的。枳术丸源于《金匮要略方论·水气病脉证并治》篇中的"枳实白术汤",枳实七枚、白术二两,枳实是主药,二药配合消而补之,治"心下坚大如盘,边如旋盘"的水饮证,方中用枳实行气,用白术胜湿。这里说的"枳术丸"是张元素的方子,他以白术为君药,枳实作臣药。因此《金匮要略方论》的枳术汤是泻中带补,张元素的枳术丸是补中兼泻,立意不一样。中医方剂的药物剂量是很关键的,从枳术丸和枳术汤的比较可以看出,同样的组成,都用枳实、白术,但是药量变了,作用就变了。所以开方子是不能轻易改变分量的,比如桂枝加桂汤,一味药不变,只是桂枝的剂量变多了,方剂功效就不一样了,桂枝加芍药汤也是一样。所以药味不变,药物剂量改变,方子的功用作用就基本改变了。

2. 水火阴阳论

关于李中梓的"水火阴阳论"主要从以下三方面介绍。

第一,他认为事物的运动总是维系着对立统一的关系。水与火,阴与阳,每一个事物的运动过程都包含着既对立又统一的矛盾的两方面。水火两气在人体的作用,分之虽为二,实有其统一的作用。火下水上,是谓相交,交则古人谓之"既济",既济则能生物;火上水下是谓不交,不交前人谓之"未济",未济则能死物。既济和未济是六十四卦中二个卦条的名称。依照属性来讲,水应该在下,火应该在上。但是为什么偏偏水要在上火要在下这才叫既济呢?这是从事物的运动属性来讲的。事物要运动，水要能上升，阴要能够上升，阳要能够下降，所以水在上，火在下才叫做既济，才正常。未济则是相反的，火在上水在下，阳就是阳，阴就是阴，两个不交，这叫做未济，就不正常。这就是古人朴素的辩证法思想，水火阴阳相反相成。

这个思想在《黄帝内经》里面是很突出的，《素问·天元纪大论》说："动静相召，上下相临，阴阳相错，而变由生也。"这是事物运动规律，有动便有静，有阴就有阳，有上就有下，而这两方面，要相召相临相错，事物无穷的变化是在这样的运动中发生的。水之升，火之降，就是相召、相临、相错的关系，这样才能维系事物的运动。事物无穷的变化，事物的发展正是由于矛盾的两方面相反相成的结果，这是物质世界运动的根源所在。这个意义在于有矛盾才有运动，有阴阳、有动静、有上下的矛盾才有运动，没有矛盾的两方面就没有运动。李中梓说："人身之水火，即阴阳也，即气血也。无阳则阴无以生，无阴则阳无以化。"阴阳、水火、气血的关系就是这样一个关系，人体中的水火、气血、阴阳总是相互作用的，这样就能维持人的生命功能的正常。

第二，他认为这矛盾的两方面不是绝对对立的，有一个是主要方面，有一个是次要方面。《素问·生气通天论》说："阳强不能密，阴气乃绝。"这是强调阳是主要方面，在阴阳这一对矛盾中，总有一个主要方面，有一个是从属地位，而阳是主要方面，阴是从属地位。他说："譬如春夏生而秋冬杀，向日之草木易荣，潜阳之花卉善萎也。故气血俱要，而补气在补血之先；阴阳并需，而养阳在滋阴之上。是非昂火而抑水，不如是不得其平也。"这段话在临床上很有现实意义。气血都需补时，补气在补血之先，如血虚了，不能单纯地补血，补气要放在补血之先，李杲的当归补血汤就是很好的例子。方歌云："血虚生热有奇方，古有当归补血汤，五倍黄芪归一份，真阴入布治之阳。"血是真阴，血如何才能够产生呢？要有阳气，阳气才能够化生阴血，所以补气要在补血之先。血虚，只用些阴弱药，如养阴的地黄、枣皮等，这个血补不起来的，怎样能补得起来呢？你要在里面用些益气药，所以补气要在补血之先。阴阳都需要补时，养阳要提到滋阴之上。换句话说，在用滋阴药的时候，也要用点温热的药，阴才能补得起来，这一点也必须掌握。不找到哪个是矛盾的主要方面，要想维持相对平衡是不可能的。阴阳、气血不是八两、半斤的关系，不是绝对平均的，这是李中梓很突出的学术论点，这里面有朴素的辩证法思想。事实上我们在临床上，如果不这样认识问题，也不能很好地解决水火阴阳的问题。

第三，具体到用药，他认为温热之剂均为补虚，寒凉之剂均为泻实。他说："药性之温者，于时为春，所以生万物者也。药性之热者也，于是为夏，所以长万物者也；药性之凉者，于时为秋，所以肃万物者也；药性之寒者，于时为冬，所以杀万物者也。故凡温热之剂，均为补虚；寒凉之剂，均为泻实。”温补药若四季的春，春温之气生万物，温代表阳气上升，温热之剂都是补虚。如用温来补气，用热来补火；用寒凉（当然阴不足时，也可用甘寒，甘也要是带温性的）、苦寒泻实。

以上是李中梓水火阴阳的三个学术论点：一是认为人生命的活力全靠阴阳水火维持相对平衡，动静相召、阴阳相错、上下相临、水升火降，这些是生命物质的运动形式，维持人的正常生理；二是认为阴阳水火两方面，阳火是主要的一面，不能搞绝对平均；三是具体应用到临床上，温热之剂均为补虚，寒凉之剂均为泻实。

沈朗仲、马元仪、尤怡都是李中梓的学生。沈朗仲著有《病机汇论》。马元仪著有《印机草》（这是他的医案）。尤怡的主要著作有《伤寒贯珠集》、《金匮要略心典》，这两部书都是很好的，都值得一看，《静香楼医案》是他的医案，《医学读书记》、《医学续记》是他做学问的笔记，里面记载有很好的一些心得。

六　易水学派小结

张元素是易水学派的开山祖师，他的学说主要是传给李杲、王好古二人，李杲又传给罗天益，这是易水学派直接的师承关系。后来的薛己、张介宾、李中梓都是崇学李杲的，是传承李杲学术思想的人。赵献可学术思想来源薛己，高鼓峰、董废翁、吕留良等是崇学赵献可的，清初的张璐是学薛己、张介宾的。李中梓的学术思想传给了沈朗仲、马元仪、尤怡等。这就是易水学派的师承关系，他们有的是直接师承关系，有的是间接传承关系。

易水学派中着重介绍了张元素、李杲、张介宾、薛己、李中梓、赵献可等人，可称作易水学派的六大家，因为这六个人最具有代表性。

易水学派的学术思想，主要是以探讨脏腑虚实病机为核心。从张元素开始，主要探讨脏腑的虚实病变，他在研究脏腑虚实病变的过程当中，特别留心于五脏精气的虚损这一方面，他的这一学术思想贯穿整个学派，从张元素一直到尤怡，凡是学这一派的人在临床上都表现为擅长温补，因此说易水学派是温补学派也不为过。补脾胃、补肾命、补气血，总是偏于温补。

张元素创立了脏腑辨证论治的体系，从脏腑的寒、热、虚、实病变来研究，同时创立了处方气味归经和引经报使之说，张元素是温补派的主导人物。李杲注重研究脾胃，认为脾胃损伤是一切疾病的根源，重视脾胃内伤，发明升阳泻火、甘温除热的用药方法。张介宾发明"阳非有余，阴亦不足"论，他提倡阴阳两补，左归丸、左归饮、右归丸、右归饮是他很有代表性的方剂。薛己、李中梓是两补脾肾，研究先后天，脾肾并重。赵献可讲肾命水火，是他立论的中心。也有人说易水学派就是研究先后天的，总体来说从张元素一直到后来的各医家，总是在讨论先后天这个主题。

下面有18个医案，从今天起就给你们布置一个作业，你们自己来分析这些医案，依照着前面学习的易水学派的学术思想进行分析，每个人都要做好准备，要求每个同学都把这18个医案分析一遍，找个时间来听听你们的分析，能够分析到什么程度就到什么程度，分析得不够的，我再来补充，总之你们要先走一步。

七 总结同学分析的医案

昨天分析了7个病案，第一个是薛己治疗的阴虚咳嗽，那是个脾肺精气亏损证，所以他用了补土生金、益火生土的办法。脾气虚嘛，补火生土，肺精亏，培土生金。

第二个是薛己治疗的肝阴亏损，那是个阴虚火亢证，所以他用壮水之主以制阳光的办法，用六味丸，阴虚水少，就壮水之主，火亢了，就用水来制阳光。

第三个是高鼓峰那个病案，那是个伤食的误治证，本来是个伤食的证候，而误治后变成了津燥便秘证了，津液少了，所以就用生津润燥的办法。

第四个是吕留良的病案，那是脾虚而湿热郁滞证，由于脾虚不运，湿热郁滞，所以就以补脾为主，胜湿清热为辅。"下泻"是因脾虚，后来转成痢疾，痢疾是湿热郁滞，所以他是先补脾法，后用胜湿清热法。

第五、六是张介宾治疗的两个便秘，第一个便秘是阳虚津涸证，这种便秘叫做虚秘，阳少，津也少，是虚证，阳虚津涸的虚秘。所以用的是温阳生津的方法，用的是温热药，虚弱人、老年人这种情况还不少见。第二个便秘是实证，是火热内积，所以用大承气来泻热开积。

第七个是张介宾治疗下消不寐，这个病案是心脾两虚证。心虚了神就不安，所以严重的失眠；脾虚了，就不能摄精，精液消耗，所以他就用温脾养精的办法。

你们马上就要接触临床了，对医案，建议大家还要反复地去分析，反复地去思考。我们说这个课是提高的课程，是从理论和临床经验两方面提高，特别是要把理论用到临床上去。现在有股"外语风"，你们是学中医的？还是学西医的？自己问问自己，学西医的外语要狠狠地抓，不然怎么能接触人家的东西呢？你们是学中医的，古汉语应该狠狠地抓，应该吹古汉语风才对，不要吹外语风。看你们昨天分析的病案，不要说理论深不进去，就连古汉语这一关都过不了。我不反对学外语，你能多学几门外语更好，但是不能摆在第一位。现在回学校来的毕业同学很多，包括第一届的毕业生在内，古汉语关还是没有完全过，这就值得深思了，分析一般的病案都成问题，所以我认为不要把学习的主次搞颠倒了，颠倒了你们要吃亏的。当然像我这样对外语一窍不通，对现在的学生来说也不行，你们不能学我。但是对中医文献，我可以随便闯关，这个本事你们要学。我有优点，我也有缺点，我的缺点你们不要学，你们可以懂一外语、二外语，我拥护，但是希望你们摆在第二位去，或者摆在第三位去。因为你们马上就要毕业了，毕业前要把基础打好，外语可以到工作岗位再学嘛，那是个需要长期学习的东西。

我上次开会遇上钱伟长，说有些准备留学的同学一心扑在外语考试上，他说他反对，找他签字他不签，他说就靠一门外语你们出去能学些什么呀？专业知识呢？本科知识要学扎实，光是九百句、三百句过得了关吗？这是钱伟长发表的意见。全靠外语怎么行呢？我们学中医的更不能吹这个风。

八　易水派诸家医案

（一）李杲医案

1. 麻木

李正臣夫人病，诊得六脉俱中得弦洪缓相合，按之无力，弦在上，是风热下陷入阴中，阳道不行。其症闭目则浑身麻木，昼减而夜甚，觉而开目，则麻木渐退，久则绝止。常开其目，此症不作，惧其麻木，不敢合眼，致不得眠，身体皆重，时有痰嗽，觉胸中常似有痰而不利，时烦躁，气短促而喘，肌肤充盛，饮食不减，大小便如常。麻木为风，三尺之童，皆以为然，细较之则有区别耳。久坐而起，亦有麻木，如绳缚之久，释之觉麻作而不敢动，良久则自已。以此验之，非为风邪，乃气不行。主治之当补其肺中之气，则麻木自去矣。如经脉中阴火乘其阳分，火动于中为麻木也，当兼去其阴火则愈矣。时痰嗽者，秋凉在外在上而作也，当以温剂实其皮毛。身重脉缓者，湿气伏匿而作也。时见躁作，当升阳助气益血，微泻阴火与湿，通行经脉，调其阴阳则已矣。（《兰室秘藏·妇人门》）

患者是李正臣的夫人，号脉于不浮不沉为“中候”，中候脉现弦、洪、缓相合，按之无力。弦洪缓的脉象不大容易一起出现，说是在中部出现弦洪脉象，重按又无力，或按到寸部则无力，“缓”指这种无力而言，这话的意思是病机在上。“风热下陷入阴中，阳道不行”，这是患者的病机，弦在上，弦洪那是风热的表现，弦是风的脉，洪是热的脉。所谓下陷入阴中的“阴”，指的是三阴经脉，意思是三阴经被风热煽动。阳道不行，是指阳气不能运行了。假如这里还体会不深刻的话，可以从下面的病变表现来体会。一闭目睡觉就会周身麻木，这个麻木的特点是昼减而夜甚，白天不睡的话，或者不麻，或者麻得轻一些，晚上睡觉特别严重，麻得难受，神不安，眼睛一睁开，麻木又好一些了，总之这种麻木与睡眠有关，这里就体现出前面所说的风热下陷入三阴经的问题了。于是患者不敢睡觉，以至于长期不能安睡。全身麻木的同时还伴有身体发沉，时时还有痰嗽，痰还不少，胸中常似有痰而不利，一阵阵烦躁，气短促而喘，肌肤充盛，饮食不减，大小便如常。看来这个患者是个偏胖的人，换句话说是个痰湿体质的人。饮食尚好，大小便也正常，说明消化道没有问题，主要就是麻木问题。

在临床上“麻”多见于风的表现，但是细辨也不一定都是风，如久坐也有麻木的感觉，又好比用绳子绑得紧紧的，绑久了一解开麻得不得了，动都不敢动，过一会又好了。这里用这两个例子说明不是所有的“麻”全是风的问题，气不行也可以出现麻木。他前面说的“阳道不行”就是指肺气不行，应该补肺中之气，肺主气嘛，这就是所谓“阳道不行”的意思，补肺气后则麻木自去矣。他这里又提出气为什么不行的问题，肺气为什么不能推动营气、卫气运行呢？主要是火热入于三阴经脉之中，阻碍了气道不行，因此一面要补气行其阳道，一面要兼去其阴火。那么回过头来看脉之弦洪，那是阴火上乘的缘故，脉缓，是气伤，所以重按无力，缓弱不行。时时有点痰嗽，是秋凉寒湿之气在肺，当补肺中之气。患者气虚湿盛的体质，在临床上有这样一个规律：瘦人多火，肥人多湿、少气。按照李杲内伤理论，气虚下陷，湿浊就要下流，湿浊下流，阴火就要上乘，乘于三阴经脉，所以他制定“升阳助气益血，微泻阴火与湿”的治疗原则，以升为主，扶正祛邪，扶正是主要的。微泻阴中的火，再兼导痰湿，通行经脉，调其阴阳则已矣。

所用的方子是补气升阳和中汤，其中生甘草、酒黄柏，这二味是泻火的药，茯苓、泽泻是除湿的药，升麻、柴胡是升阳的药，苍术、草豆蔻是除湿的药，以上各一钱五分，橘皮、当归身、白术各二钱，白芍药、人参各三钱，佛耳草、炙甘草各四钱，黄芪五钱。这个方子还是由补中益气汤变化而来，其中“和中”就是靠当归、白术、草豆蔻、炙甘草，黄芪、人参、升麻、柴胡这些药的用法就不再解释了。特别是用了苍术、草豆蔻、佛耳草、茯苓、泽泻这几味药，这些药是补中益气汤里没有的。佛耳草就是金沸草，这是肺家药，是温肺气、祛痰、镇咳的药

（现在结石病，如肾结石、膀胱结石、胆结石都在用金沸草），金沸草利水的作用不是太大，看来还是从肺与气水的关系来理解，金沸草是大温肺气的药，气行水气嘛，所以排水还是可以理解的。金沸草品种也有几个，四川产的效果比较好，开小黄花，像这个时节遍地都是。这个患者不是有些痰嗽吗，金沸草还有除湿排痰的作用。

从中医辨证的角度来看，这个病究竟是个什么病证呢？结合前面的病机分析、临床表现、气虚湿盛的体质，目前的病情是火热乘于经脉造成的，严重地影响了气的循行，所以造成麻木了，这是个气虚、湿盛，热炽三阴证。通过这个案例，我们可以认识到，麻木总是由于气虚、气滞造成的，气滞就要去行气，气虚就要去益气。是不是一定要用李杲的这个方子呢？那倒不一定，但是这个精神要学到手。他这个方子的着重点是在补气、除湿、泻火，主要是这样一个制方原则，补气与升阳是一回事，这种火还是属于虚火范畴，这个患者没有多大的实火。

这个医案是治麻木，是气虚湿盛，火热乘于经脉，这个病案学习后，对帮助我们怎样诊治麻木有益。一般来说，麻木的重点是气虚，湿盛不盛，有没有火热，那要具体分析，包括现在心血管病的手麻，还是要从这方面来考虑问题。

2. 目疾

白文举年六十二，素有脾胃虚损病，目疾时作，身面目睛俱黄，小便或黄或白，大便不调，饮食减少，气短上气，怠惰嗜卧，四肢不收。至六月中，目疾复作，医以泻肝散下数行而前疾增剧。予谓大黄、牵牛，虽除湿热，而不能走经络，下咽，不入肝经，先入胃中。大黄苦寒，重虚其胃；牵牛其味至辛，能泻气，重虚肺本，嗽大作，盖标实不去，本虚愈甚。加之适当暑雨之际，素有黄证之人，所以增剧也。此当于脾胃肺之本脏，泻外经中之湿热，制清神益气汤主之而愈。（《脾胃论》下卷）

患者叫白文举，六十二岁，素有脾胃虚损病，目疾时作，目疾的表现没有具体的交代。现在是身面目睛俱黄，黄疸表现很重，小便或黄或白，大便不调，饮食减少，气短，时有气喘，怠惰嗜卧，没有力气，四肢不收，即手软脚软。在六月间目疾再发，大夫用的是泻肝散，服药后，前疾增剧。李杲认为前医用大黄、牵牛虽然可以除湿热，但是不能走肝经，而这些药都是大苦大寒的药，重虚其胃，牵牛味辛，最能泻气，使肺气再虚，标实没有去，本虚越来越重，又恰逢暑雨之季，是素有黄证之人，所以病情增剧。应该如何治疗呢？李杲认为当补脾胃肺之本脏，补脾胃肺气之虚，泻外经中之湿热，用清神益气汤。

清神益气汤的组成为：茯苓、升麻各二分，泽泻、苍术、防风各三分，生姜五分，青皮一分，橘皮、生甘草、白芍药、白术各二分，人参七分，黄柏一分，麦冬二分，五味子三分。

这个案例中的目疾是什么病？这是黄疸，目疾是“标”，黄疸病是什么性质的呢？中医学认为黄疸多为湿热引起，素有黄疸，加上素有脾胃虚损，脾胃虚，湿热盛，就是这样一个证。脾胃虚容易生湿热，这是临床上常见的。一般来说的脾胃虚，主要还是脾胃气虚，是脾胃功能差，脾胃气虚不能化水谷精微，湿浊就容易产生，气虚湿盛嘛，湿久要化生热，这是中医学传统的认识。脾胃虚湿热盛的证，用清神益气汤，是以益气为主，补脾胃之本。看前面那个医生用泻肝散，用大黄、牵牛来攻，那是只看到湿热的一面，没有看到素有脾胃虚的本质，不问湿热产生的原因，照这个患者的表现来看，尽管有湿热，且湿重于热，用泻肝散去攻，不但没有攻掉湿热，脾胃之气越伤，病本是虚中夹实证，这种治法没有考虑患者体质，这就告诉我们在临床上辨证要结合患者的体质来辨，一样的病发生在不同的人身上，病机就不一样，治疗也要因之不一样，这是中医学辨证的特点。现代医学有这个偏向，只管病，不把患者摆在主要的位置上，我们要发挥中医学的优势，中医的辨证论治具有很大的优势。

3. 大头瘟

泰和二年四月，民多疫病，初觉憎寒壮热体重，次传头面肿甚，目不能开，咽喉不利，舌干口燥，俗云大头伤寒，染之多不救，张县丞患此，医以承气汤加蓝根下之，稍缓，翌日其病如故，下之又缓，终莫能愈，渐至危笃，请东垣视之。乃曰：半身以上，天之气也，邪热客于心肺之间，上攻头面而为肿，以承气泻胃，是诛伐无过，殊不知适其病所为故。遂用芩连各五钱，苦寒泻心肺之火；元参二钱，连翘、板蓝根、马勃、鼠粘子各一钱，辛苦平清火、散肿、消毒；僵蚕七分，清痰利膈；甘草二钱以缓之，桔梗三分以载之，则诸药浮而不沉；升麻七分，升气于右，柴胡五分，升气于左，清阳升于高巅，则浊邪不能复居其位；经曰“邪之所凑，其气必虚”，用人参二钱以补虚；再佐陈皮二钱以利其壅滞之气，名普济消毒饮子。若大便秘者，加大黄，共为细末，半用汤调，时时服之，半用蜜丸噙化。且施其方，全活甚众。（《古今医案》）

泰和二年四月，疫病流行，带有传染性的病称为疫。临床表现是：始憎寒、发热、身重、身痛，次头面肿甚，肿到眼睛睁不开了，喘、咽喉不利、舌干口燥。这个病俗称“大头伤寒”，染之多不救，形势很严重的。“县丞”是县里面的一个小官，张县丞患了这个大头伤寒，医生上来就用承气汤加板蓝根下之。板蓝根是针对咽喉不利的，板蓝根主要解决咽喉问题，一般咽喉肿痛，急性咽炎，甚至喉症初期我们都用板蓝根。服药候病势稍缓和了一点，但第二天其病如故，医者再用承气汤，又稍微好一点，但是终莫能愈。慢慢的病越来越严重，有危险了，这时才请李杲去看。李杲认为身半以上天气主之，身半以下地气主之，天气就是阳气的意思。客热的邪气损伤了人体的阳气，热邪客于心肺之间，上攻头面，头为诸阳之汇，头为清阳之府，头面肿甚。这不是承气证，用承气汤去泻胃，这叫诛伐无辜，胃并没有病呀，医生用药要能适其病所。如是胃病，用药就要刚刚到达胃经，是头上的病，三阳经的病，药要到三阳经，这就叫做“适其病所为故”，“病所”即“病位”。

李杲这个方是怎样开的呢？他认为病在阳经，方用：黄芩、黄连各五钱，玄参二钱，连翘、板蓝根、马勃、鼠粘子各一钱，僵蚕七分，甘草二钱，桔梗三分，升麻七分，柴胡五分。李杲的方子一般用量很轻，用黄芩、黄连各五钱这是用苦寒来泻心肺之火；玄参、连翘、板蓝根、马勃、鼠粘子等，是辛苦平法，辛能散，苦能泻，平能和，用这些气味的药来清火、散肿、消毒，其中鼠粘子、板蓝根、马勃清热解毒，玄参、连翘清热、清火；用僵蚕来清痰利膈，祛风痰，僵蚕能祛风痰；用生甘草，缓解身寒、壮热、体重、头面肿大等表现；桔梗能载药上行，能引全方的药在身半以上起作用，与前面用承气汤相反，承气汤是在身半以下起作用的；用升麻，升气于右，用柴胡，升气于左，清阳升于高巅，这样使人身的清阳之气能够达到头上去，头为清阳之府，头上清阳之气越多，头越是清明；《素问·评热病论》曰：“邪之所凑，其气必虚。”李杲认为这个人能染上大头伤寒，其气必虚，故用人参二钱以补虚；再佐陈皮二钱以利其壅滞之气。

这样处方把阳气升起来，浊气自然就会降下来，有升才有降，没有升就没有降，这就是李杲的“普济消毒饮子”。他还说若大便秘者，可以加大黄。共为细末，半用汤调，时时服之，半用蜜丸噙化。所谓引子药，就是把药制成粉末，用水冲服。李杲说这个方不仅治了张县丞的病，大头瘟流行期间，这个普济消毒饮子被普遍使用，治好了不少患者。

大头瘟属于风温瘟毒证，一般的风热、风温没有流行性，这个病有流行性，所以是瘟毒。这个病有人能被感染，有的人不能被感染，这与人的体质强弱有关。看前面李杲的方子，都是以扶正为主，祛邪是在第二位，但这个方子以祛邪为主，因为这是急病，不像前面那些是慢性病，急则治标，缓则治本嘛。风热、风瘟、热毒就要祛其热毒邪气，所以与他前面的内伤病、脾胃病有本质的区别，是在祛邪的基础上再扶正气。所以对慢性病、急性病、标证、本证等，其治法是不一样的，中医是讲究辨证论治的。虽然李杲长于治疗内伤病，但是遇到外感病，也不能拿内伤论来指导外感病的治疗。

（二）罗天益病案

1. 阴证阳证辨

静江府提刑李君长子，年一十九岁，至元壬午四月间，病伤寒九日，医者作阴证治之，与附子理中丸数服，其证增剧，别易一医，作阳证议论，差互不敢服药,李君亲来邀请予为决疑,予避嫌辞。李君拜泣而告曰:太医若不一往,犬子祗待死矣。不获已,遂往视之,坐间有数人,予不欲真言其证,但细为分解,使自忖度之。凡阳证者,身须大热,而手足不厥,卧则坦然,起则有力,不恶寒,反恶热,不呕不泻,渴而饮水,烦躁不得眠,能食而多语,其脉浮大而数者,阳证也。凡阴证者,身不热而手足厥冷,恶寒,踡卧,面向壁卧,恶闻人声,或自引衣盖覆,不烦渴,不欲食,小便自利,大便反快,其脉沉细而微迟者,皆阴证也。诊其脉,沉数得六七至,其母云:夜来叫呼不绝,全不得睡,又喜冰水。予闻其言,阳证悉具,且三日不见大便,宜急下之。予遂秤酒煨大黄六钱,炙甘草二钱,芒硝二钱,水煎服之。至夕,下数行,燥粪二十余块,是夜汗大出。翌日,又往视之,身凉脉静矣。予思《素问·热论》云:"治之各通其藏府。"故仲景述《伤寒论》,六经各异,传受不同。《活人书》亦云:"凡治伤寒,先须明经络,若不识经络,触途冥行。"前圣后圣,其揆一也。昧者不学经络,不问病源,按寸握尺,妄意疾证,不知邪气之所在,动致颠覆,终不肯悔。韩文公曰:"医之病,病在少思。"理到之言,逸人学问,救生之心重矣。(《卫生宝鉴·医验记述》)

"静江府"是湖北的一个地方,"提刑"是个小官,相当于现在公安部门的一个公务员,姓名李君,其长子年 19 岁,在至元壬午四月间,病伤寒 9 日了。前面的医生作阴证治之,用的是附子理中丸,服药后病情加重。又换了一个医生,这个医生作阳证治之,两个医生辨证差别如此大,一个说是阴证,一个说是阳证,一个说是寒证,一个说是热证,患者因此不敢吃药,李君请来罗天益,让他拿个主意,究竟是阳证还是阴证?罗天益有点世故,他想避嫌,不想去看,李君一再要求说:太医(罗天益在太医院做过太医)如果不去,那我的儿子只有等死了。罗天益看到他说得这样伤心,不得已就去了,到了李家,房间里还坐有几个人,大概都是懂些医术的人。罗天益说,我不想直接谈这个孩子的病,先从一般的道理谈,什么是阳证,什么是阴证,然后大家自己去辨证,看这个孩子究竟是阳证?还是阴证?

阳证的表现为:身大热,手足不厥,卧则坦然(手脚张开),起则有力,不恶寒,反恶热,不呕不泻,渴而饮水,烦躁不得眠,能食而多语(多语是指乱说),其脉浮大而数。这是阳证。阴证的表现为:身不热,而手足厥冷,恶寒,踡卧(手脚缩成一团),怕光,向壁、向阴暗的方向而卧,恶闻人声,或自引衣盖覆被(多着衣,多盖被),不烦渴,不欲食,小便自利,大便反快,其脉沉细而微迟者。这是阴证。

罗天益把阳证、阴证的表现都摆出来了后诊其脉,沉数得六七至,晚上呼叫不绝(这也是鉴别阳证、阴证的表现),全不得睡,还又喜欢吃冷的,吃冰水。很显明,看到的是一派热象,还三日不大便。"宜急下之",罗天益用了"调味承气”，秤了酒煨大黄六钱，炙甘草二钱，芒硝二钱，水煎服之。到了晚上大便下了几次，燥粪二十余块，是夜汗大出。为什么调味承气汤会出汗呢？这叫做内疏通外畅，阳明热证，邪热阻于阳明经，气不承，气不顺，气不相承，用芒硝、大黄，内疏通了，气通顺了，外表随之就通了，这是肺与大肠的关系嘛，大肠之气一通，肺气就开了。所以在里之邪随承气而解，在外、在经之邪热，随肺气之宣而出。这个病的邪热不是百分之百都在大肠，还有些热在经脉里。柴胡汤证这种情况多见，柴胡汤是个和解剂，即不催吐，又不泻下，也不发汗。但是我们用柴胡汤的结果，有发汗而解的，有泻下而解的，也有吐而解的，也有不汗、不吐、不下而解的。这种情况，在小柴胡汤证中也有。把人的功能调整了，人体有一种自然调整功能，根据个人不同的情况，该汗就汗，该下的就下，该吐就吐，这在临床上你们会碰到的。这个患者大便也下了，汗也出了，第二天就不发热了，脉也恢复了。

罗天益说，《素问·热论》云：“治之各通其藏府。”即治热病要各通其脏腑，在三阳就要通三阳，在三阴就要通三阴。又说，仲景《伤寒论》六经各异，传受不同，在三阴三阳传受不同，《活人书》（朱肱《南阳活人书》，是宋朝研究《伤寒论》的大家，后面还要介绍）亦云：“凡治伤寒，先须明经络，若不识经络，触途冥行。”“触途”就是因不认路去闯路，“冥行”就是摸黑行，瞎闯乱碰的意思。治伤寒不知经络，不明经络三阴三阳，那就是瞎闯。罗天益说：“前圣后圣，其揆一也。”前圣是指《素问》，后圣是指张仲景的《伤寒论》，以及南阳朱肱的《活人书》，“揆”就是道理。看来这三者的道理都是一样的，远至《素问》近至朱肱，都强调治伤证必定要明确三阴三阳。罗天益说，做医生最怕不学经络，不问病源，按寸也好，握尺也好，看不出脉象所属，摸不到病的症结所在，随便妄谈，动则就造成事故，还不知道毛病出在什么地方，自己还改不了，下次遇此情况仍旧如此。他说韩文公（韩愈）有句话：“医之病，病在少思。”因此做大夫的要多用脑筋才行。

老舍先生曾说，能够在脑子里多打几个圈圈的人就一定能够做好文章，不肯在脑子里多打几个圈圈的人就做不好文章。我看做医生也是一样，辨证跟做文章是一样的，要在脑子里多打几个圈，医之病病在少思，不用脑筋，是辨不好证，看不好病的。罗天益说韩公这个话是“理到之言，逸人学问，救生之心重矣。”每个做学问的人都应该把韩公这两句话认真地想一想，这话说得语重心长，对我们做医生的很有启发。

总结一下，这个案例其实很简单，分辨阳证、阴证。首先一定要把患者的临床表现搞清楚，把阳证、阴证的临床表现搞清楚；其次要善于询问，如案例中其母介绍晚间患者的表现，叫呼不绝，不得睡，又喜欢吃凉的，这是热证的表现嘛。再其次要善于思索，一吸六七至的脉带数象，几天不大便，晚上叫呼，喜欢吃凉东西，前面医生用了附子理中丸，当然不行了，只能是越吃越厉害，这些都清清楚楚地说明就是一个阳明热证。

2. 执方用药辨

省掾曹德裕男妇，三月初病伤寒八九日，请予治之，脉得沉细而微，四肢逆冷，自利腹痛，目不欲开，两手常抱腋下，昏昏嗜卧，口舌干燥，乃曰：前医留白虎加人参汤一服，可服否？予曰：白虎虽云治口燥舌干，若执此一句亦未然。今此证不可用白虎者有三：《伤寒论》云：立夏以前，处暑以后不可妄用，一也。太阳证无汗而渴者不可用，二也。况病人阴证悉具，其时春天尚寒，不可用，三也。仲景云："下利清谷，急当救里，宜四逆汤。"遂以四逆汤三两，加人参一两，生姜十余片，连须葱白九茎，水五大盏，同煎至三盏，去滓，分三服。一日服之，至夜得止，手足温，翌日大汗而解，继以理中汤数服而愈。孙真人《习业篇》云："凡欲为大医，必须谙《甲乙》、《素问》、《黄帝内经》、《明堂》、流注十二经、三部九候、《本草》药性、仲景、叔和，并须精熟，如此方为大医，不尔，犹无目夜游，动致颠陨。"执方用药者，再斯可矣。(《卫生宝鉴·医验纪述》)

"省"是机关单位，在封建社会就是衙门，如中书省，上书省等；"掾"机构中的小官吏，不是主要的负责人；"男妇"就是儿媳妇。曹德裕的儿媳妇，三月初，病伤寒，有八九天了，罗天益去看患者，脉沉细而微，四肢逆冷，自利腹痛，眼睛都不想睁，两手常抱腋下(即踡卧)，昏昏欲睡，口舌干燥，这是少阴病但欲寐证。患者家属说，前面请了个医生开了"白虎加人参汤"，没敢吃。罗天益说：白虎汤是可以治口燥舌干，但是我看患者的这个口燥舌干与白虎汤证不一样。这就是辨证，不同的证都可以出现口舌干燥。罗认为假如只看"口舌干燥"一症，就用白虎汤，这是没有抓到用白虎汤的要点。他说"今此证不可用白虎者有三"。不过，我看他谈的这三点也还是不够中肯。

罗天益谈的是哪三点呢？立夏以前(春天)、处暑以后不可随便使用白虎汤，这是一。因为白虎汤是大凉药，立夏以前没有那么高的热证，处暑以后也没有那么多的热证。当然我们不能理解成为立夏以前全无热证，也不能理解为处暑以后全无热证，不能这样理解，所以这一点还不是关键，"不可妄用"，并没有说绝对不要用。无汗而渴者不可用，这是二。怎样理解？渴也有热象呀，"无汗"是麻黄汤的主症嘛，这里"无汗"说明表寒未解，虽然渴但表气还在，所以不可用。患者阴证悉具，其时春天尚寒，不可用白虎汤，这是三。阴证悉具是不可用的重要根据，春天尚寒是次要的，只要是阳明热证还是可以用的。

这个患者四肢逆冷、自利、腹痛、昏昏嗜卧、倦卧，这是明显的阳虚表现。

为什么两手抱在腋下，心阳不足呀，少阴阳衰嘛，心阳不能布于表。罗天益用四逆汤三两，加人参一两，生姜十余片，连须葱白九茎，煎服。这个病是三阴直中，阳虚体质的人一旦感伤寒就容易直中三阴。效果如何呢？“煎三服，一日服之”，至夜手足就温暖了，第二天大汗而解。阳气回来了，所以第二天自汗而解，四逆汤并不是发汗的方子，仅仅一点姜、葱，假如阳气不能恢复，就是用葱白九茎也发不出汗来的，主要四逆汤回阳，姜葱通阳的作用，人体阳气恢复，才能汗出而解。终究是伤寒证，是寒邪直中三阴，所以四逆救阳是根本的，汗解后，继续用理中汤数服而愈，用理中汤培养脾阳。

这个案例给了我们一些什么启发呢？前面那个大夫死守“口舌干燥”，也不辨入饮不入饮？是饮热还是饮冷？《伤寒论》的白虎汤证，是大渴，入饮数升，舌上干燥，心烦等表现，就凭“口舌干燥”怎么能就用白虎汤呢？所以前面那个医生太轻率了。学习病案要从失败和成功两方面去分析体会，失败在什么地方，成功在什么地方，失败往往是辨证不深入，仅仅抓住一点，而且不是关键点。所谓“执方用药辨”，是说不能机械地去用方，方要用得灵活，用得准确。像这个案例，完全是个四逆汤证，却用了个白虎汤，不是完全走到相反的方向去了吗。

罗天益的第二个医案提示我们，大家可以把《伤寒论》里用白虎汤的那5个条文都找出来看看，搞清楚究竟什么是白虎汤证？那个医生错在什么地方？白虎汤证主要表现是：一是烦渴，而且渴饮冷水，心烦、口渴、入饮冷，这是白虎汤的主症；其次是脉洪大，这是用白虎汤的第二个主症；第三是发热，《伤寒论》白虎汤证还有“无大热”（伤寒无大热，口燥渴，心烦，背微恶寒者），“无大热”是白虎汤证初期表现，伴有恶寒，阳明经证嘛，所以初期还有恶寒现象，所以白虎汤证不一定都是高热。白虎汤证的主症明确了，那么这个医案的错误就一目了然了，仅仅一个“口燥、舌干”是不足为凭的。“口燥、舌干”的无热证在临床上是很多见的，如津气两虚的人，不是有热，是津液不能上布，这种口燥舌干，是不想喝水的，干得很不舒服也不想喝水，因为喝水下去会不舒服，口干得很厉害了，喝也要喝热的，总之，口燥舌干的虚证在临床上是很多的。

所谓“执方”就是没有把主症辨清楚，如“口干”要辨证，因为“口干”有虚有实，不辨证而机械地用方，就叫执方，固执地、不辨证地、教条地执方用药，错就错在这个地方。后来用四逆汤把这个病治好了，证明前面的白虎汤肯定不可取。中医有些理论好像说不服人，但它就是有个客观检验的指标，看疗效，只要有效果，就是说得不透彻，还是要承认它的合理性。

3. 过汗变证治验

中山王知府次子薛里，年十三岁，六月十三日，暴雨方过，池水泛溢，因而戏水，衣服尽湿，其母责之，至晚，觉精神昏愦，怠惰嗜卧，次日，病头痛身热，腿脚沉重，一女医用和解散发之，闭户塞牖，覆以重衾，以致苦热不胜禁，遂发狂言，欲去其衾。明日，寻衣撮空，又以承气汤下之，下后，语言渐不出，四肢不能收持，有时项强，手足瘈疭，搐急而挛，目左视而白睛多，口唇肌肉蠕动，饮食减少，形体羸瘦。命予治之，具说前由，予详之，盖伤湿而失于过汗也。且人之元气，起于脐下，肾间动气周于身，通行面脉，今盛暑之时，大发其汗，汗多则亡阳，百脉行涩，故三焦之气不能上荣心肺，心火旺而肺气焦，况因惊恐内畜，《内经》曰："恐则气下，"阳主声，阳既亡而声不出也。"阳气者，精则养神，柔则养筋。"又曰："夺血无汗，夺汗无血。"今发汗过多，气血俱衰，筋无所养，其病为痉，则项强，手足瘈疭，搐急而挛，目通于肝，肝者筋之合也，筋既燥而无润，故目左视而白睛多。肌肉者，脾也，脾热则肌肉蠕动，故口唇蠕动，有时而作。经云："肉痿者，得之湿地也；脾热者，肌肉不仁，发为肉痿。"痿者，痿弱无力，运动久而不仁，阳主于动，今气欲竭，热留于脾，故四肢不用，此伤湿过汗，而成坏证明矣。当治时之热，益水之源，救其逆，补上升生发之气，《黄帝针经》曰："上气不足，推而扬之，"此之谓也。以人参益气汤治之。《内经》曰："热淫所胜，治以甘寒，以酸收之。"人参黄芪之甘温，补其不足之气，而缓其急搐，故以为君；肾恶燥，急食辛以润之，生甘草甘微寒，黄柏苦辛寒以救肾水，而生津液，故以为臣；当归辛温和血脉，橘皮苦辛，白术苦甘，炙甘草甘温，益脾胃，进饮食，肺欲收，急食酸以收之，白芍药之酸微寒，以收耗散之气，而补肺金，故以为佐；升麻柴胡苦平，上升生发不足之气，故以为使，乃从阴引阳之谓也。人参益气汤：黄芪五分，人参、黄柏、升麻、柴胡、白芍药各三分，当归、白术、炙甘草各二分，陈皮三分，生甘草二分。（《卫生宝鉴·医验纪述》）

河北中山的王知府之次子名叫薛里，年13岁。六月十三日，暴雨过后，池塘水涨，薛里跑去玩水，衣服尽湿，其母责之。到了晚上精神昏愦、怠惰嗜卧，第二天头痛、身热、腿脚沉重。请了一个大夫用柴胡剂和解发散，他认为下雨玩水，受凉，受湿，有外感，照理说用和解散发法问题不是太大，是有些外邪嘛。但是吃药后，把窗户关得严严实实的，身上盖了一层又一层的被子，让他发汗，小孩感觉太热，变发狂言，体温越来越高，于是就要把被子掀开。第三天病情更严重了，不仅说胡话，而且还寻衣撮空（没有意识地到处摸，"撮空"就是手毫无意识地乱比划，乱摸）。寻衣撮空症，是精神意识不能自主的表现，用语言刺激，患者会清醒过来了，你问他摸什么，他会说没有摸呀，一会儿又会乱摸起来。虽然此症有虚、实的区别，但还是虚证多见。医生认为是阳明热证，用下法下后，患者讲不出话了，四肢就像瘫痪了一样，有时还现项强，进而手足抽搐，手足拘挛，目睛左视，严重的时候眼珠上翻，只看得到白睛，整个发病过程就是这样。

对这个案例我们要考虑几个问题，一个是这种由外感引起的，初期用点和解剂发发表，原则上并没有错误，总是和解剂嘛，又不是大发汗。但是“闭户塞牖，覆以重衾，以致苦热不胜禁”，这是个错误，这样去发汗，就是没有病都会惹出病来。《伤寒论》从桂枝汤起，就教我们发汗该如何发，微似有汗者益佳，不可令如水流漓，如果汗过病必不除。《伤寒论》还告诉我们发汗要轻微地发，一次不行，再来二次，还是要轻微地发，“微似有汗者益佳”，这个“似”不是“像”的意思，“似”是持续的意思，表示不断地、轻微地出小汗，这叫“微似有汗”，不是像有汗，汗基本没有出，这也不能解决问题。如汗出如水流漓，像洗澡一样出一身大汗，这不仅不能解决问题，反而还要高热，临床上见到过这种情况。所以用这种方法来发汗是错误的，而且是相当错误，很多并不严重的病情，就因此而造成严重的后果。所以桂枝汤发汗法，让吃点热稀粥来助汗，是不是热稀粥现在不必要那样讲究，喝点热水也行。桂枝汤是个解肌剂，不是发汗剂，喝点热水是帮助桂枝汤，使其微微出点汗。汗过就会发狂，甚至寻衣撮空，寻衣撮空不像乱吵、乱骂、乱跳，这是阴证的神志表现。这是第一个错误。

第二用承气汤是错误的。头天大汗就错了，今天又来大下，昨天方药不错而护理方法错了，今天是方药的错误。这个患者没有承气证表现呀，这一下说不出话，四肢不收，随后风动，出现了抽搐。抽风这种现象，罗天益说是过汗亡阳，这个病是不是个亡阳证？那还要商榷。这个病不能算是个亡阳证，亡阳证，汗过后，下过后，体温低落，手脚冰凉，手冷至肘，脚冷至膝，脉薄微细欲绝，甚至没有脉了，大汗不止，这是亡阳证。这个患者没有出现这些现象。大家可以考虑了，先大汗，后下，下了过后，风动，四肢痉挛抽搐，眼睛直视，肌肉颤动。案例说“详之，盖伤湿而失于过汗也”，这个分析是准确的，照《伤寒论》的说法这个是个坏证，一个外感，玩了水，被大人责骂了，生点气，造成这种坏证。

罗天益分析这个患者的情况，他先从人的生理谈起，认为人的元气起于脐下(气海)，指肾中的元阳而言。患者感觉肚脐下面，或左、或右，总之是肚脐周围有跳动感，这种现象往往出现在汗下后，津气大伤的情况。《素问·至真要大论》说：“所谓动气知其藏也。”这个“动气”出于肾脏，这是肾气在动，是肾的元气、元阳在动。《伤寒论》说“动气在右，不可发汗”，“动气在左，不可下”，总之脐下有动气的感觉，汗、吐、下都不能用。那么罗天益这里提到的“动气”，正是这种情况。肾间元气、元阳要循行于周身，要通行于百脉之间的，产生这种坏证病变，一是由于护理不当造成大汗，汗过而亡阳，患者坏证出现，从表现来看，基本上属于津气两伤。过汗而津气两伤，百脉形涩，火气亢，心火旺，扰乱神明，肺气焦，这都是伤津的结果。于是出现高热、精神昏愦、语言混乱。加上曾受到妈妈的责骂，《素问·举痛论》云："恐则气下。""气下"就是伤气的意思，人受了惊恐，受了大刺激，气就要受伤。为什么会失声呢？声是由肺气发出来的，阳主声，"阳"这里指的是"气"，阳既亡而声不出，看来这个"亡阳声不出"不是现在中医"亡阳"的概念，这里的"亡阳"是伤气的概念，就是前面所举的"肺气焦"的概念，心火旺，肺气焦嘛。津液伤了，肺气也伤了，肺津伤了，津气两伤，既不能养神，也不能发声。

《素问·生气通天论》云："阳气者，精则养神，柔则养筋。"人体的阳气在脏腑之内，能够化津来滋养五脏之神，阳气不能太亢，要柔，柔和的阳气行于经脉筋膜之中，能温养筋膜，温养精气。阳气在人体的体表，体表经脉的温养也要靠阳气，内部化津养五脏之神要靠阳气。罗天益用这两句话来解释小孩的阳气伤而神志昏乱，就是精不能养神，阳气伤不能柔以养筋，所以手足瘈疭、搐急而挛、眼睛直视，这都是阳气大伤的缘故。

又曰："夺血者无汗，夺汗者无血。"这是《灵枢》上的话。就是失血的人，发汗是很困难的，血少津液就少，没有津液来发汗，所以夺血就无汗。《伤寒论》说："疮家虽身疼痛，不可发汗，发汗则痓。""亡血家，不可发汗，发汗则寒栗而振。"为什么呢？疮家是指经常生疮的人，这种患者津液不够，营血不够，这样体质的人遇有外感也不要随便发汗。这个患者大汗伤津，伤汗同时会伤血，汗与血同源嘛，都来源于心。所以罗天益说："今发汗过多，气血俱衰。""筋无所养，其病为痓。"手足瘈疭，搐急而挛这都是"痓"病表现，还有项强，也是痓病表现。《金匮要略方论》第二篇讲的是痓病，而造成痓病的直接原因总是损伤了津液，不能营养筋脉，虚证是如此，实证也是如此。罗天益认为由于寒湿阻滞经脉，津液不能通过经脉去营养它，所以也同样会出现痓证。不管实证也好，虚证也好，直接原因总是津液不养筋脉造成的。罗天益解释这个患者为什么眼睛左视而白睛多，也是眼系的经脉拘挛才产生这种状况。解释为什么肌肉会颤动？颤动也是津气两伤的问题，如《伤寒论》的真武汤证："振振欲擗地者，真武汤主之。"振振欲擗就是肌肉搐动，阳不能温养，肌肉可以搐动，津液不能濡养，肌肉可以搐动。看来所谓脾热，实际就是伤津的问题，津液的运行，靠太阴脾，脾主津液，脾主肌肉，口唇是脾所主，一阵阵地口唇肌肉搐动，这也是伤津的现象。《素问》说："肉痿者，得之湿地也。""脾热者，色黄而肉蠕动。"罗天益还是在解释这个患者四肢不收，主要还是津气两虚的问题。气不能达于四肢，所以四肢不收不能动，津液不能去濡养肌肉，所以四肢不能正常运动。"此伤湿过汗，而成坏证明矣。"本来是由于伤湿，小孩去玩，把衣服搞湿了,外感伤湿,加之过汗造成津气两伤,所以出现了坏证。

这个案例的中间一段讲的是坏证的病理,以解释为什么神志不清?为什么痉挛?为什么肌肉蠕动?为什么眼睛发直?这些病理机制在脑子里要多装点,分析起来才有语言,才有话说,才能总结出经验来。

最后一段罗天益讲对这个病的治疗。认为这种发热是外伤于湿引起的,后来令大汗伤了津,那就要"益水之源"来救津液,即补充其水源,救其逆,这是他的主要立法。就是要在解除湿邪时,也不能忽略了脱水伤津的内伤,要把这两方面的问题综合起来考虑,同时治疗,这样才能救逆。《灵枢·官能》曰:"上气不足,推而扬之。"上气不足就是表气不足,就是阳气不足,就是生发之气不足,这种阳气不足要推而扬之,要把它升发起来,就是要把人正气的功能、抵抗外邪的功能振奋起来。

他用什么方子呢?"以人参益气汤治之"。《素问·至真要大论》曰:"热淫所胜,平以咸寒,佐以苦甘,以酸收之。"他遵循了这个治法,治以甘寒,寒以胜热,甘以生津,这是温热家的治法,还要以酸收之,以酸去养津,酸收的药都有养津液的作用,如酸枣仁、乌梅都是生津药。用人参、黄芪之甘温,补其不足之气,缓其急搐,故以为君,人参、黄芪配合既是补气药,又是甘缓药,补上升生发之气是最主要的一面。然后是益水之源,肾恶燥,肾是藏精的,肾燥就没有精液,所以要急食辛以润之,辛润前面举过例子了,辛味药既有发散的一面,也有润的一面,前面举过知母的例子,知母就是辛润药,是补肾的药;生甘草甘微寒,黄柏苦辛寒,以救肾水,而生津液,故以为臣。当归辛温和血脉,橘皮苦辛,白术苦甘,炙甘草甘温,益脾胃,进饮食。肺欲收,急食酸以收之,收就是降,肺中金之气,要清肃下降,用酸以收,什么样的药能够帮助肺的酸收,是白芍,白芍药之酸微寒,以收耗散之气,而补肺金,故以为佐。升麻、柴胡苦平,上升生发不足之气,升麻、柴胡这里不是主要的,但是必用的,能帮助黄芪、人参使阳气升发,所以他说"故以为使,乃从阴引阳之谓也",所谓"从阴引阳"就是使正气升发之气从阴而出于阳。这就是人参益气汤的方意。

这个病案不能叫做亡阳(也可能当时的亡阳是这样的概念),实际是津气两伤的坏证。人参益气汤是津气两救的方子,不是回阳,这不是回阳救厥的问题。假使这是过汗亡阳证,一般都用附子汤、四逆汤、回阳救气汤,那才是我们现在概念的亡阳证,现在这个证是津气两伤证。从方子分析来看,这个方子救津的功夫还不深,救阴也还不深,还是偏于补气,益气生津。从这个医案我们要汲取一个教训,即发汗的度要掌握好,不能随便乱发,这个患者开始并没有吃错药,就是护理方法不对,造成这样大的事故,所以这个教训值得我们汲取。

从罗天益这三个病案来看,第一个是辨阴证阳证,第二个是辨虚证实证,第三个是过汗伤气津的辨证。看来罗天益对李杲的学术经验确实是学到手了,这些方法都是李杲常用的方法。

我们在临床上辨证是很重要的,原文献的标题并没有反映出这个问题,医案标题是我加的,目的是通过分析每一个病案,分析病机变化的过程,提示辨证是至关重要的环节,要把每一个病案的证候辨清楚。我分析病案,是要教大家如何去阅读医案,医案是理论结合实践的文献记载,多读、多分析很有好处。我分析后,你们也试着自己进行分析,教材上选了不少的医案,但我不能够每一个案例都讲。

(三)王好古医案

1. 外阳内阴证

牌印将军完颜公子之小将军,病伤寒六七日,寒热间作,腕后有斑三五点,鼻中微血出,医以白虎汤、柴胡等药治之不愈。及余诊之,两手脉沉涩,胸膈间及四肢按执之殊无大热,此因寒也。问其故,因暑热卧殿角之侧,先伤寒,次大渴,饮冰酪水一大碗,外感者轻,内伤者重,外从内病,俱为阴也,故先斑衄,后显内阴,寒热间作,脾亦有之,非往来少阳热也。与调中汤,数服而愈。(《阴证略例·治验》)

"牌印"是元代蒙古族的官衔,完颜是他们的姓。完颜公子的小儿子,病伤寒出疹,鼻中微血出,医以白虎汤、柴胡等药治之不愈,请王好古去看。诊得两手脉沉涩,"沉涩"是什么问题?涩是什么脉象?气虚血少才能现涩嘛。胸膈间没有热象,四肢也没有热象,王好古认为是个寒证不是个热证。询问这个病的发病过程,得知大热天气,贪凉睡觉,受了凉了,因大渴,又吃冰凉的酥酪一大碗。王好古认为"外感者轻,内伤者重",外伤寒,内伤饮,都是阴象。出了些斑疹,还出了点鼻血,其他表现列得不具体,但是从胸膈间无热,四肢无热,脉沉涩来看,这是个阴证。病伤寒六七日,寒热间作(即寒热往来),王好古说寒热间作的病不仅是少阳才有,脾亦有之,即太阴也有,出疹、流鼻血好像是个热象,但是这种寒热不在少阳,不在三阳,而在三阴。与调中汤,数服而愈。所谓调中汤就是理中汤加茯苓,是温中散寒胜湿的方法,温养脾胃的办法。

他这个病案比较简单,前面大夫从白虎汤或柴胡汤着眼,考虑的是斑疹、鼻血,着眼在"标",而王好古着眼点在"本",在脉象。毫无外邪的脉象,脉沉主里,脉涩为不足,气血虚的脉象。斑疹是不是热象呢?患者胸膈、四肢没有反映出热象来,所以他说"外从内病,俱为阴也"。这个"外"指的就是寒热表现,他认为这里内伤是主要方面,就是说鼻血、斑疹是表面的热象,外邪表热现象,不是有内部的真热,所以用"调中汤"温养脾胃解决了问题。他的意思就是外阳内阴，外面有点寒邪，发热、鼻血、斑疹等都是寒化热的表现，这是“外阳”；内部实际是太阴脾虚，加之饮冰酪又伤了脾胃之阳气。他认为这种热还是属于内伤的范畴，还是李杲研究的那种热，所以他用调中汤。

在不少文献中看到王好古辨阴证、阳证，辨真证、假证，认为“症”是次要的，“脉”是主要的。临床上有时需要随脉从症，有时需要随症从脉，要看具体情况，特别是平时虚弱的人，主要从“脉”，身体比较结实的人，可以多从“症”方面考虑，这是中医看病的一个基本规律。当然具体临床病变还要具体分析，原则上要有这样一个概念。

2. 阴血证

潞州义井街北浴堂秦二母病太阴证，三日不解，后呕逆恶心，而脉不浮，文之（即宋廷圭，为好古弟子）与半硫丸二三服不止，复以黄芪建中汤等药。脉中得之极紧，无表里，胸中大热，发渴引饮。众皆疑为阳证，欲饮之水，余与文之争不与。又一日，与姜附等药，紧脉反沉细，阳犹未生，以桂附姜乌之类酒丸，每百丸接之，二日中凡十余服，渴止，脉尚沉细。以其患者身热，躁烦不宁，欲作汗，不禁其热，去其衣被盖覆，体之真阳营运未全，而又见风寒，汗不能出，神愦不醒，家人衣之，装束甚厚，以待其毙，但能咽物，又以前丸接之，阳脉方出，而作大汗。盖其人久好三生茶，积寒之所致也。愈后，大小二便始得通利。翌日，再下瘀血一盆，如豚肝然。然文之疑不能判，余教以用胃风汤加桂附，三服血止，其寒甚如此，亦世之所未尝见也，治宜详之。大抵前后证变之不同，以脉别之，最为有准，不必求诸外证也。（《阴证略例·治验》）

潞州是个地名，义井街，北浴堂，秦二的母亲，患了太阴证，三日不解，后呕逆、恶心，脉不浮。王好古的学生文之，与半硫丸（半夏、硫黄二味药），呕逆、恶心这些情况还是没见有好转，复以黄芪建中汤，服后脉现紧象，脉象无表里（脉象不浮也不沉），或上、或下、或内、或外都有力，即轻按是那样紧，重按也是那样紧。胸中大热，发渴引饮，这是阳证表现，但脉不是阳证的脉。

见患者口渴，文之想拿凉的东西给他吃，王好古与文之的意见不一样，认为患者不能吃凉的。隔了一天，给患者服干姜、附片等类似四逆汤等药，脉象变得沉细了，说明干姜、附片的温里、温中起作用了，寒邪的病变有了转变，所以脉现沉细。脉紧是有寒邪，脉沉细是阳虚，看来寒邪是化解了，但是自身的阳气还没有恢复。于是以桂附姜乌之类，用酒做成丸，每次吃 100 丸，两天吃了 10 多次。服药后不渴了，脉紧有寒时为什么会渴呢？是因为寒邪收引于内，津液不升，这种渴与热渴不同，所以用姜附之类，用酒为丸，用酒的意思是让这些药快速行于经脉中，去散寒。

患者身热、烦躁、不喜衣被、神志不清。家人认为没有希望了，以待其死，但是患者还能吃东西，又用了桂附姜乌之类的药，服药后，脉不沉细了，汗也出了。这是为什么？是因为其人素好三生茶，“三生茶”是一种凉性的茶，积寒所致，这就是所谓的“沉寒”，因为经常吃凉性的东西，沉积日久的缘故。

愈后，大小二便始得通利，翌日，再下瘀血一盆，如豚肝。这个下瘀血如豚肝的表现，后面还专门有两个病案，下血症一般是热证表现，这里色如豚肝是种黑血，我在临床见到的多是寒证。

学生的经验究竟不如老师多，文之就怀疑了，认为有热象，不能准确判断，好古教他用胃风汤（这个胃风汤看来不是李杲的胃风汤，李杲的胃风汤在这里不能用，胃风汤有多个）加桂附，这个胃风汤可能是易简胃风汤，组成是人参、茯苓、川芎、官桂（肉桂）、当归、白芍、白术这几味药，在《医垒元戎》上有这个方子，是王好古的方。用胃风汤还加入官桂、附片，服用三剂，血止。

在辨证上王好古说“以脉别之，最为有准，不必求诸外证也”。这个病案是不好掌握的，尤其是发热、烦躁最不好把握，所以他的学生也动摇了。这与《伤寒论》中所谓的“战汗”情况相同，寒邪散了，热要起来了，把阳气振奋起来了，这个阳气是从里出表，从外而散，汗水通了，体温马上就能下去了，这是由里出表，由阴回阳，临床上可以见到的。假如我们辨证不准，看到出汗，对用热药怀疑，实际这是回阳，从阴转阳的好现象，汗一出，全身症状就基本上缓解了，这个经验大家要掌握。假使真是大热证，舌苔、脉搏都会表现出来的，脉搏快，舌苔厚，那我们就要慎重了。临床上由寒证转为热证也是常见的，但这个案例并没有转为热证，有些似热的表现是寒从里出表的缘故。

王好古的学术思想，主要是在探讨五脏的阳虚证，三阴的阳虚问题，阳不足者阴证也。阴证在临床上有两种情况：有的是阳衰阴盛，如王好古的第一个医案，一面是阳衰，一面有寒湿邪重；另一种是单纯的阳虚。阳虚而有寒湿，该如何治疗？他是用辛热的办法，阳虚应该用热药，有寒湿也要辛散。单纯的阳虚，没有寒湿，要用什么办法呢？用甘温、甘热法，只能去扶阳，只能去补，不能去散。这两种情况临床上都叫做阴证，这些要搞清楚。

（四）张介宾医案

1. 下消不寐

省中周公者，山左人也，年逾四旬，因案牍积劳，致成羸疾，神困食减，时多恐惧，自冬春达夏，通宵不寐者凡半年有余，而上焦无渴，不嗜汤水，或有少饮，则沃而不行，然每夜必去溺二三升，莫知其所从来，且半皆如膏浊液，尪羸至极，自分必死。及余诊之，脉犹带缓，肉亦未脱，知其胃气尚存，慰以无虑。乃用归脾汤去木香，及大补元煎之属，一以养阳，一以养阴，出入间用至三百余剂，计服人参二十斤，乃得痊愈。此神消于上，精消于下之证也。可见消有阴

阳，不得尽言为火，姑纪此一案，以为治消不寐者之鉴。（《景岳全书·杂证谟·三消干渴》）

山左是山东，在太行山之左，左方是东方，周公是山东人。当官的，是个知识分子，案牍就是伏案工作，搞文书的。因为工作积劳、劳损，人虚体羸，严重地失眠，这种情况有半年了（我曾治疗过一两年通宵不寐的），不想喝水，喝下水反而有反应，"沃而不行"就是水贮在里面排不出来，但是每天晚上会大量排尿，白天没有尿，晚上尿二三升，而且这个尿不是一般的尿，很稠厚像膏一样，排的是浊液，人越来越消瘦，自认为快死了。张介宾诊脉后，感觉脉还不错，病情虽然严重，但是脉象和缓，虽然羸瘦，人体上几个肌肉很肥厚的地方，如手、肘、腿等肌肉还在（严重的脱肉是皮包骨，甚至叫脱形），看来胃气尚存，病情严重，看来还有生机。所以告诉患者不要过分担心。用归脾汤去木香（想想为什么要去木香）及大补元煎，一以养阳，一以养阴，用这两个方子进进出出，共吃300余服，计服人参20斤，才见好转。

张介宾分析说："此神消于上，精消于下之证也。"神消于上故严重失眠，精消于下故尿稠厚混浊。用归脾汤解决神消于上的问题，用大补元煎是解决精消于下的问题。消渴病，有阴阳之分，有阴证、阳证，不要以为消证都是热证。刘完素的"三消论"是着重从火热来讲的，那是属于阳的消证。这是属于阴的消证，属于精气不足，主要是上消、下消的问题。上消下消造成不寐，是由于精气涸了不能养神，归脾汤治精气不养的失眠，去木香就是不要用木香的辛窜，因为患者已经是精消气耗了。

2. 吐血下血

倪孝廉者，年逾四旬，素以灯窗思虑之劳，伤及脾气，时有呕吐之症，过劳即发，余常以理阴煎、温胃饮之属，随饮即愈。一日于暑末时，因连日交际，致劳心脾，遂上为吐血，下为泄血，俱大如手片，或紫或红，其多可畏，急以延余，而余适他往，复延一时名者云："此因劳而火起心脾，兼之暑令正旺，而二火相济，所以致此。"乃以犀角、地黄、童便、知母之属。药用二剂，其吐愈甚，脉益紧数，困惫垂危。彼医云："此其脉证俱逆，原无生理，不可为也。"其子惶惧，复至恳余，因往视之，则形势俱剧，第以素契不可辞，乃用人参、熟地、干姜、甘草四味大剂予之。初服毫不为动，次服觉呕恶稍止，而脉中微有生意。乃复加附子、炮姜各二钱，人参、熟地各一两，白术四钱，炙甘草一钱，茯苓二钱。黄昏与服，竟得大睡，直至四鼓，复进之，而呕止，血亦止。遂大加温补调理，旬日而复健如故。余初用此药，适一同道者在，见之惊骇，莫测其谓，及其既愈，乃始心服曰："向使不有公在，必为童便、犀角、黄连、知母之所毙，人莫及也。"嗟嗟：夫童便最能动呕，犀角知连最能败脾，时当二火，而证非二火，此人此证，以劳倦伤脾，而脾胃阳虚，气有不摄，所以动血，再用寒凉，脾必败而死矣。倘以此杀人，而反以此得誉，天下不明之事，类多如此，亦何从而辩白哉！此后人史姓等数人，皆同此证，余悉用六味回阳饮活之。此实至理，而人以为异，故并纪焉。(《景岳全书·杂证谟·血证》)

“倪”是姓，“孝廉”是个功名，明代的孝廉相当于清代的举人，相当于现在的学衔。40多岁了，一个读书人学习、劳倦内伤，思伤脾，像我们这些伏案读书的人，脑力劳动者，总是坐着啃书本，不运动，久了就要伤脾，故时有呕吐，临床上看到过这种现象，搞伏案工作的人脑力劳动者，会出现有这种神经性的呕吐，不吃东西还好，一吃东西就要吐，而且“过劳即发”，对这个病张介宾经常用理阴煎、温胃饮来治疗，理阴煎、温胃饮是扶脾阳的方，温胃饮是理中汤加减出入的方子，是温脾阳的，服药后呕吐就控制住了，屡屡取效。这次是在暑末，即七八月份，暑末秋初，连日的应酬，本来就有脾阳虚的人，又是暑末天，大热天，连日的劳累，劳伤心脾，于是呕吐、便血，吐出来的血成块状，是胃出血。适逢张介宾不在家，就请了当时比较有名的另一位大夫，这个大夫诊断为心脾劳损，因为劳伤、劳损而心经、脾经火动、又逢夏末大热天，二火(心脾火，夏日火)相攻，内外夹击，就造成了吐血、下血。这个大夫辨的是热证，就用犀角(现用水牛角代替)、地黄、童便、知母一类的药。服用了二剂后，出血没有控制住，脉数之中带紧，精神衰败，现垂危之象，病越来越严重了。这个大夫说这个病太重了，证、脉都不好，看来没有办法了。

大家现在来分析，这个患者症哪些不好？脉哪些不好？吐血见紧数脉，这就预后不良。吐血的脉应该以什么脉比较好？吐血的脉虚弱不怕，如脉芤、脉细、脉细微无力都不怕，气随血而失，身体亏弱，脉现虚象这是证脉一致，所以不用太担心。但吐血，脉现紧数，现实脉，是邪气盛的脉象，这里紧数有力，脉的紧张度大，不能理解为寒证浮紧脉。这个大夫从脉象看出正气大衰邪气还盛，虚证而见实脉，这是个不好的征象，说明出血不仅没有得到控制，而且还在发展，还有大出血的可能，所以这种脉象是不好的，虚证见实脉是大忌。不仅失血证如此，其他的虚证见实脉都是预后不好的。

倪孝廉的儿子听了大夫这么讲心里就怕了，又找到张介宾去看，张介宾也感到这个病复杂，出血的形势仍较烈，但是他平素与这个患者交往较好，推辞不了，就用人参、熟地黄、干姜、甘草等药，并用大剂量。开始一剂没有什么反应，不好不坏，病没有什么变化，再服第二次呕恶稍止。呕恶稍止说明什么问题？与这个方子有什么关系？他是从哪方面考虑的？他是从中焦来考虑的，从脾胃来考虑的，干姜、甘草是《伤寒论》的甘草干姜汤嘛，温脾阳的，这种甘草当然要用炙甘草了，温补脾阳。这个人身体平时就比较虚弱，伤其脾气，时有呕吐之症，过去都是用理阴煎、温胃饮等甘温的药，所以他还是用甘草干姜汤来温补脾阳，使脾气振奋起来统血，人参、熟地黄一个走气分，一个走血分，营卫来自于中焦嘛，要止血，要先固气，脾能统血，所以要用人参来固气，气不脱，血就能够镇摄，气为血之帅嘛，气行血行，气止血止，用这个方子的思路是很清楚。甘草、干姜虽然见效不大，但是胃的功能在恢复，胃气得到一定的恢复，呕吐稍见减轻，虽然是很小的一点反应，但这是个很关键性的反应。我们当大夫的，患者服药后有什么反应，要善于分析。这个患者不仅呕吐稍止，而且脉缓和下来了，不那样紧，那样数了，紧数中微带有点缓和的迹象，所以说见“有生意”，这个缓和脉象代表胃气有恢复的迹象，从这两点来看病情基本好转了。于是在这个方子的基础上，在人参、熟地黄、干姜、炙甘草的基础上，加附子、炮姜各二钱，人参、熟地黄加到一两，再用白术四钱，炙甘草一钱，茯苓二钱。这个方子服用后，黄昏过后患者竟大睡一觉，睡得很熟很香，温养脾胃见效了，脾胃功能基本恢复过来了，胃气舒畅了，气不上逆了，所以竟得大睡，这里没用一味安神的药，一觉睡到早晨三四点钟。四更天，再把这个药吃一次，呕止、血止，这说明脾胃之气从根本上恢复了，脾能统摄了，血就不妄行了。以后就还是温补脾胃，调理脾胃，10 天后痊愈。

张介宾方中没有一味止血药，炮姜、附子、人参、熟地黄、白术、炙甘草等，这里没有一味止血药，但是止住了出血。这就是前面讲的，见痰休治痰，见血休治血的道理。对出血症，当然是要止血，这是一点都不含糊的，但是要考虑到伏其所主，先其所因，辨证要辨到这个程度，血怎样来的，就要用什么方法来止。

张介宾说对于吐血症，一般姜附是不好用的，他初用这个方药的时候，另外一个医生看了很诧异，吐血为什么开这种大热药呀？他不知道张的思路，莫名其妙。直到这个病完全好了，这个医生才心服口服了。他说假使不是张介宾，还是会用童便、犀角、黄连、知母这样的大凉药，要是那样这个患者肯定就没救了，童便这个药最能动呕，犀角、知、连等凉药最能伤脾。童便是止血药，这也不能否定，开仓大吐血的时候，是可以服童便，急则治标嘛，是可以用童便止血的方法。顺便介绍一下童便止血，一般用童便，要取 2 岁以下小孩子的，马上尿马上服用，年龄大了不行，搁置时间长了不行，童便较难服，控制在这样的条件之内，不见得就动呕。

至于犀角地黄汤，如果真是大热证，火气向上冲，犀角地黄当然可以用，不过这个患者是思虑之劳，伤及脾气，这样一种体质，不适合用犀角、地黄。童便最易动呕，犀角知连最能败脾，不是热证、实证，不能用这些药。而且这个患者不是急性失血证，是慢性病，童便在这个时候不会有什么作用，犀角地黄也不对证。“时当二火，而证非二火”，意思是说时逢热天，是火热旺的时候，而证却不是热证，是个虚寒证，是脾气弱，脾不能统摄。这是个劳倦伤脾，伤了脾阳、脾气，脾不能摄而动血，不能摄于上就吐，不能摄于下就便，所以出现吐血、便血。脾阳弱了，还要用知母、黄连、犀角的寒凉，那不是把脾胃之气伤完了吗？倘若这个病一直用犀角、地黄，患者肯定会因此而丧命的。

张介宾用温热药医好这个出血症后，又治好一例这样的患者。一般看到出血多认为是有热，有热固可以出血，无热气虚同样可以出血呀！因此他把这个案例记述得比较完整，是让大家可以通过这个病案，认识到辨证是要下功夫的，就如这个失血症，究竟是怎么样的一个失血症？张介宾辨的是脾胃阳虚、脾不摄血，而前面那个大夫辨的是暑令正旺，二火相济。证不同，用药迥异，一个用犀角、地黄，一个用干姜、附子，一个能治死人，一个却能活人。失血是个病变表现，不是病，支气管扩张可以出血，胃溃疡也可以出血，认得了病还要辨证，还要辨别出血病机是什么，只认得病而辨不了证，作为一个中医是不可能开出好处方来的。

像这种虚证的失血，炮姜、附子还是比较好用的，有一味药不好用，就是桂（肉桂），对于出血症这个药是不大好掌握的。还有个时令问题，热天是不是就吃不得热药呢？这也要辨证来看，冬天就不能吃白虎汤吗？不能这样讲，还是要辨证。

最近这几年搞慢性气管炎的防治，看到一些单位的材料，慢性气管炎在秋凉以后就逐渐开始发病了，在患者发病以前，在秋凉以前，夏秋之交，吃参附汤，一大部分的患者冬天就不犯了，或者犯得轻了，这些多属于脾肾虚寒的人。还有老年人，在三伏天要吃温热、温补药，如鹿茸、附片等，这是什么道理呢？夏天是阳在外，阴在内，外面天气很热，里面是阴寒的，阳热在外，阴寒在内，所以这个时候正是扶阳的时候，这个临床上记载得很多。《素问·六元正纪大论》讨论了这样的问题，认为“热无远热，寒无远寒”。前面一个“热”那是用的热药，后面的“热”是指气候，意思是用热药不一定要避开热天，用寒凉药，不一定要避开寒天，这就要辨证，阳虚证，大热天还是要用热药，热证，大寒天也要用寒凉药，为什么要回避呢？关键还是辨证。

我们应该在这个病案中取得些经验。一般慢性出血，还是虚证多，有种突然性的急性出血，可以考虑热证，或者高热病的出血，可能会是些热证。

（五）李中梓医案

1. 吐痰泄泻

姚岱芝，吐痰泄泻，见食则恶，面色萎黄，精神困倦，自秋及春，无剂不投，经久不愈，口不能言，亟以补中益气去当归，加果肉二钱，熟附一钱，炮姜一钱，半夏二钱，人参四钱，日进二剂，四日而泻止，但痰不减耳！余曰：肾虚水泛为痰，非八味丸不可，应与补中汤并进。凡四十日，饮食大进，痰亦不吐，又半月而酧对如常矣。(《医宗必读》卷七)

患者姚岱芝，病痰多、腹泻、不想吃东西、大便不好、气色萎黄、精神困顿，从秋到冬到春，大半年来都是这样，吃了不少的药，经久不愈，渐渐地发展到口不能言。用补中益气汤去当归，加肉果、附片、炮姜、半夏、人参(加重分量)，服药后基本解决了腹泻问题，痰还不减，又加八味，与补中汤并进，一个多月后，饮食大进，痰亦不吐，又隔半个月，基本痊愈。

我们来分析这个病案。大半年的慢性腹泻，食欲不振。这种情况就要与伤食的情况区别开。如果伤食，吃东西也不香，也可以出现腹泻，但伤食是实证。这个患者自秋及春，经过三个季节(大半年)都是如此，这应该不是实证，而是脾虚的问题。面色萎黄，那是脾气不能营于肌肉，精神困倦是气虚的现象，到后来话都不能讲了，这是个什么反应呢？这是中气虚到极点的现象。一般来说，初期的中气损伤会出现精神困倦，进一步虚损中气，清阳升发之气极度衰减，那就会口不能言，准确地说不是不能讲，是一句都不愿讲，或者没有讲话的力气了，这是虚象。所以李中梓辨为脾虚证，而且是脾的极虚证，用补中益气汤。那么是不是一般的脾虚呢？若是一般的脾虚，补中益气汤加减法，腹泻也可以控制，痰也可以减了，脾不能运而生痰嘛。服药后的情况是，腹泻好了，痰还是很多。李中梓考虑到这不是单纯的脾虚，说明这个痰不是从脾来的，要考虑到肾虚的问题，当然这还要参考脉象。这个患者不仅是脾虚，肾阳还不足，肾阳虚了，水就要变成邪水，上泛而为痰饮，所以他用八味丸，这是脾肾阳虚证。那么又为什么去当归呢？对腹泻症，当归一般是不合适的，特别是慢性的腹泻，当归是一种润滑剂，当归里面富含脂肪，脾虚的人对这个药是很敏感的，所以不用当归之滑，而用肉果之涩去收敛。熟附、炮姜、人参是温固肾阳，半夏是祛痰饮的。

熟附、半夏一般都不敢轻易同用，其实没有问题，传统认为半夏反乌头，没说反附子。但是我们的药房习惯，都认为是反药，我看是没有什么道理的。第一，半夏反的是乌头，不是反附子，乌头和附子是两个药，不是一个药；第二，古人把半夏和乌头合用，我们现在也有这样用的，如对寒湿证，我们照样地用，只要对证没有什么关系。

总之我们学习这个医案，可以看到两个问题。脾阳虚、肾阳虚都可以造成痰饮证。补中益气汤能够见效，那就是脾的阳气升发之气起来了，所以才能够见效。但是补中益气汤仅能解决补脾的问题，没有解决温肾的问题。但是不是非用八味丸不可，我看还不一定。补中益气汤加附子、肉桂，同样可以温肾。

2. 郁怒成痞

亲家，工部王汉梁，郁怒成痞，形坚而痛甚，攻下太多，遂泄泻不止，一日夜计下一百余次，一月之间，肌体骨立，神气昏乱，舌不能言，已治终事，待毙而已。余诊之曰：在证虽无活理，在脉犹有生机，以真脏脉不见也。举家喜曰：诸医皆曰必死，何法之治而可再起耶？余曰：大虚之证，法当大温大补。一面用枯矾、龙骨、粟壳、樗根之类以固其肠；一面用人参二两、熟附五钱以救其气。三日之间，泻遂减半，舌转能言。更以补中益气加生附子、干姜，并五帖为上剂，一日饮尽。如是者一百日，精旺食进，泻减十九。然每日夜犹下四五行，两足痿废，用仙茅、巴戟、丁、附等为丸，参附汤并进。计一百四十日，而步履如常，痞泻悉愈。向使委信不专，有一人参以他说，有片语畏多参附，安得有再生之日哉？详书之，以为信医不专者之药石。（《医宗必读》卷七）

亲家就是亲戚，工部是他的官衔，管工业的，名字王汉梁。先有郁怒，以后病痞，痞块摸着是硬的，疼痛。一些大夫看了都用攻法，都去攻痞块，造成腹泻，一日夜计下 100 余次，这可能有些夸张，也许有几十次吧，就是拉到一二十次都够患者受了，一个月之间便肌体骨立，变得皮包骨了，神气昏乱，舌不能言，已经准备后事了。

因为是亲家，李中梓去看他，病情虽严重，诊得脉犹有生机，还没有出现真脏脉。什么叫真脏脉？简单地说就是没有胃气的脉。前面张介宾那个失血症的紧数脉，再进一步就见真脏脉了，数而弦紧就是真脏脉，没有神气了，一点柔和迹象都没有，那就是无胃气之脉。临床常见的脉，如浮、沉、迟、数，总还带点缓和的迹象，还有游刃的余地，所谓真脏脉就是死硬的脉，一点缓和的迹象都不带了，临床上见到这种脉病情是危重的。

这个患者还没有出现真脏脉，看来这个病还有点希望，家人心里很高兴。李中梓认为应该用大温大补法，一面用枯矾、龙骨、粟壳、樗根（“樗根”是臭椿树的根，樗根皮是收涩药，治妇女白带这是常用药，是治标的办法）之类以固其肠，一面用人参二两、熟附五钱以救其气，救后天之本，用人参、熟附扶阳、升阳，人参扶胃气，熟附扶肾气，这是标本兼顾的办法。腹泻严重，时间太久，这是标急，但是单治标不治本也不行，要标本兼顾。前面几味药是治标，后面二味药是治本。三日之后，腹泻次数减半，舌转能言，说明脾肾的阳气逐渐恢复。更以补中益气加生附子、干姜，并加大分量，五剂的分量作为一剂用，一日饮尽。如是者 100 日，精旺食进，泻减大半，一天只泻几次。脾气、肾气大伤，所以两足痿废，再用仙茅、巴戟天、丁香、附片等为丸，用参附汤吞服。计 140 天，脚有力气了，能走路了。痞块消失了，腹泻也好了。假使怀疑服用附片、人参太多（一连吃了几个月的时间），这个病就不会有起色，这就是说，信医要专，这一点当然很重要,医生与患者总是要取得彼此信任,病家对医生有怀疑,这个病就不好治,病家跟医生一定要配合好。

这个痞是郁怒而成,《伤寒论》的痞症,有痞胸症,有痞硬症,痞硬症与痞胸症有什么分别呢?痞症基本属于虚证,无形之虚,所以泻心汤寒热并用。即要用点苦寒的药祛邪气,更主要的方面是扶脾阳,要用温药。《伤寒论》几个泻心汤都是寒热并用的。痞症基本属于虚证的范畴,不能随便去攻。李中梓掌握了这个精神,郁怒成痞,起因在情志上,不是由于有寒、有热、有饮食、有饮,不是这些问题。对这种无形之邪怎么能去攻呢?误用攻法,于是泻泄不止,伤了脾胃之气。所以李中梓一上手,除了那几味收涩药治标而外,就是用人参、附子、干姜来温补阳气。

最近山西临汾地区的一个患者,50多岁,得了胃癌,在解放军总医院住院治疗,进行了胃、胆切除术,术后腹泻,就是止不住,一天总是要有若干次。我看了他用的方子是四神丸之类,这个方证不对呀,只知道四神丸能治腹泻,吃了三个多月腹泻还是不好。患者找到我,胃切除术后,体质弱,我用赤石脂禹余粮汤法治,歌云:"赤石余粮各一斤,下焦下利此汤饮,理中不应宜斯法,炉底填来得所闻。"理中解决不了这个患者的腹泻,这是下焦不固,肾司二便嘛。用赤石脂禹余粮,是仲景的收涩法,收涩下焦,收涩肾气,就是用赤石脂禹余粮汤加石榴。服药后这个患者不拉肚子了,为什么四神丸不能解决问题呢?这种是什么病呢?是大寒证?不像。大热证?更说不上。在寒热都不明显的情况下,就可以用收涩的办法。仲景明讲了嘛,理中不应,就要用填炉底的办法去填炉底,慢性痢疾这种收涩的办法往往能够取得效果。

这个证看来还是个虚证,虚脾误治,误治伤脾胃,脾胃之气不能温涩,造成这种腹泻。《伤寒论》称这种情况为"坏证",所以用收涩的办法来治标,用温补的办法来治本,温补脾肾,肾为胃之关,所以中焦不应,收涩肾,是治慢性腹泻的有效方法。

3. 大实如羸状

社友韩茂远伤寒,九日以来,口不能言,目不能视,体不能动,四肢俱冷,众皆曰阴证。比余诊之,六脉皆无,以手按腹,两手护之,眉皱作楚。按其趺阳,大而有力,乃知腹有燥屎也。欲以大承气汤,家属惶惧不敢进。余曰:吾郡辨是证者,惟施笠泽耳。延至诊之,与余言若合符节,遂下之,得燥屎六七枚,口能言,体能动矣。故按手不及足,何以救此垂绝之证耶?(《医宗必读》卷五)

李中梓的朋友韩茂远患伤寒,9天以来,口不能言,目不能视,体不能动,四肢俱冷,众皆曰阴证,等到李中梓去看的时候,六脉都摸不着了,腹诊按肚,患者两手护之,现在叫"拒按",同时皱眉有痛感,或不适感,这叫"眉皱作楚",

“楚”是焦楚的意思。诊趺阳脉大而有力，趺阳出现这样一种脉象，是腹有燥屎，证脉相合，属阳明里实证。李中梓想开大承气，家属不敢接收。李中梓说：我们县里的大夫能够辨识你这种证的，我给你们介绍一个人，这个人就是施笠泽，你可以请施大夫来商量商量。家属请来施大夫，与李的看法一样，也认为这是个实证，不是个虚证。两个大夫意见一致了，逐下之。得燥屎六七枚，口能言，体能动矣。

从这个病案看出，大夫的诊断要周详，尤其是重病患者，不能一分钟就解决问题，手上的脉把不到了，其他的脉也可以诊呀，如果我们诊断不细致，如何能挽救这种垂绝之证呢？这是个热病，热真厥真证，热气闭于内不能通达于外，故四肢厥冷。“厥”要分寒厥、热厥。阳气虚的厥，那是寒厥；热气闭于内，这叫格阳，阳气伏积于内，通不到四肢来，这是热厥。热厥应用下法，热厥证用承气汤，这是《伤寒论》的方法，下之阳气通了，大便也通了，阳热才能行于四肢，所有的症状都随之消失了。

这个案例给我们一些启示。一是脉浮，可见于虚证、实证，脉浮得摸不着了，不能说都是虚证。阳气衰了，脉可以浮摸不着；阳气郁积于内，脉也可以浮，是关格证，隔绝了，隔绝不通，脉可以浮。二是手足之厥冷，也要分出寒、热、虚、实。三是这里应用了腹诊，一般大夫现在都很疏忽这个腹诊，不大讲究，腹诊也是中医学诊断方法之一，因为做起来有些费事，为了省事，在临床上不大用了，必要时还是要用得。例如这个病案，用腹诊，就诊断出问题所在了，腹内痞积，拒按为实，喜按为虚嘛。凡是疼痛症，积聚症，不管在哪个地方，拒按的，总要从实证来考虑，不拒按的，一般从虚证来考虑。四是大实如羸状，“羸”是“虚羸”之意，这是个大实证，大便不通，郁积于内，四肢不能动，手脚厥冷，六脉皆浮，是一派虚象，但是这些是假象，内真实而外假虚，内真热而外假寒，这种情况在临床是最要下功夫的地方。

4. 阴证似阳

休宁吴文哉伤寒，烦躁面赤，昏乱闷绝，时索冷水。其弟日休乞余决死期，手扬足掷，难以候脉，五六人制之，方得就诊，洪大无伦，按之如丝。余曰：浮大沉小，阴证似阳也，与附子理中汤，当有生理。日休骇曰：医者十辈至，不曰柴胡承气，则曰竹叶石膏，今反用热剂，乌敢采？余曰：温剂犹生，凉剂立毙矣。遂用理中汤加人参四钱、附子二钱，煎成入井冰冷与饮，甫及一时，狂躁定矣。再剂而神爽。（《医宗必读》卷五）

休宁是个地方，吴文哉病伤寒，临床表现为烦躁、面赤、昏乱闷绝，所谓的“闷绝”是极度地闷乱，不能忍耐的一种闷乱，难以忍受的闷乱表现，还有个症状是想喝凉水。患者吴文哉的弟弟吴日休来请李中梓，希望李中梓诊断之后，能够判断出一个死期，看是能活几天？好准备后事，看来他已经认为没救了，就是说患者家属已经没有信心了。

李中梓看过患者后，除上面的症状之外，还有“手扬足掷”即烦躁不安，手脚乱动，甚至无法把脉。用五六个人把手脚按住，才能候脉。脉“洪大无伦”，不是一般的洪大，而是非常的洪大，无比的洪大，“伦”就是“常”的意思，无伦就是不正常的，即异常洪大。但重按之，不仅不洪大了，而且像丝线那样细，这就是问题所在了。

大家就要很好地考虑了，轻按洪大是什么问题？重按如丝又是什么问题？这是阳证？还是阴证？很多病情在难分难解的时候，如果把脉有功底的话，那问题就好解决了，否则，辨虚证、实证、寒证、热证就费劲了。像这个患者，几乎到发狂的程度了，要几个人按住他才能把脉，这像不像热证呀？但是脉象不支持这一点，问题就在按之如丝的脉象上，这说明不是里热证，阳明实证不会出现有这种按之如丝的脉象。李中梓说：“浮大沉小，阴证似阳也。”他的判断是正确的，在浮部轻按洪大无伦，重按细小如丝，这沉小如丝才是病的本质，是病的实质，这是个阴证。手扬足掷，烦躁面赤，那是外面的假象，本身是个阴证，阴极似阳证。

李中梓用附子理中汤，他认为这不是热证，用附子理中汤把中焦之阳温起来，脾肾之阳温起来，还是会有生机的，不是不能治。患者的弟弟吴日休，听说要用附子理中汤，很惊骇，患者闷乱成这个样子，还能吃这种大热药吗？好像处方与这个病证不相应呀？同时，患者家属前面请了不下十个医生，有的说是大柴胡证，有的说是承气汤证，有的说是竹叶石膏汤证，他们基本是一致的，总之是个热证、实证，只是轻重不同罢了。今天李中梓提出用附子理中，与前面的大夫完全不一样，患者家属怎么敢采用呢？李中梓说，你能够接受温热药患者还有点生机，如果用凉剂，我可以断定患者立毙，前面吃了那么多大夫的凉药，病不仅不除，还日渐严重。患者家属鉴于这样的事实，那就试一试吧。于是用理中汤加人参四钱、附子二钱，方子煎成后，放到井水里，把药冰凉，完全凉透了才给患者吃。患者吃了也不过两个钟点的样子，就开始安静了，不那样手扬足掷了，闷乱的情况也好转，看得出来患者不那么难受了。再吃第二剂，前面的问题完全解决了。

这个病案可以和前面大实如羸状的案例对照起来分析，前者是实在内而虚在外，这个是虚在内而实在外。这两种情况在临床都属于关格的范畴，正所谓“关阴格阳”，前面是格阳，这个是关阴，阴寒关聚于内，阳不能入于里，所以阳热格于外。前面讲了李中梓水火升降的理论，正常人阴阳升降出入是通畅无阻的，这两个情况都属于阴阳隔绝，一个是阳气郁于内不能通于外，一个是阴寒聚于内而阳气不能入于里。所以前者用承气汤通下，阴阳能够交通了；后者把阳气扶起来，也是内外交通了。虽然同是关格病证，但是一个属实，一个属虚，大不一样。前者脉象六脉皆无，通过腹诊，患者拒按，诊断为实证；后者一派阳证表现，通过脉诊，重按如丝，诊断为虚证。两个案例告诉我们，是随证从脉？还是随脉从证？这要具体情况具体分析，不能笼统地说这个病该随证从脉，那个病该随脉从证，是随证从脉，还是随脉从证，就看病证表现与脉象谁反映了病的实质，当然这需要在临床上不断地积累经验。具体到这两个医案的情况，除了抓住主要症状，以及脉象而外，舌苔、患者的神情等都是不能忽略的诊断要点。古人写病案都写得比较简单（或是有意不写，为了强调不能误诊），像前面那种大实如羸状的患者，尽管口不能言，目不能视，体不能动，四肢俱冷，从患者的神情来看，肯定不是个阴寒证的表情，甚至可以从患者的舌苔，也可以看得出阳明实证的表现。像后面这种阴证似阳患者，尽管那么烦躁，那么闷乱，从他的神色来看，也会有虚寒的表现，从舌苔上也有会有所表现，所以要从多方面综合地来诊断病情。

下面是一个病（痿症）不同证的三个医案。

5. 痿症Ⅰ

大学朱修之，八年痿废，更医累百，毫末无功，一日读余《颐生微论》，千里相招。余诊之，六脉有力，饮食若常。此实热内蒸，心阳独亢，证名脉痿。用承气汤下六七行，左足便能伸缩，再用大承气，又下十余行，手中可以持物。更用黄连、黄芩各一斤，酒蒸大黄八两，蜜丸，日服四钱，以人参汤送。一月之内去积滞不可胜数，四肢皆能舒展。余曰：今积滞尽矣，煎三才膏（天冬、人参、熟地黄）十斤与之，服毕而应酬如故。（《医宗必读》卷十）

“大学”那时又称“太学”，国子监就是太学府，相当于现在的大学。“大学”的学生称为“监生”，有个叫朱修之的监生，痿废已经8年之久，更换过很多医生，丝毫没有见效，卧床几年中找些书来看，看到《颐生微论》（李中梓著），认为这本书是写得不错的，于是千里迢迢，派人来请李中梓到家里去看病。

李中梓诊脉，六脉有力，尽管这个患者卧床几年了，饮食还很正常，跟一般人一样。李中梓说：“此实热内蒸，心阳独亢。”认为内部有火热实邪，心阳亢盛，诊断为“脉痿”。大家可以看看《素问·痿论》，专门讲痿病的，有肝痿、心痿（脉痿）、脾痿、肾痿，有各种痿症。他认为是心火亢奋，损伤了心脉，心脉被邪热损伤，心脉不能运，所以成脉痿。痿在于脉，而邪在于心，属心经阳热证。治疗就要让心火下走，要减轻邪热对于经脉的损害，邪热不除，就要损伤营气、卫气，经脉的营、卫少了，就会出现痿症。方用承气汤，用承气汤泻下，方脉相合，患者六脉有力，他这里从的是脉。饮食同常人，也是火热的表现，热能消谷。服药后左足便能伸曲，再用大承气，又下十余次，手可以拿东西了。再次下后，更用黄连、黄芩各一斤，酒蒸大黄八两，蜜丸，开始服用丸药。这是三黄汤，一天吃四钱，以人参汤送下。虽是攻药，但要用人参汤来送服，这是攻中兼补，究竟是久病卧床，不下实热不除，所以用缓下的办法。前面用承气汤那是急下，已经通了，改用缓下，持续不断地使内部郁积的实热邪气彻底清除，再用人参汤来固胃气，以防攻下伤脾胃之气，所以用丸药缓下的同时用人参汤来固中气。这样治疗方案取得效果，一月之内去积滞不可胜数，四肢可以听使唤了。体内的实热积滞已经清除干净了，不能再下了，用天冬、人参、熟地黄等，用缓火慢慢地熬，去渣成膏后服，服毕而应酬如故。

痿症的治疗在《黄帝内经》上有个原则，治痿要以治阳明为主，即“治痿者独取阳明”。为什么呢？因为阳明是五脏六腑之海，阳明主润宗筋，宗筋是全身筋膜之气所聚汇的地方。人体的关节之所以能够正常运动，靠筋膜，筋膜之气统属于宗筋，而维持宗筋的正常，要靠阳明胃，靠阳明水谷之气不断去营养宗筋，宗筋不断得到水谷之气的营养补充，才能够使全身筋膜之气发挥正常的作用，即主骨利关节者也。人体上 306 块骨头的联合要靠宗筋，这叫主骨，把 300 多块骨头联合成一个整体，宗筋能够主骨，利关节，大小关节都能够运动正常。

李中梓用承气汤，是泻胃的，这怎么理解呢？胃气居中焦，胃气一行，心火随之而降，心火就不上炎了。这是属于实证的痿症，这种病常见于壮年人，体质比较好的人，这在临床上是有的。当然脉痿也不都是心火的问题，还要具体分析，是心火就会有心火的表现。这个案例总之是个热证，而且是热实证，实热积于内，伤了经脉之气，气血不能营于筋膜，痿废发生，把阳明通畅了，邪热解除了，痿症也就好了。

6. 痿症Ⅱ

崇明文学倪君俦，四年不能起床，延余航海治之。检其平日所服，寒凉者十六，补肝肾者十三，诊其脉大而无力，此营卫交虚，以十全大补加秦艽、熟附各一钱，朝服之；夕用八味丸加牛膝、杜仲、远志、萆薢、虎骨、龟甲、黄柏，温酒送七钱。凡三月而机关利。(《医宗必读》卷十)

“崇明”是浙江的一个地名，“文学”是个小官衔，“倪君俦”是个人名。四年不能起床了，请李中梓坐船去崇明看病，检其平日所服的药，寒凉者是十之有六，补肝肾者有十之有三。诊之脉象大而无力，大脉有虚证、实证之分。《金匮要略方论·血痹虚劳脉证并治》篇云：“夫男子平人，脉大为劳。”说的就是这种脉大而无力的脉。李中梓认为这个病属于营卫交虚，同是痿症他这里的诊断与上例不一样了，认为是营卫两虚。看来前面补肝肾还有些道理，用寒凉者绝对是错误的。于是就用十全大补加秦艽、熟附片各一钱，朝服之；夕用八味丸加牛膝、杜仲、远志、萆薢、虎骨、龟甲、黄柏等。这是朱震亨大补阴丸的立意，是用朱震亨的方法，用温酒送七钱，每天晚上服。按照这个方案吃三个月，早晨服十全大补，晚上服八味丸加味，服后血脉通了。

看来营卫交虚可用十全大补，十全大补是两补气血，四物加四君嘛，从晚上用八味加牛膝、杜仲、远志、萆薢、虎骨、龟甲、黄柏等来分析，他认为这是肾痿，肾主骨嘛。一面用四君四物去补气血，一面用八味丸来温养肾的精气。可以看出这个痿症主要是下肢的问题，是下半身瘫痪。所以他加牛膝、杜仲、远志、萆薢、虎骨、龟甲、黄柏这些养肾的药。总的意思是把气血补起来了，把肾补起来。

7. 痿症Ⅲ

兵尊高悬圃，患两足酸软，神气不足，向服安神壮骨之药。改服滋肾合二妙，加牛膝、苡仁之属，又不效，纯用血药，脾胃不实。李诊之，脉皆冲和，按之亦不甚虚，惟脾部重取之，则涩而无力，此土虚下陷，不能制水，纯湿气坠于下焦，故膝胫为患耳。进补中益气，倍用升柴，数日即愈。夫脾虚下陷一证，若用牛膝下行之剂，则陷而病愈甚矣。(《名医类案》)

“兵尊”是个小官衔，高悬圃患两足酸软，神气不足，吃安肾壮骨类药不效，又改服滋肾丸加二妙散，并加牛膝、薏苡仁之属，也不效。这些都是养阴的药，养阴血的药，纯用阴柔的药，越吃脾胃越是不行。李中梓接诊后认为，脉皆冲和，脉象不错，按之亦不甚虚，脉基本是正常的，惟脾部重取之，则涩而无力。所以说切脉要仔细，不能一两分钟就解决问题，特别是六部脉都差不多的情况下，更要注意分别，要找出其特殊点、异常点来。脾部脉涩而无力是什么病变呢？李中梓认为是脾气不足，土不制水，则湿气注于下焦，膝胫酸软无力。进补中益气，倍用升柴，这是李杲的方法，升举脾阳，数日即愈。

他说：“夫脾虚下陷一证，若用牛膝下行之剂，则陷而病愈甚矣。”前面痿症是营卫两虚、精血两虚，是肾家有问题，所以要用牛膝来引入肾引入下焦，这里虽然同样是两胫酸软，但这是脾湿下注的问题，脾阳不能升举的问题。他这里还是从的脉，惟脾部重取之，则涩而无力嘛，是脾阳不能升举，湿浊注于下焦，在这种情况下，还要用牛膝去降，那不是湿气越是陷于下吗？这是个大忌。这里升举脾阳也是注重了取阳明的问题，阳明是脾胃的问题。

以上三个痿症，第一个是泻阳明，没有八味丸证；第二个温养肾，专补气血，是八味丸证；第三个是升举脾阳，使清气能上升，阳气扶起来能化湿浊，把痿症治好了。这三个案例告诉我们辨证是很重要的问题。

以上李中梓的7个病案，可以看出李中梓脾肾并重的学术思想，他在临床上运用了他的这个学术思想。

（六）马元仪医案

腹痛下痢，此湿热伤脾，利久而积气上攻于胃，致饮食不进，幸服黄连清湿热之药，而痢止食进，但补之太早，余邪未尽，蕴蓄于肠胃之中，所以不饥而食不得进。脉息左手弦数，右手滑大，系胃中湿痰积滞，尚未清爽也。法当和胃理气，疏肝清热之药治之。黄连、木香、半夏、广皮、枳壳、青皮、白芍。（《印机草》）

这是个痢疾病案，吃了些除湿热的药，痢疾基本上好了，湿热余邪没有清完，又急急忙忙地去补，未尽湿热之邪就存留在中焦了。主要临床表现为没有饿的感觉，饮食不进，总不想吃东西，脉弦数滑大。马元仪说这是“胃中湿痰积滞，尚未清爽也，法当和胃理气，疏肝清热之药治之。”于是用了黄连、木香、半夏、广皮、枳壳、青皮、白芍等药。这是虚证？还是实证？

治痢疾辨湿热当然是主要的，痢疾总是这么个病机，或者湿热并重，或者是热重湿轻，或者是湿重热轻，总之是湿热方面的问题。问题并没有出在清湿热方面，而是错在病邪没有去尽。前面李中梓治第1个痿症，用承气汤下，再用三黄汤制成丸药来缓下，让他持续一段时间，这就是除恶务尽，使病邪一定要去尽，不要留后患的做法。很多病在恢复期是不能用补法的，要看脉、看舌苔的情况来决定是否可补，特别是舌苔，舌苔稍微有点不干净，都不要轻易用补药，特别是养阴的药，否则就会出现这个病例的情况，不进饮食，胀满不舒。

这个病案告诉我们，疾病后期用补法，要看还有没有余邪存在。《伤寒论》中的“劳复”病，就属于这个范围。伤寒病好了以后，身体处在康复时期，饮食不检点，或者吃补药，就要造成这样的问题。所以在这方面应该有这个意识，何况痢疾是肠胃的问题，湿热余邪未尽，补早了就要出现问题。

（七）尤怡医案

1. 麻痹

肝阳化风，逆行脾胃之分，液聚成痰，流走肝胆之络，左体麻痹，心膈痞闷，所由来也。而风火性皆上行，故又有火升气逆鼻衄等症，此得之饥饱劳郁，积久而成，非一朝一夕之故矣。治法，清肝之火，健脾之气，亦非旦夕可图也。羚羊角、橘红、白术、枳实、天麻、半夏、茯苓、甘草、麦冬。（《静香楼医案》）

这是痰湿随肝阳、肝风而动，流窜到经络里面去了，所以左半身现麻痹，心膈间痞闷。这个病的病机是怎样的呢？是由于肝阳化风，逆行脾胃之分，肝风克制脾土，夹带痰湿，走窜于肝胆经络之间，左半属肝，于是左半身麻痹，尤怡是这样分析的。肝的升发之气从左而升，即肝生于左，肝风动，而要盛于左，而风火性皆上行，故又有火升气逆鼻衄等症。尤怡认为肝阳之所以会动，是长期饥饱劳郁造成的，非一天一日之损伤。他用清肝补脾法，清肝是泻肝，解除肝木对脾土的克制。但是这个药要多吃几付，不是一天两天就能解决问题的，因为病不是一天两天得来的。

半身麻木，可以理解是血管方面的问题，方用羚羊角、橘红、白术、枳实、天麻、半夏、茯苓、甘草、麦冬。这里泻肝的药就是羚羊角，用羚羊角泻肝旺、平肝风，其他的药是补脾化痰湿的，甘草、白术、橘红是补脾的药，天麻、茯苓、半夏息风化痰的药。

2. 泄泻

中气虚寒，得冷即泻，而又火升齿衄等症，古人所谓胸中聚集之残火，腹内积久之沉寒。此当温补中气，俾土厚则火自敛。人参、茯苓、白术、炙草、干姜、益智仁。（《静香楼医案》）

医案的第一句话就确定了主题，稍一受凉就要腹泻，这是中气虚寒证。但是还有虚火问题，是中焦的虚火。体质是虚，得冷即泻嘛，是中焦虚寒证。尤怡所谓“残火”就是虚火，因为中焦虚寒，脾气运化津液不好，湿浊下流就容易产生火的现象。这个病案要点在脾胃的邪火，不能去清，这种火是清不了的，把脾胃温养好了，能够运化了，“残火”就消了。所以这种病就不能用苦寒药，所以他用人参、茯苓、白术、炙甘草、干姜、益智仁，去温养脾胃。

治火证，除了要辨外感、内伤而外，还要辨虚实。不管是外感火证，还是内伤的火证，都要首先分辨究竟是虚热？还是实热？虚火要温养，实火才能够用苦寒，这是治疗的原则。

我总是强调对医案文献要细细地去看，学习中医，一半时间是念书，一半时间是临证，多看医案，多进行分析，就等于是一个老师带你临床，解读医案完全能起到这样的作用。对医案的分析有困难，可以多提问题，大家讨论，解决不了找老师解决。不然我们选这么多医案来干什么，你们高年级同学已经学了那么多的理论知识，不找些感性的知识来训练训练，出了校门就要接触临床了，所以不能放松这个学习的环节。

第七章

伤寒学派

一、伤寒学派概说

伤寒学派的内容比较丰富，有理论问题，有临床问题，特别是临床的辨证论治。概说中我想谈三点，主要解决伤寒学派是怎样形成的，这个学派的重要内容是什么等。

第一，在伤寒学派形成之前，即从汉到唐这段时期，谈不上什么伤寒学派，但是在这段时间确实流行着伤寒病。在《伤寒论·原叙》中仲景说："余宗族素多，向余二百，建安纪年以来，犹未十稔，其死亡者，三分有二，伤寒十居其七。"由此看来，从汉以来伤寒病是客观存在，而且对人的健康很有威胁，因此在汉晋隋唐这段时间，有不少的医家对伤寒病进行了研究。《外台秘要》说，除汉朝张仲景研究伤寒病而外，还提出研究伤寒病的其他线索。《阴阳大论》这本书中有研究伤寒病的内容，此书作者不详。其他如华佗、王叔和、葛洪、巢元方、崔知悌、张文仲、陈廪丘、范东阳、陈延之、释僧深、宋侠、孙思邈、姚僧垣、初虞世等，这些医家对伤寒病都有研究。这些人中，有的是六朝的，张仲景、《阴阳大论》作者、华佗等是汉代的，王叔和、葛洪等是晋朝的，巢元方、张文仲等是隋朝的，以后陈延之等都是唐朝的。汉晋隋唐以来研究伤寒病的医家这么多，说明那时的伤寒病是客观存在的。张仲景对于伤寒病的研究成就最大，所以他的著作《伤寒论》留传了下来，其他人的只是在《外台秘要》中看得到有治伤寒病的经验，但是文献都不完整了，没有专著流传后世，而张仲景的《伤寒论》基本是完整的。不是说古代研究伤寒病的只有张仲景一人，从现存的文献来看，不只是一家，甚至可能比我这里提到的还要多，只是他们的著作没有完整地流传下来了罢了。

第二，张仲景著《伤寒论》以后，由晋到唐至宋这个阶段，有不少的医家在研究《伤寒论》了，都是以张仲景的《伤寒论》这部著作为研究对象，通过研究《伤寒论》，来论治疗伤寒病，以前没有这种情况，上述列举的那些人，都不是研究《伤寒论》的。

如李濂在《医史·张仲景补传》中说:“华佗读而善之曰,此真活人书也。”华佗和张仲景是同时代的人,看来华佗研究过《伤寒论》。到晋朝,《伤寒论》的流行比后汉时期流传得广一些了,王叔和对《伤寒论》进行了研究。孙思邈活了一百零几岁,他在90多的时候才看到张仲景的《伤寒论》,因为张仲景在河南,孙思邈在陕西,现在看河南与陕西隔得不太远,那个时候的交通是很艰难的,那时书的印刷和发行也很有限的,大都用抄写的方法进行的,所以孙思邈一直到晚年才看到仲景的《伤寒论》,他也进行了仲景《伤寒论》的研究,孙思邈说:“江南诸师秘仲景要方不传。”其实不是诸师秘不秘的问题,实在是写书出书太困难,流传就更困难,不能和现在的条件同日而语,所以他的《备急千金要方》里没有一句话提到张仲景的《伤寒论》,直到他晚年著《千金翼方》时,才把仲景的《伤寒论》收录了进去。现在我们看到的《伤寒论》除了见到王叔和的整理本外,孙思邈的《千金翼方》就是最早的一个本子了,从《千金翼方》里《伤寒论》的文献来看,不是仲景的原文,孙思邈对其是下了一番工夫的,我们后面再细谈。

从张仲景著了《伤寒论》以后,从两晋到唐至宋,不少的医家研究仲景的《伤寒论》,通过《伤寒论》的研究来治疗伤寒病,但这还不能谈是伤寒学派。

第三,是伤寒学派的形成。伤寒学派的形成是从明代才开始,从明朝医学家方有执开始的。他研究仲景《伤寒论》,认为王叔和把《伤寒论》的原文搞乱了,以至于发生很多错误,出现错简,经过几百年的时间,错简就更多了,所以他就从倡言错简来研究《伤寒论》,要按照仲景《伤寒论》的原貌进行重新整理。之后不少人拥护他的这个意见,所以就逐渐形成了以方有执为代表的这流派。当然也有反对的意见,特别是到了清代,有不少人反对他的这个意见,认为张仲景的《伤寒论》通过王叔和的整理,成无己注解,基本上是完整的,没有什么错简问题,这样也形成一个流派,与方有执是对立的。有了这样两个流派以后,伤寒论学派基本形成了。之后,特别是在清朝乾、嘉以后,有一大批人,认为学习《伤寒论》,不要纠缠错简不错简,也不要纠缠原文不原文,仲景《伤寒论》的主要精神是辨证论治,其第一篇就是辨太阳病脉证并治法上、中、下,辨病、辨脉、辨证、辨治,中医的辨证论治就是这样来,只要是辨证论治,符合临床上的实际,就学习、继承,这就又形成一个流派,这一大流派中又分多个分支,有从方证来研究的,有从治法来研究的,有从经脉来研究的等等,可以称为辨证一派,直到现在这一流派还是多数。

有关伤寒学派的形成提出上述三点,这三点阐述了伤寒学派的渊源。在唐以前是研究和治疗伤寒病,与张仲景同时研究伤寒病的有很多医家,在张仲景的前后,对伤寒病的研究有不少的医家。从仲景的《伤寒论》流行以后,晋唐到宋，张仲景的《伤寒论》成了研究的对象了，这说明仲景《伤寒论》的成就。从王叔和，特别是从成无己注解《伤寒论》以来，到宋，在医学界研究《伤寒论》就逐渐兴起，到了明朝的方有执提倡倡言错简以后，学派形成了，各种意思就多了，这也是很可以理解的，医学理论一提倡，研究的人一多，就会有各家争鸣的局面，就各有各的见解，就必然要形成流派。

二　宋以前治《伤寒论》诸家

(一)王叔和

宋以前治《伤寒论》最有代表性的医家，毫无疑问的就是王叔和。现在我们看到的《伤寒论》，就是通过王叔和整理过的，张仲景《伤寒论》的原稿现在已经见不到了，孙思邈看到的《伤寒论》也是通过王叔和整理过的，所以王叔和是研究《伤寒论》首屈一指的人物，在年代上王叔和距离张仲景很近，甚至王叔和的前半生可能有一二十年还与仲景同时。王叔和整理的《伤寒论》现存的只有两个本子，一是明朝赵开美的刻本，另一个是成无己的注解本，一直流传到现在。赵开美这个本子在市面上也很难看到，我们图书馆有，现在市面上一般上看到的是成无己注解本。赵开美全文本，从1949年到一直到今天为止，30年来还没有印过一次。1954年我编校的《伤寒论》用的是赵开美的本子，但我只选用了部分条文，便于一般的学习，不是全文。

要研究《伤寒论》，研究伤寒学派，首先就要了解王叔和整理的《伤寒论》究竟是怎么一个面貌。现在大家手里的《伤寒论》，不是王叔和整理的《伤寒论》的全部内容，只是其中的一部分。王叔和整理的《伤寒论》有十卷，第一篇是“辨脉法”，第二篇是“平脉法”，第三篇是“伤寒例”，这三大篇，你们的书中没有收录，这三篇都在“太阳病”之前。除了这三篇而外，前面还有一个小篇，叫“辨痉湿暍脉证”(现收录到《金匮要略方论》中)，这样说来是四篇。“辨脉法”有35条，“平脉法”有42条，“伤寒例”有24条，“辨痉湿暍脉证”有14条，还有这么100多条。这四篇后面，才是“辨太阳”、“辨阳明”、“辨少阳”、“辨太阴”、“辨少阴”、“辨厥阴”、“辨霍乱病脉证”、“辨阴阳易差后劳复病证”，“辨阴阳易差后劳复病证”之后还有八篇，“辨不可发汗病脉证并治”有31条，“辨可发汗病脉证并治”有47条，“辨发汗后病脉证并治”有33条，“辨不可吐”有4条，“辨可吐”有7条，“辨不可下病脉证并治”有46条，“辨可下病脉证并治”有45条，“辨发汗吐下后病脉证并治”有12条，《伤寒论》共计22篇，

398 条。如果加上“辨脉”、“平脉”、“伤寒例”、“辨痉湿暍脉证”和后面“可发汗”、“不可发汗”、“可吐”、“不可吐”、“可下”、“不可下”等 300 多条,《伤寒论》总共应该 700 多条,而不是 300 多条。当然这里面有不少是重复的,这才是王叔和整理的《伤寒论》的基本面貌。

现行的《伤寒论》教材一开头就是“太阳之为病,脉浮,头项强痛而恶寒”。这是掐头去尾的办法。前面几篇没有取,后面几篇也没有取。一般说《伤寒论》是 398 条也是掐头去尾的算法,王叔和整理的《伤寒论》总共是 760 条。因为在“辨脉”、“平脉”、“伤寒例”、“汗吐下”、“可不可”这十一篇中,还有 370 条,370 条加上 398 条,这才是王叔和整理的《伤寒论》的基本面貌。

为什么现在讲《伤寒论》都从《太阳病》讲起呢?“辨脉”、“平脉”、“伤寒例”等都不讲了呢?这是由于伤寒学派中不同主张引起的。方有执等否定这几篇文献,认为“辨脉”、“平脉”、“伤寒例”是王叔和撰写的,特别是“伤寒例”。从客观地说,“辨脉法”、“平脉法”、“伤寒例”等文献,不管是不是王叔和增加的,这些文献都很有价值,很有研究的必要。“伤寒例”可能是王叔和写的,“辨脉法”、“平脉法”就不一定,因为王叔和对《脉经》很有研究,所以就认为这两篇文献是王叔和的。我认为王叔和研究脉法还是学习《伤寒论》的结果,仲景把“辨脉”、“平脉”放在篇头,于是王叔和从《黄帝内经》到《伤寒论》在脉法方面下大工夫进行了整理,这种可能性是很大的。也就是说,王叔和之所以研究脉法,是受到了张仲景的启示,因此他才写了“伤寒例”,“伤寒例”看起来确实像是王叔和写的。

王叔和是用什么方法来研究、整理《伤寒论》的呢?“伤寒例”里有这样几句话,这几句话应该是王叔和的,他说:“今搜采仲景旧论,录其证候,诊脉声色,对病真方有神验者,拟防世急也。”这几句话反映了王叔和治《伤寒论》的基本观点和方法,这几句话可以用“脉”、“证”、“方”、“治”几个字来概括。正因为他很重视脉象,所以第一篇就是“辨脉”,第二篇“平脉”。不管是 760 条还是 390 条,一条一证,都是独立的证,每条均有不同的方。所以说他是从脉、证、方、治几方面着手研究和整理《伤寒论》的。

“辨脉”、“平脉”两篇文献,是仲景收集前人的脉法,然后加以整理的,周学海表达了这个意思,他说“平脉”和“辨脉”是仲景专门讲脉法的两部文献,这是张仲景写在《伤寒论》之前的两篇文献,仲景将其收录在《伤寒论》里,在内容和篇名上均没有做修改,不然同样是讲脉法的内容,为什么会有两个篇名呢?周学海的这个意见我认为是可以考虑的。

“辨脉”、“平脉”的内容不是专谈伤寒病的,既有伤寒病,也有杂病。仲景原著就叫做《伤寒杂病论》,包括现存的《伤寒论》和《金匮要略方论》两个部分内容，所以不只是讨论伤寒脉。“辨脉”、“平脉”还是有所不同，“辨脉”讲外感病的脉象多，六淫邪气外感的脉象讲得多，“平脉”讲内伤杂病的脉象多。所谓“辨脉”，是分辨六淫邪气伤人以后出现的种种脉象。所谓“平脉”，是从各种内伤杂病出现的脉象来进行评述、比较，“平”与“评”通，“平”是评论、评比的意思，比较嘛。两篇文献基本是这样一个情况，各有侧重，但不能说“辨脉”篇中没有一点杂病的脉象，“平脉”篇中没有一点外感的脉象，也不是这样，只是各有所侧重而已。如“平脉”篇里的痢疾脉、疝症脉、痹症脉等，这些杂症的脉象讨论也特别多，两篇文献各有所侧重是很鲜明的特点。

“辨脉法”一共是35条文献，这35条可以分为28章。第一章，脉分阴阳是辨脉的总纲，其中列举了几十种脉象，可分为阳脉、阴脉两大类。第二章到第九章，讨论了关于内伤病的一些脉象，或脉的吉凶，某种病的某种脉主吉、主凶等。从第十章开始一直到第二十八章谈的都是外感的脉象。所以说“辨脉法”的主要内容是谈外感的脉象。

“平脉法”一共是42条文献，这42条可以分为24章。从第一章到第十六章，讨论诊脉的方法，并且解释造成这种种脉象的原因，即讲脉法的病机。从第十七章到第二十四章，阐明营气、卫气是一切脉象变化的根本。因此无论是寸口脉，是趺阳脉，还是少阴脉（太溪脉），都是看营卫的盛衰，由此来判断疾病的情况。再复杂的病变，都可以从寸口、趺阳、少阴诊断病情。所以仲景在“原序”中批评当时的有些大夫说：“握手不及足，人迎、趺阳，三部不参，动数发息，不满五十。”由此看来当时很讲究三部诊，诊人迎脉、诊寸口脉，诊趺阳脉，甚至还诊太溪脉。

从“辨脉法”、“平脉法”这两篇文献的精神来看，里面有不少很值得我们研究的内容，一般认为这是王叔和加入的内容，就忽略了对它的研究，我觉得还是过于武断了些。这两篇文献的主要精神讲解之后，希望你们把文献读一读，毕业之后，还说《伤寒论》第一条是“太阳之为病……”，那就说不过去了。

“伤寒例”一共是24条文献。第1、第2条叙述了一年四季的气候变化，风寒暑湿伤人的概况；第3条是说尽管一年四季气候变化都可以伤人，但是随着地区方位的不同也有所不同，南方与北方的四个季节，就有早、有迟，气温有高、有低的区别，既要理解春夏秋冬寒热温凉与疾病的关系，更要掌握不同地域条件对人的影响；从第5到第10条，讲六经（三阴三阳）受病的主要病症；第11条讲两感伤寒的传变，“两感”在《素问·热论》中叙述的比较具体，是指阴经阳经两感寒邪，如太阳少阴同时感寒，阳明太阴同时感寒，少阳厥阴同时感寒等；第12条和第16条，这两条是讲疾病的及时治疗，病宜早治，等到病邪传变，严重了，再高明的大夫都要费力的，有些人轻视感冒的治疗，我看能够抓紧治好感冒这是高明的大夫，避免了更严重疾病的发生，这是中医治未病的思想，同时提出大夫不仅仅要负责开方，还要负责药的服法，要根据病情来讲究服药的方法，现在当大夫的一般都不大留心这一点，所以仲景从桂枝汤起，很多方子里面都讲究服法的；第 13 条到第 15 条，主要是讲辨证论治的问题；第 17 条、第 18 条，讲治病的同时还要注意护理，大夫不仅管治，还要管护理，要照顾患者的饮食起居，治病的同时要注意护理工作；第 4 条、第 19 条，还有第 21 条到第 24 条，讨论伤寒病不同的预后问题，不同的传变有不同的预后，有的预后好，有的预后不好；第 20 条是讲温热病的针灸法。以上是《伤寒例》的基本内容，有些像伤寒病总论。

清代王梦祖著了《伤寒撮要》，他说《伤寒例》这篇文献是《伤寒论》的总论，伤寒病的基本病机在这篇文献中被提出来了，至于伤寒病的具体变化并没有谈，具体的变化都放到三阴三阳六大篇里面去了，总论与三阴三阳等六篇有其一贯的学术思想。我觉得他说得很有道理。方有执认为《伤寒例》是王叔和写的，认为不是仲景的东西，主张把《伤寒例》删除。王梦祖认为不敢说《伤寒例》全是仲景的东西，因为王叔和有"今搜采仲景旧论，录其证候"的说法，但也不敢说《伤寒例》没有一点仲景的学术思想，也下不了这个结论，所谓"搜采仲景的旧论"，就说明并非完全是独出心裁，只能说王叔和编写有之，整理有之。

我认为这种看法还是比较符合事实的，《伤寒例》无疑是通过王叔和编纂的，但也可以肯定有仲景的内容，暂且不讨论此篇文献究竟是谁写的，因为还有更重要的一些问题。如这篇文献有没有价值？有没有存在的价值？有没有实用的价值？《伤寒例》与后面三阴三阳六篇有没有关系？等等，应该从这些方面来研究。假使这篇文献对伤寒病的研究有价值，尤其是对与三阴三阳六篇有联系，为什么一定要苦苦探究是谁写的呢？比如说，《伤寒例》把四时之气与时行之气区别开，我看就有科学意义，他认为这两个概念是不一样的。如春气温和，夏气暑热，秋气清凉，冬气冰冽，这是正气，是四时正常的气候，伤于四时之气，皆能为病，为什么特别提"伤寒"呢？因为四季之气伤人，只有寒邪伤人病症最重，所以就拿冬季的伤寒来代表春温、夏暑、秋凉的伤人了。

所以我同意一位日本学者的研究，他说"寒"用"邪"来解释，伤寒就是伤邪，伤寒论就是伤邪论，这个"邪"包括春之温、夏之热、秋之凉、冬之寒。在中国的文献里"寒"字作"邪"字解的很多，如《十三经》的《孟子》就有这种解释。孟子对齐宣王说："无去而寒之者至也。"意思是说齐王被很多小人包围了，周围的人都不正派，"无"是孟子的自称，孟子说我一走开，而寒之者至，那些邪人就包围上来了，这个“寒”字就当“邪”字讲。所以伤寒的这个“寒”是广义的，如《难经》云：“伤寒有五，有中风，有伤寒，有湿温，有热病，有温病，其所苦各不同。”

另外，冬之伤寒，夏之伤暑，春之伤风，秋之伤凉燥，这是四时之正气伤人，这和时行之气伤人不同。如春应暖而反大寒，夏应热而反大凉，秋应凉而反大热，冬应寒而反大温，“此非其时而有其气”，这叫时行之气。感时行邪气的病，与伤寒病不一样，患者无论长幼病多相似，这是种流行性病，是种传染性病。

我认为在两千多年前，能区别出这样两种不同性质的外感病是很了不起的。《伤寒例》里反映了这个认识，把正常的气候和反常的气候分别开来，这在临床上是有现实意义的。《伤寒例》中还说：“桂枝下咽，阳盛即毙，承气入胃，阴盛以亡。”这就很有现实意义。如阳甚有热，用温热药，如桂枝类，下咽阳盛即毙，热证是不能用热药的；相反，如阴甚有寒，用寒凉药，如承气类，就会亡阳。

由此看来，不能说经过王叔和加工的文献就要一概排除，这是不合适的，而且我希望你们把“辨脉法”、“平脉法”、“伤寒例”这100多条学习学习。有些青年的中医好多都不知道《伤寒论》还有这么几篇文献，如果是大学毕业生，这是说不过去的。

至于后面那八篇，“辨不可发汗病脉证并治”、“辨可发汗病脉证并治”、“辨发汗后病脉证并治”、“辨不可吐”、“辨可吐”、“辨不可下病脉证并治”、“辨可下病脉证并治”、“辨发汗吐下后病脉证并治”，正可以看出王叔和是怎样研究《伤寒论》的。这是王叔和对《伤寒论》条文做的一次类分研究，他把三阴三阳里面所有可吐的、不可吐的、可下的、不可下的进行了分类，这是个分析的过程。如把“可下”条文集合起来，就可以看出其中有用大承气、用小承气、用调味承气、用大柴胡的不同；再如把“可发汗”的条文集合起来，就可以看出有用桂枝汤、用麻黄汤、用大青龙汤、用小青龙的不同。为什么有这些不同呢？集合起来就便于分析了，用不同下法、不同发汗方法的原因关键在于“证”的不同，这样分类研究的意义就显现出来了。从条文内容上看与三阴三阳分类中的条文内容是重复的，但是这是必要的重复，有意义的重复，这体现了科学的比较分析的方法，这对学习辨证更有好处。因此我认为这不是个简单的重复，是从不同的思路来进行的分析研究，这是《伤寒论》后八篇文献的意义所在，不能认为条文与前面重复就忽略，不学习，不研究了，这不合适，这种态度是不科学的，这种分类研究的方法，正是我们应该学习。

宋朝林亿等在校《伤寒论》的序文里有两句话：“自仲景于今八百余年，惟王叔和能学之。”我认为这话是公道的，确实惟王叔和能学之。先不谈仲景的《伤寒论》通过王叔和的整理才得以保留到现在，他对伤寒论的研究方法也是值得我们好好学习的。

附带还有一个小问题，过去有人提出王叔和这个名字是复姓，姓王叔，名和。这虽是个小问题，但从历史角度来讲也有一定的意义，究竟姓王，还是姓王叔，在历史上有一定探索价值，当然对临床大夫的意义不大。但是说他是复姓，也还没有找到真凭实据，当然中国古代有“王叔”这个复姓。我最近看到一篇文章，说“王叔和”就是姓“王叔”，说他姓“王”名“叔和”是个错误，这个也不对，太武断了，没有其他证据呀，我国的姓氏中有姓“王叔”的，也有姓“王”的呀。

综上所述，王叔和研究《伤寒论》的方法，是从脉、证、方、治来着手的。“辨脉法”、“平脉法”这两篇主要是讨论外感病和内伤病的脉证问题，“辨脉法”着重外感，“平脉法”偏重于内伤，“伤寒例”是三阴三阳的总则、总论，凡是三阴三阳里面没有提到的，都在《伤寒例》中有所反映。特别是后面八篇文献，可以看出他很重视“方”、“治”，这一点非常清楚，从前面的“辨脉法”、“平脉法”来看，他对仲景“脉法”的研究，也占有重要的位置。

（二）孙思邈

孙思邈对《伤寒论》的研究仅次于王叔和，他是继王叔和之后较早一个研究《伤寒论》的。孙思邈对《伤寒论》的研究着重在“辨证”上，他的具体的研究方法是“以方类证”。什么是“以方类证”？举例来看。如《伤寒论》的第34条云：“太阳病，桂枝证，医反下之，利遂不止……”“桂枝证”，这是以方名证，即桂枝汤证。第101条云：“伤寒中风，有柴胡证，但见一证便是，不必悉具。”“柴胡证”这是以方名证，即柴胡汤证。这是仲景《伤寒论》以方名证的现象，孙思邈晚年见到《伤寒论》，这一点对他很有启发，所以他研究《伤寒论》基本按照“方”来类“证”，这是他研究《伤寒论》很突出的一点。

孙思邈并没有专门研究《伤寒论》的著作，他的研究内容主要记载在《千金翼方》中，共有二卷，一般也不大引起注意。《千金翼方》开篇是本草内容，跟着就是二卷《伤寒论》。孙思邈是继王叔和后，把《伤寒论》三阴三阳条文罗列出来第二人，因此孙思邈看到的《伤寒论》，比宋代的人看到的《伤寒论》要早得多，因此《千金翼方》中的《伤寒论》，一向作为校正和研究《伤寒论》的重要参考文献。

《千金翼方·伤寒上》说：“伤寒热病，自古有之，名医濬哲，多所防御，至于仲景，特有神功。寻思旨趣，莫测其致，所以医人未能钻仰。尝见太医疗伤寒，惟大青、知母等诸冷物投之，极与仲景本意相反，汤药虽行，百无一效。伤其如此，遂披览《伤寒大论》，鸠集要妙，以为其方，行之以来，未有不验。”意思是说伤寒病在中国发生得很早，因此研究伤寒病的医生很多，不少名医濬哲对伤寒病下了功夫，惟有仲景对伤寒病的研究最为卓著，他写的《伤寒论》流传下来了。孙思邈是隋末唐初的人，一般医生对《伤寒论》的研究下功夫不够，未能探得仲景《伤寒论》的旨趣，没有掌握仲景《伤寒论》的基本精神，一些太医治疗伤寒病用大青叶、知母之类的寒凉药，当作一般的热病来治，而不知道这个热是寒化的热，所以百无一效，而他采用《伤寒论》的方法，用辛温法治疗，未有不验。一个“百无一效”，一个“未有不验”，疗效悬殊，可见当时流行是伤寒病，而不是热病。伤寒病与热病比较，从症状来看都有“发热”，但是病因、病机是绝对不同的。前面讲河间学派时谈了，热病只能从热治不能从寒医，而伤寒只能从寒治，不能作热医。

孙思邈具体用方证归类的方法，以太阳篇为例如下：用桂枝汤法 57 证，方 5 首（包括桂枝汤加减方）；用麻黄汤法 16 证，方 4 首；用青龙汤法 4 证，方 2 首（大小青龙只有 4 条）；用柴胡汤法 15 证，方 7 首；承气汤法 9 证，方 4 首；陷胸汤法 31 证，方 16 首；杂疗法 20 证，方 13 首。太阳篇他是这样归类的。

王叔和治《伤寒论》与此不同，基本上采用了“汗”、“吐”、“下”可与不可的思路来归类，从其中出现的太阳证、阳明证、少阳证、太阴证、少阴证、厥阴证看得出是这样一个思路。

孙思邈从方类证的方法，一方针对一证，证反映的是病的性质所在。如桂枝汤证，是表虚证；麻黄汤证，是表实证；大青龙汤证，是外有寒而内有热证；小青龙汤证，是外有寒里有饮证。掌握了方，就掌握了证的性质。后来不少的医家、大家，都采用了他这种方法，这也是一种比较分析的方法。从具体例子来看孙思邈是怎样作比较分析的，如都是用“桂枝汤”（前面讲了桂枝汤 57 证），我举 3 条文献，看这 3 个桂枝汤证是不是一样？一云：“太阳病，发热汗出，此为营弱卫强，故使汗出，欲救邪风者，桂枝汤主之。”二云：“太阳病，头痛，发热，汗出，恶风，桂枝汤主之。”三云：“病人脏无他病，时发热自汗出而不愈者，此卫气不和也，先其时发汗则愈，宜桂枝汤。”我们来分析分析。

第一个是营弱卫强。“卫强”不是指卫气强，而是邪气在卫，邪气盛于卫，风邪盛于卫分；“营弱”是指营气受到风邪的熏蒸，故汗出，汗出多了就伤营，所以营必然弱；因此营弱卫强，实质是正与邪的关系，是卫中之风邪强，营中之阴气不足证。桂枝汤是个表虚证，这个“虚”与杂病的“虚”概念还不一样，“表虚”是对“营弱卫强”而言的，与补中益气汤治的虚证是两个概念。桂枝汤主要是解决卫强的问题，所以桂枝汤是治疗太阳中风病的主方。第二个还是营弱卫强，病机是相同的，还是用桂枝汤。第三个是卫气不和，是风邪在卫分，卫气不能正常固于表，所以他同样发热，还是卫强，汗出还是营弱，病机仍然是营弱卫强。总结这三条，从症状看有些出入，但是病机是一个，病机是一样的，而病机是辨证的关键点，所以都用桂枝汤。如果病机不同了，如发热、无汗了，那证就变了，就不是桂枝证了。

孙思邈研究《伤寒论》还有另外一个方面，他认为《伤寒论》太阳篇中的桂枝汤、麻黄汤、青龙汤这是三大证方。桂枝汤是治伤风、中风的证方，麻黄汤是治伤寒的证方，青龙汤是风寒两伤营卫的证方。“风伤卫”、“寒伤营”、“风寒两伤营卫”的概念在《伤寒例》中讲到了。孙思邈提出的“三方证治”，后来方有执、喻昌、程应旄等都提倡这个说法，他们认为是“三纲鼎立”，因此“三纲鼎立”之说源于孙思邈。孙思邈说：“夫寻方之大意，不过三种：一则桂枝，二则麻黄，三则青龙，此之三方，凡疗伤寒，不出之也。”意思是凡外来的风寒邪气不出这三个方面。至于说太阳篇里还有其他的方证，他说：“其柴胡等诸方，皆是吐下发汗后不解之事，非是正对之法。”意思是说那些是变方、变法，是经传变，或者是经过治疗后的种种变化。桂枝汤是辛甘之剂，是发散风邪，“辛甘发散为阳”嘛；麻黄汤是辛热甘温之剂，发散寒邪，“寒淫于内，治以甘热，佐以苦辛”嘛；至于大青龙汤的麻黄、甘草、石膏、杏仁等，是散营中之寒。孙思邈的这个论点基本是在发挥《伤寒例》中的学术思想。《千金翼方》中也没有收“伤寒例”、“辨脉法”、“平脉法”这几篇文献，但是孙思邈提出的这个论点，只有在“伤寒例”中才有，其他文献没有，说明他是看到了“伤寒例”的，并接受了其中的学术思想。

孙思邈发明《伤寒论》基本就是从这么两方面，一个就是以方类证，把三阴三阳不同的证以方为线索进行类分；第二他提倡风伤卫、寒伤营，风寒两伤营卫，发挥《伤寒例》中的这个论点，认为桂枝、麻黄、大青龙是外感伤寒的三个代表证方。

孙思邈研究《伤寒论》重视辨证问题，他是以方类证研究《伤寒论》的第一家，如桂枝汤证类、麻黄汤证类、青龙汤证类等。同时，他提倡桂枝汤、麻黄汤、青龙汤是《伤寒论》治疗风寒外感的三个代表方，提出“三方证治”，这个学术思想源于《伤寒例》，只有《伤寒例》中才有“风则伤卫”，“寒则伤营”，“风寒两伤营卫”的提法。风伤卫是桂枝汤证，寒伤营是麻黄汤证，风寒两伤营卫是青龙汤证，他的这种“三方证治”的论点，成为方有执、喻昌、张璐（张石顽）等的“三纲鼎立”之说的源头。

（三）成无己

成无己原本是宋朝山东人，由于民族战争，山东被金人占据，所以后来说他是金人。成无己研究《伤寒论》有四个方面值得我们探讨。

第一，成无已是注解《伤寒论》的第一家，在成无已以前没有人注解过《伤寒论》，他是注解《伤寒论》的创始者。比他早的孙思邈，也没有对《伤寒论》加过注解，只是把《伤寒论》的条文进行了分类。《伤寒论辨证广注》中提到："成无已注解《伤寒论》，犹王太仆之注《黄帝内经》，所难者惟创始耳。"这个话又对又不对，成无已确实是第一个注解《伤寒论》的，但是王冰却不是第一个注解《黄帝内经》的，全元起是注解《黄帝内经》的第一人。成无已不仅是一般意义上注解《伤寒论》的第一家，还是全注《伤寒论》的唯一的一家，直到今天，还没有第二家出现。从《伤寒论》的"辨脉法"篇一直到汗、吐、下可与不可等八篇，他全注了，"辨脉法"、"平脉法"、"伤寒例"、"辨不可发汗病脉证并治"、"辨可发汗病脉证并治"、"辨发汗后病脉证并治"、"辨不可吐"、"辨可吐"、"辨不可下病脉证并治"、"辨可下病脉证并治"、"辨发汗吐下后病脉证并治"等文献，至今没有第二个人注解过，没有后来者。

第二，成无已注解《伤寒论》是以经注论。成无已在研究《伤寒论》的时候，见到仲景自叙说："撰用《素问》、《九卷》、《八十一难》、《阴阳大论》、《胎胪药录》……"成无已在注解《伤寒论》时，也主要依据《素问》、《九卷》和《八十一难》等经典著作的理论来分析《伤寒论》，所以称他是"以经注论"，即用《黄帝内经》、《难经》理论来注解《伤寒论》，来探索仲景的辨证论治学术思想。一般认为《伤寒论》是个临床文献，成无已把《黄帝内经》、《难经》的理论与《伤寒论》的临床密切结合起来了。下面我们举了几个例子。

如《伤寒论》第 6 条云："太阳病，发热而渴，不恶寒者，为温病。"又云："若发汗已，身灼热者，名曰风温。风温为病，脉阴阳俱浮，自汗出，身重，多眠睡，鼻息必鼾，语言难出。若被下者，小便不利，直视，失溲……""被下"后为什么会"小便不利"？为什么会"失溲"？为什么会"直视"？成无已用《素问·宣明五气》中"膀胱不利为癃，不约为遗溺"来解释，他说"被下"过后，太阳膀胱之气伤了，膀胱寒水之气不化，所以膀胱不利，于是小便不利，膀胱失约，于是"失溲"，"遗溺"跟"失溲"都是膀胱不能约束。膀胱之气受伤，为什么还会"直视"呢？他用《素问·三部九候论》的"瞳子高者，太阳不足"来解释，"瞳子高者"就是眼睛上视，即直视，这是因为下过后，太阳在卫之阳不足，太阳经气起于目内眦之睛明。直视到瞳仁都见不着的程度称为"戴眼"，不仅是太阳不足的问题，是太阳之阳气已经亡绝。他说太阳之脏器大大损伤以后，就会出现这种坏证。成无已就是这样用《黄帝内经》的理论来阐发《伤寒论》中描述的这些病变的。

又如"太阳"篇第 40 条云："伤寒表不解，心下有水气，干呕发热而咳，或渴，或利，或噎，或小便不利，少腹满，或喘者，小青龙汤主之。"他解释小青龙汤证的临床表现，引用了《灵枢·邪气藏府病形》所说的："形寒饮冷则伤肺。"小青龙汤证是外寒内饮的病机，"形寒"是由太阳外在之寒邪引起，"形寒"是外感；"饮冷"是体内有饮邪，因为肺主皮毛，体表的形寒，体内饮冷，都可以伤肺。他说"以其两寒相感，中外皆伤，故气逆而上行"，所以有干呕、咳嗽、小便不利，都是气机逆而上行造成的。这里不仅用《灵枢·邪气藏府病形》的理论来解释小青龙汤证的病变表现，还有文献考据的意义。《灵枢·邪气藏府病形》中不是"气逆上行"，是"气道上行"。看来成无己看到的《灵枢·邪气藏府病形》是"逆"字，现在《灵枢·邪气藏府病形》这个"道"字是个误字。

再如《伤寒论》的第369条云："伤寒下利，日十余行，脉反实者死。"为什么下利十余行如脉实后果就会这么严重呢？成无己引用了《难经·十八难》"脉不应病，病不应脉，是为死病也"的理论，认为这是脉与证不相应的危症，实证见虚脉，虚证见实脉，脉与证不相应。虚证见虚脉，正气不足，病情单纯；虚证见实脉，一面是正气大衰，一面邪气还旺，病情复杂，预后往往不好。反过来，实证见虚脉，脾气太盛，而肾气大衰，肾气没有抵抗能力，这种病的预后也是不太好的。这就是《难经·十八难》"脉不应病，病不应脉，是为死病"的基本精神。

总之，成无己注解《伤寒论》的每一条，基本都是这样的方法，这很具启发意义，《黄帝内经》、《难经》都是理论性的文献，通过成无己这样的注解，把《黄帝内经》、《难经》的理论用来解释《伤寒论》，就把中医的许多理论与临床实际结合起来了，使这些理论更容易理解，这是成无己表现得非常突出的一个方面。成无己对《伤寒论》的700多条文献都是这样注释的，像这样注解《伤寒论》的，一直到今天为止也还没有看到有第二个医家。

第三，成无己对于《伤寒论》的方药，都是运用《素问·阴阳应象大论》的气味阴阳厚薄理论和《素问·至真要大论》中四气五味理论来解释的，对《伤寒论》的113方都作了注解，下面以他对桂枝汤的注解为例。

成无己云："《内经》曰：'辛甘发散为阳。'桂枝汤，辛甘之剂也，所以发散风邪。《内经》曰：'风淫所胜，平以辛，佐以苦甘，以甘缓之，以酸收之。'是以桂枝为主，芍药、甘草为佐也。《内经》曰：'风淫于内，以甘缓之，以辛散之。'是以生姜、大枣为使也。"

"辛甘发散为阳"这是《素问·阴阳应象大论》的话，桂枝汤是辛甘之剂，所以发散风邪。"风淫所胜，平以辛，佐以苦甘，以甘缓之，以酸收之。"这是《素问·至真要大论》中的话。风气重，是以辛为主，辛能散风，佐以苦甘，以甘缓之，以酸收之。他把《素问·至真要大论》中古人治风病的原则，拿来解释桂枝、白芍、生姜、大枣、甘草这几味药的配合运用。不过《素问·至真要大论》说："风淫所胜，平以辛凉。"因为不用"凉"，他避开了，因为桂枝汤不是辛凉剂呀。王冰为此加注说明之，这里的"凉"，不要理解为药性的凉，这里的"凉"是"秋气"的意思，王冰在这里讲"辛凉"的凉，是"胜气"问题，所谓胜气者就是克木之气，凉是克风的，金克木嘛，以秋金来克风木，所以说"平以辛凉"。就风寒而言，王冰这个解释可取，就风热而言，古人说"风淫所胜，平以辛凉"也是合适的，这倒用不着回避。风淫所胜，在临床具体的运用上，也还要区别风寒、风热嘛。

《伤寒论》这 113 方，成无已都是这样解释的，都是用四气五味理论来解释的，这种解释方法一直影响到现在的温热病家，哪位温热病家，处方的方法不是采用这种方法？辛凉轻剂、辛凉平剂、辛凉重剂、甘寒、甘温、苦温、甘热都是用四气五味的理论组合的方子，用之来立法，用之来指导制方之法。《黄帝内经》上只是从理论上谈，成无已引用这些理论结合仲景处方的实际，所以他这个学术思想对后来温热家的立法处方起了很大的影响，有很大的启发作用。

第四，成无已著《伤寒明理论》。《伤寒明理论》是成无已晚年在完成《注解伤寒论》以后写的，主要内容是在《伤寒论》中选择了 50 个病证进行方证比较。如发热，把《伤寒论》中所有以发热为主症的方证加以比较；如恶寒，把《伤寒论》中所有以"恶寒"为主症的方证加以比较；如头痛，把《伤寒论》中以头痛为主症的方证加以比较。所谓"明理"，就是明辨不同病机造成的不同性质的症的原理。

如《伤寒论》第 12 条云："太阳中风，阳浮而阴弱。阳浮者，热自发；阴弱者，汗自出。啬啬恶寒，淅淅恶风，翕翕发热，鼻鸣干呕者，桂枝汤主之。""翕翕发热"是什么性质的发热？这是表热而里不热，"翕翕"就好像是羽毛被在身上，是表面的热，温度也不高，这是表热里不热之证，是桂枝汤的主证。

又如第 248 条云："太阳病三日，发汗不解，蒸蒸发热者，属胃也，调胃承气汤主之。"蒸蒸发热是什么性质？这是里热，所以用调胃承气汤，属胃嘛，热在腑嘛。"蒸蒸发热"是里热达于表的一种热，与"翕翕发热"热仅在表不同，所以以清里热为主。

又如第 265 条云："伤寒，脉弦细，头痛发热者，属少阳。"少阳的发热是什么性质？是半在表、半在里的热，即表里都有热，又有表热，又有里热，虽然表里都有热，但是热邪不严重。所以只用柴胡去和解，散表清里。

又如第 301 条云："少阴病，始得之，反发热，脉沉者，麻黄附子细辛汤主之。"发热、脉沉这是什么性质？是邪中三阴的发热，所以要用温里来散表热，用麻黄附子细辛汤，与前面的方法就更不一样了。

如上所述，对 50 个症都是用的这种方法，每一个症都有不同的病机，辨证就是辨病机嘛，这是“明理”的真正含义。50个症虽然不多，但也不太少。从症入手，去分析和区别不同的性质，这很有临床意义，通过分析比较对辨证技能的学习很有帮助。

总之，成无己研究《伤寒论》有四个特点。第一，全注《伤寒论》二十二篇，一千多年来就只有他一人，到现在还没有第二人，他是注解《伤寒论》最早、最全的一个；第二，以经来释论，用《黄帝内经》、《难经》的理论来阐发《伤寒论》的理论；第三，对《伤寒论》113方的解释，都是引用《素问·至真要大论》和《素问·阴阳应象大论》中四气五味的理论，以此来解释仲景方的配伍规律；第四，集合了《伤寒论》中的50症，进行比较分析，集中地反映在他的《伤寒明理论》中。成无己不仅是注解《伤寒论》的第一家，并且质量很高，直到现在都首屈一指，尽管某些注家在攻击他，但我看现在他还没有落后。所以成无己的《注解伤寒论》、《伤寒明理论》我主张必读。

(四)朱肱

朱肱对《伤寒论》的研究，有以下五个方面。

第一，他认为《伤寒论》的三阴三阳是经络，是从三阴经、三阳经来讨论伤寒病，因此他认为要学习《伤寒论》，首先要明确经络三阴三阳六经在人体的分布和循行。他说：“治伤寒先须识经络，不识经络，触途冥行，不知邪气之所在。往往病在太阳，反攻少阴，证是厥阴，乃和少阳，寒邪未除，真气受毙。”

他认为不懂经络，研究《伤寒论》就如摸黑路不知方向，就不知邪气之所在。在临床上就会犯“病在太阳，反攻少阴，证是厥阴，乃和少阳”的错误。所以后人所谓的以六经为纲，是在经络学基础上提出来的。如太阳病，为什么会头痛？为什么会腰脊强？这是太阳经脉的循行决定的，太阳经脉从巅入络脑，下项，从肩髆内颊行抵腰中，入其里，所以头痛，腰脊不强。又如阳明病，阳明经证为什么会鼻干？为什么不得卧？这也是阳明经脉的循行决定的，阳明之脉起之于鼻，其支交额中，左支右，右支左，阳明经脉还纳太阳经脉而行，所以阳明也可以身热、目疼，这都是经络循行决定的。再如少阳病，为什么会出现胸胁痛？为什么会耳聋？这也是少阳经脉的循行决定的，少阳经脉从耳后，入耳中，出耳前，夹颊车，从缺盆下行胸胁，过季胁，所以胸胁痛、耳聋。所以他著的《南阳活人书》第一篇就讨论经络，把三阴三阳经脉循行路线先摆出来，像这样把《伤寒论》的三阴三阳直接解释成经络，这在伤寒学派里面大有人在，他算是第一个。

第二，他研究《伤寒论》重视脉学。这和《伤寒论》篇首的“辨脉法”、“平脉法”有关系，也与他重视经络的学术思想分不开，脉象也是属于经脉的范围嘛。在研究辨证方面他特别重视切脉，他说：“治伤寒先须识脉，若不识脉，则表里不分,虚实不辨。脉浮为在表,脉沉为在里;阳动则有汗,阴动则发热;得汗而脉静者生,汗已而脉躁者死;阴病阳脉则不成,阳病阴脉则不永。生死吉凶,如合龟镜。”其中“阳动则有汗,阴动则发热”见于《伤寒例》。

“辨脉法”云:“阴阳相搏,名曰动。”阴阳之气两方面相互搏斗,总有一方强总有一方弱,弱的一方的表现就是“动脉”,即阳弱则阳动,阴弱则阴动。换句话说,阳动就是阳虚,阴动就是阴虚,阳虚,阳不固于表,所以“阳动则有汗”;阴虚,阴虚则阳浮,所以“阴动则发热”。《伤寒论》云:“静者为不传。”凡是外来之邪已解,脉搏平静,这是病去的现象;如汗已出,脉仍躁急,说明正衰邪盛,病变就复杂了。至于“阴病阳脉则不成,阳病阴脉则不永”,这和《难经》说法一样,脉病不应,脉证不合,说明病变不简单,是复杂的情况。当然不像他说的那样绝对,“不成”、“不永”,但这是有临床意义的。他认为把脉掌握好了,表脉、里脉、虚脉、实脉、寒脉、热脉掌握好了,如合龟镜,一照就灵。古人的龟是用来判吉凶的,镜是用来照善恶的,“如合龟镜”的意思就是脉与证合与不合是预后的关键,脉与证合病情单纯,脉与证不合病情就复杂了。

临床的脉象是辨证的一大根据,当然不能说是绝对的,特别是在慢性病方面,在分析脉象时占有很重要的位置。朱肱以结胸证为例,他说:“病人心下紧满,按之石硬而痛者,结胸也。结胸证于法当下,虽三尺之童,皆知用大黄甘遂陷胸汤下之。然仲景云:结胸脉浮者不可下,下之则死。以此推之,若只凭外证,便用陷胸汤则误矣。”《伤寒论》太阳篇第135条云:“伤寒六七日,结胸热实,脉沉而紧,心下痛,按之石硬者,大陷胸汤主之。”正因为结胸应下,所以仲景才用陷胸汤。《伤寒论》太阳篇第132条又说:“结胸证,其脉浮大者,不可下,下之则死。”脉浮大说明热邪并没有结于胸,还在表,热证在表,《伤寒论》有个治疗原则,即有一分表、有半分表都要先解表,症似结胸,而实际脉浮在表,所以不能下。只凭症象似结胸,不凭脉象,这是要犯错误的。

由于朱肱重视经络,所以他也重视伤寒病辨证中的辨脉,把脉象放在很重要的位置上。

第三,他辨证注重阴、阳、表、里问题。关于表里,他说:“治伤寒须辨表里,表里不分,汗下差误。仲景云:下利清谷,身体疼痛,急当救里;身体疼痛,清便自调,急当救表。如响应桴,间不容栉。均是发热,身热不渴为表有热,小柴胡加桂主之;厥而脉滑为里有热,白虎汤加人参主之。”《伤寒论》第91条云:“伤寒,医下之,续得下利,清谷不止,身疼痛者,急当救里。后身疼痛,清便自调者,急当救表。救里宜四逆汤;救表宜桂枝汤。”由于不辨表里,以至于造成下利清谷,吃什么拉什么,阳已虚极,不救其里不行了。尽管有点身疼痛的表证表现,还是要把阳先固好,所以说“急当救里”。清便自调了,体内的正气、阳气恢复了，这个时候再“急救解表”来解决身疼痛的表证。表里的问题，要看孰缓孰急，里证急表证缓，先救里，表证急里证缓，先救表，救里宜用四逆汤，救表宜用桂枝汤。朱肱说“如响应桴，间不容栉”，即刻不容缓。同是发热，若“不渴”，说明里无热，用小柴胡加桂汤。《伤寒论》上有这个方子吗？又有又没有。小柴胡汤的加减法中有：“若不渴，外有微热者，去人参，加桂三两，温覆取微汗愈。”所以我说又有又没有，本来 113 方中没有这个方子，但是小柴胡汤确有这个加减法。脉滑而厥，这种厥是循环障碍，不是四逆汤证，是里有热，用白虎加人参。由此，白虎汤的发热，与身热不渴的发热，有表里的区别。

辨表里，当然不仅伤寒病如此，凡是治外感证，表证都是很重要的，首先要搞清楚，这个表证是三分？还是五分？是急？还是缓？

关于阴阳二证，朱肱说：“阳证多语，阴证无声；阳病则旦静，阴病则夜宁；阳虚则暮乱，阴虚则夜争。阴阳消息，证状各异。然而，物极则反，寒暑之变，重阳必阴，重阴必阳，阴证似阳，阳证似阴，阴盛格阳，似是而非，若同而异。”阳证指阳热证，表现为多语，阴证指阴寒证，表现为但欲寐懒言；白天阳气升发开动，阳虚的人在白天得到阳气的帮助就“旦静”，晚上阴气盛，阴虚的人得到阴气帮助就夜宁；晚上自然界的阳气少了，阳虚的人到晚上病情要严重，阴虚要发热，到了晚上热度会更高，这是阴阳相争的结果。阴证阳证的表现是决然不一样的。“然而物极则反，寒暑之变，重阳必阴，重阴必阳，阴证似阳，阳证似阴，阴盛格阳，似是而非，若同而异。”

朱肱对《伤寒论》的研究，强调阴阳表里，首先是表证、里证，其次是阴证、阳证。这种认识对《伤寒论》来说是个纲要问题，不管辨表里，还是辨阴阳，都还有个虚实问题，不是辨阴阳表里，就不辨虚实了，不是这个概念，他是以阴阳表里来统虚实问题的。

第四，强调立法施治的重要性。他说：“知其治者，若网在纲，如此而汗，如此而吐，如此而下，桂枝、承气、瓜蒂、四逆，用之而不差。唯其应汗而下，为痞、为结胸、为懊侬；应下而汗，为亡阳、为谵语、为下厥上竭。又有当温反吐，疗热以温，变证百出，无复纪律，扰扰万绪起矣。”“知其治者”的“治”是指“立法”，或曰“治法”、“治则”。汗有汗的适应证，吐有吐的适应证，下有下的适应证，是什么证用什么法，该汗就汗，该吐就吐，该下就下，要准确地汗，准确地吐，准确地下。该汗可用桂枝，该下可用承气，该吐可用瓜蒂，只要准确地辨证施治，就不会发生差错。应该汗而反下，就要变为痞，变为结胸，变为懊侬这些坏证。

《伤寒论》中有记载，错误地用下法，于是成痞，成结胸，成懊侬证。如《伤寒论》云：“病发于阳而反下之，热入，因作结胸；病发于阴而反下之，因作痞。”

《伤寒论》中的痞证、泻心汤证、陷胸汤证往往都是下早了造成的。“懊憹”是种难以忍受的烦躁,《伤寒论》说:“客气动膈,短气躁烦,心中懊憹,阳气内陷,心下因硬,则为结胸……”反之,应该下反汗,那就要变为亡阳证,出现谵语。《伤寒论》云:“发汗多,若重发汗者,亡其阳,谵语脉短者死……”发汗太过就会引起亡阳证,亡阳往往是大汗造成的。《伤寒论》又云:“太阳病二日,反躁,反熨其背,而大汗出,大热入胃,胃中水竭,躁烦,必发谵语……”邪热入于胃,胃中的水气枯竭了,就会躁烦,必发谵语。所以汗过就变为亡阳证,变为谵语证,甚至严重的还要变为下厥上竭证。《伤寒论》少阴篇里说:“少阴病,但厥无汗,而强发之,必动其血,未知从何道出,或从口鼻,或从目出,是名下厥上竭,为难治。”少阴病了,厥而无汗,强发汗,就必动其血,或从口鼻出,或从目出,这是阴阳两伤。“上竭”就是指大量的出血,“下厥”指阳气厥逆。总之法不合证,病变多端,所以朱肱强调法要用得准,汗、吐、下、温、清、补,不管用什么法,立法不准确,在临床上要出事故的。

关于“瓜蒂”,最近我看到一个材料,是从辽宁来的,一人服瓜蒂中毒死亡了,从这个材料来看,大家还要提高警惕,要注意。瓜蒂分量不能用得太大,有的人认为瓜蒂不催吐,这不对,瓜蒂确实催吐。一般用于催吐,瓜蒂不能超过二钱,像这个材料上说,一个青年经常心烦,大夫认为让他吐两次就好了,患者吃了瓜蒂后,不久就突然昏厥了,农村治疗不及时,于是中毒身亡。这个大夫用了三钱,一般瓜蒂的用量不能超过二钱,特别是甜瓜蒂,瓜蒂毒素更厉害。

第五,他提出辨病的同时必须要辨证。他认为伤寒病、太阳病、厥阴病等等,这些都是病,但这些病都有很多类型,因此辨病的同时必须要辨证。他说:“不得其名,妄加治疗,往往中暑乃作热病,治之反用温药;湿温乃作风温,治之复加发汗。名实混淆,是非纷乱,性命之寄,危于风烛。”这段话谈的是辨病问题,首先是要辨病,这里所谓“不得其名”,实质是辨病问题,把“中暑”当作“热病”治,把“湿温”当作“风温”治,妄加治疗,在临床上就会危及患者生命。

辨病之后要识证,同样是伤寒病有不同的证,同样是风温也有不同的证,同样是湿温也有不同的证,识病以后还要着重在辨证上下功夫,他认为辨病、辨证缺一不可。如何辨证?他举例说:“发热而恶寒者,属太阳也;身热汗出濈濈然者,属阳明也;脉细头疼,呕而发热者,属少阳也;不渴外有微热者,小柴胡加桂也,无表里证,发热七八日,脉虽浮数,宜大柴胡汤下之;假令已下,脉数不解,今热则消谷善饥,至六七日不大便者,有瘀血也,抵当汤主之;若伤寒差后更发热者,小柴胡主之。”症见发热、恶寒,这是伤寒太阳证,症见身热、汗出濈濈然(持续地汗出),属阳明证。注意区别,太阳的热叫发热,不叫身热;阳明的热是身热,从肌肉里面发出来的热,从里达表,是蒸蒸发热,所以常伴有濈濈然汗出。发热常伴有恶寒,见于表证;身热常伴有汗出,见于里证。脉细、头疼、呕而发热,属少阳证,《伤寒论》云:"伤寒五六日,呕而发热者,柴胡汤证具……"

这里顺便说一个问题,《伤寒论》云:"伤寒中风,有柴胡证,但见一证便是,不必悉具。"为什么仲景特别对少阳病要这样提?而太阳病、阳明病都不这样提,三阴证更不这样提。因为少阳病是汗、吐、下法都不适合的病,只能用和解法。所以口苦、咽干、目眩、胸胁苦满、干呕不能食、往来寒热这些症状,不一定都要齐具,只要出现其中之一个症状,就可以作柴胡证治,这样就不易误汗误吐误下。少阳证这个"得一症便是,不必悉具"的精神,在临床是很有现实意义的,特别对于我们初学中医的人,掌握少阳证更有必要。

呕而发热,"呕"是柴胡证表现,得一症便是,不必悉具,而拟他药下之那就是错误的。不渴、外有微热,用小柴胡加桂。无表里证,发热七八日,脉虽浮数,宜大柴胡汤下之。《伤寒论》云:"病人无表里证,发热七八日,虽脉浮数者,可下之。"究竟用什么下,张仲景在这里没有处方,大柴胡汤是朱肱的处方。所谓"无表里证",就是"半表里证",既不是单纯的表证,又不是单纯的里证,这是朱肱为什么要用大柴胡汤的依据,既要解表还要清里。假令已下,脉数不解,热则消谷善饥,至六七日不大便者,有瘀血也,抵当汤主之。若是劳复,伤寒病愈后,又有点发热,一般来说都不能再解表,而用和解法,用小柴胡汤。据上分析,一个发热症,有这样复杂的、不同的性质,所以辨病后一定要辨证。

朱肱在这里提出辨病与辨证的关系,现在我们也有提这个问题的,但其意思是西医辨病,中医辨证,是从中西医结合的角度提出来的,即中医的辨证与西医的辨病结合。我的看法是这样的,不管是中医的病还是西医的病,我还是同意朱肱的这种提法,既要识病,更要识证。他在文献中举了许多例子,假使只认识病,如伤寒病,究竟是中风证,还是伤寒证,不辨证如何处方?如何立法?用西医诊断方法可以明确诊断肝炎、肺结核等病,同样也还要辨证,中医不辨证就无法立法施治。所以我认为,中西医结合也好,单纯中医也好,辨证都是主要的。临床上用中医方法治疗,不辨证就无法治疗,如肝炎化验单给我们看,化验单不能指导我辨证立法处方,只能作参考。所以我同意朱肱的这种思想,到目前为止中医还是辨证论治的,这是中医学的特点所在。

以上是朱肱他对《伤寒论》研究的五个方面。第一是用经络来解释三阴三阳,他强调学习《伤寒论》首先应该理解清楚经络的生理;第二是对伤寒病的辨证,特别要注意伤寒的脉象,重视切脉,因为症情的虚假真实在脉象里可以反映出来;第三是提倡阴、阳、表、里辨证思路,他虽然没有言虚实,实际表里中有虚实，阴阳中也有虚实；第四是强调立法施治的重要性，法证要相合，不会立法，收不到疗效，一般说《伤寒论》398 法，113 方，一个条文一个法；第五是辨病的同时必须要辨证，“证”不是单纯的症状表现，“证”反映疾病病变的性质，所谓病变性质是指某个部位的（如脏腑）疾病表里寒热虚实的属性，要根据这个性质才能够立法施治。

（五）庞安时

庞安时也是宋代的一个大家，他对《伤寒论》的研究有两点可以提出来谈一谈。

第一，他发挥《伤寒例》的学术观点，讨论了气候变化对人体发病的影响，以及寒邪与发病的关系，提出发病与否关键在于人的体质。《伤寒例》中有这样一个提法：“冬时严寒，万类深藏，君子固密，则不伤于寒。触冒之者，乃名伤寒耳。”冬时严寒，万类深藏，不管动物、植物、人类，所有的生命，活动都减少了，有的动物还要冬眠，某些植物也会冬眠，人类的活动也会减少，这叫作“万类深藏”。人类在这个时候要“固密”，不要随便使寒冷之邪来侵犯机体，如室内要保持适当的温度，身体要保持适当的温度，这叫“固密”。“固密”则不伤于寒，尽管冬天那么冷，只要做到固密，都可以不伤于寒邪。假使不注意，感触冒犯寒邪，这就是“伤寒”。《伤寒例》又说：“中而即病者，名曰伤寒；不即病者，寒毒藏于肌肤，至春变为温病，至夏变为暑病。暑病者，热极重于温也。”在冬天感冒寒邪而发病，这叫伤寒，“即病”就是马上发病。“不即病者”是指感受了寒邪，并没有马上发病，寒毒藏于人体里面，到春天变为温病，到夏天变为暑病。以上是《伤寒例》中的一种认识。

庞安时体会《伤寒例》的这一理论认为，无论是寒病还是热病，在冬天伤寒，这是关键。冬天伤于寒，即病者，名曰伤寒；春天的温病，是由于冬天伤的寒邪变化来的；夏天的暑病、热病也是由冬天感受的寒邪变化来的。所以关键就在冬天，在寒邪。人害不害温病，害不害热病，害不害寒病，关键就看冬天保健得怎么样。

那么如何才能做到冬天不伤于寒呢？庞安时说：“勇者气行则已，怯者则着而成病。”“勇”代表身体健壮、健康，身体健康的人就是偶犯寒邪，由于营卫气的不断运行，把寒邪消化于无形，寒邪在人体中起不到作用。如果身体不健壮，遇到寒邪就成病，“则”是指寒邪，驻留在人体内，不能消失，就要发生病变，即使马上不发病，春来也可能会变为温病，夏来可以变为热病。这话的意思就是冬天伤不伤寒、春天病不病温、夏天病不病暑，关键就在于人的体质状况怎么样。

人体怎样才能算是身体健壮呢？《素问·金匮真言论》说：“夫精者，身之本也。故藏于精者,春不病温。夏暑汗不出者,秋成风疟。”“精”是肾所藏,这个“精“应该包括元阴、元阳,源于先天,是生命之根本。只要肾精保藏得充足,春就不病温。为什么呢?因为藏精充足,冬天就不会伤于寒邪,这样的身体就是健壮。《素问·生气通天论》说:“冬伤于寒,春必温病。”意思是与前相反,冬天不能藏精,就会伤于寒邪,就是马上不犯病,春天也会病温病。所以庞安时提出:“勇者气行则已,怯者则着而成病。”他认为寒邪尽管是外在的因素,但是能不能伤于寒,伤于寒后发不发病,就决定在藏精的情况,决定于身体健康的情况。他这个思想用现在认识表达,是说人体内在因素是起决定作用的。因此他这个论点是可贵的,是可取的。伤寒不伤寒,不在寒邪的轻重,而在人体质的强弱,体质强弱表现在藏精的充分与否,这是庞安时《伤寒总病论》中很突出的一个学术思想。

第二,他提出天行病的概念。天行病跟伤寒不一样,“天”就是自然界的天,“行”是流行的意思。是说某一种致病因素,能够在自然界流行,这就不是一般伤寒的问题了。冬天伤寒,是冬天容易寒,这是自然界的正气嘛。他认为“天行病”的致病因素是由一种乖戾之气,一种毒气造成的。所谓“乖”就是极不正常的意思,说某个人行为“乖张”就是这个“乖”。他说自然界也存在一种“乖气”,不像春温、夏热、秋凉、冬寒这样正常的气候,是种极不正常的气候,这种气候有一种毒气,所谓“毒”就是危害性很大的意思,即对人体有特别的毒害作用。这种乖戾之气主要反映在温热方面,风寒暑湿燥火中能造成“乖气”的不多,温热、暑热之邪往往会产生乖候。这种乖候发病有两个特点:一是一旦发病,病情严重;二是具有传染性,一发病就是若干人。而且这种乖候毒气一般发病都表现出温热证的性质,所以他的《伤寒总病论》中,一大部分专门是讨论温病的。

他对流行性温病的处理,教材上提到了“辟温粉”、“雄黄嚏法”(就是弄到鼻子里使其打喷嚏)、“千敷散”,这几个方子都是用于预防的。除此之外,他还将这种温热病划分成五大证:青筋牵、赤脉攒、黄肉随、白气狸、黑骨温。并各系以主治之方。“青筋牵”是春天发作的一种温病,是春天流行的温病;这种病以少阴证、少阳证多见,病毒主要侵犯肝;临床上表现为颈背、双肩的经脉发生牵制性强直,所以叫做“青筋牵”,“牵”是牵制强直的意思,运动受限,如腰强直、脚挛缩等,先寒后热;用柴胡地黄汤治疗。“赤脉攒”是夏天流行的温病;这种病总以少阴证、太阳证多见,病毒主要侵犯心;临床表现为身热、肌肉痛、口干、舌破,咽塞;用石膏地黄汤治疗。“黄肉随”多在四季月终的18天发病并流行,即三月份、六月份、九月份、十二月份的最后18天,所谓“季月”是指春夏秋冬的最后一个月,每季的三个月分别为孟、仲、季,如春季三个月分别是孟春、仲春、季春，季月即指季春月（三月）、季夏月（六月）、季秋月（九月）、季冬月（十二月），这些时间容易发生“黄肉随”这种温病；这种病总以太阴证、阳明证多见，病毒主要侵犯脾；临床表现头重、项直、皮肉强、结核起于颈下（颈下起一个个的疙瘩，是热毒分肉之中，分肉就是肉分，就是肌肉之中）；用玄参寒水石汤治疗。“白气狸”是秋天流行的温热；这种病总以太阴证、太阳证多见，病毒主要侵犯肺；临床表现为乍寒乍热、暴咳、呕逆；宜用石膏杏仁汤或者石膏葱白汤治疗。“黑骨温”是冬天月流行的一种温病，这种病总以太阳证、少阴证多见，病毒主要侵犯肾；临床表现为里热外寒、意欲守火而引饮（意欲守火是怕冷，又想喝水，内部有热）、腰痛欲折、胸胁切痛、心腹膨胀；用苦参石膏汤及知母解肌汤治疗。

以上五大证的划分和具体治疗方法，不一定都有现实意义，但是庞安时把一般的伤寒病和传染性病区分开，而且特别提出这种热性病，具有流行性、传染性，在一千多年前提出这样的认识来，还是很可贵的。再一点，他的这些方子里面开始大量用石膏了，后来温热家都善用大量石膏，实从宋朝庞安时开始。虽然庞安时治温病的效果如何，我们很难说，但是当时老百姓流行一句话，说庞安时可以与伤寒病对话，意思就是庞安时治伤寒病的效果很好，说明当时的疗效是有很高威望的。就从后世的温热家大量用生石膏来治温热病的效果来看，说明庞安时的这些方子对后人是有启发的，有一定现实意义。

庞安时对《伤寒论》的研究就是这么两方面：一是他着重人体的内因方面，认为伤寒病是没有流行性的，关键在于人体体质的强弱；二是认为有流行性的不是伤寒病，是温热病，温热病可以流行，而且这个流行和乖戾之气的程度有关，哪个季节都可能发生热性传染病。他的这些学术思想对今天还是有现实意义的。临床上他善用生石膏治温热病，从这里可以看出他把这种热性病与伤寒病区别开来了。

（六）许叔微

许叔微是江苏仪征人，他对《伤寒论》研究主要是强调八纲辨证。他说《伤寒论》不研究八纲辨证，就没有什么可以研究的了，就八纲辨证主要谈了四个方面的内容。

第一，就是分辨阴阳。阴阳是八纲辨证的总纲，阴阳都辨不清的话，寒、热、虚、实就都辨不清了。他的认识是：“三阳为阳，而阳之证莫盛于阳明；三阴为阴，而阴寒之证莫盛于少阴。”这个阴阳在临床该如何理解呢？他说：“发热恶寒发于阳，无热恶寒自阴出；阳盛热多内外热，白虎相当并竹叶；阴盛寒湿脉沉弦，四逆理中最为捷；热邪入胃结成毒，大小承气宜疏泄。”

许叔微提出要从寒热来辨阴阳，《伤寒论》第 7 条云：“病有发热恶寒者，发于阳也;无热恶寒者,发于阴也。发于阳者七日愈,发于阴者六日愈,以阳数七,阴数六故也。”他认为阴阳首先应该从寒热来辨的思想,是依据这条文献来的。阳盛多热,热多到什么程度呢?或者内热、或者外热、或者内外皆热,白虎汤证是阳证,竹叶石膏汤证是阳证。《伤寒论》中白虎汤证不多,就是二三条。《伤寒论》第176条云:“伤寒脉浮滑,此表有热,里有寒,白虎汤主之。”这里“寒”怎样理解?里有寒敢不敢用白虎汤?敢不敢用石膏、知母?王三阳在《伤寒纲目》里面解释得很好,里有“寒”就是里有“邪”。脉浮滑嘛,是表有热里有邪的脉象,这个邪还是邪热。《伤寒论》第350条云:“伤寒脉滑而厥者,里有热也,白虎汤主之。”二条文献前后一比较,就知道王三阳《伤寒纲目》讲“里有寒”就是“里有邪”是正确的,而且这个“邪”是“热邪”。我认为《伤寒论》文献自身就是这样的认识。白虎汤证是表里均有热。竹叶石膏汤证呢?究竟是什么证?《伤寒论》第367条云:“伤寒解后,虚羸少气,气逆欲吐者,竹叶石膏汤主之。”伤寒病治愈后仍虚羸少气,表现为单纯的“气逆欲吐”,用竹叶石膏汤。竹叶石膏汤和白虎汤是什么关系?竹叶石膏汤就是白虎汤去掉知母,加上人参、甘草、粳米、麦冬这几味药,从方子的组成看,这两个证有轻重的关系。白虎汤实证、实脉,竹叶石膏汤是虚人热证,虚弱人里有热,不宜用白虎汤,所以仲景用竹叶石膏汤,基本是白虎汤的变方,适用于虚弱人的里热证。所以许叔微说“白虎相当并竹叶”,当然主要是白虎,若是虚弱人里有热,竹叶石膏汤证绝不是个阴证,这点可以肯定。阴盛是什么?阴盛主要是阳虚的反映,阴寒证多寒湿嘛,是阳不能化阴,所以脉沉而弦,沉为在里,弦为寒湿的表现,这是个四逆汤证、理中汤证。“热邪入胃结成毒,大小承气宜疏泄。”就说是热邪结于胃,结于阳明,重者大承气汤,轻者小承气汤。这里看出热证、实证,是阳证的典型证;虚证、寒证,是阴证的典型证。阴、阳还是落实在寒热里面。《伤寒论》第170条、第219条、第350条、第397条等,都是白虎汤证、竹叶汤证的典型条文。第323条、第324条、第386条、第396条等,这都是四逆汤证、理中汤证的典型条文。这就是许叔微的辨阴阳,主张从寒热来辨。

第二,辨表里。他的认识是:“不恶寒兮反恶热,胃中干燥并潮热,手心腋下汗常润,小便如常大便结,腹滞而喘或谵语,脉沉而滑里证诀。三阴大约可温之,积证见时方发泄,太阴腹满或时痛,少阴口燥心下渴。”

辨表里也不离阴阳。《伤寒论》的阳明篇第182条云:“问曰:阳明病,外证云何?答曰:身热,汗自出,不恶寒,反恶热也。”这是阳明病的表证。许叔微主要提出的是里证阴阳,因为表证很简单,表证很好辨。

首先是里证的阳证。《伤寒论》第181条云:“此亡津液,胃中干燥,因转属阳明,不更衣,内实,大便难者,此名阳明也。”阳明病的“亡津液”和温热家的“亡津液”基本是一个性质。阳明病为什么会亡津液？因为身热汗自出，胃中水谷之气少了，胃中干燥，愈是干燥，热邪愈重，所以要转属阳明。这个转属阳明的意思，就是内实大便难，这是阳明证。《伤寒论》第201条云：“阳明病，脉浮而紧者，必潮热，发作有时。”这是阳明病的热型，发作有时，潮热症，阴证、阳证都有潮热症，虚证、实证也都有潮热症。阳明病的潮热，发作有时，这是实证。一般都是中午以后体温就逐渐升高，每天如此。至于说阴虚的潮热，那就是下午、晚上，特别是晚上。阳明的汗是怎样的特点？手脚心、两腋下汗不断地出，汗量还不少，这是阳明的汗。《伤寒论》云：“呕不能食，而反汗出濈濈然者，是转属阳明也。”阳明热把水谷精气不断地升发出来了，从肌肉而出，这是阳明汗的原因。阳明证的另一特点是“小便如常大便结”。《伤寒论》第187条云：“阳明中风，口苦咽干，腹满微喘，发热恶寒，脉浮而紧；若下之，则腹满、小便难也。”大便结，腹满，说小便如常，只是说排尿不困难，实际阳明病小便少，这跟胃中干燥是一个病变。“腹滞”就是腹胀满，承气证。阳明中风有腹满而喘的表现，这个喘是实喘。《伤寒论》第214条云：“伤寒四五日，脉沉而喘满。沉为在里，而反发其汗，津液越出，大便为难，表虚里实，久则谵语。”腹满而喘也好，脉沉而喘满也好，这都是胃气逆的问题。“或谵语”，阳明证若是大便秘结热不退，跟着就会出现谵语。“脉沉而滑里证诀”，脉沉主里，滑是有热，这个里证包括以上的不恶寒、反恶热、胃中干燥、潮热、手脚腋下常出汗、大便秘结、腹滞满而喘、谵语、脉沉滑这一系列的表现，这都是里实证，都是里证诀。

里证的阳证集中在阳明，阳明是两阳合明嘛，两阳之热集中在阳明表现出来，所以热最高。下面是谈里证的三阴证。

《伤寒论》第277条云：“自利不渴者，属太阴，以其藏有寒故也。当温之，宜服四逆辈。”第323条云：“少阴病，脉沉者，急温之，宜四逆汤。”太阴、少阴都只能温，厥阴既可温，也可清，因为厥阴是寒热杂见，偏寒时可温，偏热时可清，所以许叔微说“三阴大约可温之”。所谓“温”就是温里，少阴病、太阴病的温法都是用四逆汤。少阴有急下证，如《伤寒论》云：“少阴病，六七日，腹胀不大便者，急下之，宜大承气汤。”有急下证的时候，如伤寒六七天，腹胀、不大便，可以用承气。《伤寒论》云：“太阴之为病，腹满而吐，食不下，自利益甚，时腹自痛。”太阴病的“时腹自痛”，就是有时痛有时不痛，所以这与实证的腹痛不一样，这是虚寒证，理中汤证。《伤寒论》第320条云：“少阴病，得之二三日，口燥咽干者，急下之，宜大承气汤。”少阴病有口燥、咽干症，是津伤问题，还有渴的表现。《伤寒论》第282条云：“五六日，自利而渴者，属少阴也，虚故引水自救。”为什么渴呢？是自利，腹泻伤津，《伤寒论》解释说，这不是热，与白虎汤证的渴不一样，是“虚故引水自救”的现象，虚指津伤，这不是热。

以上从“不恶寒兮反恶热”到“脉沉而滑里证诀”，这是说里实证；从“三阴大约可温到“少阴口燥心下渴”，这是说虚证。

第三，辨寒热虚实。他的认识是：“病人身热欲得衣，寒在骨髓热在肌；病人身寒衣反退，寒在皮肤热在髓；脉浮而缓表中虚，有汗恶风腠理疏；浮紧而涩表却实，恶寒无汗体焚如。脉沉无力里虚证，四逆理中为对病；沉而有力紧且实，柴胡承气宜相应。”

《伤寒论·辨太阳病脉证并治法》第11条云：“病人身大热，反欲得近衣者，热在皮肤，寒在骨髓也；身大寒，反不欲近衣者，寒在皮肤，热在骨髓也。”这里热在皮肤，热在骨髓，寒在皮肤，寒在骨髓，基本还上是辨表里，倒不一定具体到骨髓，另外也是辨真假寒热虚实。如患者身大热，反欲得衣，说明热在表而寒在里，是内真寒而外假热；身大寒反不近衣，是寒在皮肤，热在骨髓，是内真热而外假寒。这是讲真假寒热问题。

《伤寒论·辨太阳病脉证并治法》云：“太阳病，发热，汗出，恶风，脉缓者，名为中风。”脉浮而缓是表中虚，是个表虚证。有汗，为什么会恶风？是腠理疏，表不固的表现，这是桂枝汤证的表现。又云：“太阳病，脉浮紧，无汗，发热，身疼痛……麻黄汤主之。”太阳病，脉浮紧，无汗，体焚如（发热），身疼痛，是麻黄汤证。这是言表实。

《伤寒论·辨太阳病脉证并治法》云：“脉沉微，身无大热者，干姜附子汤主之。”脉沉无力，是里虚证，是干姜附子汤证，基本上是脾肾两虚的问题，干姜附子汤是四逆汤的变方。《伤寒论》第394条云：“脉浮者，以汗解之；脉沉实者，以下解之。”若脉沉而有力，沉而有力紧且实，要用下法，用柴胡承气类，这个柴胡当然是指大柴胡汤了，即或者是用大柴胡汤来下，或者是用承气汤来下。

以上这就是许叔微对辨寒热虚实的认识。

第四，还要分真假。许叔微的认识是：“烦躁面赤身微热，脉至沉微阴作孽；阴证似阳医者疑，但以脉凭斯要诀。小便赤色大便秘，其脉沉滑阳证是；四肢逆冷伏热深，阳证似阴当审谛。”

《伤寒论》第317条云：“少阴病，下利清谷，里寒外热，手足厥逆，脉微欲绝，身反不恶寒，其人面赤色，或腹痛，或干呕，或咽痛，或利止，脉不出者，通脉四逆汤主之。”下利清谷是里寒，脸上还发红，这是通脉四逆汤证，即四逆汤加葱白。这里的“面赤”，是阳浮于外的现象，不是真的热象，脉沉微，这是阴证，不是阳证，是阴证似阳，病的本质表现是下利清谷，内虚寒到这个程度了，外面还现烦躁、身热，脸上发红，这时要凭脉。脉微欲绝，脉微细如丝，这是辨别究竟是阳证还是阴证的关键。假如脉沉实，或者脉沉滑，那就肯定不是阴证，不是通脉四逆汤证。像这种情况，究竟病的本质是什么，临床上要在脉上下工夫，要辨真假虚实。

《伤寒论》第140条云："太阳病下之……脉沉滑者，协热利。"小便赤色，大便秘结，其脉沉滑，是协热利证。什么是"协热利"？是指热邪入于里的一种表现。《伤寒论》云："伤寒一二日，至四五日而厥者，必发热，前热者，后必厥，厥深者，热亦深，厥微者，热亦微，厥应下之，而反发汗者，必口伤烂赤。"这个"厥"怎么理解？这个"厥"是因热而致，要用下法治疗。白虎汤证也有这种情况，这是伏热深藏，热深厥深。究竟是阳证似阴？还是阴证似阳？要从脉上来判断。

综上所述，许叔微的八纲辨证基本就是这么几个方面。第一要辨阴阳，第二辨表里，第三辨寒热虚实，第四辨真假，寒热虚实都有真假问题。他的八纲辨证还是很符合临床运用实际的，而且逻辑性也比较强，很值得我们借鉴，用他的八纲辨证思想来学习《伤寒论》，对临床很有意义。

许叔微研究《伤寒论》强调八纲辨证，是不是他就把《伤寒论》的"三阴三阳"抛开了呢？没有。他说："仲景有三阴三阳，就一证中又有偏胜多寡，须是分明辨质，在何经络，方与证候相应，用药有准。"辨阴阳也好，辨表里也好，都是要在三阴三阳的基础上进行的，辨寒热、辨虚实也没有抛开三阴三阳来孤立地谈，这是我们需要搞清楚的。

许叔微研究《伤寒论》的学术思想，主要就反映在他的三部著作里：《伤寒百证歌》、《伤寒发微论》、《伤寒九十论》。前面讲的八纲辨证都在他的《伤寒百证歌》里面。《伤寒百证歌》从《伤寒论》中选出100个症，用七个字的韵语进行表达，用此种形式者，他是第一人。他的这些韵语，比我们见到的汤头歌诀高明多了。所以《伤寒百证歌》这部书值得推荐给大家看，要说"背书"这是最好的本子。都是有韵的文字，都是七言韵文，容易上口。有《伤寒百证歌》作引导，再来看《伤寒论》的原文，理解会比较深刻。

许叔微的《伤寒发微论》，是在《伤寒论》里选了72个症，写成22篇论文，这些论文基本上都是讲辨证论治的。如发热、恶寒，很多病都有发热、恶寒，有虚证、实证、表证、里证的区别，基本是谈这些问题的。其中还有一部分谈《伤寒论》中用药的问题，如桂枝汤中"桂枝"和"白芍"这二味药的用法，"芍药"这味药在《神农本草经》是不分赤芍、白芍的，后人的临床经验多了，逐渐区别开来用。《伤寒论》里面的芍药，没有写明是白芍还是赤芍，《太平圣惠方》用的是"赤芍"，《海上方》用的是"白芍"。许叔微认为，桂枝汤中主要药就是桂枝、芍药，赤芍、白芍有补泻的区别，赤芍是泻，白芍是补，桂枝汤证属表虚中风证，而且是卫强营弱的表虚，卫强靠桂枝祛风，营弱就靠白芍养营，因此他强调桂枝汤不能用赤芍，只能用白芍。另外宋以前桂枝汤中的“桂”，与“肉桂”分不开，他强调“桂”只能用“桂枝”不能用“肉桂”现在桂枝汤开肉桂的没有了，在宋代以前，是有这种情况的。桂枝汤适用于外邪表证，桂枝是通阳的，用之散表之邪，怎能用肉桂呢？肉桂是补命门火的。现在“桂枝”这个问题不存在了，但是“芍药”这个问题还存在。桂枝汤，究竟用赤芍还是白芍？我们还是用白芍，桂枝汤不能用赤芍。像这样的一些问题都在许叔微《伤寒发微论》中进行了讨论，虽然只有22篇文献，但是其中的内容都很实际。

许叔微《伤寒九十论》是把《伤寒论》中有关阴证阳证，按照表里寒热虚实等进行了归纳和讨论，每一论后面或者前面都有附有他的医案，可以这样说《伤寒九十论》实际就是许叔微治伤寒病的医案。或者是先有病案后面再分析，或者是先进行分析，后面附以病案来证明。

以上介绍的《伤寒百证歌》、《伤寒发微论》、《伤寒九十论》都没有脱离许叔微八纲辨证的学术思想，特别是《伤寒九十论》，把理论与临床实际结合起来了。许叔微还写了个《普济本事方》，实际也是医案，什么叫做“本事”？是指所写所云都是有来源的，有依据的，换句话说他的病案都是有根据。我建议大家把许叔微前面的三部著作都看看，因为都是讨论辨证论治主题的。

（七）郭雍

郭雍是湖北人，他对《伤寒论》的研究有两点可以讨论。

第一，他认为《伤寒论》通过王叔和整理，到宋朝已经是残缺不全，认为已经不完整了，因此他就根据孙思邈的《千金翼方》，朱肱的《南阳活人书》，庞安时的《伤寒总病论》，以及常器之（当时著名的大夫）的论著等文献，分别补充到《伤寒论》中，取名《补亡论》，仍然还《伤寒论》的20卷。《伤寒补亡论》是用问答形式的题材编写的，大概分了70多个门类，1000多条记录。其中特别是常器之的文献比较珍贵，因为常器之的著作没有单行本存在，仅从《伤寒补亡论》能看到。所以这部分，从文献学角度来说，是很宝贵的。

第二，宋朝很讲礼学，礼学是哲学的一部分，郭雍本人是礼学家。礼学家是讲究分析问题的，所以他在《伤寒补亡论》中，70多门1000多条文献都采用分析的方法。如“有汗”、“无汗”，为什么会有汗？为什么会无汗？有汗的病机是什么？无汗的病机是什么？他都进行分析。一般地讲“有汗”就是表虚，“无汗”就是表实，他不是这么简单地论述问题，总要讲出个道理来。特别是分析“厥”症，一般的概念认为不管寒厥还是热厥，“厥”就是“厥冷”的表现，他不这样认为，他认为有一种“厥”症并不发冷，而是发热，手脚都是热烫的，这叫做热厥。我认为他是很有道理的，也符合临床的事实，发冷的是“厥”，发热的还是“厥”。讲“厥”证很少有像郭雍这样提法的，他认为不能把“寒厥”代替一切“厥”证。《黄帝内经》上讲“厥者逆也”，并没有说是“厥”一定是寒的表现，从“逆”这个病机来认识，寒能逆，热也能逆，所以我认为他讲的有道理。临床上的厥证就是有这两种表现，有发热的“厥”，也有发寒的“厥”。而且他还指出，“热厥”在《素问》中是有理论根据的。这些讲义上都有引用，大家可以看讲义。所以《伤寒补亡论》很值得我们参考，他是用一种分析的方法，注重从理论上进行论述，不是人云亦云，像讲义上举的例子，“表虚有汗，表实无汗”，都是人云亦云，他没有这样。

郭雍研究《伤寒论》主要是在以上两方面：一是认为仲景的书残缺了，用唐代以后到宋代的相关文献来进行大量的补充；二是用礼学家分析的方法，注重在理论上要搞个所以然。尤其是后者，从学习礼学的角度，他的这部书是很值得一看的，很多中医的理论问题，我们感觉到能表达中医理论的语言有限，常常讲不出个道理来，他的这部书对我们分析问题是有帮助的。

（八）宋以前治《伤寒论》诸家小结

宋以前研究《伤寒论》的七大医家，基本介绍完了。第一是王叔和，现在流传下来的《伤寒论》基本是经过他整理保存下来的。《伤寒论》从“辨脉法”、“平脉法”、“伤寒例”一直到后面“汗”、“吐”、“下”、“可不可”这八篇文献，一共是22篇文献，这是伤寒论的整个面貌。王叔和研究《伤寒论》的基本方法，是从脉、证、方、治几个方面着手的。

第二是孙思邈，他重视《伤寒论》的辨证，他研究《伤寒论》的方法以方类证，如桂枝汤证、麻黄汤证、柴胡汤证，中医学史上以方类证的他是第一人。他特别提倡《伤寒论》的三个证方，桂枝汤、麻黄汤、青龙汤，因为伤寒病总体来说还是外感病，病因是风寒，只要把这三个证方掌握了，伤寒病的规律就基本掌握了，其他都是这三个证方的变方。

第三是成无己，他是完整注解《伤寒论》的第一人，对二十二篇文献逐一加以注解，直到现在都没有第二人这样做。特别值得一提的是，他用的是以经注论的方法，他认为仲景著《伤寒论》是根据《素问》、《灵枢》、《八十一难经》来的，因此他仍然以《素问》、《九卷》、《八十一难经》的理论来注解《伤寒论》，这是他很突出的地方。

第四是朱肱，他是以经络来解释《伤寒论》的三阴三阳，他认为三阴三阳就是人身五脏六腑的经脉。他同时也重视辨证，他的辨证主要是突出对阴阳表里的研究方面，辨伤寒主要是辨这四个方面，即阴证、阳证、表证、里证，但这个辨证一定要在辨病的基础上进行。

第五是庞安时，他著有《伤寒总病论》，认为伤寒病虽然是外来因素引起，然而病与不病还是决定于人的体质条件，他是强调内因的。他研究《伤寒论》另外一个突出点，就是要把温热病与伤寒病区别开，他认为伤寒病是伤于四时之正气，温热病是伤于自然界的乖戾之气（即非四时之正气）。在临床上大量用石膏治温热病，是从他开始的。

第六是许叔微，他研究《伤寒论》注重辨证，特别是对《伤寒论》中关于症（如发热、恶寒、头痛等）的文献进行集合并比较分析，他认为即使是相同的症状体征都会有不同的病机背景（证），如同样的头痛，有外感头痛，有内伤头痛，有寒性头痛，有热性头痛，有虚性头痛，有实性头痛等，他是用这种方法来研究《伤寒论》。

第七是郭雍，他研究《伤寒论》有两方面，一是认为我们见到的《伤寒论》是王叔和编纂的，已经不完整了，所以他对自王叔和以后一直到宋朝，所有研究《伤寒论》有成就的文献，都采用来弥补现存《伤寒论》的缺失，著书《伤寒补亡论》。二是注重对《伤寒论》证候机制的分析研究，如对有汗、无汗、实证、虚证等的病机进行探讨。分析伤寒病复杂的病机，如对厥证有热厥、寒厥的机制探讨等。

以上是宋以前研究《伤寒论》七大家的基本情况，他们的研究角度和方法各不相同，但是他们都有一个共同点，他们研究《伤寒论》都没有排除“平脉法”、“辨脉法”、“伤寒例”这些文献，都是按照王叔和整理的《伤寒论》的全部内容来研究的，这七大家没有一个人提出来“辨脉法”、“平脉法”、“伤寒例”是王叔和写的，这一点是他们的共识。现在大家看到的《伤寒论》讲义是掐头去尾的，前面四篇文献没有了，后面八篇文献也没有了，去掉十二篇文献，就只保留了“六经”、“霍乱”、“差后劳复”这么几篇，宋以前研究《伤寒论》的大家没有一个是这样做的。

三 明以后研究《伤寒论》各流派

宋朝几个研究《伤寒论》的大家虽然各有成就，然而他们都是研究王叔和二十二篇全论的，基本上还没有形成流派。明代以后开始形成流派了，下面就转入伤寒学派的主题来分析讨论。明代研究《伤寒论》基本有三个流派，第一个流派是执错简论，第二个流派是维护王叔和旧论，第三个学派是提倡辨证论治。

（一）错简重订派

这一学派的人认为《伤寒论》自王叔和整理以后，已经错简不堪了，应该重新订正，恢复《伤寒论》旧有的面貌。持错简重订的有这么几个医家：方有执、喻昌、张璐、吴仪洛、程应旄、章楠、黄元御等。这些人的学术影响是不小的。

1. 方有执

方有执的学术思想可以谈三点。第一点，他是首先提倡错简重订的人。他认为仲景在后汉完成了《伤寒论》，在当时战乱之中文稿已经就残缺了，那时的书籍都是靠手工抄写的，有的写在木板、竹简上，也有少数写在布、绸上，书籍的流传很有限。所以仲景《伤寒论》的原文，在当时几经战乱已经残缺不全了，就是经过王叔和整理后的《伤寒论》到了明代也面目全非了，也不是王叔和整理的原貌了，发生了严重的错简，所以要加以考订。不仅要恢复王叔和整理的《伤寒论》的面貌，也要恢复仲景《伤寒论》的原貌，这是方有执的主张。

什么叫做错简？简是指竹简、木板，木板、竹板是用线穿在一起的，时间一久了，绳子断了，丢失个十块、八块的就很难说，恢复的时候放错了地方，也有可能，甚至抄写也会出错，这就叫错简。在古代，印刷技术没有发明以前，这些问题是很严重和普遍存在的，这个情况应该承认。

第二点，对《伤寒论》如何整理，他提出了具体方案。一是要删去《伤寒例》，认为这是王叔和写的，依据是王叔和自己都说是根据仲景旧论重新整理的。二是把首篇"辨脉法"和第二篇"平脉法"两篇文献，移至《伤寒论》的最后，他认为这两篇文献中还有些仲景的原著，也不是仲景原著的全貌，但可以保存，不能放在卷首，要放在最末。这是他整理《伤寒论》文献的一个重点。

第三点，对于《伤寒论》三阴三阳的内容提出了调整。他认为三阴三阳这几大篇都应该重新调整，特别是太阳篇要调整。太阳篇应该按照"卫中风"、"寒伤营"、"营卫俱中伤风寒"，把太阳篇分成这样三个部分。卫中风篇，要把桂枝汤本证的条文和桂枝汤变证的条文归在一起；寒伤营篇，把麻黄汤本证的条文和《伤寒论》中条文贯有"伤寒"二字的条文归在一起；营卫俱中伤风寒篇，把青龙汤证(包括大青龙、小青龙)的条文，贯有"脉浮紧"的条文都归在一起。这是他的调整方案。他的这一方案，也不能说完全没有道理，他有两个依据。一是《伤寒例》中王叔和早就提出风伤卫、寒伤营、风寒两伤营卫的思想，这是一个根据。第二个依据是孙思邈《千金翼方》中的《伤寒论》，把桂枝汤的加减条文归在一起，把麻黄汤的加减条文归在一起，把青龙汤的加减条文归在一起。尽管方有执没有明讲，但是他提出的这种方法，是根据《伤寒例》和《千金翼方》来考虑的。

错简是历史客观的存在，不能说现在我们见到的《伤寒论》中毫无错简，但是错简是不是像方有执认为的这个程度？这不好定论。方有执作为一家之言，无可厚非，发表自己的意思嘛。但是对方有执对《伤寒论》调整的方案，就是在恢复仲景《伤寒论》的旧貌，没有充分的依据，这个我不太同意，认为仲景写《伤寒论》就是按照他的这个顺序来写的，也找不出客观的证据来。

2. 喻昌

首先响应方有执的是喻昌（喻嘉言），他是明末清初的人，他的学术主张可以从两方面来谈。

第一，他基本上拥护方有执风伤卫、寒伤营、营卫两伤的意见，但他提得更高。他认为《伤寒论》有纲有目，四时外感，尤其是冬伤于寒是《伤寒论》的大纲，《伤寒论》就是讨论伤寒邪所致之病嘛。至于用三阴三阳来分析伤寒病，那又是分辨伤寒病的大纲。太阳篇里风伤卫、寒伤营、风寒两伤营卫，这又是分析太阳病的大纲。总而言之，伤寒是整个伤寒病的大纲，六经是分析伤寒病的大纲，风伤卫、寒伤营、风寒两伤营卫又是辨证的大纲。所以他把方有执的理论总结为“三纲鼎立”之说。至于辨太阳病风伤卫、寒伤营、营卫两伤，这三个纲是大纲中的小纲。

由此看来，喻昌基本同意方有执的学术见解，而且是提得更高，更系统了。他对方有执的学术观点也有些小的不同，他说：“万历间方有执著《伤寒条辨》，始先即削去叔和《序例》，大得尊经之后旨，然未免失之过激，不若‘爱礼存羊’，取而驳正之，是非既定，功罪自明也。其余太阳三篇，改叔和之旧，以风寒之伤营卫者分属，卓识超越前人。”他认为方有执把王叔和的《伤寒例》删除，这是尊经之旨，本来就不是仲景写的嘛，不能混淆。但是又太过激了，不若“爱礼存羊”，取而驳正之。爱礼存羊是孔子《论语》上的一段故事。有人问孔子，祭祀要杀猪、杀牛、杀羊，要伤这么多牲畜，是不是可以免去不杀羊？孔夫子说：我跟你的看法不一样，这就要看哪个更重要，是一条羊的生命重要呢？还是祭祀活动重要？祭祀是关系到要不要“礼”的大问题，你爱其羊，我爱其礼，虽然你是可怜无辜，但是你忽略了礼教。所以后人就把这段对话称为“爱礼存羊”，意思是究竟爱礼？还是存羊？要比较哪个重要，哪个次要。这里喻昌意思就是不必把《伤寒例》一刀削掉，还是把它摆在《伤寒论》里面，作为批驳的对象，“是非既定，功罪自明”。至于把太阳篇分成风伤卫、寒伤营、风寒两伤营卫等三部分，他认为这是方有执高人一筹的地方。

第二，他同意方有执对类方的归类，也把桂枝汤、麻黄汤、青龙汤用为鼎足三纲的三大治法，《伤寒论》里300多条其他的法，都是服从这三法的。所以喻昌认为397条就是397法，一条就是一法，113方有397法，这是喻昌特别强调的。因此他注《伤寒论》命名为《尚论张仲景伤寒论重编三百九十七法》，简称为《尚论编》，他按照方有执风伤卫、寒伤营、风寒两伤营卫思路对《伤寒论》

进行重编。实际他说是397法,但书中只有367法,差了20法。他这个搞法我看意义不大,既认为是错简,现在存在下来的是398条,而且对这398条后人的说法也不一样,有说是397条的,甚至还有说是405条的,如果搞一条一法,依据哪个说法呢?这只是喻昌一家之言而已,要照他这样分成397法就是恢复了张仲景的面貌,也没有可以说服人的地方。何况后人研究古人的著作,关键是如何把《伤寒论》的理论更好地运用于临床,体现其现实意义,能不能恢复仲景《伤寒论》的原貌还在其次要,这是科学的态度。所以他认为按照三纲鼎立之说,反映了张仲景写《伤寒论》时的构思,我看不一定。

错简重订流派方有执、喻昌二位是领军人物,其他几家基本是在他们的见解之下,没有新的论述。

3. 方、喻影响下的诸医家

方、喻影响下的诸医家有张璐、黄元御、吴仪洛、周扬俊、程应旄、章楠等人,他们都是按照方有执、喻昌的学术思想来研究《伤寒论》的。

(1)张璐

张璐,也叫张路玉,又叫张石顽,是清初的大医家。张璐按照方有执、喻昌的主张来研究《伤寒论》,特别是对喻昌的思想,张璐很多地方都采用了,但是他有自己的一些认识。

如喻昌在研究《伤寒论》时不大谈温病问题,而张璐认为伤寒、温病应该截然分开。不仅“太阳病,发热而渴,不恶寒者,为温病”这一条属于温病范围,他说《伤寒论》里面有很多方证基本上不是说伤寒,而是说温病。如黄芩汤证、白虎汤证、白虎加人参汤证、黄连阿胶汤证、猪苓汤证、猪肤汤证等,这些都不是伤寒病,而是温病。这是《伤寒论》研究中的一个大问题。

我们考虑一下他的这种提法是否有道理?《伤寒论》的黄芩汤证是什么证?《伤寒论》云:“太阳与少阳合病,自下利者,与黄芩汤。”黄芩汤(黄芩、芍药、生甘草、大枣)的主要二味药是黄芩、芍药,按照温热家的观点,黄芩与芍药配合的主要作用是清热养阴,黄芩是清太阴肺热,芍药是养营的、养阴的,生甘草本身也是个清热的药,又是个养胃经的药,所以这是清热益阴之剂。太阳与少阳合病下利的病机是热未退而伤了营阴,所以他这个提法不是一点道理都不有的,他说黄芩汤证也不能当作伤寒病来看待。

白虎汤证那就更明显了。白虎汤证是三阳合病,“腹满身重,难以转侧,口不仁而面垢,谵语遗尿。”特别是“口不仁而面垢”,在温热病中是当作典型临床表现来认识的。伤寒病的面垢一般不多,湿温证、温热证的面垢在临床上是很有标志性的表现,患者脸色就像是多少天没有洗脸一样,是种晦暗的面色,一般寒邪引起的病没有这种表现,温热、湿温、湿热才多见面垢,白虎汤证可见面垢。《伤寒论》云："伤寒脉滑而厥者，里有热也，白虎汤主之。"里热、里实在临床上是两个概念，白虎汤证是里热证，不是里实证，所以说白虎汤是表里虚热，承气汤证才叫里实证，热结而为实。正因为是这样，吴瑭的白虎汤证，太阴温病，脉浮洪、舌黄、渴甚、大汗、面赤，用辛凉重剂。辛凉剂有个系列，辛凉轻剂、辛凉平剂、辛凉重剂，相应的方子是银翘散、桑菊饮、白虎汤，都是治太阴肺经热的。总之张璐这里提出白虎汤证也不能当作伤寒病来看待。

白虎加人参汤证就更不用说了。白虎加人参汤证是大汗出后，大烦渴不解，进一步地伤阴了，所以才用白虎加人参汤。我们可以回顾一下温病用方，温病里面用白虎汤、白虎加人参汤、白虎加苍术、白虎加草果汤，《温病条辨》里面好几个白虎的加减方，所以白虎加人参汤证，张璐认为也不能作伤寒病看待。

还有黄连阿胶汤证，这是什么病？《伤寒论》云："少阴病，得之二三日以上，心中烦，不得卧，黄连阿胶汤主之。"黄连阿胶汤是扶阴散热的方子，这里面也不存在寒邪问题。

至于猪苓汤证呢？《伤寒论》云："脉浮发热，渴欲饮水，小便不利者，猪苓汤主之。"猪苓汤是个益阴利水方，"利水"温病是不大采用的，但是猪苓汤是在利水当中而益阴、养阴，方歌云："泽胶猪茯滑相连，咳呕心烦渴不眠，煮好去渣胶后入，育阴利水法兼全。"小便不利要利水，但是要在养阴的基础上去利水，也是针对内热伤津的病机。

猪肤汤证，《温病条辨》也用了，吴瑭认为是甘润剂。

综上所述，张璐与喻昌不一样，而且很不一样。张璐讨论温病时与喻昌完全不一样，但是讨论伤寒时，又基本是全一样，二人的出入在这一点。张璐的学术思想在《伤寒缵论》和《伤寒绪论》中，特别是在《伤寒缵论》中，他的学术观点很突出。

张璐说："至于释义，则嘉言独开生面，裁取倍于诸家，读者毋以拾唾前人为诮。"他认为解释《伤寒论》的内容喻昌第一，喻昌独开生面，一般人没有谈到的他都谈到了，因此在《伤寒缵论》中采取喻昌《尚论编》的东西特别多，他说：不要以为是在拾喻昌的余唾，不要认为喻昌怎么说我就怎么说。由此看来，张璐受到了方、喻学术影响，特别是到受喻昌学术思想的影响，但是在温热病问题上，他与喻昌是大不相同的。这启发我们学习名家要学出自己的心得来，像张璐这样，伤寒他就学喻昌，而温病就不学他了。我们学习别人的东西也要独立思考，治学问还是要充分发挥自己潜力，不能盲目跟着跑。

清初三大名医，一个是喻昌，一个是张璐，一个就是著《医宗金鉴》的吴谦。吴谦作为三大家之一，他不图为虚名，《医宗金鉴》打的招牌是皇帝作的，是皇帝御纂，实际是吴谦搞的，后来由太医院加加工而已，特别是伤寒、金匮这部分，所以《医宗金鉴》实际反映的是吴谦的学术思想。

（2）吴仪洛

吴仪洛，又叫吴遵程。他也是遵循方、喻错简重订的，对方、喻的三纲鼎立，伤卫、伤营、两伤营卫等学术思想完全继承，所以他在《伤寒分经》中，对篇目的分法，跟方、喻没有什么不同，只是在每一条文的具体解释上，有他自己的一些意见。

（3）程应旄

程应旄，又叫程郊倩。他基本上是按照方、喻的学术思想来研究《伤寒论》的，但是他有自己的学术观点，他认为伤寒病是指外感病，不包括杂病。方、喻不是这样看的，他们认为伤寒病中包括了杂病。程应旄把这个思想接收过来，然后又发挥了。在这一点上，后来还有比他更突出的，后面再谈。

他说："《伤寒论》之有六经，非伤寒之六经也，乃因伤寒而设六经，辨以勘辖之。凡一部书，谆谆辨脉辨证，无非从伤寒角立处定局，从伤寒疑似处设防，处处是伤寒，处处非伤寒也。"他这个见解很鲜明，《伤寒论》分三阴三阳分六经，但是并不是说伤寒病分六经，不能这样理解，是《伤寒论》的六经，并不是伤寒病的六经。《伤寒论》的六经是广义的六经，外感病、杂病都可以分为六经。所谓"六经"无非是《伤寒论》在讨论伤寒病时，用六经的方法来勘辖，勘辖在某个阶段属于太阳，某个阶段属于阳明，某个阶段属于少阳，"辖"是"统属"的意思。他说："无非从伤寒角立处定局，从伤寒疑似处设防，处处是伤寒，处处非伤寒也。"这是他突出的学术思想，他认为《伤寒论》处处都在讲伤寒病，也可以说处处都不是伤寒病。意思是说伤寒病是用六经的方法来统属，讨论温病还是可以用三阴三阳来统属，这就是处处是伤寒，处处非伤寒的意思。他的这个思想方法后来发展到柯琴时就更突出了。

所以说六经辨证，是不是就只能辨伤寒病，只能辨外感病。从前人学者，以及当代一些老先生们来看，用经方的人不是只治伤寒病，只治外感病才用经方。从程应旄起，包括后世很多大家，认为除了太阳表证（表证是外感）以外，其他都是杂病，阳明是杂病，少阳是杂病，三阴病就更不要说了，持这种观点的医家很多。程应旄认为应该把《伤寒论》中治疗的病症范围扩大，不要局限于风寒外感，这个话是有些道理的。如《伤寒论》说："太阴之为病，腹满而吐，食不下，自利益甚，时腹自痛。"如有个患者出现这几个症状，难道一定要说是伤寒转变来的？不能说这是太阳病传变来的，或者是阳明病传变来的。还是要就事论事，关键要了解发病史，有无外感？有无饮食受伤？有无其他什么原因？因为多种原因都可以造成腹满而吐、食不下、自利、时腹自痛。外感病可以造成,内伤病可以造成,饮食劳倦病都可以造成这种太阴病的表现。所以就不好说理中汤就是治伤寒太阴病的方,不好这样说。只要是太阴病,外感的太阴病,内伤的太阴病,一样使用理中汤嘛。厥阴病、少阴病也是一样,在临床实践中就会有所体会的。假如局限在《伤寒论》就是治外感病,就不可能充分发挥《伤寒论》的作用了。

以《伤寒论》的辨证论治的方法来统赅百病,我体会这个学术思想是符合临床实际的,我们要把《伤寒论》的辨证论治法掌握好,内伤、外感都可以用,统赅百病,应该这样看待《伤寒论》。

(4)章楠

章楠,又叫章虚谷,杭州人。他的主要学术思想也是遵循方、喻的,但是他对于研究《伤寒论》的具体方法,跟方、喻有些不一样。方、喻把"辨脉法"、"平脉法"、"伤寒例"一句话就勾销了,认为是王叔和的。章楠不一样,他把这三篇中,关于三阴三阳辨证的内容都分别选出来,补充到三阴三阳这几大篇里去。不过他对所选出文献的安排,还是按照方、喻的学术思想进行的,把伤营、伤卫、两伤营卫作为指导思想。

(5)周扬俊

周扬俊,又叫周禹载,南京人。他也传承方、喻的学术思想,基本上没有变化,但在具体内容的处理上,他与方、喻是有出入的,我这里举些例子。如方、喻把"辨脉法"、"平脉法"、"伤寒例"删掉了,现在《伤寒论》的第1条是"太阳之为病,脉浮,头项强痛而恶寒"。但是周扬俊认为这不能作为第1条,这也不是什么大纲,他是把"病有发热恶寒者,发于阳也;无热恶寒者,发于阴也。发于阳者七日愈,发于阴者六日愈,以阳数七,阴数六故也。"作为第1条。他认为辨伤寒病首先就是辨阴阳,是发热恶寒?还是无热恶寒?这是仲景辨阴证、阳证的大纲。他这样按照八纲辨证的理论来研究,有一定的道理,首先看这个病,是有热、无热,辨别这个病属阴证、阳证。这是一点。

还有一点,尽管他也同意方、喻风伤卫、寒伤营、风寒两伤营卫的学术思想,但是在具体讲阴阳的时候又不大相同。方、喻认为风伤卫,卫是属气,气为阳,这是阳证;寒伤营,血为阴,这是阴证。他不同意这种说法,他不同意用阴阳、气血、营卫来解释阴证、阳证。他认为辨别阴阳还是应该遵循"发热恶寒者发于阳,无热恶寒者发于阴"这个原则。如果"寒伤营"就是阴证,"风伤卫"就是阳证,那么桂枝汤证就是阳证,麻黄汤证就是阴证,好像不能这样说,都是太阳病嘛,所以方、喻用营卫气血来解释阴阳他不同意。他把"病有发热恶寒者,发于阳也;无热恶寒者,发于阴也"放在第1条,就是反对方、喻用营卫来解释阴阳,这应该成为辨析伤寒大纲的总纲。我认为他与方、喻在这点上的对立也有他的道理，仲景虽然说“或已发热，或未发热，必恶寒”，但是这个“必恶寒”，反映的是外感，并不能反映这个证是阴证还是阳证。所以他在阴阳问题上跟方、喻唱反调，他有点道理。这些学术思想我们都要思考思考，究竟方、喻的好？还是周扬俊更符合临床事实？学术思想是可以争鸣的，在这个问题上，我是同意周扬俊看法的。

又如“病发于阳而反下之，热入，因作结胸”的陷胸汤证，方、喻他们的解释是，“病发于阳”就是发热、恶寒者发于阳。周扬俊不同意，他认为不一定，他说这个“阳”是阳热，是热证，热证误下，所以有“热入”两个字。在方、喻他们那个本子上把“热入”两个字勾掉了，《伤寒论》的原文是“病发于阳而反下之，热入，因作结胸”。

再如在少阴篇“少阴病，始得之，反发热，脉沉者，麻黄附子细辛汤主之”一条，方、喻他们认为是太少两感，病脉沉，是少阴病，反发热是太阳，所以麻黄附子细辛汤，麻黄治太阳，附子、细辛治少阴。他不同意这种看法，他认为这本来就是个少阴病，是少阴病影响了太阳，因为太阳与少阴是表里关系，为什么一定要说成是两感呢？没头痛，也没恶寒，是少阴证而兼有发热，少阴影响了少阴之表太阳可以有发热，不一定要说成是太阳病。麻黄附子细辛汤是不是治头痛、项强、发热、恶寒有这些症？不一定，这是事实。

周扬俊与方、喻的学术思想可以说是大同小异，他的《伤寒三注》就反映这个问题，所谓“三注”就是方有执的注、喻昌的注、周扬俊本人的注。周扬俊说：“前有《条辨》，后有《尚论》，于二先生注中觉有未融处，不敢依样葫芦，则于二注之意之外，稍可以补其不及者，又若干条，合为三注焉。”《条辨》是方有执的《伤寒条辨》，《尚论》是喻昌的《伤寒尚论编》。

另外周扬俊也是重视经脉的人，他的每篇前面，如太阳篇就把太阳的经络循行重新叙述了一遍，三阴三阳都是这样。

(6)黄元御

黄元御，在前面医经学派里面提到过，也是倡言错简重订很有经验的一位。他认为古代的书，不管《黄帝内经》也好，《伤寒论》也好，流传下来错简都很严重，所以他著有《素问悬解》、《灵枢悬解》、《难经悬解》、《伤寒悬解》、《金匮悬解》，都是出于一个论点即“错简”。他认为《伤寒论》错简的程度大大超过方、喻的认识。这几部经典著作他都是从错简这个角度来研究的。

他基本同意方、喻三纲鼎立的理论，在他的学术思想中除了错简而外，他还提倡五运六气。所以在他的《素问悬解》、《灵枢悬解》、《难经悬解》、《伤寒悬解》中讨论五运六气的内容不少。六经之为病，他的看法由六气（风寒暑湿燥火）引起，结合《伤寒论》中的脏腑、经络、营卫、表里、寒热、虚实等理论，来分析六淫的病变。他的这个学术思想，与前面的医家又不一样了，讲六气、六淫的气化，六淫的辨脉，这也算黄元御比较突出的学术思想。

以方有执、喻昌为首的错简重订派，认为《伤寒论》前三篇不是张仲景本人的，应该去掉，在六经分病中用风寒营卫来概括，在他们的影响下，张璐、黄元御、吴仪洛、周扬俊、程应旄、章楠等诸医家，在学术思想上尽管有些小不同，但大原则都是一致的。以上这些医家在研究《伤寒论》方面都是大家。

(二)维护旧论派

所谓维护旧论，与方、喻他们相反。倡言错简这一派主要矛头是对准王叔和，其次是对准成无己，认为王叔和搞乱了仲景的《伤寒论》，成无己又毫不分真伪地把《伤寒论》全注解下来。维护旧论的则相反，他们是拥护王叔和，崇拜王叔和，也拥护成无己的，认为王叔和不仅没有搞乱仲景的《伤寒论》，而且王叔和还是把《伤寒论》保存下来的功臣，没有王叔和就没有这部《伤寒论》。成无己按照仲景的思想，撰用《素问》、《九卷》、《难经》，充分地运用这些经典的理论，对《伤寒论》进行分析，把仲景《伤寒论》的理论大大提高了，成无己对《伤寒论》的研究也是个功臣。维护旧论者认为，现在我们看到的《伤寒论》通过王叔和整理保存下来了，看不出错乱，所以要维护旧论，维护从王叔和整理下来的《伤寒论》这个本子，所以叫维护旧论派。

这一派有代表性的医家是张遂辰、张志聪、张锡驹、陈念祖。因为张志聪、张锡驹都是张遂辰的学生，后来又补充了陈念祖，这四大家基本上是一个思想体系。

1. 张遂辰

张遂辰的学术思想可以提出两点。第一点，他认为王叔和整理的《伤寒论》，基本上保存了张仲景本来的面貌，只能在这基础上去理解、研究，不能取舍、增减，要维护王叔和整理后的《伤寒论》这个本子的原貌。他说："仲景之书，精入无伦，非善读，未免滞于语下。诸家论述，各有发明，而聊摄成氏引经析义，尤称详洽，虽抵牾附会，间或时有，然诸家莫能胜之，初学不能舍此索途也。悉依旧本，不敢去取。"意思是说，仲景著的《伤寒论》理论非常的精深，如不下功夫钻研，非善读的人就只是停顿在字面上，不能深入。例如，讲太阳病认为就是太阳病，那就是滞于语下，就停顿在字面上，要分析是伤风？还是伤寒？是伤暑？还是伤湿？这些都可见于太阳病，不把每句话的意义进行深透的理解，就学不好《伤寒论》。

张遂辰认为，到清初止，研究《伤寒论》学者已经很多了，虽然诸家各有发明，但在各家中成无己的注解比较高明，当然成无己的解释也有个别地方有些牵强附会，但从整个注解来看，后来的一些注家能超过成无己的还没有，因此学习《伤寒论》，不能丢开成无己注解的这个本子，不能舍此而另外去找门径。

张遂辰认为要把《伤寒论》研究深透，只能依照王叔和这个本子，依照成无己注解这个本子。张遂辰对《伤寒论》学习了这么多年，一直按照这个旧本，不敢在这里妄谈取舍，哪些是仲景的，哪些是王叔和的，哪些又是后人的，也不妄加评论。他主张应该原封不动地按照明朝赵开美的刻本和成无己的注本来学习和研究《伤寒论》，这是张遂辰对《伤寒论》研究的重要的学术观点。因为在他的那个时期，方、喻等倡言错简重订的主张流传很广，影响很大，他力排方、喻的主张来维护旧论。

第二点，他认为成无己的《注解伤寒论》基本是好的，但是从学术的发展来看，成无己还有些不够，于是他吸收了朱肱的《南阳活人书》，许叔微的《伤寒百证歌》、《伤寒发微论》，庞安时的《伤寒总病论》，王履的《医经溯洄集》，王肯堂的《伤寒准绳》等文献中最精彩之处，补充到成无己的《注解伤寒论》中，他著成《伤寒论参注》一书。所谓“参注”，主要采用成无己的注解之外，把朱肱、许叔微、庞安时、王履、王肯堂等宋元明三个时期（朱肱、许叔微、庞安时是宋代的，王履是元代的，王肯堂是明代的）研究《伤寒论》诸家的注解之精髓，渗透到《伤寒论参注》中。这是张遂辰研究《伤寒论》的基本情况。

张遂辰在钱塘地方讲学，他有两个很得意的门人，一个是张志聪，一个是张锡驹，所以他的学术观点针对着错简重订一派的主张，一天天地兴旺起来。

2. 张志聪

张志聪的名气比张遂辰还大，知道张遂辰的确实还不太多，知道张志聪的在中医学界还很普遍的，尤其是张志聪的《伤寒集注》，影响是很大的。张志聪在张遂辰学术思想影响下，认为流传下来的《伤寒论》基本是仲景的学术思想和经验，而且《伤寒论》基本是部完整的文献。他在老师的影响下，采用清人治汉学的章句方法来研究《伤寒论》。

“章句”是从汉朝开始的，是研究古典著作的一种方法。如中国的《诗经》、《书经》、《易经》、《礼经》、《论语》、《孟子》、《大学》、《中庸》等文献，这些经书与我们的《黄帝内经》一样，都是采用综合叙述的方法。为了便于阅读和查询，用篇、章、节、段、句的结构，对这些著作进行解析，如《论语》这部书分成多少篇，篇下多少章，一章里又分若干节，一节里有几个句，对每一句加以解释，这种方法叫做“章句”。读《四书》就可以看得出来，《论语》、《孟子》等，就是分成章节来处理的，这是古人分析综合性文献的一种方法。比如一大篇文章，如何来分析才能把文章的全部精神看明白？首先把这篇内容分成几章，把每章的内容搞清楚，然后一章里面又分成若干节（或叫做条目），必要时节下再分段、句，这是一种解读文献的方法，这个方法在今天来看，对某些古典著作还是有意义的，包括《伤寒论》这样的文献。如太阳篇30条，包含了几个主题？张志聪就是用这种方法，他把太阳上篇分成了若干章，章下含有相关的条文，这样对进行深一步分析是有帮助的，这种方法是比较科学的。下面举个例子来说明。

张志聪把《伤寒论》的第1条到第81条，归为一篇（太阳第一篇），这一篇里面再分作21章。第1条到第5条为第一章，从“太阳之为病，脉浮，头项强痛而恶寒”到“伤寒二三日，阳明少阳证不见者，为不传也”止，这章讲的是太阳经感受风寒邪气后的传变，或传于阴，或传于阳，因为人的体质不同，有传于阴经的，有传于阳经的。这就引导我们按照这章的基本精神去分析理解这5条文献，这样做可以减轻大家读书的负担。

把第6条单作一章，原文是：“太阳病，发热而渴，不恶寒者，为温病。若发汗已，身灼热者，名曰风温。”这是太阳篇第二章，讲病伤寒的另外一种情况，即伤寒邪没有马上发病，随春的阳气发动，而变为温病、热病、风温。前面分析张璐的学术思想提了这种情况，白虎汤证不是寒证了，猪苓汤证、白虎加人参汤证、黄连阿胶汤证都不是寒证了，连病邪都变了，是热邪了，伤寒病热嘛，伤于寒而病为热，病的性质都转变了。

把第7条到第10条，作为太阳篇的第三章，从“病有发热恶寒者，发于阳也”起到“风家，表解而不了了者，十二日愈”止。这4条主要是讲太阳病的愈期，有三天好的，有十多天才好的，愈期有长有短。

把第11条单独作一章，原文是：“病人身大热，反欲得近衣者，热在皮肤，寒在骨髓也。”这是太阳篇第四章，这章主要是讲太阳和少阴的关系。太阳根于少阴，太阳经之里是少阴经嘛，太阳之根，根源于少阴，所以太阳病在皮肤、皮表的表现，是少阴之标，是少阴之表，相对来说，骨髓成为太阳之里，热在皮肤那是太阳，寒在骨髓那是少阴。这就是太阳和少阴的关系，是表里关系，实在太阳，虚在少阴。

把第12条单独作一章，原文是：“太阳中风，阳浮而阴弱。阳浮者，热自发；阴弱者，汗自出。啬啬恶寒，淅淅恶风，翕翕发热，鼻鸣干呕者。”这是太阳篇第五章，这章主要是讲风邪伤太阳的肌表而成桂枝汤证。

把第13条到第19条作为一章，从“太阳病，头痛发热，汗出恶风者，桂枝汤主之”到“凡服桂枝汤吐者，其后必吐脓血也”。这是太阳篇第六章，这章主要是讲桂枝汤的作用，桂枝汤的主要作用是解肌，是轻度发汗。

把第20条到第30条作为一章，从“太阳病，发汗，遂漏不止，其人恶风，小便难，四支微急，难以屈伸者，桂枝加附子汤主之”到“证象阳旦，按法治之而增剧……则止其谵语，故知病可愈”。这是太阳篇第七章，这章主要是讲太阳经经气的运行。太阳经经气从肤表、肌肤到肌腠、肌肉,通过肤表,通过肌腠,外行于三阳,内行于三阴……他就是按这样方法分析下去的。

这是一种研究《伤寒论》的方法,把这 398 条,按主题归纳成章节进行分析,对学习和掌握《伤寒论》的全部内容来说,方便多了,不然一条条的文献是割裂,联系不到一起。所以张志聪的《伤寒集注》影响面很宽,他的方法解决了学习《伤寒论》的问题,这是他研究《伤寒论》的方法。

张志聪说:"或合数节(条)为一章,或合十余节(条)为一章,拈其总纲,明其大旨,所以分章也,章义既明,然后节解句释,阐幽发微,并无晦滞不明之弊。"分章就是有这点好处,这样一来章义既明,然后节解句释,就能够阐幽发微,并无晦滞不明之弊,我还是欣赏他的这个方法的。

张志聪另一个学术思想是,认为六经与六气不能分开来谈。他不像黄元御那样,硬把六气按照五运六气的规律来搞,他强调伤寒六经离开六气基本性质就都不清楚了。讲太阳不讲寒水,讲阳明不讲燥津,摸不着病的性质,他着重这一论点,讲六经不能丢开六气。他的这种观点我们或同意,或不同意,就看临床上是否有应用的价值了。

张志聪的《伤寒集注》是在他领导下的集体创作,他有一批学生,我们在介绍《素问》的时候介绍过,那批学生的水平都是比较高的,在他的学术思想指导下,把《伤寒论》的这六大篇内容搞出来的,既反映了张志聪的学术思想,学生们也提出了一些不同看法,所以命名为《伤寒集注》。在《伤寒集注》以前,张志聪著有《伤寒论宗印》,这基本是他个人的著述。

3. 张锡驹

张锡驹,又叫张令韶,他的学术观点基本上有下面三点。

第一,与张志聪一样维护旧论,认为《伤寒论》是部很完整的文献,基本上反映了仲景的本来面貌。

第二,他认为《伤寒论》所记载的治疗方法,不限于治伤寒病。他说:"夫此书之旨,非特论伤寒也,风寒暑湿燥火六淫之邪,无不悉具。岂特六淫之邪而已,内而脏腑,外而形身,以及气血之生始,经俞之会通,神机之出入,阴阳之变易,六气之循环,五运之生制,上下之交合,水火之相济,实者泻之,虚者补之,寒者温之,热者清之,详悉明备,至矣尽矣。"名为《伤寒论》,实际风寒暑湿燥火六淫之邪无不具悉,不仅如此,而且还内伤、外感无不包括,临床上这些理论有广泛的指导意义。张令韶的这一学术思想是很突出的,所以他强调能够治伤寒的就能治杂证,是以"伤寒"来概括百病。

第三,在《伤寒论》传经的问题上与众不同。他认为人体在没病的时候,正气的运行是由一而三,一阴二阴三阴,一阳二阳三阳,即由厥阴而少阴而太阴，由少阳而阳明而太阳，这是人体正气运行的顺序。这个顺序是五运六气中六气的顺序，一厥阴风木，二少阴君火，三太阴湿土，四少阳相火，五阳明燥津，六太阳寒水。人的正气是按照六经六气的秩序来运行的，所以天有此六气，人体中也有这六气，这是正气的运行。人受病后，人体之气运行由三而一，即一太阳，二阳明，三少阳，四太阴，五少阴，六厥阴。这是受病以后，正气对于疾病的抵抗是按照这个秩序来运行的。未病之前，由一而三，既病以后，由三而一。这个概念他是很强调的，病与不病，正气在人身上运行的轨迹是不一样的。所谓“传经”，一日太阳，二日阳明，三日少阳，这不是病变之传，这是受病以后正气之传行，是气传而非病传。意思就是第一个是太阳病，第二个是阳明病，第三个是少阳病，这是人身正气之行的规律，不能当作病气来看待。至于病气之传是没有秩序的，没有这个规律，病气之传变，是随人的阴阳不同而不同，所以有太阳传阳明的，也有太阳传少阳的，还有太阳传三阴的，病邪之传没有秩序的。这与有些传经的说法大不一样了，《伤寒论》上讲传经就是认为一太阳、二阳明、三少阳就是病气之传。张锡驹提出这个意见以后，张遂辰这一派，包括张志聪，他们都是这个概念。正气之行与病气之传是两回事，正气之行有规律有秩序，甚至可以计算；邪气之传，病气之传，没秩序没有规律，因人而异，因病而异。这一点我认为不能说是没有一点道理，当然从正气之传来理解，好像找不出根据，这也可以作为今后的科研项目，能否用动物试验的方法找出些依据来。但是病邪之传确实没有一太阳、二阳明、三少阳的规律，外感病大夫们看得多了，外感病的传变是不是一定是太阳传阳明传少阳呢？确实不见得。如阳虚人外感，一上来就是三阴直中，体质好的人外感，一上来就是阳明病。所以我认为张锡驹之说，病气之传没有秩序，这个话是根据临床事实来讲的。如果硬要把《伤寒论》一太阳、二阳明、三少阳强加在病传规律上，临床的实际恐怕多数都不能兑现。我觉得他这个论点，正气之行由一而三，抵抗疾病以后由三而一，好像见不着摸不着，现在还不好说。但是病邪之传没有秩序，这是在临床上人人都体会得着的，总不能按照一太阳、二阳明、三少阳这个秩序来治伤寒病吧。我基本同意病邪之传是无序的，为什么没有秩序呢？是由于人的体质强弱不一样，所以病传就不一样。

张锡驹的学术论点基本就是这么三点：一个就是维护旧论，《伤寒论》就是张仲景的本来面貌；第二伤寒病的法不限于治疗伤寒病，内伤、外感统统都可以概括；第三点人身正气之行有秩序，病邪之传没有秩序，没有规律。

4. 陈念祖

陈念祖，又叫陈修园。陈念祖研究《伤寒论》的观点在医学界影响是很大的，特别是在南方。一般来说，北方研究《伤寒论》受《医宗金鉴》的影响比较大，南方研究《伤寒论》陈念祖的影响比较大，这是很明显的。

现在流行的《伤寒论》本子第1条是："太阳之为病，脉浮，头项强痛而恶寒。"把前面的"辨脉法"、"平脉法"、"伤寒例"、"痉湿暍"这四篇文献删掉了，又把后面"汗"、"吐"、"下"、"可不可"等八篇文献删掉了，这种情况开始于陈念祖，一般被称作"节本"，由于他的著作流行得很广，甚至于后来的注家只从"太阳篇"上开始，到"阴阳易差后劳复"为止，始作蛹者就是陈念祖。其实他并不排除"辨脉法"、"平脉法"、"伤寒例"等文献，但他认为一般学习《伤寒论》，学好六经的内容就够用了，所以他还是属于维护旧论一派的。至于说"从太阳之为病，脉浮，头项强痛而恶寒"起，所涉及的298条文献的顺序，他认为是丝毫不能改动的。在章节的划分方面，他完全赞同张志聪和张锡驹的方法。所以《伤寒论》的节本虽然从他开始，但是他的学术思想是跟张遂辰的没有什么分别，还是维护旧论的。陈念祖著的《医学三字经》说："大作者推钱塘。""钱塘"就是指是张志聪、张锡驹二人，认为学习《伤寒论》就要从这二张学起，由此可见他基本是崇奉二张的。

他在推广、普及《伤寒论》方面是做得比较好的，所以他的影响也很大，他著述了《伤寒论浅注》，所谓"浅注"就是衬注，什么叫衬注？他就是把《伤寒论》的条文，用易懂的语言贯通下来，这叫做"衬"，把注加在条文一字一句的中间。如《伤寒论》云："太阳之为病，脉浮，头项强痛而恶寒。"他在"太阳"句下加衬注云："主人身最外一层。"在"之为病"下衬注云："有经之为病，有气之为病。"本来是"太阳之为病"，他一衬注成了："太阳主人身最外一层，有在经之为病，有在气之为病。"他就是用这个方法，把他的理解衬在条文文字中间，这样把条文文义贯下来。那时学生学习《伤寒论》都喜欢用陈念祖这个衬注本，因为这样念下来，就是没有老师，也可以懂得一多半了。今天看来陈念祖的书好像还不够普及，在100多年前（陈念祖是距现在快200年的人了），这种作衬注是科普性质的工作，比较接近读者的需求，所以他的书流行得很广泛。其合订本种类很多，流行得较广泛的是《陈修园医书六种》，包括《伤寒论浅注》、《金匮要略浅注》、《长沙方歌括》、《金匮方歌括》、《医学三字经》、《景岳新方便砭》等。陈念祖早年做官，不是大夫，是在做官之暇研究医学的，所以《陈修园医书六种》又叫《公余六种》，我开始学医也是读《公余六种》。《公余六种》重点在宣传《伤寒论》，但第一部是《医学三字经》，在南方非常流行，所以说他的普及工作还是做得很好的。

今天讨论陈念祖对《伤寒论》的研究，我的看法是，他研究的成就不在《伤寒论浅注》，最能代表他研究成就的是《伤寒医诀串解》。这是他晚年辞官还乡，当大夫时写的。这本书内容不多（也不过10000多字的一本小册子），但反映出他研究《伤寒论》的学术观点，在《伤寒医诀串解》中他确实把《伤寒论》的基本精神突出出来了，把《伤寒论》总的精神抓住了，我们今天学习《伤寒论》，他这本书很值得参考，可以收到提纲挈领的作用。如《伤寒论》太阳篇的条文有178条，是三阴三阳六篇中最大的，因为太阳病的变证、坏证很多。他把这178条概括为四个方面，即使在今天来看，他提出的这四个主题涵盖了太阳篇的所有内容，如果对《伤寒论》没有心得，研究没有深入到一定的程度，是提不出来的。陈念祖对《伤寒论》太阳篇提出的四个主题如下。

第一，太阳经证。他认为头痛、项强、发热、恶寒、脉浮缓是太阳经证的主症，为什么呢？因为这反映了太阳经脉之为病的特点。如头痛、项强，那是太阳经脉所主的部位；太阳主人体最外一层，主表，所以发热、恶寒。他还认为太阳经证要辨虚实，如头痛、项强、发热、恶寒、自汗而脉浮缓，这就是太阳经的虚证，是表虚证，是太阳经卫气不足造成的，这就是所谓的桂枝汤证，用桂枝汤解肌。头痛、项强、发热、恶寒、无汗而脉浮紧，这就是太阳经的实证，是表实证，就是麻黄汤证，麻黄汤，发汗。太阳经证，病位在表。

第二，太阳腑证。太阳腑证包括蓄水和蓄血，他认为是表邪不去，入里而为，太阳腑证病位在膀胱。膀胱腑之病为什么要分蓄水、蓄血呢？他认为太阳膀胱腑是寒水的来源，所以它可以有蓄水；膀胱有血室（这也是中医的一个概念），邪入血室，那就会发生蓄血。膀胱蓄水是五苓散证，太阳病，其人口渴烦躁，不得眠，脉浮，小便不利，水入即吐，名曰水逆，即膀胱寒水不化，所以就用五苓散，五苓散中有猪苓、茯苓利水，但是五苓散利水的关键在桂枝，因为桂枝才能化太阳的寒水，桂枝才能够扶太阳膀胱之阳。膀胱蓄血是桃仁承气汤证，《伤寒论》第106条云："太阳病不解，热结膀胱，其人如狂……外解已，但少腹急结者，乃可攻之，宜桃核承气汤方。"膀胱蓄血像是里证，但陈念祖强调这是表中之里证，与腑血证还不一样。

第三，太阳变证。太阳的变证看起来很多，实际也只有两方面的问题。一个就是太阳的变证，一般都是由于或者汗、下太过，伤了阳气，变而为阴证。第二就是汗下不适当，或者该汗而汗太多了，或不该汗而汗了，或不该下而下了，伤人之阴，伤了阴经，变而为阳证。如《伤寒论》第91条，不应下而下，伤了脾胃之阳，于是下利清谷，还身疼痛，表证还不解，用四逆汤以救里，用桂枝汤救表，这是变为阴证的例子。《伤寒论》第92条，发热、头痛，好像有表证，但是脉不浮，脉反沉，身体疼痛，这是阳虚了，这时急当救里，用四逆汤来扶阳，这多见于阳气素虚的外感。《伤寒论》第354条，汗出太多，或下太过，体温低落，手足冰凉，还是四逆汤证。"太阳篇"的四逆汤证基本上都属于这个范围，都属于汗下不合适，伤了人之阳气而从阴化，这是太阳病伤阳辨证的主要方面。

也有伤阴而变为阳证的。如《伤寒论》第56条“伤寒不大便六七日”，这是里证，头痛、发热这是表证还在，在临床上，表之所以不解，正是由于里之不通，表里积热，所以用承气汤。承气汤把里气一通了，表就和了，这种情况临床上是有的。还有《伤寒论》第240条，患者潮热，每到下午发热，这属于阳明，还是属于承气汤证，仲景用大承气汤。像这两个承气汤证那都是由于汗下不恰当，伤了阴分，阴愈伤，热愈高，是从阳化。太阳与阳明是紧接着的两经，一太阳二阳明嘛。所谓“从阴化”，总是从少阴化，所谓“从阳化”，总是从阳明化。从少阴化，那是太阳与少阴相表里；从阳明化，那是一太阳二阳明两个是相邻之经。《伤寒论》太阳篇的变证，不外乎这两方面：或者变为阳证，或者变为阴证；或者从阳明化，而为燥热证，或者从少阴化，而成为虚寒证。

第四，太阳治法。对太阳病的治法陈念祖总结为发汗和利水，总不外乎这两个方法。太阳发汗，有不同的发汗，太阳病的发汗有五种方法。麻黄汤证，病邪在卫分，在皮肤，是发皮肤之汗，麻黄汤是解卫的，主卫强嘛；桂枝汤证，邪在营分，在经络，是发经络之汗，桂枝汤是调营的，主营弱嘛；葛根汤是发肌肉之汗，葛根汤证是阳明的热，阳明主肌肉嘛；小青龙是发心下之汗，心下有水饮，寒水不化；大青龙是发胸中之阳气而为汗，大青龙汤证是外有寒内有热。这是太阳病发汗的五个方法，你要发某种汗，就用某种方法，发皮肤之汗用麻黄汤，发经络之汗用桂枝汤，发肌肉之汗用葛根汤，发心下之汗用小青龙汤，发胸中之阳气而为汗用大青龙汤。

太阳利水不外有三个方面：利上焦之水，利中焦之水，利下焦之水。如五苓散证，症见发热而渴、渴欲饮水、水入则吐者，名曰水逆，这是上焦之水；生姜泻心汤证，症见心下有水气、干噫、食臭，陈念祖认为这也是上焦之水，我看生姜泻心汤证应该是中焦之水，“胁下有水气，腹中雷鸣下利者”，难道这不是中焦的问题？小青龙汤证的水可以说上焦之水。《伤寒论》的“心下”，出现的地方很多，《伤寒论》所有的泻心汤证，所有的心下痞证，结合临床来看，基本都是中焦的问题，不是上焦的问题，只有小青龙汤证的“心下”是上焦的问题，不是中焦的问题。陈念祖在这里可能就是把泻心汤证的“胁下”，与小青龙汤证的“心下”混为一谈了，“胁下有水气”和“心下有水气”是有区别的。《伤寒论》的“心下”有这两个概念，除了小青龙汤证的“心下”，其余都是中焦的问题。那么这里小青龙汤和五苓散，可以说是利上焦之水，只有上焦之水可以从汗而解，所以五苓散还是要用桂枝。至于大陷胸汤证（心下至少腹，硬满而痛，不可近，脉迟，名大结胸，与大陷胸汤），这个心下是中焦问题。虽然生姜泻心汤证的水与大陷胸汤证的水都是中焦的水，但是一个虚一个实，生姜泻心汤的水属于虚证，大陷胸汤的水属于实证，这个虚实还是要区分的。陈念祖在

《伤寒医诀串解》里认为中焦的水就是一个大陷胸汤，我认为生姜泻心汤的水同样是中焦，不能放在上焦来认识。至于下焦的水，就是桂枝去桂加茯苓白术汤证，症见翕翕发热、无汗、心下满、微痛、小便不利，这是下焦的水。以上就是太阳利水的三种方法。

陈念祖归纳的太阳篇有四个要点：太阳经证、太阳腑证、太阳变证、太阳治法，把《伤寒论》太阳篇的 178 条都概括进去了，从病变到治法，归纳得十分恰当，没有深入学习的体会和认识，是不可能有如此高度的概括的。所以要想把《伤寒论》的 398 条，像这样精炼地概括起来，看陈念祖的《伤寒医诀串解》是一条捷径，在他总结的基础上，再深入地去理解体会。

总之，陈念祖研究伤寒论主要的学术思想与钱塘二张保持一致，他在《伤寒论》的研究方面做两个方面的具体工作，一方面对《伤寒论》的普及工作做得比较好，第二他对《伤寒论》知识的总结也做得比较成功，主要体现在《伤寒医诀串解》中。《伤寒论》太阳篇是最不好总结的了，内容多，变化大，能把太阳篇总结好，其他篇就好总结了，而他对太阳篇的总结完全抓住了要领。所以陈念祖研究《伤寒论》最突出和最成功之处，就是对《伤寒论》的推广普及和归纳总结。

以上张遂辰、张志聪、张锡驹三师徒，再加上陈念祖，这都是伤寒学派中维护旧论的代表人物，在学术观点上都是和错简重订一派相对立，维护旧论学派在医学界范围很广泛，影响面很宽。

(三)辨证论治派

这一流派的态度是，《伤寒论》有没有错简，是不是张仲景的原著，这些都不是最关键的，只要对辨证论治有利，只要是符合辨证论治的思想，即使是王叔和的笔墨也都要进行研究和学习。从实际运用来看，这派人还是很有特点的，总是争论不休没有意义。当然从文献考证的角度来讲，也不能说是毫无意义，但是从医学应用角度来看，只要有科学价值，尽管有错简，但是“错”得很有道理，都得很好地学习和研究。所以是不是张仲景本人写的意义就不大了，这一派着重《伤寒论》辨证论治的临床实际意义，所以称他们为辨证论治一派。

这一流派的学术观点也不是完全一致的，有三种不同的情况。一是以方类证，柯韵柏、徐大椿是其代表人物；二是按法类证，钱潢、尤怡是其代表人物；三是分经审证，包兴言、陈念祖是其代表人物。

1. 以方类证

(1)柯琴

柯琴，又叫柯韵伯，浙江人。他认为《伤寒论》主要的学术思想就是辨证论治,有一证必有一方。所谓“方”有两个概念,一是“方药”,如桂枝汤、麻黄汤等;二是“法”,某种法,法立方出。有一证必有一方或者必有一法,所以他就采取用方来类证的方法,如桂枝汤就是桂枝汤证,麻黄汤就是麻黄汤证,柴胡汤就是柴胡汤证。他在对《伤寒论》的研究有两个论点。

第一,根据张仲景在《伤寒论·序》里提到,称著的是“《伤寒杂病论》合十六卷”。从这句话来看,仲景的伤寒、杂病原没有分成两部分,因此他体会在《伤寒论》中凡是条文文献中没有冠以“伤寒”二字的,一般都属于杂病,即看做是伤寒也好,看做是杂病也未尝不可,这是他提出的一个论点。如太阳篇的头痛、项强,并没有说是伤寒,阳明病的胃家实,没有说是伤寒,少阳病的口苦、咽干、目眩也没有说是伤寒,甚至于太阴病的“腹满”,少阴病的“欲寐”,厥阴病的“消渴,气上撞心”等,仲景都没有说是伤寒。这可以说是六经之为病,不是六经之伤寒,这是他的结论。

如太阳篇的提纲:“太阳之为病,脉浮,头项强痛而恶寒。”柯琴认为一定要把这条说成是伤寒,没有必要。伤风也可以称“太阳之为病,脉浮,头项强痛而恶寒”。伤暑、伤湿也可能出现“头痛”、“项强”,不一定要伤寒才“头痛”、“项强”。《伤寒论》云:“太阴之为病,腹满而吐,食不下,自利益甚,时腹自痛。”只有伤寒才能害这种太阴病吗?其他的杂病可不可以出现“腹满”、“吐利”表现,也可以嘛。《伤寒论》谈太阳经、少阳经、阳明经、太阴经、少阴经、厥阴经,是以经分病,究竟是寒、是风、是热、是暑、是湿要具体分析。他的意思就是六经之为病,不是六经之伤寒。《伤寒论》用六经来分述诸病之提纲,不仅仅是对伤寒病,不管什么病,都可以用六经来规范它。除了“太阳之为病,脉浮,头项强痛而恶寒”这一条,可以说是外感的提纲,其他那五个提纲,如“阳明之为病,胃家实也”,“少阳之为病,口苦、咽干、目眩也”,“太阴之为病,腹满而吐”,“少阴之为病,脉微细,但欲寐也”,“厥阴之为病,消渴,气上撞心”,都是内证不是外证。只有太阳篇的提纲那是邪伤表,太阳主表嘛,但那也是为外感立法,也不是伤寒立法呀,外感有风寒暑湿燥火的诸多区别。仲景在对临床的总结,不管外感内伤都不离六经,用六经来分述诸病,因此《伤寒论》中杂病很多,总之《伤寒论》里面有内病,有外病,有虚证,有实证。过去学习《伤寒论》一定要将伤寒杂病合而参之,这是正确的方法。现在都爱说《伤寒论》是讲治外感病,治外感热性病,甚至还加上治热性病,柯琴很反对这种说法的。

他基本上与张锡驹伤寒概括百病的论点一致,不过他谈得更具体了。六经提纲不只是伤寒病的提纲,是伤寒及杂病的提纲,当然不排除伤寒病。但是不能说六经提纲只是给外感病立法,只是给伤寒病立法,不能这样谈。所以他提出将伤寒病及杂病合而参之，这是他突出的学术论点。

现在一般认为《金匮要略方论》条文是治杂病的，而《伤寒论》是治外感伤病的，实际《金匮要略方论》的条文中，不少于47条是《伤寒论》中的条文。究竟张仲景当时著述的时候是否写有《伤寒论》和《金匮要略方论》两个本子，目前还无从考证。宋朝林亿等校订《伤寒论》的时候就有这两个本子了，一个本子不叫《伤寒论》，叫作《金匮玉函经》，这个书现在还见得到，从内容上看基本上就是《伤寒论》。柯琴认为这就说明仲景没有要把伤寒和杂病分开的意思，所以他认为"六经"是伤寒和杂病共同的提纲。

第二，柯琴认为仲景辨证，都用六经的方法来概括和归纳。他认为"经"不是经络之经，是经界之经，犹如把病划分为六个区域。伤寒六经之病包括的十分广泛，内伤外感，表里寒热虚实无不囊括，所以不要用"经络"这个狭义的概念来理解《伤寒论》。仲景认识伤寒杂病的方法，是将其分为六种类型。如"太阳之为病，脉浮，头项强痛而恶寒"，这属于外感类型，外感风邪可以有这些表现，外感寒邪也可以出现这些表现；"阳明之为病，胃家实也"，这属于中焦里证类型等等。出于这种学术论点，他对方有执的风伤卫、寒伤营、风寒两伤营卫的三纲鼎立说是反对的。他说："三百九十七法之言，既不见于仲景之序文，又不见于叔和之序例，林氏倡于前，成氏程氏和于后，其不足取信，王安道已辨之矣。独怪大青龙汤，仲景为伤寒中风，无汗而兼烦躁者设，即加味麻黄汤耳。而谓其伤寒见风，又谓之伤风见寒，因以麻黄汤证主寒伤营，治营病而卫不病。桂枝汤主风伤卫，治卫病而营不病。大青龙主风寒两伤营卫，治营卫俱病，三方割据，瓜分太阳之主寒多风少，风多寒少，种种蛇足，羽翼青龙，曲成三纲鼎立之说，巧言簧簧，洋洋盈耳，此郑声所为乱雅乐也。"他的意思是《伤寒论》397法之言，既不见于仲景的序文，也不见王叔和的序例，这是从宋朝林亿开始的提法，林亿校《伤寒论·序文》说："今先校定张仲景《伤寒论》十卷，总二十二篇，证外合三百九十七法，除复重，定有一百一十二方。"成无已、程应旄等倡和于后，这些都不足信。王履在《医经溯洄集》里面专门有一篇谈《伤寒论》397法的文章，是否定"397法"说法的。前面介绍喻昌也提到这个问题，喻昌是最强调297法的人。怎样统计也统计不出这297法，若除去重复的就少于297法，不去重复的又不止397法，王履得出结论是，《伤寒论》300多条，有方治或者有治法而不重复的，总计238条，可以叫做238治，即仲景立了238种治法。这符合《伤寒论》的实际，谁都可以重复出来。要是讲"法"，仲景这390多条没有一条不是法，说这238条立有方治的恐怕更贴切一些。柯琴批驳方、喻三纲鼎立的论点是"巧言簧簧，洋洋盈耳，此郑声所为乱雅乐也"。尤其不理解是，大青龙汤证实际是个外寒内热证，怎么能说大青龙汤证是风寒两伤营卫呢？大青龙就是加味麻黄汤，是麻黄汤加姜、枣、石膏，加石膏就是两伤营卫了？不好理解。所以柯琴是最反对三纲鼎立之说，认为是邪门歪道，不是仲景的学术思想。

柯琴把《伤寒论》太阳篇分成十一类方证，即桂枝汤、麻黄汤、葛根汤、大青龙汤、五苓散、十枣汤、陷胸汤、泻心汤、抵当汤、火逆、痉湿暑等，每一类方证里面包括若干脉证条文。如桂枝汤证就汇集了有关桂枝汤证的脉证 16 条，桂枝汤坏证 18 条，桂枝的疑似证 1 条，有关桂枝证的 18 方是由桂枝汤来加减的，即桂枝加桂汤、桂枝去芍药汤、桂枝加芍药汤、桂枝加附子汤等。《伤寒论》中由桂枝汤加减的方子大概是 20 几方，包括小建中汤之类在内。其他阳明篇、少阳篇柯琴都是用的这种方法研究的，即以方来类证，这样做的意义何在呢？他认为方之所在即法之所在，法之所在即证之所在。特别是经方一派的人，多有这种认识。柯琴不谈阴阳表里寒热虚实，只谈是什么方证，这一派的学术主张是最适合于临床运用的，所以柯琴的《伤寒来苏集》在医学界是很受欢迎的。

综上所述，柯琴的学术主张在两方面，一个方面认为《伤寒论》包括了伤寒病和杂病两部分，仲景原名就是《伤寒杂病论》嘛；另一方面认为“六经”不是经络的概念，而是经界的概念，是把疾病划分成六种类型的方面。

(2)徐大椿

徐大椿，又叫徐灵胎，在南方他是很有代表性的医家，当时他的临床治疗威望很高，上到皇帝下到普通百姓都很信任他。他对《伤寒论》的研究也是主张以方类证，与柯琴的学术思想一脉相承。

第一，他认为仲景的《伤寒论》也是随证立方的，在临床见到什么证就用什么方，他的意思是仲景的《伤寒论》是根据临床所见证所用之方记述整理而成，因此他认为《伤寒论》的条文不一定有什么秩序，他说三阳里有三阴证，三阴里也有三阳证，错综复杂。现在研究《伤寒论》总在条文的秩序上争论不休，总在内容的真伪上各持己见，最后还是得不到统一，下不了定论，文献越改越乱。他说：“不知此书非仲景依经立方之书，乃救误之书也。”什么“救误”呢？简单地说就是救治坏证，仲景序文上说：“伤夭横之莫救。”是说张仲景在临床上遇到的往往是人家治坏了的、不好治的、疑难病证，这就是“救误”。“盖因误治之后，变证错杂，必无循经现证之理”，所以三阳经病中有三阴证，三阴经病中有三阳证，救误之病是错综复杂的，有的是阳证治坏了变成阴证，有的是阴证治坏了变成阳证，这不可能有一太阳、二阳明、三少阳、四太阴、五少阴、六厥阴的顺序规律。他的看法是，仲景的《伤寒论》也就是临床记录而已，先见到什么病就先记录什么病。

第二，他主张关键在掌握方治，即要掌握《伤寒论》的113方用法，每方主治的是什么证？为什么能够治这些证？他认为“方之治病有定，而病之变迁无定”，但是“知其一定之治”这是关键，才能够“随其病之千变万化，而应用不爽”。的确《伤寒论》的每一方都是有适应证的，有针对的对象，虽然病的变化是无定的，只要掌握每一个方子的主要作用，就能够随着病的千变万化来灵活运用方。所以他研究《伤寒论》的基本观点是要掌握方子，仍然采用以方类证的办法，他把《伤寒论》一百多个方分成十二大证类。如桂枝汤证、麻黄汤证、葛根汤证、柴胡汤证、栀子汤证、承气汤证、泻心汤证、白虎汤证、五苓散证、四逆散证、理中汤证，其余还有些归纳不了的杂方证，能够归纳的是十一类。

他的具体办法是，如桂枝汤证，首先就把与桂枝汤主证相关的条文安排在前面，然后是把桂枝汤的变方安排在其后。他这个方法可以引导深入地体会学习《伤寒论》的方证。下面是具体的例子，看看这种方法的意义。

首先是桂枝汤的主证，涉及的条文基本上就是两条：“太阳病，头痛发热，汗出恶风者，桂枝汤主之。”“太阳中风，阳浮而阴弱。阳浮者，热自发；阴弱者，汗自出。啬啬恶寒，淅淅恶风，翕翕发热，鼻鸣干呕者，桂枝汤主之。”从这两条可以知道桂枝汤的主症是什么，即汗出、恶风等是桂枝汤证的主症，因为这两条都谈到“汗出”、“恶风”，正因为汗出所以阴弱。至于说“鼻鸣、干呕”、“头痛、发热”都不能说是桂枝汤证的主症，鼻鸣是阳明证的表现，干呕是少阳证的表现。是因为三阳联系之经，所以太阳病也可以影响阳明而现鼻鸣，影响少阳而出现干呕，但是病证毕竟是属太阳，而不属阳明，不属少阳。所以临床处方要抓主症，桂枝汤证要抓发热、汗出、恶风，不抓鼻鸣、干呕、头痛。这就教我们如何去鉴别，他这个方法是有道理的。

其次，他把桂枝汤证不同的脉象集合到一起，这也值得我们深思。如：“太阳病，外证未解，脉浮弱者，当以汗解，宜桂枝汤。”“伤寒发汗，解半日许，复烦，脉浮数者，可更发汗，宜桂枝汤。”“阳明病脉迟，汗出多，微恶寒者，表未解也，可发汗，宜桂枝汤。”这三条桂枝汤证，脉象有：脉浮弱，脉浮数，脉迟。为什么同样桂枝汤有不同的脉象呢？这值得考虑。“脉浮弱”是太阳病的外证未解，这个“浮弱”就是卫强营弱，阳浮阴弱，这个脉象解释了汗出、恶风的病机，所以他当以汗解宜桂枝汤，浮弱之脉就是浮缓之脉，如果脉浮紧，那不是桂枝汤证脉，那是麻黄汤证脉了。“脉浮数”是表邪未尽的脉象，表邪未尽还是可更发汗，这不能当作里证来看待，浮是代表病邪在表，数是代表余邪未尽，可更发汗，用桂枝汤。“脉迟”这里明确说是阳明病不是太阳病，但是汗出、恶寒等表证还在，脉迟不是阳明的脉，是脉迟缓的表现。这里三个脉象不同，但是对应了一个共同的症，即“汗出恶风”，脉症相较，病情是一致的，还是从症。

再其次，他把桂枝汤证的三条病机集合到一起。“病常自汗出，此为营气和，营气和者外不谐，以卫气不共荣气谐和故尔，以荣行脉中，卫行脉外，复发其汗，荣卫和则愈，宜桂枝汤。”“病人藏无它病，时发热自汗出而不愈者，此卫气不和也，先其时发汗则愈，宜桂枝汤。”“太阳病，发热汗出者，此为荣弱卫强，故使汗出，欲救邪风者，宜桂枝汤。”这三条都在阐明“发热汗出”的病机。第一条病常自汗出，此为营气和，这个“营气和”是指营气弱，不是营气调和，因为下面有解释：“以卫气不共荣气谐和故尔。”患者自汗出是营气弱，营气为什么弱呢？就是卫气不共荣气谐和故尔。第二条是卫气与营气不能配合，因为表邪在卫分。第三条是说营弱卫强，风邪在卫分所以卫强，伤于营分，汗自出所以营弱。“自汗”与“发汗”是不同的，自汗是营卫相利，是营卫不配合的结果；发汗是营卫相合，用桂枝汤去发汗，是促使营卫相合，性质大不一样；自汗，可以伤正气，发汗是祛邪气。所以自汗不止，正气就越伤，发汗反而汗止了，邪气去了，卫强解决了，营弱也解决了。所以这三条病机放在一起，一目了然，桂枝汤是通过调和营卫，通过泄卫和营的作用来治“恶风汗自出”的。要掌握桂枝汤的主要作用，不仅在临床上，古人很多医案是关于桂枝汤的，不见得桂枝汤就是治表证，就是治外感伤风，杂证也用桂枝汤，只要有营弱的自汗，没有任何表证，就是出汗多，没有头痛、发热这些症，但是脉浮缓或者脉缓弱，自汗不止，就可以用桂枝汤，就可以达到止汗的作用，也不用浮小麦来收汗，也不用稻草根来止汗，只要是符合营气弱的病机，都可以用桂枝汤。如临床上桂枝汤加防风，治血管病的“发麻”症，这没有任何太阳病的表现，道理就在解决“和营”问题。

所以我觉得徐大椿这个类方的方法很可取，研究桂枝汤证，把桂枝汤的主证条文聚在一起，把桂枝汤证的脉证相较条文聚在一起，把桂枝汤证的病机条文聚在一起等，这样对于深入理解和学习桂枝汤方证是很有启发性的。至于桂枝汤加减方《伤寒论》上有 21 条之多，为什么一个桂枝汤可以有这么多加减？他的意图是要掌握桂枝汤证的共性，也要认识它的个性，有共性才会出现加减用法，没有共性怎样加减呢？且看下面的桂枝汤加减用法。

桂枝加附子汤，《伤寒论》云：“太阳病，发汗，遂漏不止，其人恶风，小便难，四肢微急，难以屈伸者，桂枝加附子汤主之。”这就是伤阴亡阳，是脱液亡阳，阴阳两虚。大汗，遂漏不止嘛，小便为什么会难？水分少了嘛，为什么会四肢微急？为什么会恶风？阳弱了，阳气随水分而脱失了嘛。此证是太阳病过汗造成的，所以还要从太阳营分来解决，和其营而救其阳，和营用桂枝汤，扶阳加附子。

桂枝去芍药汤，《伤寒论》云：“太阳病，下之后，脉促胸满者，桂枝去芍药汤主之。”上面那条是过汗，这条是过下，下后阳虚，邪气渐入于里，即邪气内陷，于是出现胸满，阳虚了，于是脉促，这是伤阳的脉象。桂枝汤证虽然在，但不用芍药，只用桂枝和营就行了，不用芍药是避免不利除胸满。这是表阳伤了，还是营气不和，但没有到亡阳的程度，所以不用附子，仍然用桂枝来解表。

桂枝加厚朴杏仁汤，《伤寒论》云：“太阳病，下之微喘者，表未解故也，桂枝加杏子厚朴汤主之。”这也是伤了太阳的正气，邪气传里，里气上逆，但是表证还在，所以仍然用桂枝汤解表，用厚朴、杏仁降逆气。

以上三个桂枝汤加减方证的共性是：表阳伤，营气不和，即营弱，表现为自汗、恶风。不同之处即去芍药，加附子，加厚朴杏仁等。徐大椿对桂枝汤加减20几个方子的个性特别强调，在桂枝汤的共性（营弱）的基础上，会有多种不同的个性表现。

柯琴是以方类证，徐大椿也是以方类证，他们是不是完全一样的？也不完全一样。柯琴是证从经分，三阴三阳，证从经分，以方名证，这是柯琴的分法。徐大椿是据方分证，方不分经了，不分三阴三阳，据方分证，直截了当，桂枝证就是桂枝证，麻黄证就是麻黄证，这里有属于太阳病范围的，也有属于阳明病范围的，也有属于少阳病范围的，据方分证，方不分经。这两种方法，对临床来说，都有现实意义。

2. 按法类证

这种研究《伤寒论》的方法强调仲景的立法，以法分证。

（1）钱潢

钱潢论点有二，第一认为《伤寒论》六经证治，300多条文，总没有脱离“法”，《伤寒论》字字句句无非就是“法”，有方的条文是“法”，无方的条文也是“法”。他反对397法的说法，因为数不出397法来，总之方中有法，法中有方，《伤寒论》每一条文都有“法”在，要充分地运用伤寒论的“法”。

第二，他提出《伤寒论》的方可以按法来分类。如太阳上篇是以中风证治为主，中风里面分若干的法，可分为中风的正治法，太阳坏病治法、中风失治法、中风火劫法、中风误吐法、中风误汗法、中风误下法等，这些都是从“中风”这个角度研究“法”。太阳中篇是以伤寒为主，有治疗伤寒的种种法。太阳下篇是以风寒两伤为主，有治疗风寒两伤的种种法。阳明上篇以太阳阳明证治为主，阳明中篇以正阳阳明的证治为主，阳明下篇以少阳阳明的证治为主。少阳篇可分正治法、传阴法、禁例法等。太阴篇分伤寒、中风、误下等法，少阴篇分风寒、误下、急下、禁例、热症、厥证等法，厥阴篇分伤寒、中风、寒证等。他强调“法”，其中贯穿了一个学术思想，即方有执、喻昌的三纲鼎立说，他没有跑出这个范围。他对三阴三阳都从风寒来分，甚至三阴证也从风寒来分，如厥阴有厥阴中风、厥阴伤寒，少阴有少阴中风、少阴伤寒，三阳就更就用说了。

他的基本论点就是这么二点：一点认为不要限于397法，仲景300多条都是法，有方是法，无方也是法；第二点，三阴三阳病都按着伤风、伤寒、伤营的辨证来立法施治的。所以他主要分法的精神没有跑出方、喻的范围。钱潢对《伤寒论》强调法，把仲景三阴三阳不同的法掌握住，有法就有方。

(2)尤怡

尤怡也强调法，他提出仲景在临床上经常用的不外有几种方法，一是“正治法”，二是“权变法”，三是“斡旋法”，四是“救逆法”，五是“类病法”，六是“明辨法”，七是“杂治法”。这是他研究《伤寒论》体会出来的。

正治法，三阳三阴病都有正治法。如太阳正治法，太阳篇有178条记录，属于太阳经本病的正治法也不过20条左右，如麻黄汤证、桂枝汤证，麻黄汤证的无汗恶风，桂枝汤证的汗出恶风，这都属于正治范围。头痛、项强、发热、恶寒，这是太阳本病，抓住了本病，审其脉之或缓或急（中风证脉浮缓，伤寒证脉浮紧），分辨有汗无汗（有汗是中风证，无汗是伤寒证），从而用不同的汗法，中风证用桂枝汤发汗，伤寒证用麻黄汤发汗。太阳病是不是就是这样单纯呢？当然不是，有的合并阳明，有的合并少阳，有的是三阳并病。于是就有了葛根汤、黄芩汤、白虎汤，要用不同的解表法，不同的清解方法。他说这就是太阳的正治法，中风用桂枝汤发汗，伤寒用麻黄汤发汗，合并阳明用葛根汤发汗，在阳明经用白虎汤发汗，这都是属于正治法范畴。

阳明的正治法，主要分为经证、腑证。经证又有“传经”和“自受”的不同，所谓“传经”，是从太阳传给阳明的，所谓“自受”，是邪直中阳明本身的。哪种情况是传经的呢？《伤寒论》云：“太阳初得病时，发其汗，汗先出不彻，因转属阳明，续自微汗出，不恶寒。”这就是传变来的。哪种又是阳明自受的呢？“伤寒三日，阳明脉大。”这就是阳明本经自受的。不管是传经的阳明病，还是自受的阳明病，只要是阳明腑证总是宜下、宜清、宜温。宜下用三承气汤，宜清用白虎汤，阳明病还有宜温的，如吴茱萸汤证，《伤寒论》云：“食谷欲呕者，属阳明也，吴茱萸汤主之。”这是阳明伤寒，所以阳明腑证有宜温的证。他说这就是阳明的正治法。

少阳的正治法就简单了，半表半里嘛，用小柴胡汤。总之，所谓的正治法就是六经本证的治法，如太阳的本证，阳明的本证，少阳的本证等。

权变法，什么叫权变法？人的体质有虚有实，人的脏腑有阴有阳，有的是热性体质，有的是寒性体质。风寒为病，在太阳、在阳明，不管在哪一经，表现出的病变是不一样。还有的人有宿疾，如素有痰饮，有的人容易出汗，有的人容易出血（如流鼻血），不同的体质对伤风、伤寒的反应是不一样的。在这种情况下，不能是太阳病就用麻黄汤，或者用桂枝汤，不能这样简单化。《伤寒论》云："疮家虽身疼痛，不可发汗。"就是说平素容易生疮的人，营血不足，虽然身疼痛有表证，但不要发汗，不能发汗，这就要用权变法。因此《伤寒论》太阳篇里有小建中汤证，"伤寒二三日，心中悸而烦者，小建中汤主之"。有炙甘草汤证，"伤寒脉结代，心动悸，炙甘草汤主之"。有大小青龙证，大青龙汤证是表有寒内有热，小青龙汤证是表有寒内有饮，以及桂枝麻黄各半汤证等，这都是权变法。只知道正治而不知道权变，那就不能治好伤寒病。比如少阳病，少阳病用和解法，汗吐下都在禁用之列，所以用小柴胡汤。但是少阳证兼太阳证表邪时，用小柴胡兼汗的办法，如柴胡桂枝汤，不能只用小柴胡汤。少阳病兼阳明之里证时，也可以用下法，如柴胡加芒硝证、大柴胡汤证等。对少阳病，从正治法来说，汗吐下都在禁用之列，只能用和解法，但是有了兼证的时候，就要权变。所以他说学习《伤寒论》首先要学习正治法，各经的主证、主方要掌握，其次要掌握权变法。

斡旋法，什么叫做斡旋法？如用桂枝汤法，或者用麻黄汤法，如果都用得恰到好处，那就不会有斡旋的问题了。但是用桂枝汤或麻黄汤，有的用过头了，或者是药力不够，太过和不及，这种情况是经常有的。所以《伤寒论》里讲了很多变证，由伤寒而发黄，由伤寒而出血，出汗太过伤了阳（如真武汤证）等，所以太阳篇里记述有四逆汤证，这就要随着病的变化，灵活应用方子。徐大椿也提到这个问题，用方的治疗是有一定规则的，但病的变化是无穷的，所谓"斡旋"就是要随病的变化来采用方的加减出入，这叫做斡旋法。

救逆法，由于错误的治疗，应该发汗的用了下法，或者是既经下了重又发汗等等，造成临床上的逆证、坏证，就要用救逆法。如《伤寒论》中的结胸证、脾满证、邪热下痢、大小陷胸证、甘草泻心汤证、生姜泻心汤证、文蛤散证，这都是属于救逆的范围。古人还有一种水潠法，我们现在不大用了，《伤寒论》上记载，用凉水来刺激患者，比如内有热，用大量的凉水来刺激，凉水一激，皮肤收缩，内部的热更发不出来，热积于里，如文蛤散证，热与水互结，这就要救逆。因此要搞清楚是过汗？还是误下？还是下早了？救逆法要求要知道误治的原因，才能够有效地救逆。

类病法，《伤寒论》中包括许多病种，其中有风温病、温病、风湿病、中湿病、湿温病、中暍病、霍乱病等等，而这些病开始都与伤寒病有类似的地方，都可见发热、恶寒、身痛，但是毕竟跟伤寒还不同，要善于鉴别。如《伤寒论》的桂枝附子汤证，"伤寒八九日，风湿相搏，身体疼烦，不能自转侧，不呕不渴，脉浮虚而涩者，桂枝附子汤主之"。这就不是寒邪问题，用桂枝汤祛风，用附子胜湿，这是风湿问题。如果不能辨清证类（鉴别），就不知道桂枝加附子汤的运用。在《伤寒论》中的非伤寒证很多，有伤湿，有霍乱，有湿温，有风温。有三篇放到《金匮要略方论》中去了，如"痉湿暍"那篇，原在是《伤寒论》的第四篇，王叔和的原文是这样的。这叫做类病法，认为《伤寒论》讨论不只是伤寒病，有不少病的表现像伤寒病，但实际不是伤寒病。

明辨法，什么叫做明辨法？如阳明胃家实，是阳明本病，用承气汤攻下，但不是每个阳明病都这么单纯。如胃家实是腑证，但它常兼有经证表现，形成经腑相兼，有时还虚实交错。因此，阳明病虽然宜用下法，但也会有可下和不可下的情况，即使可下，也还有个时机问题，还有缓下和急下的不同。总之，疾病的情况是很复杂的，所以要明辨，不辨清楚，简单从事，就会出问题。如《伤寒论》云："病人烦热，汗出则解，又如疟状，日晡所发热者，属阳明也。脉实者宜下之；脉浮虚者，宜发汗。下之与大承气汤，发汗宜桂枝汤。"烦热有虚实，要从脉上来辨，脉实有力，洪大有力，属实脉，可以下。又如潮热，《伤寒论》云："阳明病脉迟，虽汗出，不恶寒者，其身必重，短气腹满而喘，有潮热者，此外欲解，可攻里也。""潮热"是里证表现，《伤寒论》说："其热不潮，未可与承气汤。"就是说"潮热"是辨别是否可下的鉴别症。《伤寒论》是这样讲的，实际"潮热"不这么简单，临床上见到的潮热，有阳明实证的潮热，更有虚证的潮热，临床看到很多低烧，都是潮热类型的低烧，每天下午两三点钟，或者晚上定时来潮，实证、虚证都可见潮热。阳明病可以出现潮热，阴虚、阳虚的病也会出现潮热。如气虚发热，常常早晨五六点钟时低烧，有的是下午发热，有的是晚发热，表现不一，但都是潮热的特点，这就要依据脉象来辨别虚实，靠其他的症状体征来辨别虚实，这是"明辨"的意义所在。

尤怡说仲景对用药很谨慎，如"转矢气"的问题，《伤寒论》云："若不大便六七日，恐有燥屎，欲知之法，少与小承气汤，汤入腹中，转矢气者，此有燥屎，乃可攻之。若不转失气者，此但初头硬，后必溏，不可攻之，攻之，必胀满不能食也。"不大便六七日，是不是阳明里急证，仲景用少量的承气汤来度探，肠鸣、矢气了，说明内有燥屎，那么可以下。若承气汤吃下去不转矢气，没有这种转机，不可攻之。不明辨"不大便"的病机，就用大承气汤，这样鲁莽地处理，是要出事故的。

阳明证还可以从小便的变化来观察，《伤寒论》云："若不大便六七日，小便少者，虽不能食，但初头硬，后必溏，未定成硬，攻之必溏，须小便利，屎定硬，乃可攻之，宜大承气汤。"意思是说小便少不要攻，小便多才可以攻，从小便利与不利也可以看出大便燥结的程度。《伤寒论》中还有蜜煎导法、猪胆汁导法等，有时明明知道大便秘结了，连调味承气汤都不能用，用密煎导，或者用猪胆汁等外治法。这就是明辨法，他这个明辨法特别用在阳明证方面，这对临床也是有参考意义的。

杂治法，杂治法包括了《伤寒论》中的黄疸、蓄血症等病的治方。黄疸病，有的是余热造成的，如茵陈蒿汤证；有的是水湿引起的，如五苓散证。蓄血症主要是诊断问题，蓄血症有临床表现，《伤寒论》云："阳明证，其人喜忘者，必有蓄血。所以然者，本有久瘀血，故令喜忘，屎虽硬，大便反易，其色必黑，宜抵当汤下之。"喜忘、大便色黑，是蓄血症的表现，治疗蓄血症也有不同的方法，有的可清，有的可下，有的可散。

尤怡在他的《伤寒贯珠集》里突出地反映以上这些法，而且还不限于这些法，特别是在少阴、厥阴两篇里面，他总结了更多的法，主要的还是以上几方面的内容，当然这是他的理解和体会，但是在对仲景条文的理解方面还是有启发性的，所以后人也欣赏他的这种方法。唐大烈（笠三）在《吴医汇讲》中对他有这样的评论："喻氏之书，脍炙人口，然以尤怡先生《贯珠集》较之，则又径庭矣。"意思是说喻昌先生的理论很高，文章也写得不错，他的《尚论篇》脍炙人口，都认为这个书很好，但是把尤怡的《贯珠集》读了一看，又觉得《贯珠集》不比《尚论篇》差，而且大相径庭，《贯珠集》与《尚论篇》是对立的。例如，喻昌提倡风伤卫、寒伤营，尤怡认为不是那样绝对，寒之浅者何尝不伤于卫，风之盛者也可并及于营，卫之实者风亦难泄，卫之虚者寒亦不固，《伤寒论》辨证关键不在区别风伤卫，寒伤营，"但当分病证之有汗无汗，以严麻黄桂枝之辨"，"不必执营卫孰实，以证伤寒中风之殊"。尤怡主要根据临床表现，"立为正治法、权变法、斡旋法、救逆法、类病法、明辨法、杂治法等。仲景著书之旨，如雪亮月明，令人一目了然，古来未有。"意思是只从空洞的理论去辨伤营伤卫意义不大，要从患者实际的表现上来辨虚实，指导用药才有意义。

综上所述，钱潢强调法，尤怡也是强调法，钱潢对法总结不如尤怡的详细，钱潢还没有打破风伤卫、寒伤营的框框，他那种法与尤怡总结的法比较，尤怡的法要系统得多，他完全突破风伤卫寒伤营的框框。

3. 分经审证

（1）陈念祖

陈念祖我就不讲了，主要是《伤寒医诀串解》的内容，前面已经介绍过，在那里举了一个例子，即陈念祖把《伤寒论》太阳篇分成太阳经证、太阳腑证、太阳变证、太阳治法几个方面来归纳，讲义中详细地介绍了他对三阴三阳都是这样总结的，是分经来审证。

（2）包诚

包诚，又叫包兴言，也是采用分经审证的方法来研究《伤寒论》。如"太阳篇"分成太阳本病、太阳兼病、太阳阳盛入腑、太阳阴盛入脏、太阳坏病、太阳不治证等，与陈念祖的分析方法略有不同。如太阳中风证（桂枝汤证）、太阳伤寒证（麻黄汤证）这都是太阳本病。太阳兼病，如桂枝麻黄各半汤证，柴胡桂枝汤证，桂枝二麻黄一汤证等。太阳阳盛入腑证，如大青龙汤证，外有寒内有热，这是阳热盛而入腑的表现。太阳阴盛入脏证，如阳虚了，阴盛入脏。太阳坏病，如仲景提出“知犯何逆，随证治之”。太阳不治证，如“结胸证，其脉浮大者，不可下，下之则死”。太阳篇的不治证不是太多，三阴经里少阴、厥阴的不治证比较多。包诚也没有打破三阴三阳的框框，这是包兴言的方法。实际上他分本病、兼病，变证，变证中有阳盛入腑、阴盛入脏、坏证、不治证等。

包兴言的《伤寒审证表》，这是研究《伤寒论》的著作中仅有的用表格形式表达的书，没有任何注解，只有一卷。

四 伤寒学派小结

伤寒学派基本就是这样三大派，倡言错简一派，维护旧论一派，辨证论治一派，辨证论治流派中，有以方类证、按法类证、分经审证的不同，基本不外这些内容。现在能够有文献可考的伤寒诸家，总计有460多人，基本上不出三大学派的范围，辨证论治流派人较多。

伤寒学派讲完了，在明代以前有不少研究《伤寒论》而很有成就的大家，但是没有形成学派，还没有彼此之间交锋的现象。明代以后，开始形成学派，有了不同的看法，而且彼此之间在学术思想上有了交锋，如方、喻提倡错简重订，而张遂成他们就反对。辨证论治流派中，学术观点也还不完全一样。再明确一点，即在宋代以前，只是研究伤寒病，不是研究《伤寒论》，包括张仲景本人也是研究伤寒病的，一直到唐以后，才逐渐出现研究《伤寒论》的医家。

五 伤寒学派诸家医案

（一）许叔微医案

这几个病案都是从许叔微的《普济本事方》中选出来的。

1. 桂枝麻黄各半汤证

尝记一亲戚病伤寒，身热、头疼、无汗、大便不通已四五日，予讯之，见医者治大黄朴硝等，欲下之。予曰：子姑少待，予为视之。脉浮缓，卧密室中，自称甚恶风。予曰：表证如此，虽大便不通数日，腹又不胀，别无所苦，何遽便下？

大抵仲景法，须表证罢方可下，不尔，邪乘虚入，不为结胸，必为热利也。予作桂枝麻黄各半汤与之，继以小柴胡，漐漐汗出，大便亦通而解。仲景云："凡伤寒之病，多从风寒得之，始表中风寒，入里则不消矣。拟欲攻之，当先解表，乃可下之。若表已解而内不消，大满大坚，实有燥屎，自可徐下之，虽四五日不能为祸也。若不宜下而便攻之，内虚邪入，协热遂利，烦躁之变，不可胜数，轻者困笃，重者必死矣。"大抵风寒入里不消，必有燥屎，或大便坚秘，须是脉不浮，不恶风，表证罢，乃可下，故大便不通虽四五日不能为害，若不顾表而便下之，遂为协热利也。(《普济本事方》)

许叔微的一亲戚病伤寒，临床表现为身热、头疼、无汗、大便不通已四五天了。许叔微看到有医生处方，大概是承气汤一类的方子，因为大便不通已经四五天了，想通过承气汤来下。于是告诉病家稍等，暂时不忙着抓药，再仔细地看一看患者情况。诊得脉搏浮缓，患者还有一个突出的表现，即卧室门窗关得严严实实的，但患者还自称怕风。脉浮缓、卧密室中自称怕风，这在《伤寒论》中应该是什么证？他认为：表证如此。浮缓脉是桂枝汤证的脉，身热、头痛、恶风这是表证的表现，这个恶风还很明显，不是见风则恶，而是在密室之中都还恶风，这是典型的表证，很明显的表证。虽大便不通有四五天了，但腹并不胀，患者没有这个感觉，又没有其他表现，诸如谵语等，就是个大便不通。他认为如真是里实证，应该有脉洪大、口渴、腹胀满，甚者还有谵语等表现。这个患者仅仅是个不大便四五日，别无所苦，为什么就凭这一点就用大黄、朴硝来下呢？

许叔微认为，大抵仲景治伤寒病的方法，须表证罢后方可下，这是治外感病的基本原则。有表里同病，一定要表证解除了，里证还在的情况下那才可下。假使不按照这个原则进行治疗，就会造成邪乘虚而入的局面。只要表证还存在，尽管不是十分的表证，或者有八分的表证、六分的表证，只要有表证存在，如果用下法治疗，表邪就会随着泻下药由表入里，这就是误下，误下的结果不变成结胸证，就会变成热利证。正如《伤寒论》云："太阳病，外证未除而数下之，遂协热而利。利下不止，心下痞硬，表里不解者，桂枝人参汤主之。"所谓陷胸汤证，往往是由于下早了，热邪陷于胸造成的，热邪陷于上则为结胸，热邪陷于下则为协热利。如果协热利而见心下痞硬者，这就是桂枝人参汤证。桂枝人参汤是表里两救，桂枝救表，人参汤救里。这些议论，说明表里同病，肯定要先解表，后攻里，这是《伤寒论》的原则。

这个患者看表证还在，不能用下法，于是许叔微开了个桂枝麻黄各半汤，再服小柴胡汤，服药后就持续地、轻微地出了点汗，汗出过后大便也通了。这里我们就要考虑了，这个病是桂枝麻黄各半汤证吗？我看不是。《伤寒论》太阳篇第23条云："太阳病，得之八九日，如疟状，发热恶寒，热多寒少，其人不呕，清便欲自可，一日二三度发，脉微缓者，为欲愈也。脉微而恶寒者，此阴阳俱虚，不可更发汗、更下、更吐也。面色反有热色者，未欲解也，以其不能得小汗出，身必痒，宜桂枝麻黄各半汤。"这是桂枝麻黄各半汤证，就是说大小便是正常的，发热恶寒、热多寒少、不呕。但是这个患者并非有这些表现，那么为什么还要用桂枝麻黄各半汤呢？怎样解释？这里告诉我们学习《伤寒论》要掌握其用方的方法，要从基本精神上来掌握。"身必痒"一般认为这是桂枝麻黄各半汤证的主要症状，而这个患者没有"身必痒"的表现，这要从此条的"脉微而恶寒者"来理解，脉微就是脉微缓，这里说的阴阳俱虚，是指表里两虚。脉微是里虚的脉象，在密室之中还那样恶风（见风则恶，好理解，无风自恶，那是虚证的现象），那是表虚的现象，这就是阴阳俱虚，这就符合桂枝麻黄各半汤证的表里俱虚病机。表里两虚既不能汗，也不能下，更不能吐，汗吐下都在禁例，所以就用"各半汤"小发汗来除表邪。依据《伤寒论》条文，从这个患者的临床表现来看，没有桂枝麻黄各半汤证的典型表现，但是从病机来看，符合桂枝麻黄各半汤证表里俱虚的病机，所以用过桂枝麻黄各半汤后，再用小柴胡汤，和解表里，表里通了，不仅漐漐汗出，大便也通了。

一般临床上的经验，服用小柴胡汤并不发汗，而这个患者出汗了；小柴胡汤也无泻下作用，这个患者服用了小柴胡汤大便也通了。如果邪在高位，在胸膈中焦以上，服用了小柴胡汤还可能有吐的表现。我们把这种现象叫做潜然而解，小柴胡汤和解表里，表里之气通了，人身的营卫之气通畅运行了，该汗就汗，该下就下，该吐则吐，无可吐的，无可下的，无可汗的就潜然而解了。这就是小柴汤和解表里的妙处所在，大家多用一段时间就可以有这样的体会了。

仲景说："凡伤寒之病，多从风寒得之，始表中风寒，入里则不消矣。拟欲攻之，当先解表，乃可下之。若表已解而内不消，大满大坚，实有燥屎，自可徐下之。"许叔微说根据这个原则，即使大满大坚，有燥屎的实证，下法也要慎重，只可徐下，攻之不当，正气一伤，外邪随之而入，就要成协热利。凡是外感病，从表而入的病，总是要先解表后攻里，这是原则。《伤寒论》有关"缓下"的论述，如先用小承气，看腹中转矢气没有，假如腹中转矢气了，又可以第二次服用小承气，仲景这里的用意，就是主张不要猛攻，下法要谨慎，这个精神在《伤寒例》中有所体现。总之，要先解表后攻里，攻里也还要有步骤地攻，不能一上来就用大承气汤，否则，轻者转重，重者转危。

这个患者虽然不大便四五日了，但没有燥屎的表现，腹不胀不满也不痛，脉象浮缓脉。如是里证，脉就不会浮，更不会出现恶风。在这种情况下，尽管有点里邪（不大便四五日），但是表证还在，不慎重而用下法，表邪会随下药而入里，变成协热利证。这是本案例的要点所在。

学习了这个病案，体会有两点。第一，凡是治伤寒病，凡是治外感六淫的病，只要有一分表证，这分表证都要认真考虑，不能因表证轻就忽略了，有几分表证就要先解几分表证，这是原则问题，治伤寒如此，治伤风如此，伤燥等证都如此，只要是有外感邪气存在，先解表，后攻里，或者表里两解。第二，这个患者没有桂枝麻黄各半汤证的典型表现，但是确有桂枝汤证的脉（浮缓脉是桂枝汤的主脉），也有麻黄汤证的症（身热、恶风、无汗是麻黄汤的主症），所以用了桂枝麻黄各半汤。这启发我们灵活应用经方的关键在于用“法”，桂枝麻黄各半汤证是阴阳俱虚，不可更发汗、更吐、更下，是表里两虚证，桂枝麻黄各半汤是轻度发汗剂，风寒两解。至于说用这个方子来治“身痒”，也是表里两虚的身痒，表邪还残留卫分的表现。痛症与痒症的分别，痛症实证多，痒症基本是个虚证。

2. 抵当丸证

有人病伤寒七八日，脉微而沉，身黄，发狂，小腹胀满，脐下冷，小便利。予曰：仲景云：“太阳病，身黄，脉沉结，小腹硬，小便不利者，为无血也；小便自利，其人如狂者，血证谛也。”遂投以抵当丸，下黑血数升，狂止，得汗解。经云：血在上则忘，在下则狂，太阳膀胱，随经而蓄于膀胱，故脐下膨胀，由瘀血渗入大肠，若大便黑者，此其症也。（《普济本事方》）

有人病伤寒七八日，脉微而沉、身黄、发狂、小腹胀满、脐下冷、小便利，这些症状是什么证？《伤寒论》125 条云：“太阳病，身黄脉沉结，少腹硬，小便不利者，为无血也；小便自利，其人如狂者，血证谛也，抵当汤主之。”许叔微遂投以抵当丸（抵当汤、抵当丸是一回事，就是剂型不同），服药后下血便，发狂终止，出了点汗病就好了。经云：“血在上则忘，在下则狂。”这是瘀血证，瘀血在上表现为健忘，瘀血在下表现为发狂。他认为血随经而蓄于膀胱，故脐下膨胀，瘀血渗入大肠，所以大便黑。这是他的诊断和病机分析。

这里讨论一下《伤寒论》125 条抵当汤证。有个问题要搞清楚，“水积”与“血积”该如何区别？水积症、血积症都是膀胱的病，水积症属膀胱病容易理解，血积症为什么说也是膀胱的病呢？这要从太阳经说起，太阳经是少气多血之经，阳明经是多血多气之经，少阳经是多气少血之经。《伤寒论》太阳篇有几个蓄血症，就是血积在血室里，所说的“血室”男女都有，不要把“血室”理解为是“胞宫”，这不是一回事。所以太阳的腑证，有蓄血症，有蓄水症。从《伤寒论》来看，古人有血室存在于膀胱之中的概念，所以太阳证有积水，也有积血，都是属于膀胱经的病。水积、血积都可以出现“小腹胀满”的表现，如何分辨呢？要从小便利与不利来分辨。小便利是血积，小便不利是水积。这个病的发黄是怎么造成的？那是瘀热郁蒸的发黄，“太阳病，身黄，脉沉结，小腹硬，小便不利者，为无血也”，这个“无血”是说不是蓄血症，不是血瘀证，这种发黄是瘀热郁蒸的发黄，病不在血分，是在水分。许叔微这里没有处方，对这种脉沉结、小腹硬、小便不利，又是无血的证，是茵陈五苓散证，应该用茵陈五苓散。如果身黄、小便利，又发狂，说明这个热与气分无关，这是蓄血症的发黄。蓄血的发狂症就是抵当汤证，要用水蛭、虻虫、大黄、桃仁等去破瘀血、攻血。抵当汤何意？抵就是抵御，当就是挡住，抵拒挡御的意思，直白地说就是攻瘀血。这就是太阳蓄水、太阳蓄血，所谓抵当汤证，就是太阳膀胱经的蓄血症。

3. 小柴胡汤证

有人患伤寒五六日，但头汗出，自颈以下无汗，手足冷，心下痞闷，大便秘结，或者见四肢冷，又汗出满闷，以为阴证。予诊其脉，沉而紧。予曰：此证诚可疑，然大便秘结，非虚结也，安得为阴？虽脉沉紧为少阴证，然多是自利，未有秘结者。此证半在里半在表也，投以小柴胡汤得愈。（《普济本事方》）

有人患伤寒五六天了，临床表现是但头汗出（自颈下就无汗，要考虑这是什么问题）、手足冷、心下痞闷、大便秘结、或见四肢冷。有的大夫见四肢冷，手脚冷，头上出汗，心下满闷，认为是阴证。许叔微看患者脉象沉紧，认为这不是阴证，虽然大便秘结，但不是虚秘（大便秘有实秘、虚秘、寒秘、热秘的区别），怎么能说是“阴证”呢？虽然脉沉紧为少阴证，然少阴证多有“自利”，未有“秘结”者。有一点要注意，“脉沉紧为少阴证”，在《伤寒论》上找不出根据，只能这样理解：脉沉主里，脉紧为寒，里寒、阴寒，三阴之证是可见阴寒邪气盛之证。脉沉紧可能是少阴的阴寒盛，不能说“少阴证脉沉紧”，《伤寒论》云：“少阴之为病，脉微细，但欲寐。”脉微细是少阴证的主脉。接下去许叔微分析说，如果是少阴证，是阴寒证，少阴阳虚，多见自利，没有说少阴病阴寒盛大便不通的，而这个患者心下痞闷、大便秘结。因此他诊断是半里半表证，投以小柴胡汤。许叔微的这个诊断是根据《伤寒论》148 条来判断的，《伤寒论》148 条主要是讲少阳病有很像少阴病的时候，对二证进行了比较，要辨清究竟是少阳证还是少阴证，这是《伤寒论》第 148 条文献的精神。

“伤寒五六日”这是一种提示，伤寒病的传变规律是一太阳，二阳明，三少阳，四太阴，五少阴，六厥阴，因此“伤寒五六日”这是病邪当传里的提示。但是在这个阶段还有“头汗出”、“恶寒”的表现，说明五六日后邪并没有入里，表邪还在。为什么“头汗出”表示表邪在呢？这是因为从三阴、三阳经脉来看，三阳经脉都上头，三阴的经脉都不上于头，只有厥阴有个分支的支脉入于巅顶。所以临床上辨“头痛”，病位多在三阳经，很少辨少阴头痛症，少阴头痛症、厥阴有头痛症，那是绝少见的。

手足冷、心下满、口不欲食、大便硬、脉细者，是邪气结于里的表现，许叔微诊断为“此为阳微结”，“微结”就是邪虽然传入里了，但是表邪还在，表邪并没有解，是轻微的邪气结于里证。所谓“必有表”，就是指伤寒五六日、头汗出、微恶寒来讲的。所谓“复有里”，就是指心下满、口不欲食、大便硬、脉细来讲的。假使病邪完全入于里，那叫纯阴结，那就不应该还有外症，未必还会头上出汗。这个证是有表有里证，虽然这个时候患者出现沉紧的脉，但是不能按照少阴证看待。为什么？《伤寒论》云：“脉虽沉紧，不得为少阴病，所以然者，阴不得有汗，今头汗出，故知非少阴也，可与小柴胡汤。设不了了者，得屎而解。”这是半表半里证，所以用小柴胡汤，如果用小柴胡汤后，患者还有些不清楚，就要考虑用大柴胡汤，大便通了，基本就可以好了。这就是说这个病有两个可能性，病轻者小柴胡汤完全可以解决；病重，需得屎而解，可以考虑用大柴胡。

“脉沉紧”用小柴胡汤，《伤寒论》上是有根据的，第266条云：“本太阳病不解，转入少阳者，胁下硬满，干呕不能食，往来寒热，尚未吐下，脉沉紧者，与小柴胡汤。”许叔微没有提出用小柴胡汤的根据，他只根据半表半里的辨证用的小柴汤，因为小柴胡汤能达表和里，是针对半表半里证的。还是要强调，根据《伤寒论》第266条，不能说“脉沉紧为少阴证”，不能这样提，相反“脉沉紧”是小柴胡证。所以许叔微的这种提法不太合适，但他的用法是正确的，他辨出这个患者是少阳证，不是少阴证。像这种表里两病者，一个是用和解法，用小柴胡汤，还可以先解表，后清里，但不能先攻里后解表，不能这样做。这是治疗表里两病的基本精神，这是要求大家要掌握的。

许叔微的这几个病案，对于我们复习《伤寒论》很有帮助，讲义中我对《伤寒论》第148条文献作了分析，大家要找时间看一看。宋以前研究《伤寒论》诸家到这里就结束了。

(二)喻昌医案

喻昌的医案叫做《寓意草》，在中医医案中算是较好的。

1. 论吴吉长乃室误药之治验

吉长乃室，新秋病洒淅恶寒，寒已发热，渐生咳嗽，然病未甚，服表散药不愈，休日瘦羸，延至初冬，饮以参术补剂，转觉厌厌欲绝，食饮不思，有咳无声，泻利不止，危在旦暮，医者议以人参五钱，附子三钱，加入姜桂白术之属，作一剂服，以止泻补虚，而收背水之捷。吉长傍徨无措，延仆诊毕。谓曰：是病总由误药所致。始先皮毛间洒淅恶寒发热，肺金为时令之燥所伤也，用表散已为非法。至用参术补之，则肺气闭锢，而咳嗽之声不扬，胸腹饱胀，不思食饮，肺中之热无处可宣，急奔大肠，食入则不待运化而直出；食不入，则肠中之垢污亦随气奔而出，是以泻利无休也。今以润肺之药兼润其肠，则源流俱清，寒热咳嗽泄泻，一齐俱止矣。但取药四剂，服之必安，不足虑也。方用黄芩、地骨皮、甘草、杏仁、阿胶。初进一剂，泻即少止，四剂毕，而寒热俱除。再数剂，而咳嗽俱痊愈矣。（《寓意草》）

“乃室”就是妻子，吉长的妻子，在新秋天气（农历七月间），病洒淅恶寒，后发热，逐渐有点咳嗽，与一般的表证差不多。但是服解表药毫无效果，而且病情还一天天地加重了，一天天地消瘦，病情延续初冬（农历九月间）。于是吃了些参术类的补剂，越补越厉害，直到奄奄一息了，精神极度萎靡不振，讲话都觉得很费力了，声哑，咳无声，泻利不止，又一派内伤的样子，朝不保夕了。医生还商量着用更大剂量来补，用大剂量的参附汤，配合姜桂白术之类温中的药，想通过峻补的办法，孤注一掷，做最后的一搏。吴吉长本人彷徨无措，从七月到九月，吃了不少的参术补剂，并没有解决问题。在此情况下请来喻昌，他诊断认为：“是病总由误药所致。”意思是这是“坏证”，错在什么地方呢？始先皮毛间洒淅恶寒发热，这不是一般的外感，这是肺金为时令之燥所伤，不是外感风寒，这是秋燥证。

肺主皮毛嘛，肺上的燥气盛，燥气伤于皮毛，所以要恶寒发热；燥气入于肺，肺气失去清肃，所以要咳嗽。那就要考虑，患者的咳嗽是什么样的咳嗽？伤寒咳嗽？伤风咳嗽？伤燥咳嗽？这是不一样的，脉象、舌苔如何？都要考虑。燥气多伤津，或者咳嗽痰少，或者痰不易排出，或痰黏稠，与小青龙汤证是不一样的。秋燥证，恶寒是比较轻的，干热，即皮肤感觉干燥干热，与伤寒发热不一样，伤寒发热汗水似出非出，身上好像有汗又像无汗，燥气发热就不是这样了，干烧，温度不是太高，舌苔津少，甚至鼻腔也感觉干燥，脉象细数，这些是燥气伤人的特征。《温病条辨》云：“秋感燥气，右脉数大，伤手太阴气分者，桑杏汤主之。”像这种初秋伤燥的外感，一般就是两个方子，桑杏汤或者桑菊饮，用辛凉甘润的办法，用桑菊饮，凉润微降的办法。这个病例开始用发表药不愈，看得出不是当燥证治的，而是当一般风寒外感治了，所以越是发表越是伤津，燥气就要化热。对这个病例来说，不仅麻、桂不能用，甚至于杏苏散都不能用，杏苏散也是辛温剂，看来医生一上手就辨证错误。

看到患者一天瘦似一天，又用参术来补，这是一错再错。为什么呢？本有燥邪在肺，又用参术补剂，燥热不散，闭锢于肺中。“闭锢”是邪无出路的意思，以至于咳嗽之声不扬。肺以清虚为用，肺越是清虚，人的声音越是清亮，燥气实于肺，失掉了清虚环境，肺气逆而燥热之邪实于肺，所以就咳不出声了。又是由于燥热之邪气，肺不肃降，影响了中焦，于是胸腹饱胀、饮食不下。肺中之热无处可宣，拖了三四个月，燥邪找不到一条出路，肺与大肠相表里，影响到大肠，所以又出现腹泻。该病例关键就是外来之燥邪没有找到出路，是在得病初期，没有认清病邪性质，没有用辛凉甘润法，这是一错；看到病邪实于内的时候，影响到中焦，又误认为是虚证，又错误地用补法，这是错上加错。

这个病是秋燥伤肺，气分热实证。燥热滞于气分，肺气不清肃，影响到胃，影响到大肠。这个"滞气"就是误用辛温发散药、温热温中药造成的，喻昌用润肺兼润肠药，于是"源流俱清"，肺是源，肠是流。只要肺清肃了，燥邪就有出路了，恶寒、发热、咳嗽、腹泻就都解决了，关键还在于润燥。不要看这个患者的病情表现严重，如食欲差，人消瘦，咳嗽声哑（本来久咳，慢性咳嗽，才会见咳无声，虚劳中预后很不好的表现，老百姓叫"鸭青痨"，咳嗽的声音像鸭子的声音，那是脾肺之气厥的现象，但是喻昌没有把这个"咳无声"判断成为痨症，前面医生用参术补剂就是当做虚劳来治了），但是查明原因，对证用方问题就解决了。他用黄芩、地骨皮、甘草、杏仁、阿胶等，这是润燥泻热的方子，杏仁、阿胶润燥，黄芩、地骨皮、甘草这是清热药。燥气的特点是伤津，所以不能用大量的苦寒药，他这里只有黄芩一味药是苦味，而大量是润剂，因为燥毕竟化了热，有燥有热，所以还是要用点黄芩。这个方子是药到病除，"再数剂，而咳嗽俱痊愈矣。"

这个误治案，提示我们入秋后，治外感证要考虑到燥气的可能性。这个案例告诉我们，尽管是外感这样看似很简单的病，也可以造成严重的后果，不要忽视外感问题。

秋燥外感桑杏汤、桑菊饮都可以用。如果恶寒不那么十分显著，只是咳嗽，那就用吴瑭的沙参麦冬汤。这三个方子，都是治秋燥初期的好方子。治燥病是喻昌的一个特长，如清燥救肺汤就是他的方子，他有篇《秋燥论》，主要论点是燥有凉燥、热燥的区分。

2. 袁聚东的痞块危证治验

袁聚东，年二十岁，生痞块，卧床数月，无医不投。日进化坚削痞之药，渐至枯瘁肉脱，面黧发卷，殆无生理。买舟载往郡中就医，因虑不能生还而止。姑请一诊，以决生死远近耳，无他望也。余诊时，先视其块，自少腹至脐旁，分为三歧，皆坚硬如石，以手拊之，痛不可忍，其脉止两尺洪盛，余微细。谓曰：是病由见块医块，不究其源而误治也。初起时，块必不坚，以峻猛药攻之，至真气内乱，转护邪气为害，如人厮打，扭结一团，旁无解散，故进紧不放，其实全是空气聚成，非如女子冲任血海之地，其月经凝而不行，结成血块之比。观两尺脉洪盛，明明是少阴肾经之气传于膀胱，膀胱之气本可传于前后二便而出，误以破血之药兼破其气，其气遂不能转运，而结为石块，以手摩触则愈痛，情况大露，若是血块，得手则何痛之有？此病本一剂可瘳，但数月误治，从上至下，无病之地，亦先受伤。始用补中药一剂，以通中下之气，然后用大剂药内收肾气，外散膀胱之气，以解其相厮相结。约计三剂，块已减十之三。再用桂附药一剂，腹中气响甚喧，顷之，三块一时顿没，戚友共骇为神，再服一剂，果然痊愈，调摄月余，肌肉复生而转明润，堆云之发，才剩数茎而已。每遇天气阴寒，必用重裀厚被盖覆，不敢起身。余谓病根尚在。盖以肾气之收藏未固，膀胱之气化未旺，兼之年少新婚，倘犯忌房室，其块复作，仍为后日之累，更用补肾药加入桂附，而多用河车为丸，取其以胞补胞，而助膀胱之化源也。服之竟不畏寒，腰围亦大，而体加充盛。(《寓意草》)

这是个20岁的年轻人，生痞块，卧床数月，请了不少的大夫来治疗。“痞块”与“痞满”这是两个概念，“痞满”是泻心汤证，是无形之邪入于里，陷于胸中，陷于心下。“痞块”是有形之邪，古人把“痞块”看做一种病，“痞满”是个症。“痞块”属于积聚病的范围，《金匮要略方论》的五脏风寒积聚有此病记载，痞块属于这个范围。气积可以成痞块，血积可以成痞块，饮食积可以成痞块，特别是痰，也可以成痞块。“痞块”摸得着，坚硬，或大或小，或痛，气、血、痰、湿都可以是其病因。

得病以来都服用了些什么药呢？总不离化坚削痞之药，用攻法，以至演变到渐至枯瘁肉脱，越是攻，人越是虚弱，越来越憔悴，越来越消瘦，面黧发卷(少阴阳气大伤，典型少阴内伤的表现)，病情危重。家人想把患者送到大地方去治疗，又怕患者死在路上，于是请到喻昌，认为已经是医不好了，让喻来看看患者还能活几天。喻昌先看了患者痞块，少腹中间能摸得到，脐两旁也摸得着，痞块坚硬如石，疼痛拒按，脉搏两尺洪盛有力，其余部脉微细，把脉症联系起来分析，他说：“是病由见块医块，不究其源而误治也。”判断是个误治证，认为前面的医生看到是个痞块，就用化坚消痞之药，没有究其根源，没有细辨虚实？痞块在哪一经？在气分还是在血分？不是所有的痞块都应该攻。

喻昌认为这个痞块初起时必不坚，由于峻猛药的一再攻坚，痞块没攻动，正气受损，真气内乱，于是正气与邪气纠结不清，于是痞块坚硬如石，这是攻药造成的后果。从痞块的部位来看，在脐旁，在少腹，如果是女人，可以考虑是血海问题，在男人，这只是个气分问题，所以他判断这个痞块是在气分，而不是在血分，两尺脉洪盛，也支持在气分不是在血分的判断。前面医生化坚攻痞用的是破血兼破其气的药，三棱、桃仁、红花之类。这个“气”指的什么气呢？他认为是肾、膀胱之气，两尺脉洪盛嘛，伤了少阴肾气。但是他说：“以手摩触则愈痛，情况大露，若是血块，得手则何痛之有？”这个说法有些片面了，他认为“气块”痛，“血块”不怎么痛，在临床上血块同样痛，而且血块的疼痛带有刺痛的特点。

这个案例，从两手尺脉洪盛，结合痞块的部位，判断病位在少阴肾，这个诊断基本是对的，究竟是在血分？在气分？还要参考其他的症状来考虑。如果在气分，坚硬程度没有血块或者痰湿块那样坚硬；气分的痞块还有真癥、假癥的区别，真癥的块不移动，假癥的块是可移动的，只是移动的程度或大、或小而已；气分的痞块疼痛有时痛，有时不痛。临床上辨别痞块，还不止辨在气分、在血分，还需辨性质，痰的痞块也很多见。如果是痰积疼痛，用暖水袋去敷不会有反应，如果是虚寒积聚的疼痛，用暖水袋去敷，就会感觉缓解。因此痞块在气、在血，还是在痰？要从客观表现才能断定，他这里交代得不够细致。

喻昌判断这个患者得痞块在气分，此病本一剂可瘳，但数月误治，邪气还在，而正气大伤，治疗就困难了。开始用补中汤，因为补中汤有升散作用，把清气升上去，以通中下之气。痞结总是个“不通”问题，这种用药的方法是值得学习的，先通，而不是攻，使中下之间正气能够上下畅通，可以逐渐驱逐邪气。然后用大量温肾的药，补少阴肾的药，内收肾气，固肾气，使肾的阳气崛起，能够通于膀胱，邪气就有出路了。这是从少阴到太阳，把少阴的阳气恢复起来，使它能够通于太阳膀胱。这样三剂药下去，痞块缩小了，再用桂附药一剂，腹中肠鸣了，少腹脐旁三个痞块消散了。证明这个痞块是在气分，是气积，不是其他有形的东西，他的判断是正确的。

亲戚朋友惊诧不已，真神药也！四付药，痞块就消了，再服一剂痊愈，调摄月余，肌肉慢慢长起来了，脸色也转明润了，有光泽，也不是那样发黑了，只是大病以后，头发稀稀的都掉光。这个病看来是阳气虚的气积证，攻伐后阳气越虚，阴邪越盛，用扶阳的方法，把这个病治愈了。

但是患者后来还有一个情况，天一变凉，就感觉特别的冷，重裀厚被也不敢起身。喻昌认为病根尚在，这个病根就是阳虚，肾阳虚太阳膀胱之气不能固于体表，所以天气一变凉，就感觉特别冷。患者 20 岁，患者还要注意，节制性生活，肾阳固不起来的话，还有复发的可能。“更用补肾药加入桂附”，肯定是张介宾的右归丸、金匮肾气丸之类，用紫河车为丸，这是温肾阳嘛。为什么要用紫河车为丸？膀胱太阳之气弱，膀胱是胞，紫河车也是胞，即以血肉之品来滋补肾阳，滋补膀胱的阳气。服后，竟不畏寒，一天天的身体也壮实了。

这种痞块症，医生不考虑患者的体质，也不看除了尺部的脉洪盛而外，其他的脉都是微细的，这是个虚实夹杂证，虚证是主要方面，肾阳虚是这个病的基础。但是大夫不辨证，看到痞块就去攻，就像现在动不动都用活血化瘀法，都是血瘀证吗？还是要辨证嘛。所以这个案例告诉我们，看上去是个实证，病的本质是个虚证，治病求本嘛。这个案例有几个地方，要很好地去体会。

3. 伤寒坏证两腰偻废治验

张令施乃弟，伤寒坏证，两腰偻废，卧床彻夜痛叫，百治不效，求诊于余，其脉亦平顺无患，其痛则比前大减。余曰：病非死证，但恐成废人矣。此证之可以转移处，全在痛如刀刺，尚有邪正互争之象；若全然不痛，则邪正混为一家，相安于无事矣。今痛觉大减，实有可虑，宜速治之。病者曰："此身既废，命安从活？不如速死。"余蹙额欲为救全，而无治法，谛思良久，谓热邪深入两腰，血脉久痹，不能复出，只有攻散一法。而邪入既久，正气全虚，攻之必不应，乃以桃仁承气汤多加肉桂附子二大剂与服。服后即能强起，再仿前意为丸，服至旬余全安。仲景于结胸证，有附子泻心汤一法，则是附子与大黄同用。但在上之证气多，故以此法泻心；然则，在下之证血多，独不可仿其意，而合桃仁肉桂，以散腰间之血结乎？（《寓意草》）

张令施的弟弟，患伤寒的坏证，两腰偻废，偻是直不直身，废是不能转动，即腰部活动受限了，而且还疼痛，痛得彻夜睡不好觉。百治不效，找到喻昌，诊其脉，脉象正常，痛了一段时间以后就不怎么痛了。喻昌判断这个病不简单，而且预后不好，恐怕会残废。他认为疼痛越厉害，越可能有转机，如果不太痛了，倒可怕了。为什么？他认为这种疼痛是邪正相争的表现，反映这个人有抵抗力。这与发热一样，发热也是人抵抗外邪的反应，有些阳虚、气虚的人，感冒就是不发热，如一些老年人感冒就不容易发热，说明抵抗力太弱。疼痛也是这样，若全然不痛，则邪正混为一家，相安无事，这就可怕了。所以疼痛大减，实有可虑，要抓紧治疗。

患者告诉喻嘉言说，要是残疾了，还不如死了痛快，这是患者求喻嘉言，不要让他残疾。喻嘉言反复地思考着治疗的方法，最后的结论是，只有攻散一法。为什么？患者腰痛不能活动，这是太阳的热邪表邪陷入于里，热邪深入两腰，因为太阳与少阴相表里，腰为肾之府嘛。太阳之邪没有从太阳经解，这多是误治的结果，太阳的热邪直入少阴，热邪痹结于少阴经脉之中出不来。如何攻呢？阳邪入于阴分，正气大伤，攻邪还要伤正气，攻还是要攻，需要掌握攻的火候。他用桃仁承气汤来攻，用肉桂、附子来扶少阴之阳，是攻补兼施法，以攻邪不伤正。服用2剂后，勉强能够起得来了，腰能够动一动了，再仿前意为丸。看来这个办法还行得通，攻补兼施，既扶少阴之阳的正气，又用桃仁承气攻陷入于里的热邪。桃仁承气加桂附做成丸药，吃了十多天。古人对急病都是用汤药、散药，如果要一个方子需要持续用，或者是慢性病，就要用丸药，丸药的持续性强，可以缓缓地发挥作用，而且会不断地发挥作用。这样，把这个病治好了。

喻昌分析认为，仲景于结胸证，有附子泻心汤一法（他这话又完全对，《伤寒论》"心下痞而复恶寒，汗出者，附子泻心汤主之。"泻心汤都不是治疗结胸的，是治疗心下痞的，结胸与痞证有虚实之分，痞证基本是虚证，结胸基本是实证，结胸证是陷胸汤证，痞证才是泻心汤证)，附子泻心汤是邪热痞积于心下，又恶寒、汗出，这是阳虚，所以才用附子。附子泻心汤就是黄连、黄芩、大黄加附子，仲景可以把附子与泻心汤同用，即攻补兼施，三黄泻心汤是攻去邪气，而附子是补阳。在上之证多为气分，所以仲景可以用泻心法。而在下之证多血分、阴分，两腰偻废，是下焦的问题，于是按照仲景泻心汤的方法，用肉桂附子配合桃仁承气，以散腰间之血积。

这个案例看来是由于太阳气分，阳气受伤，热积于肾之府的证候。因为热邪积于肾之府，所以两腰偻废。《素问·脉要精微论》云："腰者肾之府，转摇不能，肾将惫矣。"所以他这里用桃仁承气治标，用肉桂、附子治本，扶肾中之阳，这是攻补兼施的方法，也可以说是标本两治的方法。

以上三个案例都是坏证，都是误治证。吴吉长的是秋燥证当做风寒证治，出现了坏证；袁聚东的痞块证，是虚实夹杂证当作实证治，出现了坏证；张令施伤寒表证误治，出现了坏证。这三个证都不简单，有虚有实，有表有里，有寒有热。第一医案本来是秋燥伤肺，后变为热至气分。第二个病案是脾肾阳虚，阴寒痞结，即阳虚阴盛证。第三个是太阳气伤，热结肾府的腰痛。

病案你们要多分析，事前自己先分析分析看，然后再听教师对案例的解析，你们的看法与我们的看法可以对照分析。另外，临床治疗不当是常见的，但是作为一个大夫，在接收别人看过的患者时，不要轻易向患者说这是"坏证"，这一定要特别注意。

(三)张璐医案

1. 寒中少阴

文学范铉甫孙振麟，于大暑中，患厥冷自利，六脉弦细芤迟，而按之欲绝，舌色淡白，中心黑润无苔，口鼻气息微冷，阴缩入腹，而精滑如冰，问其所起之由，因卧地昼寝受寒，是夜连走精二度，忽觉颅胀如山，坐起晕倒，便四肢厥逆，腹痛自利，胸中兀兀欲吐，口中喃喃妄言，与湿温之证不殊。医者误为停食感冒，而与发散消导药一剂，服后胸前头项汗出如漉，背上愈加畏寒，而下体如冰，一日昏愦数次。此阴寒挟暑，入中手足少阴之候，缘肾中真阳虚极，所以不能发热，遂拟四逆加人参汤。方用人参一两，熟附三钱，炮姜二钱，炙甘草二钱，昼夜兼进，三日中进六剂，决定第四日寅刻回阳。是日悉屏姜附，改用保元，方用人参五钱，黄芪三钱，炙甘草二钱，加麦门冬二钱，五味子一钱，清肃膈上之虚阳，四剂，食进，改用生料六味，加麦冬五味，每服用熟地八钱，以救下焦将竭之水，使阴平阳秘，精神乃治。(《张氏医通》卷二)

文学是个学衔，文学范铉甫的孙子范振麟，适逢大暑，患手脚厥冷、腹泻、六脉弦细芤迟，这个脉象伴随厥冷、自利，要考虑这反映了怎样的病变？芤、细是虚，弦、迟是寒。而且芤细按之欲绝。舌色淡白，惟中心黑润无苔，这是少阴虚的舌象，少阴阳虚，如果是少阴阴虚，舌就不润了。舌质反应的是正气，异常舌苔反应的是邪气，基本是这样的。所以看舌象，要把舌质和舌苔分开来分析。其他表现是，口鼻出气是凉的，气息还微弱，外阴内缩，缩入腹中，还有遗精。询问这个病的发病过程，是因为天热，贪凉，在地上睡觉，受寒，当天晚上就两次滑精，这以后忽然感觉颅顶发胀如山压，又胀又沉，想起坐都不行了，一起坐就要晕倒。所有这些都是寒气直中少阴的反应。坐起是要靠阳气支持的，阳气衰故坐起即晕；阳气不能达巅顶，所以头顶重如山，头是清阳之府，清清的阳气汇聚于颅顶，头才清爽；四肢厥逆，腹痛自利，胸中还兀兀欲吐，“兀兀”是胃烦想吐，这些也是阳衰的表现；口中喃喃妄言，“喃喃”就是一种有气无力自言自语，清醒后不记得说过什么，这也是虚象，与阳明证的谵语有区别，这是阳衰心志的神明不能主持的表现。

张璐分析说，从临床表现上看好像是湿温证，他主要是讲患者兀兀欲吐、喃喃妄言、头胀这些表现，但仔细看与湿温证大不一样，比如口鼻气息微冷、手脚厥冷，湿温证不会有这种表现。湿温证主要的身重、头痛、舌干、苔白、不渴、耳聋、懒言等，这个脉象弦细而软有点像湿温的脉，湿温证也会喃喃妄言。前面医生看到胸中兀兀欲吐，适逢暑天，贪凉，认为是停食感冒。用发散、消导药一剂，针对外感、停食，服药后感觉胸前、头顶汗出如漉，出了大量的汗，这是热天过服发散药的结果。患者手脚冰冷，且背恶寒，下体如冰，经药物发散后，阳气更伤了。这个患者的恶寒，不是一般的发热、恶寒，是阳伤的恶寒，下体如冰，一日昏愦数次。

张璐说这是“阴寒挟暑，入中手足少阴之候”。其实是否挟暑从临床记载还看不出来，暑证毕竟属于表证，这里没有表证的表现，认为是邪入中手足少阴，这是正确的，是寒邪直中少阴心肾，所以是一派心肾阳虚的表现，如遗精、精滑如冰、脉象芤细、背上恶寒等。直中手足少阴，这种人肯定是素来阳虚体质，才能有这种情况，不仅是小孩，大人也是一样，大人也有三阴直中的，多见于素体阳虚的人，无热恶寒者，发于阴也嘛。由于肾中真阳衰极，素来又是阳虚体质，再加发散的治疗，于是下利，腹泻，又伤津、伤阴，于是阴阳两虚。

用四逆加人参汤，人参用到一两，熟附用到三钱，炮姜二钱，炙甘草二钱，还昼夜兼进，即一天吃 2 剂。张璐判断服药到第 4 天的寅刻可以回阳，手脚慢慢地变暖。“寅刻回阳”，我们对病情的预后判断，倒不一定要准确到这种程度，只要手脚温暖过来，寅刻、午刻是次要的，但他这里是有含义的，寅刻是阳气升发的时候。第四天患者的阳气回苏，把前面用的附片三钱、炮姜二钱除去，改用保元汤，即参、芪、草，或者参、芪、桂、草。保元汤中，人参用到五钱，黄芪用到三钱，炙甘草用到二钱，还加麦冬、五味子，相当于并用生脉散了。四逆汤加人参，是阴阳两救，保元和生脉散也是阴阳两救，但有区别。四逆汤加人参的阴阳两救，基本上着眼在肾；保元汤加生脉散的阴阳两救，基本上是着眼在后天。四逆汤加人参的阴阳两救，是补火，补肾阳，在补命门真火的基础上益阴；保元汤和生脉散的阴阳两救，是从脾肺，是从气血方面着手。后者是甘温补法，前者是甘热补法，所以不一样。

他这里没有叙述患者服用了四逆加人参汤以后有种虚阳燥热的现象，但从口干、想喝水，来看有这个现象。用姜附、桂附以后，患者阳气回来了，出现口干、想喝水，这种情况下如果不细致观察，会认为热药太过了，其实这是浮阳，虚阳现象。所以清膈上之虚阳，只能用麦冬、五味子这类甘润之剂，绝不能用苦寒，生脉散就是这个意思。阳回来了，阴还没有恢复，阴阳还没有达到平衡，所谓“虚阳”就是指这种情况。在临床上用温热药往往有这种情况，有点口干，这不是热象，不是邪热，一定不能用苦寒，只能用甘润。

这个方子服用了四剂，患者就能够吃东西了，又改用生料六味丸(相当于都气丸)加麦冬、五味子。所谓“生料”就是药不加“炮制”，如山药、泽泻、茯苓都不炮制。每服还加用熟地黄八钱，以救下焦将竭之水，阳回来了，所以又着重养阴，因为不赶紧把阴养起来，挽回来的这点阳安静不下来，阳要靠阴来涵养嘛，这样才能阴平阳秘。

这方法是什么呢？开始阴阳两补，阴阳两救，着重在扶阳。不管四逆加人参汤还是保元汤加味，都是在扶阳，扶阳为主同时救阴。当患者的阳气恢复，出现虚阳表现，再用生料六味丸救阴，这个案例就是这样一个方法。从这个案例还应该知道，夏天是阳在外阴在内，知道保养身体的人，夏天不能大量吃生冷或贪凉，阳盛于外阴盛于内，特别某些阳虚的人，本来就阴盛，贪凉脾胃之阳首先受损，寒湿来犯，于是出现腹泻。所以春夏要养阳，夏天如何养阳？要保持在里之阳不能受伤，这样就能少生病。

这个病案是少阴直中的阳虚证。这里有个问题，李杲等认为暑证有阴暑、阳暑。什么叫阳暑？所谓阳暑基本上是指现在的中暑，如高温作业，暑天长途旅行的中暑，这是阳暑；阴暑证，就像这个病例，因贪凉，静而得之。动而得是阳暑伤，静而得是阴暑伤。阴暑也就是夏天感寒，张璐这里叫做“阴寒挟暑”，实际这个患者没有挟暑问题，他的治疗、处方丝毫没有考虑暑的问题，所以所谓阴暑，实际是夏季伤寒，不是伤暑，都是用温热药治疗。

2. 类中风Ⅰ

赵明远，平时六脉微弱，己酉九月患类中风，经岁不痊，邀石顽诊之。其左手三部弦大而坚，知为肾脏阴伤，壮火食气之候。且人迎斜内向寸，又为三阳经满溢入阳维之脉，是不能无颠扑不仁之虞。右手三部浮缓，而气口以上微滑，乃顽痰壅塞于膈之象。以清阳之位，而为痰气占据，未免侵渍心主，是以神识不清，语言错乱也，或者以其神识不清，语言错乱，口角常有微涎，目睛恒不易转，以为邪滞经络，而用祛风导痰之药。殊不知此本肾气不能上通于心，心脏虚热生风之证，良非风燥药所宜。或者以其小便清利倍常，以为肾虚，而用八味壮火之剂，殊不知此证虽虚，而虚阳伏于肝脏，所以阳事易举，饮食易饥，又非益火消阴药所宜。或者以其向患休息久利，大便后常有淡红渍沫，而用补中益气，殊不知脾气陷于下焦者，可用升举之法，此阴虚久利之余疾，有何清气在下可升发乎？若用升柴升动肝肾虚阳，鼓激膈上痰饮，能保其不为喘胀逆满之患乎？是升举药不宜轻服也。今举河间地黄饮子，助其肾，通其心，一举而两得之。但不得薄滋味，远房室，则药虽应病，终无益于治疗也。惟智者善为调摄，为第一义。(《张氏医通》卷一)

所谓“类中风”，就是现代医学诊断的“中风”，为什么加个“类”字呢？是为区别一般外感病的中风。表现有点像一般外感中风，也有恶寒、发热、头痛这些表现，实际不是中风。

患者叫赵明远，平时六脉微弱是说体质虚弱。己酉年的九月患类中风，一年多都没有治好，请来张璐诊治。诊得左手三部脉弦大而坚，这是虚象？还是实象？这要考虑。弦大而坚不是虚象，弦大属于阳脉，有热象，起码是风热盛，而且弦大而坚。为什么会出现这种脉象？他认为是肾脏阴伤，火热的反映，左手三部脉主心肝肾，这是阴虚阳亢的脉象。“壮火”就是亢阳，壮火亢就要消耗气。他说：“且人迎斜内向寸，又为三阳经满溢入阳维之脉。”他的意思是，左为人迎，右为气口，这是王叔和《脉经》中提出的概念，所以这个“人迎”指的就是左寸，意思是左三部脉都弦大而坚，尤其是左寸脉，脉气一直透入寸，叫“斜内入寸”，这种脉象反映的就是“三阳经满溢入阳维之脉”。《灵枢·终始》说：“人迎一盛，病在少阳，人迎二盛，病在阳明，人迎三盛，病在太阳。”一盛、二盛、三盛，是一倍、二倍、三倍的意思，人迎脉比平时大一倍，是少阳病，大两倍是阳明病，大三倍是太阳病。阳热亢盛到这种程度，难怪患者一下子摔倒，意识失常，即中风，或者语言不清楚了，或者手脚瘫痪。这些都是在解释左手三部的脉象。

右手的三部脉是浮缓，与左手大不一样，气口以上微微带滑象，这个“气口”指的是右手的寸口。滑脉是痰嘛，这个患者中风不仅是阴虚阳亢的问题，还有痰湿的问题，从右手的寸口脉来看，脉微而滑，微是气虚，滑是有痰湿，顽痰壅塞于膈上，寸脉主膈上嘛。胸膈上是清阳之位，清阳之位要保持清阳之气，阳气虚了，痰湿盛了，痰湿占据了清阳的部位了，不免要侵犯心包络，侵犯心，所以神识不清、语言错乱。

下面他分析了这个病的情况，如这个中风究竟是属于什么性质的中风？应该如何治疗？等。

第一，中风常见神识不清、语言错乱、口角微涎、目睛恒不易转等临床表现，应该如何认识呢？表面上看这些是风痰滞于经脉造成的，实际这个患者是由于肾气不能上通于心，心肾不交，肾中之水不能上交于心，心阳亢，壮火食气，为心脏虚风之证。这个虚热还不是一般的虚热，是心肾阴虚，水不济火了，造成亢阳。上面这两个意见是很对立的，如果是水不济火，而火亢于上，就不能用祛风导痰的药，祛风药有散性，要用辛温剂去散，那个火就更大了。如果认为是痰湿，风痰滞于经脉，那就要用祛风导痰法。这个患者是水不济火而造成的，不宜于风痰药，这个火散不得。

第二，这个患者中风后，小便还特别清，既利又清，说明是阳虚。清利嘛，肾阳不固的表现，从这个角度想应用桂附八味丸。这个病虽然虚，但是不仅是心阳动了，从“阳事易举”、“饮食易饥”来看肝阳也动了，从这个角度想，又不能用桂附来益火消阴。

第三，这个患者有慢性痢疾的病史，大便后常有淡红的渍沫，认为这个患者是气虚体质，脾不统血脉，因此可用补中益气法。但是这个病是阴虚不是阳虚，是阴虚久利之余疾。肝火、心火一动，肝肾都阴虚，还有什么陷于下的清气，还要用升麻、柴胡来升举呢？如果用升、柴再来升动肝肾的虚阳，就会鼓动膈上的痰饮，可能出现喘、胀等逆满的表现。看来是升举药不宜轻服。

以上这三条路都不行，第一条路完全当风痰实证来治，用祛风痰的法，不适合；第二条路认为是阳虚证，用桂附八味丸，也不适合。第三条路，认为是中气虚，用补中益气，看来也不适合。这就要开动脑筋了，根据患者口角流口水，神识不清，认为是风痰滞于经脉；根据小便清利认为是阳虚；根据患者有慢性痢疾病史认为是中气下陷证，这些考虑看来都不适合。

这个病的关键是三个问题：一个阴虚阳亢；二是痰盛于上，蒙蔽清窍；三是下焦的精气虚了，不能固涩。究竟该用什么具体办法呢？他考虑来考虑去，还是把三方面都照顾到，用河间的地黄饮子，来“助其肾，通其心，一举而两得之”。地黄饮子这个方子，在治疗中风方面路子是比较宽的。这个方子能开、能通、能清、能泻、能补。所以只要是三阴中风，只要是病在三阴经，特别是在少阴、太阴，只要见失语、瘫痪，就可以考虑用这个方子。

上述的三方面都需谨慎用药，地黄饮子对这三方面都顾及到了，妙就妙在这个地方了。如桂附不能用，地黄饮子首先就是附片、肉桂，附片、肉桂在地黄饮子里起到消除浊阴，开窍扶阳，温少阴的作用；菖蒲、远志交通心肾，又可以除痰浊，解决患者肾水不交于心的神识不清问题；用大量的川石斛，去清虚热，解决阳亢问题；又有茯苓等药，去渗化痰饮；山茱萸和熟地黄，补肝肾之阴；巴戟天、肉苁蓉既能祛风，又能温养少阴；麦冬、五味子是养阴。所以方子有开窍的、有通利的，有补火的、有补水的，有清的、有润的，这个方子是治中风之中脏证的常用方。这个案例告诉我们两点：一是准确辨证，二是地黄饮子该如何用。

3. 类中风Ⅱ

金汉光夫人，中风，四肢能举动，喘鸣肩息，声如拽锯，不能着枕，寝食俱废者半月余，方邀治于石顽。诊其脉，右手寸关数大，按之无力，尺内愈虚；左手关尺弦数，按之渐小，惟寸口数洪，或时昏眩，或时烦乱。讯其先前所用诸药，皆二陈、导痰，杂以秦艽天麻之类，不应，又与牛黄丸，痰涎愈逆，危殆益甚。因疏六君子，或加胆星竹沥，或加黄连当归，甫四剂而喘息顿除，再三剂而饮食渐进，稍堪就枕，再四剂而手足运动，十余剂后，屏帏之内自可徐行矣。因思从前所用之药，未尝不合于治，但以痰涎壅盛，不能担当峻用参术，开提胃气，徒与豁痰，中气转伤，是以不能奏勋耳。(《张氏医通》卷一)

金光汉的夫人中风，四肢不举，喘鸣，呼吸困难，即肺气弱，不能自主呼吸，靠两个肩煽动来振动助肺呼吸，痰鸣音很严重，声如拽锯，坐不能睡，不能着枕。这样寝食俱废已经十多天了，请来张璐诊治。诊其脉，右寸关脉轻取之数大，重取按之无力，右尺部更虚了(因为这是个女患者，因此先看右手脉)。左手脉，关尺脉均弦数，重按还是无力。脉虽然不同，但是有一个共同点，都是轻取现实象，重取现虚象。阵阵昏眩，阵阵烦乱，临床表现就是这样。

先前所用的药，总不外二陈汤、导痰汤，还杂一些秦艽、天麻等祛风药。但是没有效果，后又用了牛黄丸，服药后痰涎更多了，更气逆了，祛风、祛痰、降火，都不行，病情越来越严重。张石顽与前面医生的路子不一样，他认为前面医生都是按实证治疗的，二陈汤、导痰汤、秦艽天麻汤、牛黄丸等，祛风也好，导痰也好，以及泻火都是治疗实证的，而他用六君子汤加胆南星、竹沥来治疗。前面医生以祛邪为主，他以扶正为主，用六君子汤扶正，用胆南星、竹沥祛痰，有时也加黄连、当归这类药。服四剂，不喘了；又服三剂，饮食能进了，睡得下了；再服四剂，手脚也能够动了；十余剂后，患者在家里就可以走动了，效果显著。

因此可以说前所用药不对证，分析来看，这个患者有痰、有风、有热，那些方子未尝不可以用，也不是完全没有道理，但是只看病情实的一面，没有看到虚的一面，不敢峻用六君子参术这类的药来开提胃气。中医有脾胃为生痰之源的概念，中焦脾胃的气虚，不能化水谷精微，湿浊凝聚而成痰，只看到痰涎壅盛的表现，没有考虑痰涎是如何生成的，没有从病源上解决问题，一味去豁痰，豁痰的同时也伤正气，起码无助于脾胃，中气反而受损，所以不能取得疗效。

这个患者的中风是由于脾胃先虚，痰湿壅盛而造成的，与前面那个中风不一样。前面那个是虚在下焦，是阴虚引起亢阳；这个是虚在中焦，中气不振湿浊停困，痰饮聚肺，肺之清肃之气不降。所以张璐用六君子来扶中焦脾胃之气，从根本上来解决痰喘的问题。前面医生的方法是治标，张璐是治本的办法，关键还是辨证要准。如辨出是痰，但还要辨虚痰还是实痰，看来这个案例的痰是虚痰，不是实痰。张璐效不更方，十多付药，都是六君子汤治本，加减出入治标。

（四）张志聪医案

予在苕溪治一水肿者，腹大肤肿，久服八正散、琥珀散、五子、五皮之类，小便仍淋沥，痛苦万状。予曰："此虽虚证，然水不行则肿不消，肿不消则正气焉能平复。"时值夏月，予不敢用麻黄，恐阳脱而汗漏不止。以苏叶、防风、杏子三味各等分，令煎汤温服，复取微汗，而水即利矣。次日至病者之室，床之上下，若倾数桶水者，被褥帏簿，无不湿透。病者云："昨服药后，不待取汗而小水如注，不及至溺桶而坐于床上行之，是以床下如此也。至天明，不意小便复来，不及下床，是以被褥又如是也。"今腹满肿胀俱消，痛楚尽解，深感神功之救我。予曰："未也，此急则治其标耳！予之病因，火土伤败，以致水泛，乃久虚之证也。火即人之元气，必待脾气元气复，而后可保其万全。"予即解维，写一六君子汤方去甘草，加苍术、厚朴、炮姜、熟附子。每日令浓煎温服。即以此方令合丸药一料，每日巳未时服之，即止其汤药。半载后，病者之兄备土物来谢曰："吾弟已痊愈矣。"予曰："如此之证，水虽行而正气不复，后仍肿胀而死者比比。邪之所凑，其气必虚，若初肿之时，行去其水，正气易于平复，医者不知发汗行水之法，惟以疏利之药利之，肿或减而无尾闾之泄，犹以邻国为壑耳。如久服疏利之药，则正气日消；水留日久，则火土渐灭，然后以此法行之，无济于事矣。"（《侣山堂类辨》卷上）

在苕溪这个地方，张志聪治了一个水肿患者，腹大、肤肿，服用八正散、琥珀散、五子（这个方子我也没查到是个什么方子，淋证里面到有几个五子丸，但看起来不像）、五皮饮等很长时间，这些都是利水的药，但小便仍淋沥不尽。所谓"淋沥"是总有便意，便又不通，所以痛苦万状。张志聪认为这个水肿是虚证，但还是要消水。时值夏月，不敢用麻黄（夏天忌不忌麻黄，不能绝对，夏天容易出汗，慎用麻黄是应该的，如果夏天的无汗证，我看还是照样要用麻黄），怕造成汗过阳脱，而汗漏不止。于是就用苏叶、防风、杏子三味药各等分，煎汤温服，复取微汗，而水即利矣。

这么严重的病，用这么简单的三味药，是大病轻取的方法。第二天患者说，昨天服了三味药，不待取汗，小便就多起来了，便都来不及，就坐于床上尿了，床之上下若倾数桶水，被褥帏簿无不湿透，腹满、肿胀俱消，痛楚尽解。张志聪说，这个方子是治标的，病根是火土伤败，即脾肾阳虚，阳衰阴盛，水泛滥于周身，火即人之元气，必待脾气元气复，才可以万全。走时留了个方子“六君子汤”去甘草，加苍术、厚朴、炮姜、熟附子，每日令浓煎温服，再将此方子配一料丸药，每天在上午巳时，下午未时，各服一次。半年后，患者的哥哥带了些土特产品来感谢张璐，说弟弟的病全好了，病后没有再犯。

张志聪分析说，不要认为水肿消了病就好了，还要把脾肾之阳气恢复起来，如果此病复发，会很严重的，甚至导致死亡，这在临床上是常见的。他说：“邪之所凑，其气必虚，若初肿之时，行去其水，正气易于平复，医者不知发汗、行水之法，惟以疏利之药利之，肿或减而无尾闾之泄。”“海眼”曰“尾闾”，古人传说，海水之所以不满，是因为海里面有个“尾闾”，它是排水的地方。意思是说，水要自主地排泄，肿才能够消，小便能够完全正常了，肿才可以不复发，不从根本上解决问题，犹如孟子说的“以邻为壑”。脾肾阳虚的水肿，可以先治标，先消水，但是不能长期利水，水消了，要补脾补肾，要把火土补起来，阳火能够化阴水，阳土可以克治阴水，这是根本之途。而一般的大夫只看到病去了，不再补脾、补肾，而脾肾不恢复，隔不了多长时间，水又来了。

这个病案就告诉我们一个问题，治病一定要求本，具体到这个病例，要认识到水是如何来的？水之来源不外脾肾，主要是在脾肾，肾能消水，脾能治水。不管是哪种水肿，总是脾肾的问题，水消了以后，要善其后，不要满足于这个表面现象，不仅是补脾肾，而且还要告诉患者要注意生活起居。

张志聪这个治疗水肿的案例，属于脾虚肺郁的水肿，肺气不能宣发，肺气郁滞，所以水邪内停而发生水肿。用苏叶、防风、杏仁去开肺、宣肺。一般来说，周身肿，或者还有自汗，甚至还有身痛，带表象的，恶风、脉浮、自汗、舌苔白，是水在皮下，在表。在表有化热现象的，如《金匮要略方论》的越婢汤证。像这个患者，肺气郁滞并不严重，还有自汗嘛，所以张志聪不敢用麻黄，轻轻的三味药就把表气通了，水就下了。但是一般的水肿病不一定都是这样的轻松，水肿是常见病，有的是小青龙汤证，有的是越婢汤证。一般临床惯用的方法是，在表总是解三阳，用发表剂，如荆防败毒散，即败毒散加荆芥、防风，为什么这样用药呢？那就是开三阳经，在表总是开三阳的问题。

（五）徐大椿医案

1. 暑病Ⅰ

芦墟连耕石，暑热坏证，脉微欲绝，遗尿谵语，寻衣摸床，此阳越之证，将大汗出而脱，急以参附加童便饮之，少苏而未识人也。余以事往郡，戒其家人曰："如醒而能言，则来载我。"越三日来请，亟往，果生矣。医者谓前药已效，仍用前方，煎成未饮。余至曰："阳已回，火复炽，阴欲竭矣，附子入咽即危。"命以西瓜啖之，病者大喜，连日啖数枚，更饮以清暑养胃而愈。(《回溪医案》)

"芦墟"是个地名，"迮"这个姓比较少见，患者叫迮耕石。病暑热坏证，脉微欲绝，就可以体会是阳虚，阳气不足；遗尿、谵语、寻衣摸床，意识全不清楚了("寻衣摸床"比"谵语"的情况要严重得多)，徐大椿认为是阳越之证，说明头上、外表有热象，所以他判断"将大汗出而脱"。脉微欲绝、神识昏迷，而有热象，这就不是一般的发热了。所以他用人参、附子、干姜回阳，用四逆汤来回阳，还要用葱白来通阳，并加童便(人尿)。人尿可引阳气下交，是针对外脱之阳的，引阳气归回原脏，这是《伤寒论》白通加猪胆汁方的用意，无猪胆汁可以，但是人尿一定要用。白通加猪胆汁证是少阴下利，猪胆汁是滋少阴济阳，严重的下利，精伤阴不足，阴少了不能涵阳，阳就要外脱，所以要滋少阴之精去济阳。这是个暑病，暑病肯定汗多，大汗、多汗亡阳，阳越之证将大汗出而脱，急以参附加童便饮之，其意就是白通汤加猪胆汁汤的用法。

服用这个方子后，患者清醒了一点，但还未识人。徐大椿说当时因为有事要去办，向患者家属交待，如果患者清醒了，能说话了，马上通知他。过了三天来请，患者已经好了，当时在身边的大夫主张，服用参附汤加童便有效，仍用前方。徐大椿来一看，认为阳已回，怎么还能吃附子呀？不能吃附子了。看患者阳已回，火复炽，出现了燥热的表现。阳脱的人，阴无有不虚的，这是肯定的，阴不涵阳嘛，要赶快救阴才对。所以让患者大量地吃西瓜，连日啖了几个，西瓜是天然的白虎汤嘛，更饮以清暑养胃而愈。

这个患者是个脱阳证，脱阳证的实质是阴阳两虚，而且主要还在阴虚方面，阴不能涵阳。既然如此为什么不直接用养阴法，而要用四逆汤、参附子等药来回阳呢？是因为阳要脱失，这是急证嘛，只有挽回来了阳才有滋阴的余地。所以看一个人的病，不同的阶段要用不同的处理方法。

2. 暑病Ⅱ

毛履和之子介堂，暑病热极，大汗不止，脉微肢冷，面赤气短，医者仍作热证治。余曰："此即刻亡阳矣，急进参附以回其阳。"其祖有难色。余曰："辱在相好，故不忍坐视，亦岂有不自信而尝试之理，死则愿甘偿命。"方勉饮之。一剂而汗止，身温得寐，更易以方，不十日而起。同时，东山许心一之孙伦五，病形无异，余亦以参附进，举室皆疑骇，其外舅席际飞笃信余，力主用之，亦一剂而复。但此证乃热病所变，因热甚汗出而阳亡，苟非脉微足冷，汗出舌润，则仍是热证，误用即死。(《回溪医案》)

毛履和之子介堂，暑病热极，大汗不止，脉微肢冷，面赤气短。有热，大汗，但脉微、肢冷，这是相互矛盾的表现。有热、自汗，是阳证表现；脉微、肢冷是阴证表现；面赤是阳证表现；气短是阴证表现。像这种情况，就要分析了，不能只看面赤、高热、大汗，而不辨脉微、肢冷、气短。徐大椿看了这种情况认为，很快就有亡阳的危险。依据是脉微、肢冷、气短，与白虎汤证的脉洪大、大喝、大汗相比较，这个热极大汗不止，完全不同。徐大椿认为面赤、热极是现象，脉微、肢冷是病机的实质，所以他判断即刻会亡阳，急进参附以回其阳。参附汤回阳有优势，是阴阳两顾，四逆汤是专门的阳药，所以一般临床上用这种回阳的方法多。人参救阴，附子回阳嘛，临床上回阳可以采取徐大椿这方法。

毛介堂的祖父，看到孙子高热、面赤、大汗，对用热药有疑问。徐大椿解释说：平时我们都比较相好，你的孙子病到这种情况，我不能坐视不救，我怎能随便开个方子给你的孙子，岂有我自己都不信，拿你孙子来做试验品？你不要怀疑，我可以负责任。服药一剂而汗止，身温得寐。阳气恢复了，另外换个方子，当然是救阴的方。十天后患者全好了。

就在治这个病的同时，东山许心一之孙许伦五，也病伤暑，病情与毛介堂没有什么不同，徐大椿还是主张用参附汤，一家人都惊骇，大热证还用大热药？患者的舅舅对徐大椿很相信，说服家人相信徐先生，力主用之，也是一剂参附汤，病就好了。

徐大椿分析认为，这是个暑证，暑伤阳气，伤暑的人一般脉象都是细弱的。他说“苟非脉微足冷，汗出舌润，则仍是热证，误用即死。”如果不是脉微、肢冷、汗出而色润，而是高烧、舌苔厚、大渴的这种情况，那是热证，不能当做阴证治，误用必死。暑证看起来是个实证，但是暑证有特点，往往会大汗，但是也不能认为凡是暑证大汗就都会亡阳，还要从脉象、舌苔来看，身体弱的人是可以大汗亡阳，身体强壮的人，出现白虎汤证也是常见的。

以上二病都属于暑伤阳气证，不是暑证的本证。第一个是误治形成的，第二是体质造成的（小孩）。暑邪是外邪，是六淫邪气之一，暑病还是该解表，但是暑与风寒邪气不一样，应该如何解表呢？李杲用清暑益气汤，暑邪的特点是伤人之阳气，换句话说，阳气不虚的人不容易中暑，也不容易伤暑，夏天也不容易受外邪的侵袭，要了解了这个特点，暑病的病机就抓住了，就知道如何去治暑病了。

3. 肠痈Ⅰ

长兴朱季舫少子啸虎官，性极聪敏，年九岁，腹痛脚缩，抱膝而卧，脊背突出一疖，昼夜哀号，遍延内外科视诊，或云损证，或云宿食，或云发毒，当刺突出之骨，以出脓血。其西席茅岂宿力荐余治。余曰：“此缩脚肠痈也，幸未成脓，四日可消。”余先饮以养血通气之方，并护心丸，痛遂大减。明日，进消瘀逐毒丸散。谓曰：“服此又当微痛，无恐。”其夜痛果稍加。明早，又进和营顺气之剂，痛止八九，而脚伸脊平，果四日而能步。余谓：“杂药乱投，气血伤矣，先和其气血，自得稍安；继则攻其所聚之邪，安能无痛？”既乃滋养而通利之，则脏腑俱安矣。(《回溪医案》)

长兴是个地名，朱季舫的小儿子，小名叫啸虎官。这孩子性极聪敏，才9岁，病腹痛，肚子痛得直不起腰，两条腿要蜷起来抵住肚子才舒服一点，所以抱膝而卧。脊背上还长出个疖子，疼得昼夜哀号。内科医生外科大夫来看，有的说是内伤虚损证，有的说是小孩宿食，消化不良，有的说背上得疖子可能是内部发出的疮毒。医生的看法不一，有说是内损，有说是宿食，有说是内毒。“西席”就是请的家庭老师，过去家境比较好的，都请老师到家里来教孩子读书，称为“西席”或者称“西宾”。他家的这个西席叫茅岂宿，力荐徐大椿治疗。徐大椿认为是肠痈证，又叫“缩脚肠痈”。他诊断认为，看得及时，痈还没有成脓，正因为没成脓，还可以服药把它消下去。

徐大椿的根据是什么呢?《金匮要略方论·疮痈肠痈浸淫病脉证并治》云：“诸浮数脉，应当发热，而反洒淅恶寒，若有痛处，当发其痈。”即恶寒的同时有固定的疼痛点，当发其痈，是有内痈的征兆。换句话说，内痈，是恶寒盛而发热轻，或者不发热，这是脓未成的现象，如果反复恶寒发热，热重，往往是脓已成的现象。《金匮要略方论·疮痈肠痈浸淫病脉证并治》又云：“诸痈肿，欲知有脓无脓，以手掩肿上，热者为有脓，不热者无脓。”对外痈，手摸红肿的疮面，热者为有脓，不热者为无脓，疮很热烫，已经快要化脓了，摸着疮不怎么热或者还很硬，脓还没有成。

这个病例交代得不详细，徐大椿诊断为缩脚肠痈的初期，用消法治疗，用什么方法去消呢? 他的方法是养血通气。

我们学古人的医案，有脉有证有方，那我们要去分析，像这种有脉有证无方，只有法，没有方，我们可以试着去处方。如《外科全生集》里面经常用养血通气的“五通丸”，有广木香、五灵脂、麻黄、乳香、没药等五味药。五通丸要用四物汤(当归、川芎、赤芍、连翘、甘草)来送服，这是外科常用的方子。木香、五灵脂、麻黄这是通气的，四物汤是养血的。不管徐大椿这里开的什么方子，但是这个思路是，血养起来了，气也通了，痈就可以消散了。用“护心丸”也是中医外科的一个重要手段，意图是不要使内痈疮毒侵犯人的心脏，以免发生其他的变化，所以一般治疗内部的疮都要服用护心丸。护心丸就是三味药，绿豆粉、乳香、灯心草，用生甘草水来做成丸。

徐大椿的这个方案效果明显，患者痛遂大减，第二天，又进消瘀逐毒丸散。

消瘀逐毒，中医外科常用的就是“三黄丸”，大黄、雄黄、犀牛黄、乳香、没药、麝香等药。乳香、没药消瘀，牛黄、犀黄、大黄逐毒，排除毒素。徐大椿告诉患者家属，这个方子吃了可能会有些疼痛，但是不要怕，这是逐毒的反应。又明日，进和营顺气之剂。先去消瘀逐毒，逐毒后毒素排除以后，再和营、养营血（用八珍汤加减，气血双补，加些消散祛毒的药，如《千金》苇茎汤），痛就止了十分之八九，脚也伸得起了，背上的疥子也消了，果然在第四天，孩子能走了。

徐大椿分析认为，前医药杂，伤了气血，疮是气血不和的问题，有的攻，有的补，有的散，杂药乱投，所以气血伤矣。因此就先服和气血之剂，气血调和了，疼痛就减轻了，自得稍安；第二步是攻其所聚之邪，用三黄丸之类来消瘀逐毒；第三步是滋养通利，疮平息以后，滋养气血，则脏腑俱安。

治疗内痈还是要分虚、实。未成脓以前，循其方向，养血通气，能散就散。第二步还是要消瘀，要化瘀消毒。但是疮消以后，伤了气血，就要去养气血。一般治痈疮都有这么三个阶段，中医的外科不能离开内科来谈，历史上像王鸿骥、薛己，他们都主张学外科都要有内科的基础。

4. 肠痈Ⅱ

南濠徐氏女，经停数月，寒热减食，肌肉消烁，小腹之右，下达环跳，隐痛微肿，医者或作怯弱，或作血痹，俱云不治。余诊其脉，洪数而滑，寒热无次。谓其父曰：“此瘀血为痈，已成脓矣，必自破，破后必有变证，宜急治。”与以外科托毒方并丸散，即返山中。越二日，天未明，叩门甚急，启视，则徐之戚也。云脓已大溃，而人将脱矣，即登其舟往视，脓出升余，脉微肢冷，阳随阴脱。余不及处方，急以参附二味，煎汤灌之，气渐续而身渐温。然后以补血养气之品，兼托脓长肉之药，内外兼治，两月而漏口方满，精神渐复，月事以时。大凡瘀血内留，必致成痈，产后留瘀，及室女停经，外证极多，而医者均不能知，至脓成之后，方觅外科施治，而外科又不得其法，以致枉死者，比比然也。（《回溪医案》）

南濠是个地名，姓徐的妇人。病经停数月，恶寒发热，饮食也少了，一天天地消瘦，从小腹右则一直到环跳，隐痛微肿。医者有的认为是虚弱证，有的认为是血痹证，但是说都不好治。徐大椿看患者脉象洪数而滑，经闭、恶寒、发热，消瘦，饮食减退，便告诉患者的父亲说：“此瘀血为痈，已成脓矣。”上一病案是未作脓，没有热象，这个病案寒热无次。《金匮要略方论·疮痈肠痈浸淫病脉证并治》云：“诸浮数脉，应当发热，而反洒淅恶寒，若有痛处，当发其痈。”患者的表现与此符合，所以他认为是瘀血成脓，必自破，破后有变证，宜急治。他用三黄丸托毒。

过了两天，天未明，徐家的亲戚来叩门，说患者脓已大溃，而人将脱，徐大椿马上去看，认为是阳随阴脱证。因为化脓即伤精血的表现，所以《伤寒论》云："疮家，虽身疼痛，不可发汗。""亡血家，不可发汗。""衄家不可发汗。"就是这个道理。急用参附汤，煎汤灌之，阴阳两救。服药后气渐续而身渐温，然后以补血养气之品，兼托脓长肉之药，内外兼治。对内部而言，用托脓长肉之药，即十全大补汤类的药，特别是重用黄芪，生黄芪是托脓长肉的药，生黄芪、生甘草都是疮家圣药，生甘草解毒，黄芪排脓生津。对外部而言，也要用排脓生津的药，外科里有个合适的方子即五保散。两个月后，漏口方满，看来这个患者是个相当虚弱的，脓一出就有阳脱的现象，而疮口的愈合也相当困难。患者精神渐渐恢复，月经也恢复了。徐大椿分析认为，妇人产后瘀血不清，造成外证的现象很普遍，妇女生痈、生疮往往与瘀血有关。

以上这两个肠痈证，前一个偏实，后一个是虚证。疮要分虚、实，辨疮要辨阴证、阳证。

5. 痰喘亡阴 I

苏州沈母，患寒热痰喘，浼其婿毛君延余诊视，脉洪大，手足不冷，喘汗淋漓。余顾毛君曰："急买浮麦半合，大枣七枚，煮汤饮之可也。"如法服而汗顿止。乃为立消痰降火之方二剂而安。盖亡阳亡阴相似，而实不同，一则脉微，汗冷如羔，手足厥逆而色润；一则脉洪，汗热不黏，手足温而舌干。但亡阴不止，阳从汗出，元气散脱，即为亡阳。然当亡阴之时，阳气方炽，不可即用阳药，宜收敛其阳气，不可不知也。亡阴之药宜凉，亡阳之药宜热，一或相反，无不立毙，标本先后之间辨在毫发。(《回溪医案》)

苏州一姓沈的夫人，病寒热痰喘。以事托人叫作"浼"，托其婿毛君请徐大椿诊治。诊得患者脉洪大、手足不冷、喘、汗淋漓，徐大椿对她的女婿讲，赶快去用浮麦半合、大枣七枚，煎汤饮之。这是看患者汗出得太多了，急则治标，不把汗止住又会亡阳的，要把汗止住。服药后，果然没有那么多汗了，再行消痰降火，二剂而愈。

徐大椿分析认为，亡阳、亡阴两证很相似，但有本质的不同。"一则脉微，汗冷如羔，手足厥逆而色润"，这是亡阳，"一则脉洪，汗热不黏，手足温而舌干"，这是亡阴。他这个话有些小毛病，亡阳的汗"如羔"不大确切，亡阳出汗是冷汗，但又不像一般人的出汗如水，有点带黏性，但绝不会"如羔"，伴有手足厥逆、脉微而色润，这是亡阳的现象。亡阴的汗是热汗，阴虚是由于有热嘛，亡阴的汗是黏的，伴有脉洪、手足温而舌干，往往没有舌苔，这是亡阴的现象。亡阳的汗是冷汗，亡阴的汗是热汗。亡阴的汗比亡阳的汗黏，亡阳的汗当然也黏，黏的程度没有那么大。徐大椿的分辨这个患者是痰热亡阴是对的。

徐大椿认为还要把握好亡阴与亡阳的关系，亡阴亡阳是有区别，但是二者不能绝对分开,亡阴不止跟着就是亡阳。不要认为亡阴与亡阳就没有关系,亡阳是亡阴的后果,这是亡阴和亡阳的关系。徐大椿议论是很有经验的,值得我们反复地思考,盖亡阳亡阴相似,而时有不同。亡阳呢,脉微汗冷,手脚厥逆而色润;亡阴呢,脉洪,汗热黏,手足温而舌干。二者是有联系的,亡阴不止,阳从汗出,元气散脱,便成亡阳。正因为这样,所以要准确地区别它们。亡阴之时,阳气方炽,不可即用阳药,只宜收敛其阳气,收敛阳气的方法就是生脉散这类的药。治亡阴之药宜凉,生脉散性凉。治亡阳之药宜热,四逆汤、参附汤性热。一或相反,无不立毙,标本先后之间辨在毫发。这段议论很有临床意义。

6. 痰喘亡阴Ⅱ

观察毛公裕,年届八旬,素有痰喘病,因劳大发,俯几不能卧者七日,举家惊惶,延余视之。余曰:"此上实下虚之证。"用清肺消痰饮送下人参小块一钱,二剂而愈。毛翁曰:"徐君学问之深,固不必言,但人参切块之法,此则聪明人以此衒奇耳。"后岁余,病复用,照前方加人参煎入,而喘逆愈甚。后延余视,述用去年方而病有加。余曰:"莫非以人参和药中耶?"曰:"然。"余曰:"宜其增病也。"仍以人参块服之,亦二剂而愈。盖下虚固当补,但痰火在上,补必增盛,惟作块则参性未发,而清肺之药已得力,过腹中而人参性始发,病自获痊。此等法,古人亦有用者,人自不知耳。(《回溪医案》)

"观察"是个官衔,"毛公裕"是患者的名字,80岁,素有痰喘病(慢性支气管炎一类的病)。因为劳累病发,不能卧,只能靠在椅子上,已经一周了。找徐大椿去诊治,他认为是上实下虚证。所谓"上实",是肺部痰饮多,所谓"下虚"往往是脾肾阳虚,老年人的慢性气管炎基本是这样一个问题。所以用清肺消痰饮治上实,把痰排出,让呼吸好一点,送服人参一钱,人参不放在药里面煎,人参治下虚,服用二付药基本就好了。毛翁批评徐大椿,人参不放药中煎是故弄玄虚。一年多后,老者的病又犯了,于是照前方加人参煎服,没有按徐大椿那个方法服人参,是把人参放在清肺消痰饮里面一起同煎了,药服下后不但没有效,而且喘更重了,只好再去请徐大椿诊治。徐大椿说,把人参放在药里同煎是病情加重的原因,人参不能与它药同煎,要直接吞服,又是二剂,病情又控制住了。

这其中的道理是什么?下虚是中气不足,故当用人参去补,人参是解决中焦问题的,不是下焦,这里的下虚是相对肺而言的。气壅痰火在上,再用人参去升提,会越吃越严重,惟作块服人参不会立即发挥作用,只是清肺消痰饮在起作用,待等清肺消痰之药起作用之后,人参的药性再发挥出来,自然有利于病情。古人也有用这种方法的,如服"理中丸"(温热药),用紫血丹做丸衣,让紫血丹清热作用发挥后,理中丸的温中作用再发挥,这适应于上热下寒证。热因寒用，寒因热用，热药凉服，凉药热服，都属于这种方法，临床上确实有不少这样的验案。

（六）尤怡医案

1. 肝木克脾土证

肝阳化风，逆行脾胃之分，液聚成痰，流走肝胆之络，左体麻痹，心膈痞闷所由来也。而风火性皆上行，故又有火升气逆鼻衄等症，此得之饥饱劳郁，积久而成，非一朝一夕之故矣。治法清肝之火、健脾之气，亦非旦夕可图也。羚羊角、橘红、白术、枳实、天麻、半夏、茯苓、甘草、麦冬。（《静香楼医案》）

这是个肝木侮脾土证，肝阳化风，逆行脾胃之分，肝在下，脾胃在上，所以称“逆行”。肝阳煎熬脾胃中的水谷精微成为痰，痰饮流注于肝胆经络，患者出现左半身麻痹，痰饮阻滞胸膈，于是心膈痞闷。火性上炎，这个病还有气逆流鼻血的表现。病根是肝阳上亢，不是一般的伤风感冒，这属于内伤，阴虚阳亢。不是一两付药就可以吃好的，要多吃几付药。他用羚羊角、橘红、白术、枳实、天麻、半夏、茯苓、甘草、麦冬等来清肝健脾。其中羚羊角、枳实、天麻、甘草息风平肝亢，白术、茯苓、半夏温中焦和脾胃。这个方子基本上是温胆汤的加减，温胆汤中含有二陈汤的内容，既可以燥湿健脾，又加平肝息风。

2. 木火刑金证

阴不足而阳有余，肝善逆而肺多郁，脉数气喘，咳逆见血，胁痛，治宜滋降，更宜静养。不尔，恐其血逆不已也。小生地黄、荆芥炭、白芍、童便、郁金、小蓟、藕汁。（《静香楼医案》）

尤怡认为这个患者的病机是：阴不足而阳有余，肝善逆而肺多郁。脉数，气喘，咳嗽，吐痰中见血、胁痛等，这都是阴不养阳，肝气上逆伤肺的结果。宜用滋阴降火法，降肝火，滋肺阴，更宜静养。如果不如此，光靠吃药而不在生活上检点些，现在是痰中带血，恐怕将来还会大量的出血。他用小生地黄、荆芥炭、白芍、童便、郁金、小蓟、藕汁等药治疗。

3. 心肾不交证

心者，藏神之脏，心太劳则神散而心虚，心虚则肾气乘之，故恐，经所谓厥气上则恐也。是病始因心而及肾，继因肾而心益困矣。经云：心欲软，肾欲坚。心软则善下，故软之必咸；肾坚则不浮，坚之者必以苦。又云：高者抑之，散者收之。治心肾神志不收者，法必本乎此。以心为血脏，肾为精脏，欲神之守，必养其血；欲志之坚，必益其精。则甘润生阴，质重味厚之品，又足为收神志之地也。人参、川连、怀山药、天冬、熟地、茯神、五味子、牡蛎、萸肉、柏子仁、桂心。（《静香楼医案》）

尤怡认为这个病的病机是：心太劳则神散而心虚，心虚则肾气乘之。所谓

“神散”是指心神不安，心神散乱，是心阳不足的表现，于是肾阴肾水上泛心火，即心阳虚，肾气乘之，所以就要出现“恐”的表现。中医理论认为，阴寒厥逆之气，上逆于心，加之于心，心神虚不能自持，故虚则恐。尤怡认为这个病是“始因心而及肾，继因肾而心益困矣。”因心而及肾就是心太劳，先损伤心，心气虚了，心阳弱了，不能下交于肾，先因心而及肾，肾反过来阴水上乘，心就更困了。经云：“心欲软，肾欲坚。”“心欲软”指心火不能上炎，心火只能下交，这叫做“软”，反之即心不软而欲“刚”。总之心为阳中之阳脏，阳要下降，心火能下交是“心软”的表现。“肾欲坚”指肾藏精，肾不坚就不能藏，肾坚才能藏精，阴气就能上行了。

怎样治疗呢？“软之必咸”，“坚之者必以苦”，“高者抑之”，“散者收之”。凡是治心肾，心阳不足，肾精不藏，神不收敛者，一定要掌握这些理论。心为血之脏，肾为精之脏，要想心神之守，必养心之血，欲肾志之坚，必定要益肾之精。具体怎么办呢？就用“甘润生阴，则质重味厚之品，又足为收神志之地也。”这些话要很好地去体会。

这个病是心肾不交证，可见于失眠、多梦、恍惚等神志的病。尤怡这个方子是什么方子呢？人参、天冬、熟地黄是“三才汤”，山药、熟地黄、茯神、山茱萸是“地黄丸”，桂心、川连是“交泰丸”，五味子、天冬、人参是“生脉散”。这是个复方，生脉散养心，以适应心欲软，使心火不亢；地黄丸益肾，坚肾；三才汤、交泰丸在这里起上下相交的作用。

我这里引录《静香楼医案》的这几个案例，看上去治疗方案不那么具体详尽，但是这几个方确实开得好，药不多，干净利落。我们要学习这些遣药组方的方法。方应该如何开？上面这些医案都没有用成方，都是加减用方，但是这些加减法都是有明确的指导思想的，方是很灵活的，就看用什么思路来指导开方。

第八章

温热学派

一 温热学派概说

（一）温热病的产生

首先要明确温热病是什么时候产生的？温热病的最早记载还是见于《素问》。《素问·生气通天论》云："冬伤于寒，春必温病。"《素问·金匮真言论》云："夫精者身之本也，故藏于精者春不病温。"《素问·热论》云："凡病伤寒而成温者，先夏至日者为病温，后夏至日者为病暑。"特别是《素问·评热病论》云："有病温者，汗出辄复热，而脉躁疾不为汗衰，狂言不能食，病名为何？""病名阴阳交，交者死也。"这个文献记载把温热病一些突出的临床表现，都确切的记载下来了。如汗出热不退，或汗出体温下降，一会儿又高了，总之是尽管有汗出，体温降不下来，脉搏平息不下去，这是温热病在临床上很有特点的表现。还提出这种温热病，名曰"阴阳交"，这些都反映的是温热病的病变。怎样理解"阴阳交"呢？而且"阴阳交"最后的结论是"交者死也"，说明预后不好。这种温热邪气是阴阳两伤，既消耗人的阴津，也损害人之阳气，阴阳交病。温热病到了阴阳交病的程度，后果是很严重的。如果只是个表热，或里热，那是不会死人的。白虎汤证就是表里俱热证，发高烧、烦渴、脉洪大，没有说得白虎证就死人呀！所以结合一千多年临床实际来看，古人说的"阴阳交"是邪热太盛，阴阳两伤，阳气衰竭，阴津耗散，这种温热病是很严重的。温热病治疗起来很棘手，如果扶阳吧，会再伤阴，要是滋阴呢，有碍清解邪热。

从文献上看，温热病在我国很早就流行了，《素问》中对温热病的记载，已经有了较全面的轮廓。从病因、病机、发病到对临床表现的描述，对热性病的认识已经有了相当的水平。除了《素问》对温热病的记载之外，仲景在《伤寒论》里面也有所描述。在《伤寒论》的"太阳篇"中有好几条对风温病的记载。不过从《素问》到《伤寒论》这个阶段，是不是就形成了温热学说、温热学派呢？看来还没有，但是文献记载确实很明确了，说明当时温热病已经是客观存在了。这是我想说的第一点。

（二）温热学说的源流

温热病的文献记载得这样早，通过长时期的临床实践，不断地上升而成为温热学说，还是应该从刘完素算起，刘完素提出“火热论”以后，河间学派的一些医家，如马宗素著《刘河间伤寒医鉴》，镏洪著《伤寒心要》，葛雍著《伤寒直格》，常德著《伤寒心镜》，都是在发挥刘完素的“火热论”，从病因、病机到辨证，都是在发挥刘完素的理论，尽管他们各有著述，但其主要内容都是对热病的辨证治疗，在这一点上基本是一致的，大家可以在《河间六书》中看到这样一点。所以才有“外感宗仲景，热病用河间”的说法。

刘完素热病的理论前面已经讲过了，他们与伤寒最大的不同在于无论在表在里，都是讨论热邪为病的，无论在三阴还是在三阳都是讨论热邪，在三阳经是热邪，在三阴经还是热邪。这就与仲景的《伤寒论》大不一样了，仲景的三阴证，基本是虚寒证。从马宗素到常德，他们都反对朱肱，都反对《南阳活人书》，为什么呢？因为《南阳活人书》说三阳是热证，三阴是寒证，而他们认为三阳是热证，三阴也是热证。特别是马宗素的《伤寒医鉴》，主要目标就是攻击《南阳活人书》。其实朱肱讲的是伤寒，不是热证，他们的问题在于把《素问》的“热论”与仲景的“热论”没有区别开，他们不好反对仲景，就来反对朱肱，其实这在学术上是立不住脚的。但是他们一直在传承刘完素的火热论，这样给温热病学说打下了基础，这可以说是温热病形成学说的第一个阶段。

自河间学派奠定了温热学说的基础以后，从明代的吴有性开始，又把温热学说延伸而为温疫学说。明代末年，我国许多省份，特别是北方，曾经有二三次热性病的大流行，对这种热性病按照《伤寒论》的治法效果都不好，而按照《素问·热论》学术思想，取得了临床效果。特别是吴有性，他抓住热性病有流行性这一特点大加发挥。所以热性病有流行性不是吴有性自己想出来的，而是当时客观流行的现状反映出来的。所谓的“疫”，《说文》不称温热而称温疫，“疫”就是名皆极也，就是大家害的是一样的病。在马宗素，镏洪、葛雍他们著书中，已经提到伤寒传染的问题了。马宗素的《伤寒医鉴》专门有一篇，叫做“论伤寒传染”。而且他们认为这种传染性的疾病，不是一般的寒邪，也不是六淫，这是自然界存在的一种“疫气”引起的。吴有性的《温疫论》里面也提出“戾气”的概念，“疫气”与“戾气”没有多大分别。所谓“疫”，就是对人体危害性极大，同时又还带流行性的邪气。所以吴有性所谓的“戾气”，是在河间学派“疫气”说的基础上来发挥出来的。他也认为“戾气”不为六淫正气，即不是风寒暑湿燥火。他还认为六淫邪气伤人都是从表而入，都是从皮毛而入，而戾气伤人，都是从口鼻而入，致病渠道不一样。这就是明代吴有性把刘完素的温热论发展成为温疫论，由于当时流行性温热病的客观存在，所以就产生了吴有性的这种理论。

戴天章又在吴有性《温疫论》的基础上，在临床上狠下功夫，著有《广温疫论》，基本是按照吴有性的理论来发挥的。比戴天章稍晚一点，北方又出了个余师愚，也发挥热病的流行性，重用石膏进行治疗。所以由“温热病”引申而为“瘟疫病”，由“温热学说”而为“瘟疫学说”。这可以说是温热病的扩展阶段，研究的范围扩大了，不仅研究一般的热性病，不只是讨论六淫致病，还认识到“戾气”的存在，“疫气”的存在，而且流行性很强，这是温热学说发展的第二阶段。

到了清朝的中叶，即乾隆年间，大概是 1700 多年，南方的叶桂写了《温热论治》，他是从临床方面，又把温热学说提高了一大步。叶桂的温热学说，最早出现是在《吴医汇讲》里面。《吴医汇讲》当时不是一部书，用现在的视角来看，那是一本不定期的刊物，可以说是中医学最早一种杂志，主办人叫唐大烈，叶桂的《温热论治》第一次出现在《吴医汇讲》上，而且是第一期。《温热论治》共有 21 条文献，第 1 条云：“温邪上受，首先犯肺，逆传心包。肺主气属卫，心主血属营。辨营卫气血，虽与伤寒同，若论治法则与伤寒大异也。”叶桂的《温热论治》是怎样来的呢？据《吴医汇讲》唐大烈的记载，这个文献是由叶桂的学生顾景文提供的，顾景文陪叶桂游洞庭，在游洞庭的船上，师徒交谈，是由叶桂口述，顾景文笔记的。照唐大烈的说法，他看这 20 多条文献前前后后不大整齐，于是做了一定的整理，叶桂的《温热论治》就是这样出来的。有人怀疑这不是叶桂的，且不论是不是叶桂的，但是《温热论治》这 21 条，确实成为以后两三百年中温热学家治学的依据。这以后言温热病，都以这个文献为根据，特别是吴瑭的《温病条辨》，完全是以《温热论治》为根据写的，《温热论治》是极有现实意义的文献。

从河间学派奠定温热论基础，一直到吴有性、戴天章、余师愚引申而为温疫论理论，一直到叶桂《温热论治》的出现，温热学说的理论不断提高，系统性更强了。除了叶桂《温热论治》以外，还有薛雪的《湿热条辨》，但《湿热条辨》是不是薛雪的，就更不可靠了。因为薛雪的孙子也在《吴医汇讲》里面写过一篇文章，他说他的祖父（薛雪）文学修养较高，愿意做文人不愿做医生，他说祖父凭生没有著作，没有写过任何东西。如果是这样，肯定《湿热条辨》不是薛雪的著作了。但是我们和对《温热论治》的态度一样，就算不是薛雪的，《湿热条辨》的内容还是很有实用意义，因为《温热论治》只强调温热方面，而对于湿热方面基本没有提到，《湿热条辨》的出现使温热学说的内容就更丰富了。

《湿热条辨》出现以后，又有吴瑭的《温病条辨》，吴瑭的《温病条辨》既吸取叶桂的《温热论治》，又取了薛雪的《湿热条辨》，兼而有之，是在他们的学术思想基础上写成《温病条辨》。他把卫气营血的理论与三焦辨证的理论综合起来，今天学习温病学说，很多人并没有学习薛雪的《湿热条辨》，也没有学习叶桂的《温热论治》，都是以《温病条辨》为蓝本了进行学习的。说明温热学派发展到清代，可以说温热病理论基本到了成熟阶段了。

比吴瑭稍晚一点，还有个王士雄，著《温热经纬》，他在这本著作中从《黄帝内经》对热病的理论，一直到吴瑭《温病条辨》的学术论点进行了整理研究，包括《伤寒论》中对温热病的记载，以及叶桂、薛雪、陈平白、余师愚、戴天章等诸多医家的温热病理论，都归纳在《温热经纬》中。所谓的"经纬"是说《素问》的热论和仲景的温热论是"经"，戴天章、叶桂、陈平白、薛雪、吴瑭这些各家的学说是"纬"，《温热经纬》从现在的视角来看是个资料性质的文献，是对温热病资料的总汇，这是本好书，除了《温热经纬》之外，还没有出现第二部这么全面的文献汇总了。王士雄是个温病学家，他治疗温病的临床经验很丰富，因此《温热经纬》不仅是个单纯资料汇集，在每一条文献资料中都有他自己的见解，要想分析王士雄温热学说的学术思想，只有这个参考资料。

这就是温热学派概说要说明两个问题，一个是中医温热学说的理论源头来于《素问》，特别是《素问·评热病论》中的记载。第二是温热学说的形成，可以分为三个阶段：第一阶段是马宗素、镏洪、葛雍、常德他们发挥刘完素的学说，认为无论在谈三阴三阳都是在讨论热证，与寒证有别；第二阶段就是由吴有性、戴天章、余师愚等，把刘完素温热论的理论，结合到当时流行温热病的医疗实践来进行发挥，而成为瘟疫学说，解释"疫"的概念是流行性、传染性，认为有流行性的病，多数都有热性病特点，当然中医所谓的"疫"有"寒疫"、"热疫"之分，但是"寒疫"毕竟是少数，所以这个认识是正确的，他们把温热论的范畴扩展开来了，而且特别提出了流行性的病因不是风寒暑湿燥火可以包括的，提出疫气、戾气的认识；第三阶段以叶桂、薛雪、吴瑭、王士雄为代表，把前人的理论与临床结合起来，形成温热病的理论体系，把卫气营血理论和三焦辨证理论结合起来，成为治疗温热病的理论体系，这是中医温热学说的成熟阶段。

下面就温热学说形成的三个阶段的具体情况、具体内容来进行讲解，主要分析后两个阶段，即吴有性等由温热扩展为瘟疫，以及叶桂温热理论的提高等。河间学派虽然是温热学说的奠基人，但是在前面已经做了专题分析了，所以这里简略一些。

二 河间绪论为温热学派的先导

所谓的"河间绪论",不仅局限于河间的火热论,主要还是马宗素、镏洪、葛雍、常德等对河间学说的发扬。关于河间绪论我想谈以下几点。

(一)对于温热病病因病机的研究

对温热病的病因、病机,主要还是根据《素问》的记载来阐发的。如《素问》谈到冬天伤了寒邪,寒邪藏于肌肤之中,到了春天就变为温病,到了夏天就变为暑病。但是河间学派认为,不仅是春温、夏暑,甚至于秋凉、冬寒,这些邪气都可以成为发生温热病的病因,意思是温热病的病因不仅仅限于春温夏热,这个思想符合刘完素六气化火的理论。病因虽然有风伤暑湿燥火的不同,但是病因发生质的变化,均变为热邪了。

那么为什么这些风、寒、湿、燥能够化热呢?他们主要有三个论点。首先是运用刘完素六气化火学说,风寒暑湿燥火经过"郁"(所谓藏于肌肤就有郁的问题)的病变,湿郁可以化火,寒郁也可以化火,温、暑就更不用说了,这是他们的一个论点。其次是发挥了《黄帝内经》春变为温病、夏变为暑病的理论,认为如果体内寄存有温热病的因子(伏邪),在四季又新感时邪(新感),如春伤了温,夏伤了暑,秋伤了燥,冬伤了寒,于是温热病被引发了,这个理论把新感论和伏邪论结合在一起。再其次是提出"疫"、"戾"病因之说,他们认为某些温热病传染性就是由于这个病因引发的,体内有伏邪,又感受这种疫戾之气,就会引发温病,如马宗素在《刘河间伤寒医鉴》中提出的疫气,感受这种疫气不是一个人病温热,而是一群人都可以同时病温热。

(二)对温热证病变的研究

如何辨温热证,这是马宗素在《刘河间伤寒医鉴》中提出来的,他认为温热辨证依据是《素问·热论》的理论。《素问·热论》云:"伤寒一日,巨阳受之,故头项痛、腰脊强;二日,阳明受之,阳明主肉,其脉夹鼻络于目,故身热、目疼而鼻干,不得卧也;三日,少阳受之,少阳主胆,其脉循胁络于耳,故胸胁痛而耳聋,三阳经络皆受其病,而未入于藏者,故可汗而已;四日,太阴受之,太阴脉布胃中络于嗌,故腹满而嗌干;五日,少阴受之,少阴脉贯肾络于肺,系舌本,故口燥、舌干而渴;六日,厥阴受之,厥阴脉循阴器而络于肝,故烦满而囊缩;三阴三阳,五藏六府皆受病,营卫不行,五藏不通,则死矣。"这些三阴三阳的临床表现说明,太阳、阳明、少阳,这是热邪在表的反映,太阴、少阴、厥阴,这是热邪在里的反映。所以他们坚持认为,三阴三阳说的是表里而不是寒热,这就是他们温热辨证的中心思想。所以他们反对朱肱《南阳活人书》三阴三阳是分寒热的学术观点，他们认为热病没有寒证，下面举例说明。

“守真云：或下后热不退，或高热内甚，阳厥极深，以至阳气怫郁，不能营运于身表四肢，以致遍身清凉，痛甚不堪，项背拘急，目睛赤痛，昏眩恍惚，咽干或痛，燥渴虚汗，呕吐下利，腹满实痛，烦冤闷乱，喘急郑声，以其蓄热极深，而脉道不利，以脉沉细欲绝者。俗未明其造化之理，若急下之，则残阴暴绝，阳气复竭而立死，不下亦死。病人至此，命悬顷刻。治法当凉膈散或黄连解毒汤，养阴退阳，但欲蓄热渐渐宣散，则心胸复暖，脉渐以生。至于脉复有力，可以三一承气汤微下之，或解毒加大承气汤尤良。俗未明此，故认作阴证，是以阴阳失其治也。”（《伤寒医鉴》）

“守真”就是刘完素。刘完素说，手脚发凉，实际是个热极，不是个寒证，即使是出现了脉沉细欲绝，四肢发凉，这都是热厥不是寒厥，就是热深厥深的病机，这是脉道不利，是蓄热极深，热气郁积于内不能通达于表，不能通达于四肢，经脉也不流行，所以脉沉细欲绝，所以四肢厥逆。假使不认识到这一点，急下之，则残阴暴绝。伏了这么深的热，就要消耗阴津，再用下法损伤它，不仅残阴暴绝，而且阳气复竭。这种情况下，只有用清法，或者用散法，当“凉膈散”或“黄连解毒汤”。

（三）对温热病治法的研究

对温热病的治疗方法，在刘完素时还不系统，在常德、葛雍等人的著作中基本成系统了。在表用散法，即在三阳可用散法；在里用下法，下其热；进一步提出了养阴清热、清热解毒等方法，尤其是养阴退阳，这就更接近于后世温热学说了。其最具代表性的方剂是“黄连解毒汤”（大黄、黄芩、黄连、栀子），至于养阴清热的方法，还没有成熟的经验，远远不如后世医家，有一个养阴的方即“五味子汤”，是《备急千金要方》的生脉散加杏仁、陈皮，与《温病条辨》中的养阴清热方相差得多。

总而言之，河间绪论为温热学说打下了奠基，这个基础就反映在上述的三个方面。

三 温疫与瘟疫的衍变

（一）吴有性的《温疫论》

1. 同是热病温瘟无别

吴有性的温和热是不大区分的，温即是热，热即是温。要有点区别的话，那就是温是热之始，热是温之极。称温病，热无非浅一点，称热病，热无非就是深一点，在他概念中温与热没有多大分别。

吴有性的温与瘟也不大区分的，后来有不少的人反对，认为温热与瘟疫是有区别的，温热是没有流行性特征的热性病，瘟疫是具备有流行性特征的温热病。我们可以结合临床来讨论这个问题，热性病有两种情况，有的热性病有流行性，即有传染性，有的热性病没有流行性。吴有性认为区别这二者没有意义，他认为中国医学瘟、疠、症这三个字都是后起字，这个倒是事实，瘟、疠、症这三个字古代没有。“瘟”字，古代没有这个字；“疠”字，《伤寒论》中也没有，有的是“痢”字；“症”字，古人也没有这个字，古人“症”的含义都是用“证”字表达。这三个字的由来，是否意味着病也变了呢？他认为没有。如“疠”字，即古人说的痢疾，事实上《伤寒论》中的下痢，有的是指腹泻，有的是指痢疾，如白头翁汤证，桃花汤证，这些下痢是包括现在的痢疾，太阴的理中汤证就不是了，那是腹泻。再如古人的“证”字和现在的“症”字是一个含义。因此“温”与“瘟”，他认为没有分别，今天讲的“瘟”与古人的“温”有时是一个意思。他的主要论点是字变了，但客观的病没有变。这有些像我们今天简体字与繁体字的关系，字形变了，字义没有变。因此吴有性的《温疫论》，有些后人（陆九芝）改成《瘟疫论》，陆九芝为什么改“温”为“瘟”呢？他的意思是“瘟”是一种“疫”，有流行性特征，“温”没有流行性特征，所以他把字改了。吴有性认为“温”、“瘟”无别，字不同，表现还是一样的，“瘟热”与“温热”，从脉、从证、从治疗、从方都分不开。所以他在《温疫论》中特别阐述了这个问题，他说“温”与“瘟”没有区别，“温”与“热”也没有什么区别，“有热”、“无热”那是有区别的，成疫没成疫也是有区别的，温热不成疫的，属于六淫之邪，温热成疫的，是属于戾气，这是要区别的。

他的这些认识，是有道理的，所以基本上我还是同意的，不过也有个大缺陷，把有流行性的疫病归属在热性病中，这是个缺陷，因为有流行的病中确实有寒性的。比如“霍乱”，霍乱是流行性病，霍乱有热性的，有无热性的；再如“痢疾”，有热性的，也有无热性的。

他说：“伤寒阴阳二证，方书皆以对待言之，凡论阳证，即继之以阴位。读者以为阴阳二证，世间均有之病，所以临诊之际，先将阴阳二证在于胸次，往来踌躇，最易致误。夫温疫热病也，从无感寒，阴自何来？一也；治温疫数百人，才遇二三真伤寒，二也；及治正伤寒数百人，才遇二三真阴证，三也。又何必才见伤寒，便疑阴证，况多温疫，又非伤寒者乎。”他这话的意思是说，一般的阴阳概念是不能用来解释温热病的，一般方书有阴就有阳，有热就有寒，有虚就有实，是对待言之，这个概念用到温热病来，最易致误。他认为温疫热病，从无感寒，阴自何来？这是第一；第二，治温疫数百人，才遇二三真伤寒，这也可能是他当时的事实，当时流行的是热病，没有流行伤寒，并且"及治正伤寒数百人，才遇二三真阴证"，即使是伤寒病，几百人才有一两个真正是三阴阳虚证，伤寒病也有发热阶段嘛。这话是有道理的，起码他是从实际出发的，他当时遇到的情况就是这样。

2. 温疫不同于一般外感

"外感"包括一般的风寒暑湿燥火，温疫不同于外感，吴有性提出了几点认识。第一，温疫的病因不属于风寒暑湿燥火等六淫之邪，是由戾气或疫气引起。"戾"、"疫"这个两个字他都在用，戾气与疫气对他来说是一个概念。第二，戾气伤人，与六淫邪气伤人不一样，六淫邪气都从皮毛而入，而这个戾气是经口鼻而入，正因为致病途径不同，所以戾气伤人，邪先到膜原，所谓"膜原"是人体半表半里的部位（古人的概念是，膜原踞于五脏六腑所有空隙的部位，既不在脏，也不在腑，在脏腑之间，六腑为表，五脏为里，所以膜原是半表半里），这种邪气既可以从膜原而出于表，也可以通过膜原而入于里，把"膜原"解释得这样具体，吴有性是第一人。第三，在温疫病的治疗上，他主张关键要看病邪在表里的传变来确定治疗方法，或者是引导邪从半表半里出表而解，或者是引导邪从半表半里从里而解，总之目的是使温疫邪气迅速地离开膜原，这是治疗的目标（他的一个方叫"达原饮"，原就是膜原，"达原"是或从表解或从里而解的意思；另一个方叫"三消饮"，也可以从表而消，也可以从里而消）。

所谓温疫病不同于外感，吴有性从病因，从致病途径，从治疗来阐述他的心得体会，在此以前没有谁能像他这样阐述得这样具体、清晰。

3. 伤寒与温疫的鉴别

吴有性对温疫与伤寒的鉴别进行了研究，他认为可以从以下三个方面来鉴别。

（1）鉴别发病

温疫与伤寒的发病机制不一样，吴有性认为温疫与伤寒病因不同，伤寒顾名思义伤的是寒邪，如今天衣服穿少了，或者气候变凉了，或是遭遇了风，或者是淋了雨，总有受寒的原因，只是或轻或重而已，表现有恶寒，或者恶风，接着是发热、身痛、头痛、或有汗、或无汗，一般的伤寒发病基本都有这样的规律。温疫基本上没有像伤寒那些感冒的因素，突然发生，表现凛凛作寒，而且还很严重，随即就是发热而不恶寒，不像伤寒那样发热、恶寒同时存在。

温疫虽然没有像伤寒那些感冒的因素，但也有两种情况，有的是有所触动，有的根本就没有什么触动。所谓"触动"是什么情况呢？比如说在某段时间有忍耐饥饿的经历，以后就感觉身上不舒服了；或者某个时期有种劳累的感觉;或者有精神因素等。这些即可谓种种原因的触动,这种情况是有的,但只是少数,多数根本就没有什么触动,突然间就发作了。这一点温疫与伤寒绝对不一样。

吴有性认为伤寒是不传染的,温疫有强烈的传染性。这一点是有争议的,因为仲景在《伤寒论·序文》上说:"建安纪年以来,犹未十稔,其死亡者,三分有二,伤寒十居其七。"一家人中死了那么多人,没有传染性为什么会一下子死了那么多人呢?按照刘完素的说法,伤寒中的传染病指的也是热病,不是仲景的伤寒。马宗素也提到这个问题,有传染性的伤寒实际就是热病。所以吴有性提出伤寒是不传染的,温疫肯定是传染的,所以称为疫,不叫"温热"而叫"温疫"。

伤寒之邪气,不管风也好寒也好,是从皮毛而入;温疫的邪气是从口鼻而入。这点认识从吴有性到叶桂都是这种看法,温邪上受首先犯肺嘛。

伤寒感而即发,从现在的观点来说是没有潜伏期的,温疫是感久而后发,有一定的潜伏期。所以温疫感邪之后没有任何感觉,实际致病因素已经存在于体内了,是感久而后发,不像伤寒那样初感即发。

总之温疫与伤寒从发病机制来看有这么几点不一样:一个有感冒之因,一个无感冒之因;一个不传染,一个传染;一个自皮毛而入,一个自口鼻而入;一个是感而即发,一个是感久而后发,一个是暴发性的,一个是延缠性的。

(2)鉴别病变

伤寒病自表传里有进无退,只是传的深浅而已。有的是由太阳到阳明就结束了,有些在太阳、阳明、少阳,有的是三阳过后还传三阴,都是有进无退,只是深浅程度有不同,有的只在一经,有的两经,有的三经,但是不管深浅怎样,总是从表入里的趋势。

温疫就不一样了,温疫是从膜原溃散,吴有性强调"溃散"不是"传",伤寒是传变,温疫是溃散。温疫从口鼻而入,进入到膜原,在一定的条件下,就要溃散,没有溃散以前邪气在于膜原里面根深蒂固,可以两三天而后发,甚至于五六天,六七天而后发,只要没有溃散以前,人不大知觉,但一旦溃散,总是与营气、卫气纠缠,叫做营卫交病,无不损害营气、卫气的,或伤营气,或伤卫气,或营卫两伤。

吴有性认为温疫的病邪可以或者出表,或者入里,与伤寒是从表入里,有进无退不同,温疫的发展传变是表里分传。所以温疫的表证与伤寒的表证性质又不一样,伤寒的表与里基本上是绝对分开的,表证是表证,里证是里证;温疫的表里很难分,甚至于温疫的有时里证通了,表证才通。所以温疫病用达原饮或三消饮,把里气通了,把腑气通了,或者战汗,或发斑疹,病就逐渐缓解了。

总之，伤寒是从表入里有进无退，温疫是存于膜原表里分传，病变的机理和趋势不一样。

正因为有这样一个不同，所以伤寒病的分解，总是汗解在前，桂枝汤、麻黄汤都是不同形式的发汗，解肌也好，发汗也好，总是不同形式地使邪气从表而解，所以张仲景强调只要有一分表证存在，那就要先解表后攻里。伤寒是汗解在前，温疫是汗解在后。为什么呢？因为温疫是表里都有邪，里邪通了表邪才能够通。所以伤寒下法与温病下法的运用是有区别的，温病下法用早了没有关系，伤寒下法用早了就大有关系。

伤寒出现斑疹，那是病变严重了，伤寒病在阳明阶段热度高了才可以出现斑疹，伤寒出现斑疹反映的是邪气深入了，所以伤寒发斑那是病情严重的表现。而温疫发斑是病情缓解的征兆，温疫出斑疹是好现象。这是什么道理？发斑疹不管怎样说，邪气总是在血分、在营分，温疫的邪气本来是深入的，所以温疫发斑那是好现象，伤寒发斑那是不好的现象，这个区别是很大的。伤寒病只要是在表，或者麻黄汤，或者桂枝汤，只要汗一出病就轻松了。温疫就是发了汗，病也不会缓解，因为病邪表里都有。因此，在病理变化方面，伤寒病邪退，可以见到出汗的现象，而温疫邪退往往是战汗，这两个病变的机理和趋势也不一样。

发斑与战汗的关系还要深入理解。凡是温疫邪气在气分，往往是通过战汗，若温疫邪气在血分，往往是通过发斑疹。因为气是清清之体，气属阳，所以邪在气分，通过战汗来疏达、疏通；血属阴，血是黏滞的。斑疹和战汗的性质是气血的关系，病位不一样，病在气分往往通过战汗，病在血分往往通过发斑。战汗是正气与邪气相互斗争的结果，正气战胜邪气的表现。所以得温疫的患者，出汗是要通过一段挣扎阶段的，身上会感觉极不舒服，汗似出未出，这正是正邪斗争的阶段，能战而汗，那是好现象，假使战而不汗，那是坏现象，患者甚至出现手脚厥冷的现象，这就更不好了，说明正气一败涂地，汗也出不了，阳气更衰了。所以吴有性的临床经验说，患者感觉极度的烦躁不安，这时候千万不要去动这个患者，要想方设法地使患者能够安静下来，假如你去干扰他的话，正气更不能战胜邪气，这叫做战汗，就是通过正邪斗争而后出的汗。

(3)鉴别治疗

吴有性认为伤寒和温疫的治疗绝对不一样。伤寒的治疗总是先表后里，《伤寒论》很多条文提到这个问题，总是先表后里，先汗后下。温疫总是先里而后表，里一通表才和，里不通表气不能和。总之，治疗伤寒总是先表而后里，先汗而后下，待表邪解了，假使还有里证存在那才可以下，这是治疗伤寒的基本原则。温疫是先里而后表，因为它不是从表而入的，它要里气通了表才能够和，所以要里通表才能够和，这是治温疫病的基本原则。

4. 温疫的传变与治法

吴有性对温疫传变的认识和治疗方法的总结，更是接近实际了，他认为温疫的传变有九传。

但表不里。即只有表证没有里证，温疫邪气从膜原往外传，从表而出，其典型的表现，或是战汗，或是发斑，没有表现出什么里证。这叫做“但表不里”。

表而再表。温疫邪气从膜原传之于表，或是通过战汗而解，或是通过发斑而解，解后表证又来，病情反复发作，还是但表不里，这叫做“表而再表”。

但里不表。温疫邪气从膜原而向里传，往腑里溃散，出现胸膈痞闷，欲吐不吐，甚至于腹泻，而表现出种种里证，不见表证，这就叫做“但里不表”。

里而再里。温疫邪气从膜原而向里传，或吐，或下，病解后又来，又出现胸膈痞闷、欲吐，病复作，这叫做“里而再里”。

表里分传。温疫邪气从膜原向表里分传，既有表证又有里证，既有发热、恶寒、口干、头痛表证表现，又有胸满、温温欲吐等里证表现，这叫做“表里分传”。凡是表里分传，其治法要先通里后达表。

表里分传再分传。温疫邪气从膜原向表里分传，用先通里后达表的方法，病解后又作，这叫做“表里分传再分传”。

表胜于里，里胜于表。温疫邪气从膜原向表里分传，但表证多里证少，或是里证多表证少，表现出轻重、主次，这叫做“表胜于里，里胜于表”。

先表后里。温疫邪气从膜原先传之于表，后又从膜原而向里传，于是开始有表证，表证过后，又出现里证，这叫做“先表后里”。

先里后表。温疫邪气从膜原先向里传，后又从膜原传之于表，于是开始是里证，里证过后，又出现表证，这叫做“先里后表”。

以上就是温疫的九传，与伤寒病的传变很不相同，但是综合起来看就是表里问题。是不是每一个温疫患者都会有这九种情况呢？不一定，不是每个温疫患者都要经过这九传。会出现什么样的情况，这取决于患者的体质，取决于患者内在的因素。出现这九传的原因，主要是因为邪踞于半表里的位置，温邪溃散就有了起码的这两种可能性。所以吴有性辨识温疫证，总从表证和里证两方面来分析，根据临证表现来诊断，并区分其多寡先后的具体情况进行治疗。

吴有性关于温疫的治疗，概括起来就是五个方子的用法。一是达原饮，二是三消饮，三是白虎汤，四是瓜蒂散，五是承气汤。他运用这五个方子的精神可以分析一下。

达原饮，用于温疫病的初期。主要表现就是先凛凛恶寒以后就是发热，不管这时有汗、无汗体温都不会降下来，昼夜都发热，特别是下午三四点钟以后，体温显著增高，且发热不恶寒。伴身痛、头痛，温疫的头痛跟伤寒的头痛也绝不一样，温疫的头痛是头痛如劈，伤寒的头痛一般没有这种情况。典型的脉象是不浮不沉而数，脉数是温热，邪气存于半表里的膜原所以不浮不沉。温疫和伤寒一定要区别开来，伤寒发热的程度不可能这样高，脉象也不可能出现不浮不沉而数，头痛的程度也不一样。这是半表里证，这个时候宜用达原饮。这时候发汗行不行？不能发汗，用发汗药只能是徒伤卫气，丝毫退不了热，所以发汗不起作用。“下”也不行，“下”只能徒伤胃气，只能用达原饮。

达原饮的主要药是“槟榔”，“槟榔”能够消磨毒邪瘴气，很多热带地区，我国两广地区时发“瘴气”（就是吴有性所谓的戾气），包括南洋这一带，人们习惯经常吃槟榔，这是一种疏利药，它不发汗，也不泻下，有疏利作用，疏利温疫的毒邪，所以达原饮是以槟榔来做君药的。达原饮的臣药是厚朴、草果，这二味药能够祛散温疫邪气在膜原的威胁，厚朴、草果是气分的药，性辛利气雄，特别是草果，辛利气厚，能够使其盘踞在膜原的邪热溃散，使温疫邪气离开膜原，使其通达于外，从表里分消，所以叫“达原”。达原饮的其他几味药，知母、芍药是清热滋津，因为毕竟是温热邪气伤津、伤血，所以就用知母、芍药，一面来清热，一面来滋养阴液；如黄芩、甘草是清热解毒，达原饮的甘草是生甘草，清热解毒。达原饮方子很简洁，就是这么几味药，但它的配合很清楚，成为治温疫的第一方，凡是温疫初期，用达原饮可以收到出汗、下泻的疗效，尽管它本身并无“汗”、“下”的作用。

吴有性的这个思想方法是从仲景的柴胡汤受到的启发。柴胡汤解少阳，柴胡汤以柴胡为君药，用扶正祛邪的两方面的药来配合柴胡用。达原饮以槟榔为君药，也有扶正祛邪两方面的药来配合。达原饮是疏解半表半里，小柴胡汤是和解半表半里。因为邪气的性质不一样，所以两个方子性质也不一样，从作用的力度讲，达原饮比小柴胡汤大得多了。但是可以对照来理解，两个方子在立意上有共同之处，这对指导临床处方有用。

三消饮，用于温疫表里分传的情况，是温疫邪气已经溃散的阶段。达原饮证见白苔，苔厚腻，三消饮证的舌苔就大有变化了，舌苔或黄，或黄黑，颜色比达原饮证深得多了，温疫初期舌苔白厚那是肯定的，舌苔由白转黄，或者转深黄、黄黑，说明邪气溃散，里证程度增加。三消饮方是在达原饮的基础上变化的，槟榔、厚朴、草果等主药不变，知母、芍药、黄芩、甘草也不变，然后加大黄，因为舌苔由白变黄了，一般达原饮里面还有柴胡、羌活、葛根等三味药，但这三味药在达原饮里面不是固定的，为什么呢？达原饮的用法是，如果温疫邪气溃散的阶段(也可以说是第二个阶段),温疫邪气分传,舌苔变厚偏于里了,用达原饮加大黄;如果传表,或者说还有太阳证可以用羌活,或者有少阳证可以用柴胡,或者有阳明证可以用葛根,是这样加减应用的,这个精神吴有性叫做“三阳加法”。

对三消饮来说主要是在达原饮的基础上加大黄,没有大黄就不是三消饮,所谓“三消”就是消里、消表、消半表半里,就是要去分散温邪。所以三消饮是用于温疫的第二个阶段,根据里证、表证轻重偏向,以及偏于哪一经(太阳?少阳?阳明?)来斟酌加减。在这个时候为什么必须用大黄呢?前面已经讲过温疫病变的机势,要解温疫之表首先要通温疫之里,这是温疫治疗的主要精神,所以要加大黄,里气通了,腑气通了,表气才能够和,这叫“通里和表”,这与《伤寒论》的精神不一样。三消饮的治疗方法是因势利导,邪在腑可以通过大黄而泻,邪在表可以通过其他药从表而解。药物的剂量要根据病变的机势来定,偏于里证,治里证药的分量就要加重;偏于表证,治表证药的分量要加重,还有热的轻重,也要指导寒凉药的用量。

白虎汤,白虎汤证可以说是温疫的第三阶段,主要表现是脉洪大而数,大渴、大汗。这就说明内部的毒热邪气已经溃散,邪气已经离开膜原,但是还没有出表,由于内外之气,表里之气是通的,所以会大汗,表里之气不通是不会有大汗表现的。这个时候就要用辛凉发散的方法来治疗,辛凉来祛除温热邪气,发散来清肃在肌表、在气分的邪热,白虎汤是清气分的热嘛。服用白虎汤以后,或者自汗而解,或战汗而解。

吴有性提出用白虎汤的要点。第一,如果温疫初起,脉虽然快,但是还没到洪大的程度,说明毒气还没有离开膜原,应该用达原饮,不能用白虎汤,因为这个时候用白虎汤,那仅仅是扬汤止沸解决不了问题,要想汤不沸,那就要釜底抽薪,应该用达原饮使邪溃散,溃散后用白虎汤去清热,这才能解决问题,即白虎汤不能用早了。第二,如果邪气已经入于胃,如有腹满、胸闷、便秘、腹泻,邪热已经入于胃了,也不是用白虎汤的时候,那个时候就非用承气汤不可了,这个时候用白虎汤,只能肃杀胃气,清不了邪热。总之白虎汤要用得恰到好处,恰到邪气离开膜原,而热邪分散在气分,脉洪大,大热、大汗、大渴的情况下,那是用白虎汤的时候。不要以为温疫是热病,用白虎汤不会有大错。

瓜蒂散,瓜蒂散用在什么时候呢?吴有性认为温热邪气在胸膈的时候,出现满闷、心烦、喜呕等临床表现,但是并不腹满。这种时候吃也不想吃,喝也不想喝,是里证表现,但偏于在胸膈之上,可以用瓜蒂散。《素问·阴阳应象大论》云:“其高者,因而越之。”瓜蒂散就是三味药,甜瓜蒂、赤小豆、栀子。瓜蒂散的瓜蒂是不能重用的,吴有性也只用了一钱,用一钱已经够凉的了,不能量大，越是甜瓜蒂毒性越大，越不能多用，一般就掌握在一钱这个程度。这是吐法，邪结于胸膈的时候用。

承气汤，这个阶段的温疫，可见发热、烦躁、舌上生芒刺，不仅是苔黄，甚至苔黑而生芒刺，更甚者鼻头都焦干发黑，说鼻如烟煤，就是这种情况。这是温热邪毒深入于胃，深入于腑了，这个时候就要及时用承气汤，使热邪从胃肠排出来。承气汤也还要区别来应用的，吴有性说三承气汤好像差不多，功效总的来说是泻下，但在具体运用上还是有差别的。如温热邪气在上焦，出现胸膈痞闷这种情况，可以考虑用小承气来下；若中焦有坚结，腹诊可以触到坚结的情况，相当于《伤寒论》中说的胃中有燥屎，那就可以用大承气汤来下。三个承气汤主要作用都是大黄，小承气汤不配芒硝，认为无形之邪就用小承气；如邪热已经到了坚结的程度了，大黄应该配芒硝软坚而泻热，才能起到荡涤的作用，才能够荡涤邪热，荡涤有形之邪，这个时候才可以考虑用大承气；如没有痞满，邪热内结没有到痞满的程度，不管在胸膈也好，在胸腹也好，没有痞满症，只是有余热的时候，就用调味承气汤。

大黄对于温疫的治疗是不可少的药，温疫用大黄的临床指征是，舌根部、中部的舌苔黄了，或者胸部、腹部有痞满表现的时候，就可以用大黄了，即是用三消饮的时候。温疫下不厌早，只要是温疫邪气在膜原溃散，只要有这种机势便可以用大黄，这是开门逐贼的办法。所以温疫用大黄的机会特别多，就是这个道理，腑气通表气才好通，所以温疫有“下不厌早”之说。伤寒病用大黄，只能是有燥屎的时候才能用大黄，温疫用大黄的目的不是为下燥屎，不是因为大便秘结才下，温疫用大黄不是这个目的，主要是为热邪开条出路。温疫如果真到大便秘结的时候，热邪高了，大黄也不行了，那就是养虎遗患了，所以下不厌早。这与伤寒病也不一样，伤寒可以说是下不厌迟，与之是对立的，迟了也没关系，只要表证没有了才可以下，下早了表邪内陷，病情就复杂了。伤寒、温疫两个病机不一样，所以在治疗方法上迥异。况且温疫在临床上常见自利症，就是腹泻，但是大便极臭，这也是热邪的表现，不是说大便秘结才是热象。温疫出现大便秘结了，已经是严重的伤阴了，那就晚矣。

吴有性把大黄与黄连进行了比较，他说对温疫不能姑息，用黄连就是姑息，黄连是清热的，要把热邪清到哪里去呀？热邪没有去路呀。温疫是火热性极大的一种热毒，不用大黄开门逐贼是不行的。所以温疫邪气在胸膈以下，就要果断地用泻下的方法。《素问·阴阳应象大论》云：“其下者，引而竭之。”竭，就是除恶务尽，要排除干净。

吴有性对于温热病总体的治疗方法，我的体会总不外就是这五个方法，概括了他对温疫治疗的全过程，用达原饮疏理半表半里，用三消饮因势利导，用白虎汤清肃肌表,用瓜蒂散因而越之,用承气汤引而竭之。这些对现在某些热性病的治疗是很有临床参考意义的。

综上所述,吴有性的学术思想第一是“温”、“瘟”不分,“温”、“热”不分;第二是两个鉴别,温疫与六淫外感的区别,特别是温疫与伤寒的区别;第三是温疫病的辨证,关键在辨别温疫的九传,主要是从表、里关系来辨,温疫九传的原因是由病邪的性质和致病的途径,及病位所决定的;第四是治疗温疫的五种方法。我的归纳概括也许还不全面,但总可以给你们一些思路,有助于你们去读《温疫论》这本书。

(二)戴天章的论瘟疫

有关温热病的病因、病机方面前面讲得不少了,下面主要对热性病的症状鉴别和治疗方面进行介绍。

戴天章的学术思想主要从两方面来谈,一个是他对瘟疫的辨证方法,二是他对瘟疫的治疗方法。他对瘟疫病研究的学术思想与吴有性基本是一致的,但是他把吴有性的“温疫”改成这个“瘟疫”,他强调这个“瘟”字,强调这种热性病的疫性、传染性。吴瑭对这两个字是不区分的,但戴天章特别强调这一点,认为只有“瘟”字能体现与一般热性病的不同。

1. 瘟疫的辨证方法

(1)辨气色舌神脉

另外他对瘟疫辨证注重五个方面:辨气、辨色、辨舌、辨神、辨脉。

所谓的“辨气”主要就是辨“尸气”,即尸体的臭气。他认为瘟疫的尸臭与一般的尸臭不一样,这是因为温热毒邪把人体内部脏腑、津液、气血腐坏了的缘故,所以这种尸臭很特殊,只要是闻到这种臭气就要从瘟疫来考虑,由此来排除其他热病的可能。另外瘟疫患者的嘴很臭,秽浊气味很大,一进房间就可以闻到这个气味。

瘟疫患者的脸有种特别的气色,有像烟熏一样的油彩,这种气色是很可怕的,这是一种疫热的气色,是郁热的表现,人脸好像很多天没有洗过脸一样的,晦浊得很。不要说瘟疫,就是一般湿温证,气色也都带秽腻,不过要比瘟疫的气色浅得多。凡是带这种秽腻气色的,总是邪热伤津的表现。

瘟疫的舌苔很厚,就像积粉,像米粉、豆粉堆在舌头上一样,这叫积粉。虽然厚,但并不滑腻,说明胃中津液大伤。如湿热证的舌苔,可以现滑腻,有痰的舌苔也可以现滑腻,瘟疫的舌苔像积粉。

神昏,是瘟疫主要表现之一,发病两天神识就会出现神昏,烦躁、惊悸、呆傻、甚至昏迷,但不发狂(不像阳明证高热、谵语、发狂),这种患者眼睛一闭就会说胡话,眼睛一睁开就又好了,这就是邪热伤了神志,神志异常的表现出现得比较早。

瘟疫的脉象模糊不清，不管是数、是大、是弦，指下总有一个模糊不清的感觉，只是觉得脉很有力，不像伤寒或其他病脉象可以切得清清楚楚，大就大，洪就洪，虚就虚，弱就弱，瘟疫的脉象模糊不清。

抓住以上五点，基本上就可以诊断为瘟疫，而不是一般的热证。这五种表现基本病机是一个，即五脏津气大伤。

(2)辨兼夹证

戴天章辨瘟疫除以上五个方面外，还提出兼证、夹证问题。辨夹证这里不谈，夹证比较具体，如瘟疫夹下痢，瘟疫夹疟疾等。关于兼证应该分析分析，因为兼证比较抽象，不容易分辨。瘟疫往往有兼寒、兼风、兼暑、兼疟、兼痢的问题。

瘟疫兼寒证。瘟疫是热证，但是有兼寒的时候。如何分别呢？伤了寒，无烦躁、无口苦、无口臭，无非是身痛、发热、恶寒等表现。瘟疫兼寒，往往是既有寒证的表现，又见烦躁、口苦、口臭等内热的表现，起码热邪在半表半里之分的瘟疫，这些表现是很明显的。如果有感寒的现象，又有瘟疫热盛的表现，这肯定是瘟疫兼寒证。瘟疫患者往往多汗，热证嘛，但是兼寒证，尽管发热不恶寒，也无汗，因为寒主收引，这也是临床上常见到的现象。从脉象上来看呢，也有很多不同。瘟疫的脉象往往是软散而不浮不沉，而兼寒证的脉象可现浮脉，或者浮弦，或者浮紧，或者浮数等，都可能出现。从脉象和临床表现两方面可以判断是否是瘟疫兼寒证。

瘟疫兼风证。瘟疫可见发热不恶寒、头痛，但是上呼吸道的病变表现不一定有，如流清鼻涕、鼻塞、鼻鸣、咳嗽，瘟疫初期这种情况不多见，因为邪在膜原。如果瘟疫兼风证，就有可能出现这些表现，咳嗽、流清鼻涕、鼻塞，这种情况要考虑兼风邪的问题。从脉象来看瘟疫脉不浮不沉，兼风证的脉象可见脉浮。这里还要注意一点，瘟疫兼寒、兼风，对瘟疫来说会有两种结果，兼寒会增加瘟疫的病势，兼风会有减轻瘟疫的病势。为什么呢？因为瘟疫是个热证，兼感寒邪，寒在外面收引，瘟热邪气往往更会郁于内，就会增加瘟疫的病势；兼风，风性清扬，风主宣散，兼风对瘟疫热邪的外散有些帮助，病势会减轻。

瘟疫兼暑证。瘟疫病兼暑，往往病初起就会有胸满、呕吐，或者腹泻，脉象不是不浮不沉而数，往往会出现脉弦细芤迟。

瘟疫兼疟疾。疟疾应该属于病症，戴天章在这里当病因来处理了，兼疟有三种情况，似疟、转疟、兼疟。所谓“似疟”，如患瘟疫出现的寒热往来，且没有时间规律，或者一天二三次，或者一天一二次，往往是出现在瘟疫的初期，这叫“似疟”。所谓“转疟”，往往是出现在瘟疫病高烧、烦渴的时候，大汗大下以后，余邪不退，有一点发热、恶寒，又不是十分明显的发热、恶寒，是余邪问题，往往出现在瘟疫病的后期，这是“转疟”。所谓“兼疟”，是瘟疫病的同时又得了疟疾，寒热发作有明显的时间规律，以热多寒少为特征，在夏秋之交出现的瘟疫兼疟的情况多见。瘟疫病为什么会有似疟、转疟、兼疟这种情况呢？因为瘟疫病本身就是半表里的病，膜原属于半表半里的性质，而疟疾也是邪在半表半里，属于少阳，有病位相同的内在因素。

瘟疫兼痢疾。瘟疫病往往就有腹泻，便稀水，气味奇臭。瘟疫兼痢疾就不仅仅稀便了，便有红白，瘟疫病本身有湿有热，痢疾也是有湿有热，从病因看两个性质有相同的地方，所以戴天章特别把痢疾与瘟疫兼夹证放在一起来认识。

以上就是戴天章对于瘟疫的辨证，首先抓临床表现的五个要点，其次从病因方面总结了五个兼证，再其次又总结了十个夹杂证。

2. 瘟疫的治疗方法

戴天章对瘟疫病的治疗提倡是五法：汗法、下法、清法、和法、补法。

(1)汗法

戴天章说瘟疫到了邪已经透于肌表阶段，就要引导邪气从表而解，这时要用发汗的方法，给邪一条出路。但是外感风寒病的汗证，或者伤寒病的汗证，与瘟疫病的汗证不一样。外感寒邪的汗证发汗不嫌其早，发汗越及时越好，以免邪传里；而瘟疫的汗证，汗不嫌迟，因为发汗早了邪气不仅只是伤正，所以瘟疫邪气没有完全溃散在表，这时候发汗是不恰当的。

外感风寒的发汗，是用辛温、辛热剂来宣通阳气，宣通卫阳，这是对风寒外感证的基本方法，而瘟热证的发汗一定要用辛凉、辛寒来救阴，因为瘟疫证是热邪，汗多是临床常见的表现，所以一定要用辛凉、辛寒来救阴，既要发汗，又不能让汗过伤津。

温热证的发汗一定要通里，治表必定要通里，这与伤寒、外感治法大不一样。风寒的发汗往往是一汗即解，温疫病的发汗往往一次汗解决不了，需要一而再，再而三，要反复地发汗。

发汗与自汗是两回事，两个概念。瘟热病本身多汗，这种汗是由热邪引起的，是温热邪气蒸发人体的水分，称为“邪汗”，不能说看到温热病有汗，就不用发汗来治疗了，发汗是通过药物的作用，鼓励正气祛除邪气，这叫“正汗”。这两个概念不能混同起来，所以瘟疫病往往是通过战汗、狂汗才能彻底好。“战汗”前面讲过了，“狂汗”是什么情况呢？患者高热，汗没有出之前像发狂一样的极度烦躁，汗一出，患者马上就安静下来了。瘟疫病的发汗往往是通过战汗，或者是狂汗，病情才得缓解，一般外感很少有这种情况。

戴天章用的辛凉发汗用的是“人参败毒散”，有时用“大青龙汤”（重用

“石膏”),如果发表还要兼通里,就考虑用“三消饮”,或者是“防风通圣散”。

(2)下法

下法也与治疗伤寒不一样。伤寒病下不嫌迟,伤寒病不能下早了。而瘟疫病下不嫌早,与发汗恰恰相反,这是什么道理呢?因为瘟疫病发汗要通里,并且是在半表半里的,这两个一早一迟是绝对不一样的。

再一点,伤寒之下是在下燥结,承气汤的用法是针对燥结证来用的。瘟疫的下不针对燥结,而是针对郁热的,瘟热邪气郁积于膜原嘛。

另外,伤寒的里实证用下法有个条件,一定要表证全解了才能够下,《伤寒论》中很多条文都强调这一点。瘟疫就不管表邪罢与不罢,有表证也得下,因为通里可以解表,只要是有里证存在,就是有表证也得下。

还有,伤寒邪在上焦不能下,一定要等邪气到中下焦了,才可以考虑用下法。瘟疫病邪在上焦也要下,也可以下,不能等热邪已经结于中焦,或者结于下焦了才下,那时就来不及了,如果邪热深到那个程度,下也起不到作用了,这还是下不嫌早的观点。

伤寒的下法,中病即止。瘟疫病的下法,不嫌多,一而再,再而三,都还可以下,甚至于在临床上下一二十次的时候也有,只要体内排除的粪便还是热证的表现,就要继续用下法。这一点也与伤寒大不一样。由此可以看出一个问题,伤寒病、外感风寒等,毕竟感受的是清邪,瘟疫邪气毕竟是浊邪,浊邪性黏滞。

瘟疫病的下法戴天章提出六种方法。第一,邪在胸上的,即病位在上焦胸膈之上,着重用“贝母”,“贝母”本不是下药,但是贝母有个很大的特点,它可以解积,贝母是解积药,贝母之所以能够化痰、消痰就是解积的作用。第二,邪在胸膈心下,即病位在心下,可以考虑小陷胸汤,用黄连、半夏、瓜蒌,不用大黄、芒硝,瓜蒌是瓜蒌皮,现在用全瓜蒌,瓜蒌也是个解积的药。第三,邪气结于胸胁,应该考虑用大柴胡汤,少阳的部位嘛,用柴胡疏转少阳,柴胡这个药既可以发汗,又可以泻下,也可以消积,是通经的药,例如月经闭滞,临床有用大剂量柴胡。第四,邪气结于脐上,用小承气汤。第五,邪气结于脐下,可以考虑用调味承气。第六,瘟疫出现痞满燥实,就要用大承气汤。这是他的六种下法,主要都是在解积、解郁,不是在下燥屎。总结这六种解积的方法:胸上的用贝母,川贝母、浙贝母都可以,现在川贝母不大好使了,因为药价也贵,物资又缺,浙贝母一样地可以用;在心下可用小陷胸;在胸胁的用大柴胡;在脐上用小承气;在脐下用调味承气;痞满燥实兼全用大承气汤。

(3)清法

瘟疫是热证就要用清法,戴天章认为,如邪气已经传表,就该发汗,用辛寒、辛凉来发汗，使邪从表而解这叫作“清”，从表而清解，即汗法也是清法。若邪气传里了，就该下，或者用承气下，或者用小陷胸汤下，或用其他方法来下，使热邪从下而出这也是“清”，即下法也是清法。若瘟疫邪气在表，发汗后，或者下了，热仍不退，这种情况是瘟疫病常见的，那就要用苦寒、寒凉的药来直折其内积之邪热，这是大量用石膏的时候，这就是清法。汗、下、清这三种治疗方法，在临床上是可合可分的，有时候用汗法清，有时用下法清，汗、下都不能解决问题就只能用清法，这是戴天章的对清法的理解。

清法的运用关键在什么地方呢？关键要看邪热之深浅。如何来分辨邪热的深浅呢？热之浅一般在营分、卫分，清营分、卫分的热，石膏、黄芩是主药。戴天章是重用石膏的人之一，后来的余师愚比他用的量还大。石膏走卫分，黄芩走营分，热邪在营分、卫分可以用石膏、黄芩为主，柴胡、葛根是辅佐药不是主药。戴天章认为热邪始终结于胸膈，这是热深之一，说明瘟疫邪气没有离开膜原，这种热邪顽固地结于胸膈，那就要考虑用天花粉、知母、瓜蒌仁、栀子、枳实这些药。热邪深结于肠胃，这是热深之二，那就要用下法，不用清法了，或者下而兼清，用各种承气类药（《温病条辨》里面的承气汤用法比戴天章的还要全面，又进了一步了）。热入心包，是热深之三，这是最严重的了，热邪深入于心包络，那就要用黄连、犀角（现用水牛角代替）、羚羊角来作主药，如果热邪侵犯心脏，就很难清了，疗效就很难说了。热邪入于心脏，如何救治呢？这要用“牛黄”，而且还要用大量的牛黄，少了不行，少于一钱是没有用的，几分牛黄不能解决问题，即使这样也不能保证有疗效。因此瘟疫邪气最好是在营分、气分就很好地把它解决了，不要让它在胸膈、在肠胃、在心包，尤其是在心脏，热邪深到这个程度了，预后就很差了。这些都是经验之谈。

(4)和法

寒药、热药并用，这叫做“和”，补药、泻药合用也叫“和”，表药、里药并用，表里双解也叫做“和”。

瘟疫应用寒药，如果兼寒、兼风的时候，瘟疫有兼夹证问题，在用清热药为主的同时，也用散寒的药，寒热并用，这属于和法。如泻心汤之类，即用干姜、生姜的同时，还用黄连、黄芩；如苍术白虎汤，石膏是甘寒药，石膏与苍术同时用，苍术是温燥药、辛温药；瘟疫热病中知母与草果同时用，草果是温热药，知母是寒凉药等。这些都属于和法。总之在瘟疫病的治疗中寒热并用的情况很多，像生姜、黄连并用，黄芩、半夏并用，石膏、苍术并用，知母、草果并用等。

瘟疫病中还有补泻和剂，补药、泻药并用。瘟疫邪气是实邪，是热邪，但是瘟疫病受到人体体质的影响而病变各异，对素体很虚弱的人，泻瘟疫热邪的同时还要固正气，可以用人参这类的药来固人之正气，这就是补泻同用，如白虎加人参汤，补泻同用，也属于和法。

治疗瘟疫病，麻黄、葛根、羌活、柴胡与大黄、芒硝、枳实、厚朴同时用的方子很多，这是表里双解的方法，前面提到的防风通圣散、凉膈散、三消饮等都是表里双解的方子，这些也属于和法范畴。

还有一种叫“平其亢厉之气”的方法，如瘟疫病邪气已去，而余邪未解，还是要平其亢厉之气，要根除它，这种平其亢厉之气也叫做和法。因为瘟疫邪气解除了，而亢厉之气还在，不能再用大苦大寒的药，就要用轻剂，或者用丸剂，待药性缓慢地去发散，这也属于和法。

所以在治疗瘟疫病中，寒热并用，补泻并用，表里并用，平亢厉之气等，都叫做和法，和法实际包括有汗、下、清、补的因素，换句话说，不是单纯地用某一种方法就是和法。和法适用于瘟疫有兼夹证，或者病邪大势已去而余邪不衰等情况。对和法，临床上还是常用的，要很好地掌握，戴天章对和法的体会比较深刻。

(5)补法

瘟疫病是热证本不应该补，但是瘟疫热证或者经过汗，或者经过下，或者经过清解，邪气固然退了，正气一点不受到伤害是不可能的，往往邪气退了而正气也衰败了，这时还必然要补。不管是为邪所伤，还是为药所伤，在瘟疫病的后期考虑补是很必要的，但是必须要好好地观察和分辨，看虚到什么程度，是虚在阳分还是虚在阴分。结合瘟疫病来讲，热邪伤阴，所以首先就要考虑补阴的问题。但是不等于说瘟疫病的后期都是阴虚而没有阳虚，大汗可以伤阳，大下可伤阳，攻邪也伤阳，所以补阴、补阳要根据具体情况来定夺。

凡是临床上累次经过汗、下、清种种方法，而烦热仍不解，就要考虑阴虚的问题。王冰在注《素问·至真要大论》说:“寒之不寒则其无水。”有热，用寒凉药热不退，这种热是伤阴的热了，要去补水。在临床看到很多低烧，清热是清不下去的，用养阴法，如六味丸、生脉散、养荣汤等来养精血。这在瘟疫病中是主要方面，一般是伤阴的多，或者是阴阳两伤，而伤阴是主要的一面。如果瘟疫病累经汗、下、清、和以后，热退了，患者却昏昏沉沉，甚至还出现痞满、腹泻、口味不开、精神不振、四肢极度疲乏，这就要考虑是阳气虚的问题了，这要用扶正祛邪的办法，用四君子汤、异功散、六君子、理中汤等。在温热病中，这种伤阳气的情况虽然不像伤阴那样多，但也是能见到的。总之补法基本上是用于瘟疫病的晚期，中期也有，如白虎加人参汤证，但不是多数。

以上内容在教材中都有，我结合临床实际运用做了一些分析，使你们在临床上能够具体地应用这些前人的经验。有这样一种看法，认为中医治慢性病还可以，治热性病就不行，我看中医治热性病也可以，而且热性病见效最快，比慢性病效果显著得多。

戴天章的汗、下、清、和、补这套方法，所用的方不如《温病条辨》的全面，但他这五种方法的总结，很有临床意义。

戴天章的主要学术是两方面，一是他对瘟疫的辨证，二是对瘟疫的论治。这两方面都很有现实意义。

(三)余霖的论疫疹

余霖对瘟疫病中斑疹进行了研究，在这方面下了功夫，有他独到之处。关于余霖对疫病学源流的总结，你们看一看讲义就行了，他提到的那些医家，你们都可以看一看，我这里就不细细分析了。疫疹与伤寒的鉴别，讲义中也提出来了，大家自己看一看。我想着重从临床方面谈两个问题。一个是余霖对疫疹、斑疹的鉴别，其次是他对斑疹的治疗方法。

1. 对疫疹的鉴别诊断

首先是对疫疹的辨证。“疹”总是营分的问题，这一点没有争议，“汗”总是在卫分的问题，关于出疹的病机我不重复了，主要分析余霖对疫疹的辨证。余霖对疫疹的辨证有两个要点：一是疹子的形状，从形状来辨；二是疹子的色泽，从色泽来辨。

根据疹子的形状分为轻证、重证两种情况。疹子形疏松，不是很结实很坚硬的，而且根浅不深，这叫“松而趋浮”。如风疹与湿疹比较，风疹浅在，湿疹深在，临床上找两个患者分辨分辨就可以理解这句话了。红点子就像是撒在皮肤面上一样，这是疏松而浅在，只要是疏松而浅在的，不管是什么颜色，发红也好，发紫也好，发赤也好，发黑也好，这都反映毒气外发、毒气外现的病机，这可以用“清瘟败毒饮”，基本上可以说没有什么后患。这就是轻证，关键就是“松而趋浮”。

什么形状的“疹”是重证呢？首先就是紧束有根，疹子的颗粒看得出来很紧实，很坚紧，而且深在有根的样子，好像是从肌肉深处长出来的一样，这叫“有根”，这种疹子就不简单了。如果同时疹子色青紫，就像跌打伤的瘀血那种颜色，反映热毒较深。如果疹子在胸部或者背部多，这是胃热，而且这个热相当严重，是胃中热毒，热邪深结于胃。这些都是重证，应该清胃热，清胃凉血。如果经治疗后疹子能够由紧束有根，变为松活，气色由青紫变为红火，这说明有了转机。假如说紧束有根的形状不改变，这预后多不良。为什么疹子出现在胸背部意味病情严重呢？胸部、背部是人体的阳位，胸为阳，背为阳，说明阳气伤败了，这种预后也不好。

以上就是从疹子的形状来辨轻重，要点是松而趋浮的是轻证，紧束有根的是重证。从疹子的色泽来诊断，主要有七个方面。一是看疹色是否红活，色红带润叫“红活”，反映出尽管血分有热，但是营血是流畅的，不管疹子是多还是少，疹色红活还是好的。二是淡红色，不是深红，色淡而润，这是最好的，如果是色淡而不润（干而枯），或者色淡而娇艳，这也不好，所谓“娇艳”是津液大伤的现象，反映热邪比较深，血热比较重。三是深红色，反映血热比较重。四是艳红色，这是不好的颜色，即红得发亮，就像涂的胭脂，这是血热极深的现象，这种鲜艳的颜色越是红，预后越是不好，这种时候必定要用大凉药，让颜色慢慢变浅，那就有转机。五是紫赤颜色，像鸡冠花的颜色，比鸡冠花还艳，那就是赤而发紫，这往往是色变黑的前奏，变黑是热极伤阴的现象。六是红砂或者白砂，所谓“砂”是疹子细而碎，颗粒不大，像小米的颗粒一样，很细碎，如果颜色比较红那就是“红砂”，颜色比较淡就是“白砂”，这种疹子往往出现在温疫病的后期，反映余毒没有退尽，余毒、余热没有透发完，这种疹砂消失后会脱皮，会有皮屑，这种疹子问题不大。七是坏证，刚发热就出现皮疹，脉来细数沉，甚至于脉沉到伏摸不着，即伏脉，这是阴阳两败的现象，出现这种脉象，要注意了，这时患者的脸色发青，枯而不润，就像极度营养不良的那种样子，神识昏愦，手脚发凉，头汗多，头痛如劈，欲吐不吐，烦躁不安，欲泄不泄，这叫“闷郁”，是温疫邪气闷结于里，是闷结于脏不得发散，结于腑好办，结于腑的话可以出表可以入里，可以从汗解可以从下解，入脏了那就没有那么多出路。所以《金匮要略方论》第一篇就讲，从脏入腑是好转，从腑入脏是恶化，这是最危险的状态，是疫疹中最不好的现象。纵然是用清温败毒的办法，疗效也不好了。

以上疹形的二点，疹色的七点，对出疹性的热病是非常有实际意义的。

2. 治疗疫疹的方法

对疫疹的治疗方法，余霖习惯用三个方子：一个《南阳活人书》的“败毒散”，败毒散有多种，都是《南阳活人书》中的方子，如“人参败毒散”、“荆防败毒散”等，都是“败毒散”的加减方；第二个用刘完素的“凉膈散”；第三个是他自己的方子“清瘟败毒饮”。他在临床对疫疹的治疗基本上就是用这三个方子：败毒散用于疫疹的初期；邪如入里了，相当后世温热家说的气分，即邪在中、上二焦，就用刘完素的凉膈散；如果疫疹的温热邪气遍传于十二经，疫疹病情达到高峰，用清瘟败毒饮。

首先讲讲他对败毒散的运用。败毒散用于疫疹初期，症见头痛、恶寒、发热、鼻塞、身重，甚至于有口疮，两眼发赤发红，包括现在所谓的腮腺肿，身上有轻度的疹子出现，他认为这个时候病邪主要是在三阳经，基本是在表。败毒散薄荷是君药，因为该药辛凉气轻清，味薄，能够疏通经络，特别是能疏通三阳经，疏利风热毒邪。其他还有羌活、独活、柴胡、前胡、川芎等，特别是前胡、柴胡、羌活、独活，这四味药是走三阳经的，消散风热在上的邪气，所以称为“败毒”，主要就是败三阳毒气。这个方子后人重用薄荷、栀、夏，有人除去里面的枳壳，换上白薇，用之来治风疹的报道不少。为什么换枳壳？因为枳壳有降敛性，所以换上白薇的清润性。这个方子治疗一般的风疹，那是绰绰有余，但是用来解决疫疹，只是个轻剂，如果稍有里证，这个方子就不行了。凡是温毒邪气而发疹，是毒热邪气往外散的表现，前面提到过伤寒病见到发疹是病加重，瘟疫发疹是病邪外解的一种表现，败毒散的作用是抑制瘟疫病的发展病势，让邪从表而解。

其次是凉膈散。所谓“膈”是指胸膈，因此这个方子是治邪在中、上二焦的，主要是些咸寒、苦寒的药。方歌云：“凉膈硝黄栀子翘，黄芩甘草薄荷饶，再加竹叶调蜂蜜，中焦燥实服之消。”刘完素的凉膈散是表里两解之方，它既有黄芩、薄荷、竹叶这些解表的药，更有大黄、芒硝等清里的药。余师愚用凉膈散不用大黄、芒硝，他把清里的二味药去掉了，他认为瘟疫的热邪是无形之邪，假如用硝、黄这种猛药去攻，怕引无形之邪热反而内陷，反而内溃，所以他不用大黄、芒硝而加上石膏，余师愚最喜欢用石膏，用石膏去肌肉之热邪，用栀子、黄芩、薄荷、竹叶来解在经之热邪，用连翘、石膏、黄芩这类的药来清其在里之热邪，特别是在胸膈的热邪。凉膈散主治表里均有邪者，而偏于在里，败毒散偏于在表。

再其次是清瘟败毒饮。清瘟败毒饮主治十二经的热邪、十二经的邪火、疫疹发作到高峰阶段。清瘟败毒饮中的石膏、生地黄、黄连等是主药，要掌握这个方子就是掌握这三味药的用意。这三味药，每味药都分成大剂、中剂、小剂三种不同的剂量。大剂的分量生石膏是六两到半斤，生地黄是六钱到一两，黄连是四钱到六钱；中剂量的生石膏用二两到四两，生地黄用三钱到五钱，黄连用二钱到四钱；小剂量的生石膏用八钱到一两二钱，生地黄用二钱到四钱，黄连用一钱到一钱半。其余的药，如栀子、桔梗、黄芩、知母、连翘等，随证配合使用。为什么要分大、中、小等三种剂量呢？余霖有用药的指标。如六脉沉细而数要用大剂量，说明邪热到了高峰，而正气大大地受到损伤了；如脉沉而数，说明邪热虽高，正气还没伤得那样厉害，脉沉而细，可以用中剂量；如脉浮大而数，说明病邪还不深，故用小剂量。不管用什么剂量，只要疹子完全出透了，他说可以用大量的大青叶，加小量的升麻，大青叶可以用二三两，升麻就用几分，四五分左右，这样来清除疫疹的余毒，来降浊升清，这就是清瘟败毒饮的基本用法。

清瘟败毒饮主要立意是什么呢？为什么要重用石膏？他认为疫疹是由于胃热引起，胃热熏蒸邪气出于肌肉而造成的，所以他就重用石膏，石膏主入胃经，通过胃而散布到十二经中去，这就是他的立意，石膏能够清胃热，间接地能够清十二经之邪火，这是他重用石膏的理由。黄芩、犀角（现用水牛角代替）清上焦的热，清心肺的火；牡丹皮、栀子、赤芍是清肝肾的火；还有连翘、玄参，那是去滋水济火，用了前面那些大量的清火热的药，火热在阳明胃经损伤水谷精微之气，单清热还不行，一面还要救阴。这些概念都在石膏、生地黄、黄连这三味君药里了，石膏主宰六腑，黄连主宰五脏，生地黄是救阴救水。

余师愚用于治疗疫疹基本就是这么三个方子，特别是清瘟败毒饮，用来解决了许多临床上疫疹重证。后面附有余霖的两个医案你们可以看一看，这是他治疗疫疹主要的三个手法。温热毒邪在表的初期用败毒散；温热毒邪偏于里，特别是在中上焦，用刘完素的凉膈散去硝、黄加石膏；温热毒邪在阳明胃，热遍及于十二经，疫疹到高峰的时期就是清瘟败毒饮。

以上介绍了吴有性、戴天章、余师愚的学术思想，他们的学术思想理论基本是一致的，但治疗的方法、手段各有特点。吴有性强调用大黄，他认为治疗温疫病，不给邪气找出路是不行的，除恶务尽，要彻底地下。他把黄连与大黄进行比较，一般人习惯用黄连，不习惯用大黄，而黄连不能从根本上解决病毒问题，只有把大黄用好了，病邪才能彻底排除。戴天章、余师愚与吴有性不一样，两个人都不强调用大黄，强调用清法，特别是能够从表解最好。其实他们各自所站的角度不同，如吴有性是从整个温疫病来考虑的，特别是关于五脏神志方面的病变；余霖是从温疫发斑、发疹角度来说的，发斑、发疹当然最好是能够从表解。

（四）温热病医家医案

1. 吴有性医案

朱海涛，年四十五岁，患疫得下证：四肢不举，身体如塑，目闭口张，舌上胎刺，问其所苦，不能答。因问其子两三日所服何药？云进承气汤三剂，每剂投大黄两许不效，更无他策，惟待日而已。但不忍坐视，更祈一诊。余诊得尚有神，下证悉具，药轻病重也。先投大黄一两五钱，目有时而转动；再投，舌刺无芒，口渐开能言；三剂，舌苔少去，神思稍清。四日服柴胡清燥汤，五日复生芒刺，烦热有加，再下之，七日，又投承气养营汤，热少退。八日，仍用大承气汤，肢体力能少动。计半月，共服大黄十二两而愈。数日后，始进糜粥，调理两月才平复。曾治多人，所遇上证，百中仅有者，始存案以备参酌耳。（《温疫论·叠下医案》）

朱海涛，年 45 岁，患疫得下证。所谓“得下证”即可下之证，临床表现为四肢不举，身体像雕塑的人一样强直，目闭口张，舌上有刺，问其所苦，患者不能回答。家人说曾服过三剂承气汤，每剂药的大黄都是一两左右，吃了没有什么效果,所以找到吴有性给看一看。看患者的脉尚有神,胃气还在,下证悉具,是可下之证,还是阳明实证,吴有性认为承气汤没有错,关键是药轻病重的缘故,前面大黄只用了一两左右,热邪这样盛,药的分量太轻。先投大黄一两五钱,服过后,眼睛睁开而且可以转动了。再投大黄一两半,舌苔退了一些,芒刺减少,能讲话了。这样连续用大剂量大黄 3 剂,舌苔又退了一些,神志稍清。不再用下法,改用柴胡清燥。改方后,舌上复生芒刺,烦热又加,病情有所反复。看来邪气还没有下尽,又投承气养营汤,再下,热又稍退,看来效果不十分显著,仍用大承气,再彻底地下,肢体能稍微活动了,即身体比较柔软了,手脚能动了。前后一共半个月,共吃了大黄 12 两,期间换过柴胡清燥汤,但病情立刻有反复,还是用下法,半个月吃了 12 两大黄,数日后,才吃点稀粥,调理两个月才平复。吴有性说,这样的患者临床不多见,所以把这个病案录下来,请大家参考。

2. 余师愚医案二则

(1)医案Ⅰ

正阳门外,蒋家胡同口内详泰布店,祁某,晋人也。长郎病疫,原诊谢以不治,又延一医,亦不治,及至邀予,已七日矣。诊其脉,六部全伏,察其形,目红面赤,满口如霜,头汗如雨,四肢如冰,稽其病时昏时躁,谵妄无伦,呕泄兼作,小水癃闭,周身斑疹,紫黑相兼,幸而松活,浮于皮面,毒虽盛而犹隐踏,此生机也。检视前方,亦用犀连,大剂不过钱许,乃杯水之救耳。予曰:令郎之证最险,不畏余药过峻,死中求活,不然,变在十四日,祁恳甚切,予用大剂石膏八两,犀角六钱,川连五钱,余佐以方中之味,加伏龙肝一两,滑石五钱,木通三钱,猪苓、泽泻二钱,更加生地一两,紫草三钱,归尾三钱,大青叶二钱,以色紫黑也。连服二帖,至九日,脉起细数,手足回温,呕虽止而泻如旧。仍用本方去伏龙肝,又二服,至十一日,脉转洪数,头汗遂止,黑斑变紫,小水亦利,大便亦实,但谵妄如前,身忽大热,烦躁更甚,大渴不已,以火外透也。仍用本方去滑石、木通、猪苓、泽泻,加花粉、山豆根,以喉微痛也。更以冰水与服,以济其渴,又二贴,色转深红,热势稍杀,谵妄间有,犹渴思水。按本方减生地五钱,去归尾、紫草、豆根、花粉。又二帖,诸症已退十分之三,药减四分之一,但饮水而不思食。祁疑而叩曰:病虽减,而十数日不食,尚能生乎?予曰:生矣。按法治之,二十一日方可痊愈,又二服,斑化多半,胃气渐开,热亦大减。照本方药减四分之二,去大青叶。又二服,斑点全清,饮食旋食旋饿,方能起坐,诊其脉,尚有六至,犹有余热,不即清之,其势复张,更难为力。犹用石膏二两四钱,犀角三钱,黄连三钱,余亦类减。十九日用石膏一两二钱,犀角二钱,黄连一钱,加乌梅三个,酸以收之也。予曰:前言二十一日方能成功,今已十九日矣,令郎如此，可见前言之不谬也。祁某喜曰：若非立定主意，几为众口所误。初立此方，体全堂不肯卖药，叩其所以，言误开分两，以八钱写八两，六分写六钱耳。予历指同乡服此得痊者颇多，虽卖，犹嘱以再三斟酌。二十日犹用石膏八钱，犀角钱半，黄连八分，加洋参二钱，麦冬三钱，归尾二钱，川芎一钱，以调气血。二十一日用八珍汤加麦冬、五味，立方需大纸一张，昨言初方药店不肯发药，今令郎已愈，录一治法于方前，计服石膏、黄连、犀角若干，使彼知予用药之奇，即药铺亦未之见也。

录曰：瘟毒发斑，疫症之最重者，然有必活之方。无如医家不敢用，病家不敢服，甚至药铺不敢卖，有此三不敢，疫疹之证危殆。蒙相信之深，邀予诊治，予用大剂投十五服，今已安全，计用石膏六斤有零，犀角七两有零，黄连六两有零，此前人之所未有，后人之所未见，故笔之于书，以征奇效。（《疫疹一得·紫黑相兼治验》）

北京正阳门外，蒋家胡同口，内详泰布店的祁老板，是山西人，他的长子害瘟疫。请来的大夫疗效不好，认为这个病难办，没有好办法了，另外又请了个大夫，病情还是不见好转，也推辞了，于是请余霖去诊治。他诊病时病发已经是第7天了，诊其脉，六部全伏，伏脉有虚证也有实证，热极了脉可以伏，虚极了脉也可以伏。病人目红、面赤、口舌布满像霜一样白膜、头汗如雨、四肢如冰、时昏时躁、谵妄无伦、呕泄兼作、小便癃闭，周身斑疹，紫黑相兼，好在斑疹还不紧密，色泽还很红活，浮于皮面。他首先关注斑疹的情况，不管病毒多重，只要斑疹是这种情况都是好现象，看来毒虽盛，但还是有生机。这个病，满口如霜、四肢如冰、六脉全伏，应该如何理解？这是大热证，热邪内郁，气道不通，经脉不通，就是《伤寒论》所谓的“热深厥深”的现象。患者遍身疹子，为什么说还有生机？尽管热毒这么深，但是病的机势还在向外解，斑疹红活，还并没有像一颗颗小米一样的坚紧，因此他认为还有生机，这是他诊断。

看前面大夫开的方子，用了犀角（现用水牛角代替）、黄连，大剂量不过一钱左右，看来还是杯水难以救车薪之火（这是孟子的话，即杯水车薪）。他告诉主人这种病很凶险，不要怕我的药量大，要积极抢救，病程已经有一周了，再拖一个星期就可能很不好了。他用了石膏八两、犀角六钱、川连五钱，还另外加了伏龙肝一两、滑石五钱、木通三钱、猪苓泽泻各二钱，加生地黄一两、紫草三钱、当归尾三钱、大青叶二钱等，这就是他处的方。这是在清瘟败毒饮的基础上再加用一些清透的药。

这样大的剂量连服用了二剂，到第9日，脉起细数，脉数是热象，脉细是正伤，脉象有了点生机，手足回温，呕虽止而泻如旧，仍用本方去伏龙肝，前方用伏龙肝是针对腹泻的，看来这个泻止是止不住的，热毒清了泻就止了，所以去了伏龙肝。又服用了二剂，到第 11 天，脉转洪数，没有细象了，头汗也没有了，这说明温毒邪气熏蒸的机势缓和下来了，黑斑变为紫色，有点红的现象了，说明营分的毒在溃散，小水也利了，说明伤阴的情况也逐渐地有所好转，小便利大便就实了，腹泻减轻了。这些转机都说明是邪热逐渐在消退，正气在逐渐上升。但是还一阵阵地有谵妄，身忽大热，烦躁更甚，大渴不已，这是病情减轻的表现，热毒全伏于里，温热邪全部发出来了。仍用清瘟败毒饮，去滑石、木通、猪苓、泽泻（让温毒邪气从小便而去的下行药减一些，已经发散出来了嘛），加花粉、山豆根（因为火热一冲出来喉咙有点疼痛，用来清火热上炎之势），更以冰水与服，以济其渴。这样又服用了二剂，疹子全部转为深红，由紫而转深红，这是热邪往外散的机势，谵妄不是那样严重了，但是还是口渴、思水。按本方减生地黄五钱，去当归尾、紫草、山豆根、天花粉，因为上热之势已经衰减下来了，这些药可以不用了。又服了下剂，症减退了十分之三，而药的分量减了四分之一，但还是想喝水，还不想吃东西，这说明十多天的高烧津气大伤，阳气还没有振奋起来，所以只想喝水，还不想吃饭。祁老板请问余师愚说，热是退下去了，但是十多天不吃东西，这还能活吗？余霖说：不用担心，已经活过来了，还是照原法治之，第 21 日方可痊愈。又把减了药的方子服用了二剂，疹子化出多半，胃气渐升，热大减，照本方药减去四分之二的剂量，去大青叶。这样又服用了二剂，斑点全下去了，但是饮食还没有完全恢复，诊其脉，胃中还有余热，还要清除余热，用石膏二两四钱（开始用的是八两），犀角三钱，黄连三钱。到了第 19 天，石膏用一两二钱，犀角用二钱，黄连用一钱，加乌梅三个，其中用乌梅是"酸以收之也"以成津液的意思，酸收的药在温热病中可不要早用，要用得十分稳妥，舌苔基本干净了乌梅才可用，如果舌苔稍有点不干净，都不能用。

这个病用清瘟败毒饮治疗成功，石膏用到半斤，犀角、黄连用到六钱，药店都不肯卖，怀疑开错了分量，把八钱写成八两了，六分写成六钱了。到了第 20 日，用石膏八钱、犀角一钱半、黄连八分、加西洋参二钱、麦冬二钱、当归尾二钱、川芎一钱，来调气血。第 21 日用八珍汤加麦冬、五味子，善后而已。余霖说，今令郎已愈，录一治法于方前，一共用了石膏多少斤，黄连用了多少两，犀角用了多少两，这样写出来，使这些大夫看一看我用药之奇，药铺都没有见过用这么大的方子。余霖分析认为，这个病不是不治之证，只是医家不敢用药，病家不敢服药，药铺不敢卖药，有此三不敢，使疫疹猖獗，死了那么多人，祁老板还不错，信任之深邀予诊治，共计用大剂清瘟败毒饮十五服，用石膏六斤有零，犀角七两有零，黄连六两有零，此前人之所未有，后人之所未见，故笔之于书，以征奇效。

余霖在北京治疫疹用石膏，在纪晓岚著的《阅微草堂》小说里面记载了这个故事，说明当时他确实用了这个方子，取得了很好的疗效。后来北京的孔伯华先生，也是用石膏，孔老的石膏也是用得很好的。

(2)医案Ⅱ

右营守府，费公名存孝者，近七旬，癸丑四月病疫，已八日矣，诊其脉细数无至，观其形色，面如蒙垢，头汗如蒸，昏愦如痴，谵语无伦，身不大热，四肢振摇且冷，斑疹隐于皮肉，紫而且赤，幸不紧束，此疫毒内伏，证亦危矣。如斑不透，毒无所泄，终成闷证，毙在十四日。检视前方，不外荆防升葛，不知毒火壅遏之证不清，内热不降，斑终不出，徒肆发表，愈增其势，燔灼火焰，斑愈遏矣。予用大剂石膏八两，犀角六钱，黄连五钱，加大青叶三钱，升麻五分，使毒火下降，须斑外透，此内化外解，浊降清升之法。次日周身斑现，紫赤如锦，若明若昧，身亦大热，手足遂温，间有逆气上冲，仍照本方加生地一两，紫草三钱，调服四磨饮，其侄惧逆气上冲，予曰：无妨，服此即止。进门时又贴有堂号，因问曰：又延医乎？其侄曰：相好请来，但诊其脉，不服药耳。予曰：予治此证，前人未有，昨日敢服此方，令叔活矣，然见者必以为怪，君其志之。后医者至，果见予方，大叱其非曰：一身斑疹，不按古方，用如许寒凉，冰住斑疹，如何能透？急宜提表，似或可救。即用荆防升葛，更以麻黄，连服二煎，及至半夜，呃逆连声，四肢逆冷，足凉过膝，举家惊惶，追悔无及，守城而进，叩门求见，问其所以，曰变矣。问服何方？予曰：既服他方，仍请他治之。其侄见予不往，叔将四磨饮原方连灌二服，呃逆顿止，手足遂温，转恳予素契者登门拜恳，予怜其以官为家，又系异乡人，仍按本方大剂调治，二十一日痊愈，计用石膏五斤四两，犀角五两二钱，黄连四两八钱，此癸丑四月间事也。(《疫疹一得·昏愦呃逆治验》)

“右营守府”是个衙门，患者费存孝年近七旬，癸丑年四月病疫疹，已经病8天了。诊其脉细数无至，快得数不清了，这是热极的现象；观其形色，就像多少天没有洗脸一样，蒙一层垢腻；头上不断地出汗，像蒸笼一样；人整天都是昏沉沉的，像痴呆一样；随时都在说胡话，语无伦次；但是身不大热，四肢还振摇发凉；斑疹隐于皮肉之间，疹色紫赤，好在不紧束，这是疫毒内伏的表现，这是危证，疹发不出来，热邪又伏在里面，那就很危险了，毒邪没有去路，就要损伤人的正气(况且70岁的人，高热伤正是不难理解的)，会出现闭证(热闭于内发不出来)。

看前面大夫开的方子不外荆防升葛类的药，不用清法，毒热火邪壅遏于内，内热就不会降下去，斑疹出不来。若只用荆芥、防风这些药去发散，只能助长毒热的火焰，斑疹就越是发不出来，因为这些发散的药达不到邪所在之地。于是余霖用石膏八两、犀角(现用水牛角代替)六钱、黄连五钱、大青叶三钱、升麻五分，使毒火下降，斑疹外透，此为内化外解，浊降清升之法。在升散的同时还要清透，所以用石膏（前面的医生只用宣发的药，而没有用能把郁积的热透出来的药）；用石膏、犀角、黄连，主要就是要使其达到火热郁积的地方，把邪透出来；再用大青叶、升麻发散，此即不入虎穴焉得虎子；热邪不透发出来，清不能够升，浊不能降？这就是内化外解、浊降清升之法。

服药后周身的疹子发出来了，就像锦缎一样周身红斑一片一片的，有的出得明，颜色比较鲜活，有的比较暗；身亦大热，手脚温了，只是有逆气上冲的现象。仍照本方加生地黄一两，紫草三钱，调服四磨饮。为什么用四磨饮？这是祛除逆气，降气。担心老年人逆气上冲，胃气厥。

再诊时，一进门看到家里还贴有个堂号。所谓"堂号"是大夫坐堂，请大夫看病，药房会给你一个号牌，相当于现在的挂号。余霖问既请了大夫，又请我来干什么呢？家人解释说，是朋友关心请来的大夫，就请他们看看脉，不准备服用他的药。看来是对昨天服用的方子不够放心，余霖说：我先给你打个招呼，肯定这个大夫不会同意我的处方。果然另请来的大夫看用这样多的石膏、犀角、黄连，认为病邪发散不出来，还用凉药去控制，这怎么行呢？应该用升麻、葛根这类的药，向外面发散邪气才对，于是他开了荆防升葛类的方子，更以麻黄。连服二煎，半夜患者呃逆连声，气更逆了（老年人，尤其是患有慢性病的老年人出现呃逆，预后很不好，是胃气衰败的征象），同时四肢厥冷，而且还不是一般的凉，已经冷过膝了。举家惊惶，追悔莫及，病已危，于是来叩门求见。又来请余霖，余霖谢绝，家人无奈，将余霖前面开的四磨饮连灌二服，呃逆顿止，胃气逆的情况控制住了，手足遂温。又请来余霖诊治，还是用大剂量清瘟败毒饮，共 21 天痊愈，患者共用石膏五斤四两，犀角五两二钱，黄连四两八钱。

用石膏，现在看来不一定要用这么重的剂量，确实属于阳明胃腑实热证是可以用到三、四两的，石膏不易溶解，所以现在的石膏都是粉剂（纱布袋包煎），块状石膏与石膏粉煎出的效果是不一样的，所以该用半斤时，只用四两即可，这样可以减轻石膏的使用量。

四　温热学派的鼎盛时期

自叶桂的《温热论治》出现之后，温热学说进入成熟的时期。叶桂、薛雪、吴瑭、王士雄等医家，是这一时期的几个代表人物，特别是叶桂。薛雪是从湿热的角度，对温热学说进行补充和完善的。王士雄和吴瑭，既接收了叶桂的学术思想，也接收了薛雪的学术思想，他们在此基础上完善了温热学说的理论。在这个时期，温热学说的理论体系基本就完成了，下面分别介绍这几位医家的学术思想。

(一) 叶桂的《温热论治》

叶桂的《温热论治》是怎样来的，这里不谈了，前面提到过。叶桂是温热学派的中心人物，能把叶桂的学术思想领悟透了，可以说对温病学说的精神就基本掌握了。吴瑭的《温病条辨》是以叶桂的学术思想来发挥的。

1. 对温热病机的阐发

温热病病机的中心内容，可以从叶桂的几句话中反映出来，他说："温邪上受，首先犯肺，逆传心包。肺主气属卫，心主血属营。辨卫气营血，虽与伤寒同，若论治法则与伤寒大异也。"这几句话也是从刘完素到叶桂整个温热学说的中心思想。怎样理解呢？可以分成四个方面来深入地讨论。第一，温热邪气感受的途径；第二，温热邪气的发病是伏邪还是新感（这是一个争论的问题，但是是需要明确的一个问题）；第三，温热邪气的传变，怎样是顺传，怎样叫逆传；第四，温热病的治疗为什么会与伤寒大异？

(1)温邪的感受途径

从伤寒到温病，都是外因致病，总不外是两条路，用现在的话说，一个是接触性感受，一个由消化道、呼吸道感受。叶桂说："温邪上受，首先犯肺。"这话是说温邪从口鼻而入，"经鼻"是呼吸道传染，"经口"是消化道传染。结合今天的临床现实来看，呼吸道确实是很多病原体的一条通路，这是事实，如流行性感冒、麻疹、猩红热、急性支气管炎、大叶性肺炎、小叶性肺炎等这些热性病，主要还是由呼吸道感染的，叶桂发挥的这个理论是有临床根据的。温热学说从吴有性起，发现了感邪的两条途径，一条从皮毛而入，一条从口鼻而入，而叶桂还偏重在后一个途径方面。

(2)伏邪和新感

从《黄帝内经》到《伤寒论》，对温病的发病基本都认为是伏邪，《素问·阴阳应象大论》说："冬伤于寒，春必温病。"冬天伤的寒，春天才得温病，经过了一段时间的潜伏期。王叔和在《伤寒例》中也说："不即病者，寒毒藏于肌肤，至春变为温病，至夏变为暑病。"叶桂虽然没有直接讨论这个问题，但是他说："温邪上受，首先犯肺。"从这个提法体会不出是"伏邪"。所以王士雄等称《温热论治》（又叫《温热论》）为《外感温病篇》，说明叶桂提倡的是外感，不是提倡的伏邪。因为外感与伏邪在病变上那是有很大差别的，伏邪总是要从里达表，新感（外感）一定是自表入里，一般说来伏邪发病要重得多，新感发病要轻得多，治疗方法也绝对不一样。

我认为叶桂是持两论者，从他的“温邪上受，首先犯肺”是说外感，但是在《温热论》里有伏邪的记载，里面好几条提到“少阴伏邪”、“厥阴伏邪”，特别是伏暑的问题，在《临证指南》中有好几个伏暑的医案。所以我认为叶桂是个外感、伏邪兼论者。我的意见是根据“温邪上受，首先犯肺”可以理解为首先是外感，但是从叶桂的治疗过程当中有不少伏邪的温病，所以不能说叶桂只提倡外感温病，没有认识到伏邪温病。现在对温病发病的看法，既有新感，也有伏邪，我觉得单强调一个方面都有一定的片面性。

(3)逆传和顺传

温邪从口鼻而入到了肺，肺主气属卫，邪就由卫分而气分，而营分，而血分，这是顺传，顺传反映的是病势由轻变重。善治者，病邪在卫分就解决问题，或者在气分解决问题，叶桂甚至提倡由营转入气分而解之。什么是逆传呢？温邪犯肺，由卫分直接就转传到营分，从上焦就转入营分，这反映病势来得凶猛，这叫做逆传。这些认识是符合临床实际的，如有的热性病，才开始发高烧，立刻就出现神志表现，或者神识昏迷，或者胡言乱语，这种病一般是很严重的，叶桂称之为“逆传心包”，“心包”代表营血。在临床上只要是热性病，在很早的阶段就出现有神昏、谵语的神志表现时，一般要从逆传来考虑。

(4)温病与伤寒治法大异

叶桂提出，辨营卫气血虽与伤寒同，若论治法、治则与伤寒大异，这话是有些问题的。他本人所讲的不是“营卫气血”，而是“卫气营血”，因此他说“营卫气血”与伤寒同，是说从中医基础理论来讲，营、卫、气、血的概念是与伤寒相同的。卫气营血是温病学家治法中的一种方法论，而营卫气血是中医学基础理论的概念，所以不能混为一谈。所谓论治法就与伤寒大异，温病讲卫气营血的治法，伤寒基本就没有这个提法，所以说治法是很大的不同，可以从几个方面来举例分析。

伤寒初期和温病初期的治法不一样，前者是辛温解表，后者是辛凉解表。伤寒用桂枝汤、麻黄汤，温病用银翘散、桑菊饮，辛温解表与辛凉解表就是大异嘛。伤寒是寒邪，所以用辛温方法来解决，温热是热邪，所以用辛凉的方法来解决。伤寒不断发展，热度也要增高，一旦变而为阳明证(温热病也有阳明证)，二者从表现上看有些相似之处，但实际病因不同。伤寒阳明证的高热，仲景是用白虎汤，用承气汤，在阳明之经用白虎，在阳明之腑用承气。温热家在经时也用白虎，在腑也用承气。但是阳明温病与阳明伤寒是大不一样的。

就拿承气汤来比较。伤寒到了阳明高热这个阶段，仲景的承气汤是三个方子，大承气汤、小承气汤、调味承气汤。伤寒承气汤的组合精神是在厚朴、枳实，不在大黄、芒硝，所谓“承气”，是气不能承，气不能顺，热邪滞于肠胃，胃气不顺，燥屎下不去，加减出入的关键在厚朴、枳实，从大小承气、调味承气的组成就看得出来。而温病的承气汤，关键不在厚朴、枳实，往往是大黄与地黄同用。就是说温热家用承气都是从正气方面来着手的，《伤寒论》用承气都是从邪气方面着手的。温热病有六七个承气汤的用法，多半都是大黄与地黄的配合应用。

"新加黄龙汤"是温热病承气法之一，"应下失下，正虚不能运药者，新加黄龙汤主之"。这里就是大黄、芒硝配合人参、玄参、地黄来应用，其中不考虑用厚朴、枳实，而是用生姜与人参配合来运药，来宣胃气，用大量的生姜汁，靠这个来运药，从正气方面着手。

"宣白承气汤"也是治阳明温病的，临床表现为喘促不宁、痰涎壅滞，温热邪气与痰涎交织在一起滞于肺，肺气不降，所以用杏仁来宣肺（宣白），用瓜蒌皮代替厚朴、枳实来承气。宣白承气汤没有用地黄，为什么不用地黄呢？因为痰涎壅盛，右寸实大嘛，痰涎壅盛谁敢用地黄呀？

"导赤承气汤"也是治阳明温病的，这是用"导赤散"的立意来与承气汤配合运药，用于心火壅滞证。临床表现为脉象左尺劳坚，小便黄少，尿道疼痛，阵阵的烦躁、口渴、小便不利等。所以要借用导赤散的生地黄来与大黄配合运药。

"牛黄承气汤"是用大黄粉二三钱，配合安宫牛黄丸来下，这是牛黄承气，适用于邪闭心包证。阳明温病邪闭心包，主要临床表现为神昏、舌短缩。这是邪犯心包，内窍不通，所以要用安宫牛黄来透心包的邪热，大黄再把邪热排泻出去，这是牛黄承气的方法。

阳明温病里面还有"增液承气汤"，这也是地黄与大黄配合运药的。阳明温病津液不足，无水舟停，要给热邪以出路，不用承气不行，于是就增水行舟，这是增液承气法。

总之，温热家的承气汤是用大黄、芒硝来泻实邪，泻火热，除了宣白承气这种特殊情况以外，基本上都是属于伤了津液的情况，所以都是大黄与生地黄配合用。还不能说宣白承气没有伤津，只是因为痰涎太多，生地黄不好用，有碍排痰涎，急则治其标嘛，不见得有痰涎的人，津就不伤，这是种权变之法。看这些承气用的方法，与《伤寒论》上的用法是大不一样的。《伤寒论》上的承气顾名思义就是从气方面来考虑的，所以用厚朴、枳实做为主药；温热家用承气是从津液方面来考虑的，所以要急下存阴。

至于温热家的清热解毒、芳香开窍等法，《伤寒论》中没有这些方法。特别是芳香开窍这种方法，如安宫牛黄丸、紫雪丹、至宝丹等，用于因高热心神不能自主（包括现在所谓心力衰竭）。在《伤寒论》中要想找出这种清热，又兼固心阳的方子，找不出来。如三阴证中阳气脱证，仲景都是用四逆法（附子汤、四逆汤等），总离不开姜附。而温热家有安宫牛黄、至宝、紫雪这些方，在大量的辛凉药中挽救心阳，这种方法《伤寒论》中没有，这是温热家们的一大发明。就拿清热来讲，《伤寒论》也有清热方，如白虎汤、黄芩汤，甚至小柴胡汤也能清热，但是与温热家治气血两燔（清宫汤的清营），药物组合的思路大不一样。再如养阴，《伤寒论》中也有养阴的方，如黄连阿胶汤、猪肤汤等，但是这与温热家的养阴方差别也是很大的。

所以叶桂说“治法则与伤寒大异”是值得我们思考的。从伤寒和温病的初期和末期来看，基本是两个不同的思路，所以这其中的学术思想我们要体会到位。《温热论》说：“温邪上受，首先犯肺，逆传心包。肺主气属卫，心主血属营。虽与伤寒同，若论治法则与伤寒大异。”这一条是温热学说的核心理论，要从上述几个方面把其中的精神吃透，要从温邪的感受途径，温热病的发病方式，温热邪气的传导方式，以及温热病的治疗方法等方面都要深刻领悟，不能停顿在字面的理解上。

2. 对温病病程的描述

邪侵入卫、邪传气分、温热入营、邪入血分、邪留三焦，这是温热病的全过程。把这三个阶段的病理领悟了，配合前面讲的温病病机的其他内容，对温热病的认识基本就打下了比较扎实的基础了。

(1)邪侵入卫

邪侵入卫，是温热病的第一个阶段。所谓邪侵入卫就是温邪上受的初期，按照叶桂那十二字的精神来体会就是这样。卫气是肺所主，卫气充于人体之皮毛，虽然邪是从口鼻而受，从上而受，由于肺气通于皮毛，上受之邪就可以通过肺气而反映在皮毛方面，所以临床中可见到发热、微恶寒，也有头痛、身疼、咳嗽、恶心这些表现。关于“恶寒”，温病基本是恶热不恶寒，但是在初期还是有恶寒，只是恶寒的程度和时间都不如伤寒的严重，温病初期病位是不是在卫分，发热、微恶寒是关键的表现。其他肺卫的表现或轻或重，如头痛，温病的头痛与伤寒的头痛不一样；如身痛，温病开始也有身痛，但绝不是伤寒病的酸疼，疼也不重；极度地困乏（头天新感，第二天就好像已经病了八九天了）。但这些毕竟不是主要的鉴别点，温热病病位是否卫分，主要还是发热、微恶寒、热多寒少、舌苔薄白这些表现。

这个阶段的治法用清法，一般就是按照吴瑭的精神，用银翘散、桑菊饮，或者麻杏石甘汤、枳实汤等，总要从卫分去解。在这个阶段，叶桂认为温病的初期，病在卫分也不是那样单纯的，在卫分阶段有两个问题要很好地解决。一是温热邪气在卫分这个阶段是否有兼风的问题，是不是风温？若兼有风，温是阳邪，风也是阳邪，阳邪与阳邪相加，临床会有所反映，如发热的情况，出汗的情况，头痛的情况就有所不同，这是一个方面要考虑。二是温热邪气在卫分这个阶段是否有兼湿的问题，是不是湿温？湿是阴邪，湿性黏腻，湿与热相加，湿热郁蒸，其发热又是一种表现，往往是尽管温度不高，但患者感觉难受极了，风温的发热可能伴有汗多，湿温的发热，汗时有时无，极不舒服，身上发沉，神昏的表现比风温出现得早，这都是湿温的特点。

温热邪在卫分的阶段，叶桂提出这么两个问题，要考虑是风温还是湿温？所以他提出这个阶段的治法，即“或透风于热外，或渗湿于热下”。这两句话要很好地考虑。如果兼风，是风温、风热，就要透风于热外，就要用辛凉来散风，用薄荷、牛蒡子这类的药来透，透就要用清轻之药，不要用厚味的药，像金银花、连翘等就都属于这类的药，味不厚，气不是太大，清透中带有散性，所以能透而外，使邪从表而出，因为风是阳邪，是轻邪。如果兼湿，是湿温，湿是阴邪，是重浊之邪，那就不能用治风温的方法来治疗了，那就要用淡渗的方法了，如叶桂爱用芦根、滑石等来渗下，使湿浊邪气慢慢从热中分离下去，这就是“渗湿于热下”。他后面还说：“不与相搏，势必孤矣。”把风和热分离开，把湿和温分离开，不要让它们结合起来，让它们一个个孤立起来。所谓“渗”，所谓“透”，对被孤立起来的邪就有效得多，如果它们(邪气)结合起来的话，那就难办得多了，邪一旦相互结合，那逆传之势就必定快，如果将其分离开了就不大容易出现逆传的情况。当然这只是一种体会，究竟如何把握用法，那全在自己，要结合患者的具体情况来用药了，但是要有这种意识，要领会“或透风于热外，或渗湿于热下”的精神。总之在病之初，把握好用药，这关系到整个治疗过程，叶桂的这几句话很值得我们细细地去揣摩。

(2)邪传气分

邪传气分的典型症状是：但恶热不恶寒。温邪在气分舌苔发黄，或者黄白相兼，或者白而干燥；小便黄、口渴等症状都很明显；如果兼湿的话，还会出现渴不欲饮，或者渴而思热饮的表现；脉搏洪大带数。在气分这个阶段，病位不仅局限在上焦，中焦也有所表现，而且临床常见懑闷、胀满、恶心、胁下疼痛等症，甚至由于在胃、在中焦热邪盛，出现阵发性的、轻度的谵妄也是有的。这些情况都要从“在气分”来考虑，是温邪由卫的进一步发展，这属于顺传，临床上吴瑭用小陷胸加枳实汤、麻杏石甘汤等。

在气分这个阶段，叶桂提出一个很重要的思想：“若其邪始终在气分流连者，可冀其战汗透邪，法宜益胃，令邪与汗并，热达腠开，邪从汗出。”“可冀其战汗透邪”，这句话很关键，邪从卫分到了气分，在气分停顿下来，在这个阶段会持续较长的时间，甚至有一周之长，这么多天发热，会有中焦的种种表现，有的人会考虑用下法,叶桂不主张这样,这和《温疫论》的思想不一样,他说要想方设法让患者"战汗透邪",即便是体质再虚弱的人,这也是最好的办法。

吴瑭《温病条辨·下焦篇》说:"邪气久羁,肌肤甲错,或因下后邪欲溃,或因存阴得液蒸汗,正气已虚,不能即出,阴阳互争而战者,欲作战汗也,复脉汤热饮之。虚甚者加人参,肌肉尚盛者,但令静,勿妄动也。"他用复脉汤(炙甘草、干地黄、麦冬、生白芍、阿胶、麻仁)来使战汗。想想看,复脉汤为什么能使其战汗?炙甘草、干地黄、麦冬、阿胶、麻仁这些药的应用就是要增加患者的津、气,阳加于阴为之汗,要有"气"才能汗,汗为阴之液,要有津液才能汗,所以吴瑭在这里用加减复脉汤,使邪以汗而解。虽是战汗法,但没有用发表药,依照仲景的方法,汗就要用桂枝汤,而这里是"法宜益胃",就是去养胃的津液。邪不能独自出去的,它要通过人体的汗才能出得去,所谓"战汗"是由于人体正气虚弱,不能鼓动汗出,要用药物去协助,或者助其气,或者益其津,使正气能够战胜病邪,以汗出而解。

在这个阶段还不能用清里的办法,或者用承气的办法,这和温疫病不一样,温疫病在这个阶段,吴有性、戴天章他们是通里来解表,这里不一样,叶桂认为无论如何在这个阶段要想方设法地从气分而透出卫分去,不能内引。是不是用"战汗"法那倒不一定,总之这个时候不能用攻里的药,更不能用下药,我们要掌握这个原则,能透到卫分就透到卫分,不能透到卫分,就要立即在气分把它解决了。

温热邪在气分,用"战汗"法,战汗不是发汗,温热病始终是禁止发汗的,发汗始终是个禁忌。所谓"战汗"是把阴津、阳气扶起来,通过出汗把温热邪气祛除体内,不是发汗,也不能发汗。

(3)温热入营

温热邪气入于营分的典型临床表现是脉数,且脉特别数,有的快到数都数不清;其次是舌苔不仅是红,而且是绛,即深红暗色;再其次是心烦,烦得整天不能睡觉。在这阶段一般来说就有斑疹出现,要出现皮疹,皮疹初发或者是稀稀疏疏的,或者是隐隐约约的。随着神志表现也会出现神昏、谵语,还可见肢厥等。如果是伏邪温病,是从里出表,从营分、血分而达到气分,所以伏邪温病的初期,舌还润,甚至舌润还没有多少苔,苔垢很少,这个时候的脉象总是数而软,或者数而带弦,或者微数,口渴也还不很严重,但是心烦热特别严重,这就要用清营的办法,清解营阴,用药最好是能够从营而透出气分,要达到这个目的。从营分透出气分,是由脏而出腑,气分的位是六腑,是胃,由营分透出气分,容易给温热邪气找条出路,或者从大便而出,或者从小便而去。邪气从营分透出气分了,那舌苔一下子就要增加了,就会变厚了,会满舌是苔,再从气分清邪。从营分转出气分,从气分清邪,这是伏邪温病,或温热邪气在营阶段,叶桂的治疗原则。如果温热伏邪比较严重,开始就见舌绛、咽干,甚至于脉伏,热郁积于内,这是热深在里的现象,不是虚证的脉伏,这就要大清阴分的伏邪,用清营的办法,一直要清到舌苔转厚了,说明邪气从营气而出了,满舌舌苔那是邪气从气分而出的惟一表现,要认识这种舌苔的病机。

清营用清营汤,犀角(现用水牛角代替)、地黄、玄参这类的药,既要清热,又要养阴。如犀角、羚羊角,是清热的药,但它还有生津液的功能,其贵重就贵重在这里。与黄芩、黄连、大黄这些药不一样,这些苦寒的药清热有余,但燥津是很厉害的,所以被称为苦燥药,黄芩、黄连、黄柏都是苦燥药。如化斑汤,犀角、玄参、石膏、知母、粳米、甘草,这些是清热药,又是能够养脏阴的药,养阴津的力量比较强。如邪热入营,吴瑭在《温病条辨》里用银翘散去豆豉加生地黄、牡丹皮、大青叶、玄参,去豆豉就是因为它有表散作用(表散伤营),他是想让邪透到气分去,就还要用大青叶,用这种方法来把邪转到气分。

总之,温热入营,最好是能够把邪从营分转到气分,这是最理想的治疗方法。是否已转,舌苔是很好的一个标志。

(4)邪入血分

邪入血分典型的临床表现是舌色深绛,不是一般的绛,而且可能出现紫晦的舌,即青紫而晦暗的舌象。其次是可能有些出血现象,或出鼻血,或咳血,或吐血,或便血,甚至大便发黑。在这个阶段的斑疹也是很突出的,烦躁、谵语、发热,特别在晚上加重。这个阶段容易引动肝风,因为肝为藏血的器官,血分大热,肝风易动,就要出现痉厥。甚至于伤及肾精,牙齿会变黑、变枯,齿是骨之余嘛。

这个时候的主要用方就是大定风珠、三甲复脉汤等,其中要用些血肉之品,这是大定风珠、三甲复脉汤的特点。用血肉之品入于至阴之位,入肝、入肾,去养精、养血,定风清热。如果病情能够缓和下来,肝血肾精能够补充起来,热能够清得下去,病情就会一天天的好转。如果这样不行,这个病的后果就很难说了,我们治温热病,无论如何不能让病情发展到这个程度,到营分已经就是了不得的事了,到血分那就很难办了。叶桂为什么在气分那个阶段,特别强调要把邪透到气分去,就是阻止温热邪气步步深入,从腑入脏那是很严重的,从脏走腑那是好迹象。

(5)邪留三焦

叶桂讲卫气营血,不等于说排除了三焦的问题,吴瑭把这个精神体会到了,吴瑭在《温病条辨》中就用三焦来概括叶桂的卫气营血说。叶桂说:“气病有不传血分,而邪留三焦,犹之伤寒中少阳病也。彼则和解表里之半,此则分消上下之势，随证变法，如近时杏朴苓等类，或如温胆汤之走泄，因其仍在气分，犹有战汗之门户，转疟之机括也。"

叶桂说邪留三焦，犹如伤寒中的少阳病，这里既有病机也有病位的认识，但不是一个性质。温热邪在气分不传血分而传入三焦，是从病的机势，由病变的趋势，或者从病位来打比方的说法，两个病的性质绝对是不一样的，正因为性质不一样，所以他说在伤寒要和解表里之半，在这里只能"分消上下之势"。

"三焦"这个概念，凡是表里之气都要通过三焦的升降出入，从上中下（纵向）来讲是升降问题，从表里半表里（横向）来讲是出入问题，三焦是这样一个系统，不管从纵的方面还是从横的方面来看，它都是一个升降出入的枢纽，不管气也好，水也好，都要通过三焦来运行于全身，这是从生理层面上对三焦的理解。

温热邪气入于三焦，就要出现胸满、胁闷、或小便不利等表现。这时就要去疏通三焦的气机，照叶桂的话即"疏展其气机"。所谓"气机"，就是升降出入的问题。他说："此则分消上下之势。"如何分消法？要疏展三焦的气机，对温热病来说还不能完全用大寒的药去抑制它，去遏制它，我们要理解这句话的精神。要用杏仁疏通上焦，厚朴宣其中而疏展中焦，茯苓去渗利下焦，这就是他的分消法，这些都不是寒性的药，厚朴还偏温呢。甚至于他后面提出"温胆汤"都可以泻，可以疏利，我的体会他这是针对湿温这类的温热病来讲的，或者某些温热病兼有痰饮者，所以用温胆汤嘛，但如果是风温，我看厚朴、杏仁还是不很适合的。总之要把他的精神体会到，寒凉药不适于三焦之疏利，用什么方法既适合于清温热，又适合于疏利三焦，要在这里面去下功夫。是不是非用厚朴、杏仁，这倒不一定，我认为针对中焦的时候"陈皮"也可以用，药物太温或偏温，还是要慎重的，特别是对风温。"走泄"是疏利的意思，不要理解为"泻下"。他说："因其仍在气分，犹有战汗之门户，转疟之机括也。"这个"疟"不是"疟疾"的意思，意思是三焦通利了，或者还可以发点热，出点汗从半表里而分解，"疟"意指半表半里少阳寒热。

总之，叶桂的卫气营血说注重气分的问题，在三焦的问题上，要疏利三焦，要用清剂，用轻清的药物。如叶桂用"栀子"惯用"山栀皮"，因为栀子心味厚，栀子皮味薄。又如黄芩要用枯芩，用苇根、瓜蒌皮用这类的药去清，这些药味不厚，既能清热，又能渗利。千万不能用寒滞厚腻的药，这在三焦的治疗上都是忌讳的。学温热家的临床经验，就要学他们惯用轻药的这种方法，要掌握这种学术思想。现在有人对温热家的用药提出异议，我的看法，可能还是对温热病的临床了解不深，在温热病治疗上有经验者就能理解温热家用这种轻清之药的精神。温热家用轻清药的方法是不能抹杀的，而且要很好地学才能学到手，像伤寒学派的方子是不适合这种热性病的。

以上讲的五个方面要很好地体会，邪侵入卫，邪传气分，温邪入营，邪入血分，邪留三焦。邪留三焦主要是个疏利问题，要在疏利上下功夫，既要清解温热，又要使气机不滞，该表要走表，该里要走里，这就是叶桂所谓的分消上下之势，上不是用吐法，下不是用泻法。

3. 齿舌辨证大纲

我就相关的基础理论介绍一点，其他的教材都有就不多讲了。

(1)验舌苔

中医诊病都要看舌苔，不仅是温病。为什么要验舌苔？舌苔来自胃中生气，所谓“生气”即是脾胃的生发之气，是胃功能的一种表现，是胃气的一种表现，所以正常人也有舌苔。正常的舌苔是薄薄的一层白苔，反映生发之气的正常运行。舌苔出现异常，说明脾胃的生理功能发生了改变。因此舌苔（包括舌质）主要反映的是后天水谷之气的问题，因此要验舌苔，验舌苔在中医的诊断中是必要的手段。由于胃通于十二经，因此所有的病都可以在舌苔上有所反应，但是舌苔首先是水谷精气的反应。《素问・五藏别论》云：“胃者，水谷之海，六腑之大源也。五味入口，藏于胃，以养五藏气。”因为五脏皆禀气于胃，所以验舌苔是协助临床辨证的手段。

(2)验齿

验齿是观察肾的情况。温热家讲究验齿，基本是从肾的角度来考虑的，因为齿为骨之余，肾主骨，骨是由肾的精水来滋养的。温热邪气容易伤津，津伤了，齿就有不同的变化，临床上齿燥、齿垢、齿血、齿色、龋齿等，主要反映的是肾精伤损的程度。因此验舌苔和验齿结合起来，就是辨“先、后天”的情况。所以温热家，特别是叶桂，在《温热论》中，对于验齿、验苔的内容非常丰富，教材上只是重点地介绍了一些，具体的内容建议你们要细细地去阅读、体会。

(3)斑疹与白㾦的分辨

斑疹总是与肺卫相关，主要是肺卫有邪热，通过皮肤肌肉表现出来。一般来讲，出现大片的皮疹为“斑”，如《金匮要略方论》中的“斑斑如锦文”，看上去大片大片的，摸着实际跟肌肉一个样平，那叫“斑”。“疹”主要是与血络有关，其形呈小颗粒状，高出皮肤，摸上去碍手。斑与疹在临床上是有诊断意义的，发斑是偏于胃而近于里，发疹是偏于肺而近于表，基本上有这样一点区别。

在治疗方面，斑只宜清血不宜升透，不能用升麻、桔梗一类具有升提作用的药；疹宜透发，不宜补气。有时候临床上对斑疹一般不分，实际它与气血的关系，还是有轻重、表里的区别的，可以指导处方用药。凡是斑疹要想透的时候，不管再严重的情况都不要用太过寒凉的药，过用凉血，会抑制斑疹的发生，只能用清透的方法，不能去抑制它，不能逼迫它往里走，如果斑疹出不来，病情会随之出现很多变化，如昏厥、发狂、出血等现象都会出现，这是很要紧的。升提也不行，抑制也不行，因为这种斑疹与出麻疹不一样，是两个概念。既不能去抑制，也不能去升提，更不能去温补，这都是大忌讳的，不能用治水痘、麻疹的方法来治疗温热病的斑疹，这是叶桂在《温热论》中特别强调的问题。

还有个白痦，这个病就像是出水痘一样一颗颗的，主要是湿热引起，也是湿温外透的一种表现，是湿热邪气在气分的表现，应该说得了湿热病，能出白痦是好现象，反映湿热邪气通过气分而往外传了。如汗出不透，邪气排不出来，出白痦能把病毒完全发泄出来了。如果湿郁热蒸而造成的白痦，是湿热太盛造成的，那就要因势利导，“芦根汤”就是专门解决这个问题的，用苏梗、配兰、鲜荷叶、冬瓜仁、芦根等来渗湿清热，苏梗、配兰、荷叶都是透邪的药，冬瓜仁、芦根渗利湿热，芦根汤是治白痦最稳妥的方子。白痦还有一个情况，如果白痦出现了一两天就枯竭了，颜色越是发白了，没有了透亮的润色，这是气伤，即阳气大伤，无力鼓动湿热外出的表现，是不好的现象，一般这种现象是比较少见的，但临床上还是有。

4. 叶桂《温热论》小结

叶桂《温热论》的核心内容已经分析完了，“温邪上受，首先犯肺，逆传心包。卫气营血与伤寒同，若论治法则与伤寒大异。”这就是叶桂的核心学术思想，所以我做了重点的分析，其中包括了温热病的感受途径、发病、病因、辨证论治等问题。后世不管是谁，学习叶桂的学术思想，主要就学习他的这些内容。有关叶桂《温热论》建议大家把原著找来看一看。

(二)薛雪的《湿热条辨》

薛雪《湿热论》的思想主要内容分为两方面，一个方面就是湿热病的病机问题，另一个方面就是湿热病的辨证问题。主要在辨证方面，他把湿热病分成了40多个证，这对临床有好处，实际这其中包括了暑温、湿热、湿温这些内容，包括现在临床上急性的或者非急性的热病，主要的特点是从脉症结合辨证，比叶桂还要详细得多。

1. 湿热病的病因病机

首先简要地介绍薛雪对湿热病病因、病机的研究，主要包括四个内容。

第一，所谓湿热、湿温、暑温、暑湿，从病因的概念来讲，本质上没有区分，都是既有湿又有热，没有第三个因子，就是湿热火邪。但如果从病证来分析，湿温证、暑温证、湿热证、暑湿证各有不同。

举个例子，吴瑭《温病条辨》中第35条说：“暑兼湿热，偏于暑之热者为暑温，多手太阴证而宜清；偏于暑之湿者为湿温，多足太阴证而宜温；湿热平等者两解之，各宜分晓，不可混也。”暑兼湿热，如果暑之偏于热多于湿的，是暑温，多现手太阴肺证，总以清为主；如果暑之偏于湿多于热的，是湿温，多现足太阴脾证，用药时就要偏于温。有湿有热，是湿热证，那就两解之。所以从病因来看，湿热证、暑温证、湿温证、暑湿证就是“湿”与“热”之多寡问题，而因多寡性质就不一样了。暑多于湿的暑温与湿多于热的湿温，性质是不同的。但是我觉得他的这个界定，并没有完全从“证”来分析。

湿温、暑温、湿热、暑热这几个证，湿热证基本上没有多大的季节性，或者说季节性不显明，一年四季都可以有湿热，只是有地区性，如南方的湿热就比北方的湿热多。而湿温、暑温、暑湿这些病证就有季节性了，季节性还特别强。如暑温、暑湿肯定是在暑天发生，湿温是在深秋、初冬这段时间发生。湿温病在南方俗称“秋呆子”，因为湿温病多有神昏、耳聋、不爱睁眼、不爱讲话、胸闷不饥等“呆”的表现，即《温病条辨》的三仁汤证。

第二，湿热的病机如《湿热条辨》所说：“热得湿而愈炽，湿得热愈横。”即热加上湿，热就愈是厉害，湿加上热，湿愈厉害。这是什么道理？这要从阴邪、阳邪两个不同的性质来考虑。热是阳邪，热邪焰上向外宣散而热势渐退，一旦遇到湿就不能宣散了，或者宣散的力量很不够，于是热势愈来愈增加，这就“热得湿而愈炽”，“炽”是燃烧的意思。湿加热，热邪就要熏蒸湿气，湿得热就要蒸腾而上熏，单是湿不会蒸腾，湿邪受到热邪的蒸腾就要上熏，这叫“湿得热而愈横”，“横”是大的意思。

由此古人讨论湿热病机有个认识，认为湿与热总是宜分不宜合，因为湿与热合起来，会造成湿热互助之势，难分难解，而使病情严重。把两者分开，热势孤了，湿势孤了，这就好办了。

第三，感受湿热的途径有轻、重之别。如果湿热邪气之轻者，可以从表而入，所谓的“轻”有轻重之义，还有与“轻邪”相合之义。如风是轻邪，湿热与风相合，或者湿与风相合，或者热与风相合，或者湿热都与风相合，风湿、风热等，就可以从表而入，从皮毛而入。湿热之重者，所谓“重”有轻重之义，还有“重浊”之义，十之八九都是从口鼻而入。他的这个认识，与前面的温热家基本是一致的。究竟哪些湿热邪气从皮毛而入？哪些从口鼻而入？那就看邪之轻重，以及兼邪了。

第四，从病位来分析，湿热病邪总是太阴、阳明的问题，即总是脾胃问题。因为胃为阳土，脾为阴土，在太阴就多从湿化，在阳明就多从热化。湿热病有阴、阳的区别，但是在湿热病的初期，其邪十分之八九都从口鼻而入，这个邪气首先还是在膜原，膜原的生理概念是外通肌肉内连胃腑，这个概念也联系到三焦的概念，也联系到半表半里的概念。邪传还是有吴有性所谓的可以分开来传，或传于阳，或传于阴，或传于表，或传于里。这传阴（脾）、传阳（胃）是与人的体质相关的，即中气实则病阳明，中气虚则病太阴。所谓“中气实”就是偏于阳热的体质，湿热就从热化，就“病阳明”；所谓“中气虚”就是虚寒的体质，湿热就从阴化，则“病太阴”。至于湿热病在太阴、阳明的演变规律，如果偏于太阴、阳明之表，往往兼少阳三焦证；如果湿热在太阴、阳明两经之里，往往兼厥阴风木证。为什么呢？因为少阳三焦、厥阴风木同司相火，少阳是相火，厥阴也是相火，少阳升发之气总是从肝胆而升，少阳是胆，厥阴是肝，它们内在有联系，所以湿热病从阳经传可兼见少阳三焦证，从阴经传可兼见厥阴风木证。

薛雪关于湿温的病因、病机学说概括起来就是上述的四个方面。所谓的湿热、温热、暑温、暑湿从病因来理解的话没有分别，都是湿热。但是从病证来理解，是有区别的，湿热与湿温不一样，暑温与暑湿也不一样，这些概念不能混淆。湿热病的病机是湿与热结，热得湿而愈炽，湿得热而愈横，只是多寡轻重的区别，临床治疗是用分离的方法，使湿与热不能结合。湿热病的传染途径，十之八九是经口鼻传染，十之一二从表而入。湿热病的病位，主要在太阴、阳明，由于传染途径是经口鼻而入，所以还是先在膜原，由膜原分传给太阴、阳明。在病变的发展过程中，如果伤太阴、阳明经之表，可以出现三焦少阳证，如果伤太阴、阳明经之里，可以出现厥阴证，因为两个都是相火，少阳是相火，厥阴也是相火。把这几个方面的内容掌握了，就把薛雪的湿热理论充分理解了。

2. 湿热病的证治

薛雪结合临床把湿温病分为几十个证，我把它们归纳成十大类，这样归纳以后更系统了，理解起来也容易一些，便于掌握。

（1）湿热本证

湿热本证典型的临床表现是：始恶寒，后但热不寒，汗出胸痞，舌白或黄，口渴不引饮。为什么呢？因为湿是阴邪，它抑遏阳气，阳气还没有发散出来，所以病初起必然会有点恶寒现象；随后，湿得热则蒸腾而上熏，或者说湿化热了，阳热蒸发了湿浊之气，于是就但热不寒，还有汗出；人体开始感受湿热，邪在膜原，在上焦，胸部是阳位，清阳之位，湿热弥漫于胸部，所以胸痞；舌苔白、黄，或者白中带黄，或者带浅黄色，是有湿热可见到的舌象；因为有热故口渴，湿热邪气阻滞了津液不升也会口渴，但是毕竟有湿邪在体内，尽管口渴口干，还不想喝水，这是热夹湿邪的典型表现。以上是湿热本证的病变表现，薛雪的《湿热条辨》中是作为提纲来安排的，就像《伤寒论》“太阳之为病，脉浮，头项强痛而恶寒”是太阳病的提纲一样。在这个提纲中，一般的湿热都会见到这些表现，每个表现都是湿热的问题。

对湿热本证，王士雄是用“甘露消毒丹”，他认为这些是甘露消毒丹最典型的表现。甘露消毒丹有滑石、茵陈、枯芩、连翘、薄荷、石菖蒲、川贝母、木通、藿香、射干、白豆蔻等药。这些药除了祛湿清热而外,为什么要用石菖蒲?要用点藿香?要用白豆蔻?因为湿热总还是属于重浊之邪气,所以除了祛湿清热而外,还要去用点芳香的药去化除浊邪之气。王士雄的甘露消毒丹是针对湿温证、湿热证的,甚至于食郁,他也用这个方子,在他的《霍乱论》中是常用的方子,所谓"消毒"就是用芳香来化郁浊之毒邪。王士雄的经验是,只要看到患者舌苔厚腻、色淡黄,或者苔干黄,只要是湿热邪气还在气分,就可以考虑用甘露消毒丹。

(2)湿热表证

湿热表证薛雪分成两个类型,一是阴湿伤表,一是阳湿伤表。阴湿伤表,湿遏制卫阳,热不显,症见恶寒、无汗、身重、头痛、胸痞、腰痛等,故用藿香、香薷、羌活、苍术皮、薄荷、牛蒡子等以散湿。阳湿伤表,湿加热犯阳明之肌表,症见恶寒、发热、汗出,湿热郁蒸所以关节疼痛,甚至于酸痛,周身发沉。要用淡渗的药来引邪下走,给邪找条出路,因为是邪在表,而不在里,所以虽然是淡渗还要用轻清的药,如苍术只用皮,鲜荷用叶,藿香也用叶,茯苓用皮,不能用滑石、车前子这些重剂,不能去深引邪气,淡渗而导之使它下走,要体会这种用药的精神。

(3)湿邪偏盛

湿邪偏盛在这一类中共分七个证。

第一是湿滞阳明,典型表现是舌苔白厚,这个阶段的舌苔可能厚,还不会太腻,但是舌苔遍体(舌体)白,因为液不上升而口渴,所以这种情况不会出现腻、滑苔。口渴不是由于热,是因为湿邪阻滞经脉,而津液不能上承。所以薛雪用厚朴、草果、半夏、干菖蒲等,以味辛开之,使其上焦得通,津液得下。这里面有个关键问题,像这种湿滞阳明证,临床上是不是就凭舌苔白、口渴?不是这样,主要还要看小便情况,要问小便热不热?如果舌苔白厚、口渴,小便也不热,这可以从湿来考虑,用药可以偏温一点。如果舌苔虽然白,口渴不想饮,而小便热或小便黄,这可不能随便用太温的药,特别是厚朴、草果、半夏,所以这里关键问题是要看小便的情况。厚朴、草果、半夏、干菖蒲是温而开的药,因为湿易化热,用温药把湿化开,热象出来了,马上停止用药,如开个二三付都不一定要把药服完,出现热迹象,就停药。特别是湿滞阳明,最容易化热,开始没有热象,但是厚朴、草果用下去就化热了,这种情况也是有的,这就看临床把握尺度的能力了。

第二是湿邪伤阳,临床表现是身冷、脉细、出汗、胸痞、口渴、舌苔白。这是由于湿邪伤阳气,阳气不能施化的缘故。所以薛雪用人参、白术、附子、茯苓、益智仁来温化湿邪，帮助阳气施化。怎样来理解这些临床表现和他的用药呢？津液出于舌下，舌下少阴的廉泉穴，凡是少阴受邪，津液不能上升，就会口渴，所以不一定是有热才口渴，是少阴经受了湿邪阻滞，津液上不去，廉泉里面就没有津液出来，这种口渴是无热而渴。至于说胸痞，舌苔白，可以加点温燥的药，如厚朴、半夏、淡干姜，但是他这里用的是人参、白术，为什么？因为毕竟是湿邪，胸痞、舌苔白，是湿邪郁遏阳气的表现。但是参、术这种药在我治湿热病的体会来看，还是嫌它太壅滞了，一壅滞湿邪就更不好分离了，所以还不如用厚朴、半夏偏温一点的药去燥湿。身冷、脉细、舌苔白、出汗看起来是阴证表现，是阳不足，但这也要看大小便的情况。如果外虽见身冷、脉细，但小便色深黄、小便短少，甚至于小便的气味很大，这是有伏热，人参、白术不能用，而身冷、脉细是阳热伏于里，郁积于里而出现的假象。所以湿热病用温补药要千万慎重，像人参、白术等，一般的病是无所谓的药，一到了有舌苔这个程度，即使是白苔，人参、白术这些药要慎用。当然薛雪这里是有个前提，即湿邪伤了阳，我的意思是，不是绝对不能用，真是伤了阳气，一派虚象，而舌苔白也不厚，还是可以用，如果从大小便看出来还有热象，那就要慎重了。总之湿邪伤阳证，要防内有郁热，内有伏热，湿热证内有伏热，往往会出现身冷、脉细、出汗的假象，所以要特别注意用温热药，如果是假象的话，附子、益智仁这些药用下去是会很糟糕的。

第三是湿困太阴，每见于暑月，临床上的表现是但恶寒、面黄、口不渴、神倦、四肢懒、脉沉弱、腹痛、下利等，这是脾阳不足湿浊弥漫于中焦的现象。所以薛雪用“仿缩脾饮”，或者用“大顺散”，或者用“来复丹”，这些都是温法。暑月的特点是阳在外，阳气容易从外发泄，暑月人都多汗，是阳气外散阴气内耗的时候，阳之耗是由于阴之散，阳气耗散总是通过汗出来耗散的。《伤寒论》云：“自利不渴者，属太阴，以其藏有寒故也。”这个“太阴”就是个脾阳虚。这里的湿困太阴也是湿重，恶寒、不发热，这就是太阴的寒湿现象，神倦、四肢懒、脉沉弱，所以必须要温脾不足之阳，甚至于“理中”这些方法都可以用，总是把太阴脾的阳气温起来。

第四是外感寒湿证，临床表现是皮肤蒸热、凛凛畏寒、头重（重也是有湿病的特点，身重、头重都是湿病的特点）自汗、烦渴、或腹痛、吐泻等，每见于暑月乘凉饮冷之后（夏月贪凉或者夏月贪饮冷）。形寒饮冷是外感寒湿的表现，由人体的阳气被外来的阴寒邪气遏制住了的现象。所以薛雪主张用香薷、厚朴、扁豆来温散阴邪，发越阳气。“香薷”这个药在临床上有些人当作是夏季的当令药在用，其实香薷是个辛温药，香薷不是辛凉药，夏季受寒香薷确实是当令药，如果是夏季伤暑，就不合适了，有些大夫把“香薷”作为伤暑的药用是不适合的，薛雪这里用香薷是合适的，因为感受的是寒湿。用香薷的辛温来散阴邪，发越阳气；用厚朴的苦温来除湿邪，通行滞气；用扁豆的甘淡来渗湿和中。如果说虽然是暑月而不是伤寒，特别不是伤寒湿，而是伤暑，这些药就不好用了，这也是要慎重的。一般夏天伤寒薛雪喜用“香薷饮”，香薷是主药，辛温作主药，要发越阳气，所以他偏于用辛温的药。

第五是湿浊内阻，临床表现是腹痛、吐利、胸痞、脉缓。这是暑湿的浊邪伤太阴之气，伤脾之气，以至于土用不宣，所以出现吐泻。薛雪用“缩脾饮”的芳香涤除秽浊，用辛燥化湿。湿浊内阻太阴，实际是暑热轻湿邪重，所以他用缩砂仁、草果这些药来快脾燥湿。

第六是寒湿内留，临床表现是上吐下泻、肢冷、脉伏等。主要病机是由于暑月饮冷过多，脾胃之阳为寒湿所蒙不得升越之故。薛雪用“大顺散”温热之剂，来利气散寒，调理脾胃。大顺散有甘草、干姜、杏仁、肉桂四味药，其中甘草是主药，这不是一般方子中的甘草，大顺散的甘草分量是其他几味药的七倍，如肉桂、干姜、杏仁用一钱，甘草要用七钱，基本上是这样一个比例。大顺散一般常用于水土不服，如从南方到北方，或北方到南方，出现水土不服的上吐下泻，可以考虑用这个方子，而且是个好方子。这个方子的制法有些特殊，甘草要用砂子同炒，炒成深黄色，把姜炒裂开，杏仁炒时会有爆声，一直炒到杏仁没有声音为止，再把肉桂放进去，共碾成粉。这个方法主要是用甘草、干姜、肉桂去温中，用干姜、肉桂量太大了对湿热证不适合，所以用很小的量，如甘草用七钱，干姜只用一钱，肉桂一钱。把甘草炒成温性去和中，因为中气不和，上吐下泻嘛；杏仁只是降气而已，不是主要的。实际大顺散是个大和散，主要作用是在和中。

第七是湿伤脾肾，临床表现是腹痛、下利、胸痞、烦躁、口渴、脉数大按之空等，此不仅湿邪伤脾，且寒邪伤肾，所以才出现烦躁、口渴、脉虚大的虚阳外越现象，而不是邪热内扰，所以薛雪用“冷香饮子”这种温方来凉服。他认为这是寒湿伤脾肾，而有虚阳外扰。在临床是不是有虚阳外越，这要大大地下功夫去辨别，如果真是虚阳外扰，那么一定会有腹泻、大便溏泄没有热象，小便是清利的，颜色也不深。对湿热证来说，大小便和舌苔这是诊断学中二个重要体征，是不是虚阳上扰，虚阳外越，这两方面的表现是重要的参考。如果大小便无热象“冷香饮”可服，大小便有热象就要考虑了，不然被一种假象所蒙蔽，病情就会发生变化。

以上这七种都是湿邪偏盛的，除了湿邪外，在每个证都要考虑有没有兼夹证，有没有真假现象，是不是表里一致等，这些都要很好地考虑。对湿热病辨证不细，误治而使湿热陷里，用药就难了。

(4)湿热俱盛

湿热俱盛,薛雪分辨出三种证。

第一种是湿热参半,临床表现是舌根苔白、舌尖红。舌根苔白是湿,舌尖红是热,湿渐化热,余湿犹滞,宜蔻仁、半夏、干菖蒲、大豆黄卷、连翘、绿豆衣、六一散等,于辛泄之中佐以清热,即所以存阳明之液。湿热参半,湿滞于下,易化热熏蒸于上,就会出现舌根苔白、舌尖红的舌象。所以薛雪在燥湿药里面佐一些清热药,前面用的是蔻仁、半夏等燥湿药,用点绿豆衣、六一散、连翘在燥湿同时清热。

第二种是湿热俱盛,临床表现是初病就胸闷、不知人,或瞀乱、大叫疼痛(或身痛、或腹痛、或头痛),此为湿热俱盛,阻闭上中二焦之候。宜用草果、槟榔、鲜菖蒲、芫荽、六一散各重用,或加"皂角"用"地浆"来煎,祛湿清热,其祛湿药多于清热药者,是因为初期就见闭证,不得不以辛通来开闭,这是薛雪用药的理由。湿热俱盛的临床表现,很像所谓"痧症",即"发痧"。发痧是由于暑、湿、热各种邪气阻碍了经络的通道,又遇某种诱因,或情志伤,或饮食伤,或有接触传染等,影响人体正常的宣发而发病,风寒暑湿种种邪气都可以引起发痧(发痧还是偏于热的多,寒痧也有)。此病夏秋季多发,发作呈暴发性,剧烈疼痛、昏迷不醒是其主症。薛雪治疗此病清热药用得少,为什么呢?发痧是邪气凝滞经脉,寒凉药用多了,不能解除经脉邪气的郁滞,所以要用宣、通、开的方法,草果、槟榔、菖蒲、芫荽、皂角等都有通开的作用,适宜这种有闭证现象的病。"发痧"相当于现在的什么病很难说,中医认为经络不通是主要病机,临床上要根据具体的舌象、大小便等表现,来区别是热滞经脉,还是寒滞经脉,还是湿滞经脉,或者是湿热滞经脉。

第三种是湿热滞于阳明,临床表现是壮热、口渴、自汗、身重、胸痞、脉洪大而长,此太阴之湿与阳明之热合而为病,宜白虎苍术汤,以清热散湿。发热、口渴、自汗这是阳明热的表现,胸痞、身重是太阴之湿的表现,脉洪大而长是阳明脉,是湿热滞于阳明之经的表现,这些表现是不难分辨的。薛雪用白虎汤来清阳明之热,用苍术来散太阴之湿,处方立意也是很清楚的。如果没有壮热、大渴、大汗、脉洪大的表现,白虎汤不要随便用,因为毕竟是湿热证,热不重湿重不好用白虎汤,但这里毕竟是热多于湿,所以用了白虎汤。临床上见到壮热、口渴、大汗而脉虚,也不是白虎汤证,也不能用白虎汤,这种情况要用甘咸去养肺胃之津,因为大热、大渴、脉虚这是津伤,是生脉散证。徐大椿在临床上讨论亡阴亡阳时说:"阳未亡,则以凉药止汗,阳已亡,则以热药止汗。"大汗,可见于亡阴也可见于亡阳,阳未亡要用凉药止汗,就像白虎苍术汤证,阳已亡,四肢厥冷、出冷汗,要用热药来止汗,就用四逆汤,或者参附汤。止汗用浮小麦、稻草根、麻黄根，那是一般的止汗，是从标治的办法，止汗要分亡阴、亡阳的病机，决定该用凉药还是热药。

(5)湿热邪滞三焦

湿热之邪滞于三焦，分四个方面来说。

第一，湿热邪气多由口鼻而入，故能径趋膜原，弥漫于三焦，湿热遍布三焦，临床表现有壮热、烦渴、舌焦红或舌缩、斑疹、胸痞、自利、神昏、痉厥等表现。这要用大剂的犀角（现用水牛角代替）、羚羊角、生地黄、玄参、金银花露、紫草、方诸水、金汁、鲜菖蒲等，以清阳明之热，救阳明之液为急务，既要清热又要救液，恐其胃液不存而亡阴，火热越燃越高，终将自焚。这是痉厥重证，上见胸痞，下见热利，又见斑疹、痉厥，是阴阳交困，所以用大剂量的犀角、羚羊角、生地黄、玄参，清热救液。此证单用苦寒药不行，温热家最善于用这类的药，清热同时救液。"方诸水"是救液的，现在用得很少，一般药房也没有，在南方用大量的鲜竹沥来代替。在南方用新砍的竹子，一头用火加热，另一边就有水滴出来，这是最理想的竹沥，是新鲜的竹沥水。北方的竹沥我看不好用，竹沥颜色像酱油，是旧竹子用水泡出来的，我不敢用这种竹沥。"方诸水"又叫做"明水"，原始做法是用活的大蚌，从蚌壳外面加热，或者用热布，或者用手摩擦加热，加热后蚌自己就吐水出来，最好是月亮最明亮的时候，哪能总有那么好的月亮，于是用一二分冰片滴到新鲜的大蚌里，一会水就吐出来了，这就是"方诸水"。"方诸水"是甘咸养阴的药，特别是治疗反复发作的眼结膜炎效果很好，治疗小儿惊证能镇惊除烦热，对局部汤火伤、烧伤，也都好用。

第二，湿热邪气滞于上焦，在临床上可以出现两种表现，即湿热病初期和湿热病末期会出现不同的表现。

如前面谈的其在上焦者，或湿热蒙蔽清阳，而见脘中微闷，知饥不食等临床表现往往是湿热解后出现的，是中气不舒，湿热余邪未尽，邪滞于阳明，这时可以考虑用藿香叶、薄荷叶、鲜荷叶、枇杷叶、佩兰叶、芦根、冬瓜仁等宣上焦阳气则肺胃自能清降。为什么薛雪选用这些极具轻清之气的药味呢？吴瑭在《温病条辨》中说"上焦如羽"，"羽"者轻浮也，治上焦要用轻浮的药，这种轻浮的药才能够宣发上焦之阳。所谓湿热蒙蔽清阳，"清阳"者即胸中之阳，在中脘之上，如果用味厚重的药下走，就起不到什么作用了。

湿热病初期壮热、口渴、脘闷、懊侬（懊侬即烦而极度不安，眼欲闭不想睁）、时而还有点谵语，这是湿热邪气郁闭于心包，肺气不舒之候。宜枳壳、桔梗、淡豆豉、生山栀，无汗者还可以加葛根这些涌泄之剂，来引胃脘之阳而开心胸之表，同样在上焦，但不能用藿香叶、薄荷叶、鲜荷叶、枇杷叶、佩兰叶等轻清之剂，因为邪气才开始正在发展，所以薛雪不用这些轻清的药，要用栀豉汤这类涌泄的方法了。《素问·至真要大论》“其高者,因而越之”,即指涌泄法,用此法来舒展胃脘之阳,来开心胸之表。

因此,同样是湿热在上焦,一个是邪气始盛,一个是邪气残留,用药的气味、轻重、厚薄就不一样。这里面应该有所体会,开心胸之表,还可用栀豉汤这类涌吐法,折其上升之势。但是湿热病在临床上用吐法,一定要注意舌苔,如果舌苔薄,湿热的色质特性鲜明,一眼看出来就是湿热的舌苔,不混杂其他,说明邪气还没有达到交结的程度,那么就可以用吐法。如舌苔已经很厚了,而且厚而有根(像是从舌内长出来的,很紧密,不易剥脱,无根舌苔稍微一动就可以掉),说明湿热邪气已经达到交结的程度,在临床上只能用辛开苦降的办法,去分散湿热的病势,用吐法反而还会引起其他的变化。凡是在中上焦要想用吐法,不管哪种病邪,已经达到交结程度吐法是没有用的,要用辛开苦降的方法,逐渐分散邪气的病势。这是两种在上焦的,前后不同病期不同情况。

第三,邪在中焦,多见发热、汗出、胸痞、口渴、苔白,这时可以考虑用藿梗、蔻仁、杏仁、枳壳、桔梗、郁金、苍术、厚朴、草果、半夏、干菖蒲、佩兰叶、六一散等,开泄中焦气分,化其湿郁。中焦的湿热上扰,之所以出现胸闷,这是病在中焦气分,薛雪用这些药来开中焦气分,结合患者的具体情况,如是偏于湿盛,还是偏于热盛,是不是有痰浊,或有饮邪,是不是有伤津的情况等,从中选择一两味就可以了。湿热在中焦还是要用偏于散的药,毕竟在气分嘛。

第四,邪在下焦,自利腹泻、小便黄、口渴等,是湿浊太盛,郁而化热之候,可以考虑用滑石、猪苓、茯苓、泽泻、萆薢、通草这类的药,分利为治。所谓“分利”是给邪找条出路,从小便排泻而除邪。

以上邪滞三焦这四种情况是邪弥漫三焦、邪滞于上焦、邪滞于中焦、邪滞于下焦,这里有共同点,就是湿重于热,所以薛雪用的药,清热、泻热的药少。临床的这些经验、知识,越是领会得详细、深入,应用起来就越灵活。

(6)湿热犯少厥二阴

湿热邪气或者犯于少阴,或者犯于厥阴。邪犯少阴证,前面谈的是湿热邪气直犯少阴,临床表现为下利、便脓血,这是湿热动了少阴之火,咽痛、口渴、心烦、小便短少(下泉不足)、尺脉数,这种情况可以仿猪肤汤的凉润法,依据什么呢?王士雄有一句话对猪肤汤解释得比较扼要,他说:“肾应彘而肺主肤。”注《伤寒论》的诸家,我看还没有一个注家对“猪肤汤”的认识有如此的概括性。“彘”就是猪,在十二属性中,猪属水,其性质走肾,少阴病的热是水少引起的,肾水少了,肾中之火就要上炎,用猪肤可以养肾之水,补肾之阴,使肾阴能够上承于肺,少阴病的咽痛,主要还是阴虚了,是少阴的火伤了少阴的经络,“咽”是少阴经脉所踞之地,阴水上升于肺,肺气通于皮毛(肌肤),由此缓解在肺、在少阴经脉的燥热，猪肤汤证就是津伤燥热证，所以我说王士雄解释得很有概括性。换句话说，猪肤汤的主要作用就是润肺肾之燥，所以它能够解烦热、解咽痛，是凉润之法。同理，肾水燥，所以小便短少，尺脉数，这是湿热邪气直犯少阴，伤津而燥热盛。不过还是要反复地强调，治湿热证跟治其他证不一样，还是要看舌苔，如果舌苔干干净净，或者有点舌苔也不厚腻，猪肤汤可以用，如果舌苔厚腻，猪肤汤不能用。我还是强调，治湿病，舌苔、大小二便肯定是要认真观察的。

邪入厥阴，临床表现是口不渴、声不出，给饮食就接受，但不索要，默默不语、神识昏迷、发痴、发呆，这是湿热凝瘀脉络，心主阻遏，神识不用，灵气不通之候。薛雪仿吴又可的“三甲散”，即用酒炙地鳖虫，醋炒鳖甲、土炒穿山甲、生僵蚕、柴胡、桃仁泥等以破滞通瘀，因为厥阴是藏血的器官，血分之邪尽泄而下，络中之邪亦从风化而散。为什么会发呆、口不渴、声不出、饮食不却、默默不语、神识昏迷？这是厥阴生发之气有降无升的表现，由足厥阴而影响手厥阴心包经，所以心主阻遏，心主也得不到生发之气。用这些破滞通瘀的药来宣通厥阴的脉络，破滞通瘀窍开，生发之气能上去了，神识、发呆的情况就缓解了。

(7)湿热伤脏腑

湿热邪气内入脏腑，临床上的变化就多了，从虚实两个方面，举例分析。先谈实证，共总结了七个证候。

第一，阳明实热、上下闭结证。阳明实热，上蕴结于胸膈，下闭结于肠胃，临床见发痉、神昏、笑妄、脉洪数有力，宜凉膈散，或仿承气汤法。如果单是清热泻邪，只能散络中流走之热，而不除肠中蕴结之邪，所以仍假阳明为出路。这个实热证是热胜于湿，他这里没有提到舌苔的情况，但是用凉膈散、承气汤，可以理解到患者是老黄苔，或兼燥的苔，缺少津液，很粗糙，这种情况下可以考虑用凉膈散，或者用承气来下。如果舌苔白滑，那就不是热重于湿，肯定是湿重于热，凉膈散就不合适了，承气汤更不合适。所以要看邪是不是在阳明胃，是热盛于湿，还是湿盛于热。湿盛于热的情况下也可以出现发痉、笑妄，湿盛于热的脉虽然有力，但不会出现洪数，或是弦紧有力，或是弦滑有力，还是要从舌苔来判断。

第二，热结胃腑、扰乱神明证。这种情况临床可见发痉、撮空、神昏、笑妄、舌苔干黄起刺或转黑色（干燥无津）、大便不通，宜用承气汤以通地道，泻其结邪，即泻热胜于湿的结邪。这里有“撮空”，在临床上实证、虚证都可以出现这种现象，虚证是神识涣散，是阴阳两虚，特别是在脱阳前，神识不能自主；实证是热邪扰乱神明，神明被迫，总之临床上要结合其他的情况来分辨虚实。这里是实证撮空，伴有舌苔黄刺干涩、大便闭结不通，这是阳明的热邪引起的，要泻阳明腑蕴结之邪热，所以要用承气汤来通地道。如果是虚证的撮空，肯定不会出现这种干黄起刺的舌苔。

第三，邪热内踞、胃津劫夺证。临床表现为口渴、苔黄起刺、脉弦缓、囊缩、舌硬、谵语、昏不识人、两手搐搦，为邪滞津枯之候。宜用鲜生地黄、芦根、生何首乌、鲜稻根等，以甘凉润下以泻邪，并复其胃津。由于热邪伤了津液，既要润，又要下，不用润下的方法，就达不到泻热生津的目的。所以薛雪是仿承气汤来泻热邪，但用甘寒药来易苦寒药，如鲜生地黄、芦根、生何首乌、稻草根等。甘寒的药就是要达到润下的目的，如果用苦寒药，下热的同时必然要再伤津，如大黄、芒硝等，泻热有余，伤津也很厉害。所以薛雪这里是只用承气法，不用承气汤，这些都是值得我们很好地学习的，热邪伤津的实热证，要用润下法。

第四，肺胃不和、胃热移肺证。湿热在里，由中焦、上焦，而还归于胃，所以症见呕恶不止昼夜不差，甚则烦躁欲死。胃中之热犯肺，总是往上逆，这种情况宜用川连三四分，苏叶二三分，二药煎汤呷下（是把药噙在嘴里缓缓地吞下去）。用此来清湿热，通肺胃。这个方子是用川连清湿热，清中上焦的湿热，清火去湿；用苏叶通肺胃，肺气胃气都受到严重的干扰，肺胃不和，正常人之气贵在流通嘛。薛雪用这种轻清的办法，也是因为邪在气分，以此帮助肺胃之正气宣通、宣布，邪气自然就消退，这是用轻药治重病的经验。轻药之所以能治重病，就是把人的气机拨动起来了，依靠气机自身的功能来解决“不和”的问题。临床上有句话叫“四两拨千斤”，就是说用极轻的药，能够治严重的病。当然这是有前提的，需人的正气尚存，如果是正气已伤，这种方法就不灵了。邪在气分的情况下，人体的功能还能够活动，只要轻轻一拨就会起作用，但是不拨也不行。

第五，暑邪入肺证。临床上的表现为咳嗽，昼夜不安，甚至喘，不得眠。可以考虑用葶苈、枇杷叶、六一散等，直泻肺邪。暑热邪气伤肺，也要分虚、实。暑热伤人容易使人气虚，如果暑热带着湿气来，湿热邪气滞于肺络，也可以使人肺气实，所以不能说凡是暑热都是清暑益气汤（李杲有清暑益气汤，王士雄也有清暑益气汤）。这里是暑热伤于肺络，湿热邪滞于肺气的实证，特别是对于一些有饮邪的人，临床上更容易出现这种情况。用葶苈直泻肺邪，葶苈是泻上焦胸部水湿的专药，用六一散来引葶苈入于肺，这种暑邪入肺的实证，主要是水饮气盛，肺失清肃。

第六，胆火上冲、胃液受劫证。临床表现为大渴、胸闷欲绝、干呕不止、脉细数、舌光如镜，多见于营阴素亏，木火素旺的人。营阴不足，肝火易动，宜西瓜汁、金汁、鲜生地黄汁、甘蔗汁，磨服郁金、木香、香附、乌药等。这些药不要煎都用磨的方法，用鲜生地黄汁、西瓜汁、金汁冲服。阴虚火旺，胃阴虚，胆火旺，舌光无苔是由于津枯。既然不是湿，为什么会胸闷欲绝呢？那是肝胆之气上逆，肝火上冲，肝胆之气上逆滞于胸中的表现，所以薛雪用西瓜汁、金汁、鲜生地黄汁来养胃液救胃阴，又用了槟榔、木香、香附、乌药这些辛散降逆的药，木香可升可降，主要还是用来降逆气，降肝胆之逆。阴虚气滞的可以考虑用这种方法。

第七，湿热内留、木火上逆证。临床表现是呕吐清水，或痰多，这种人往往是素有痰饮，又湿热内留，木火上逆，会出现吐清水、痰多。薛雪用温胆汤加瓜蒌、碧玉散，意在一面涤饮，一面降逆。碧玉散就是六一散加青黛，加青黛是清肝胆的热，木火上逆嘛。温胆汤加瓜蒌，是除痰饮，有呕吐清水嘛，清水是痰饮问题。

上面这七种证候都属于实证的范围，湿热病的实证，下面是湿热结于脏腑的几个虚证。

第一，肺胃气液两虚证。湿热病过多地用辛开药，或者过泄利，或者过清，或者体质等原因，到后期往往就会出现气津两虚，胃气不输，肺气不布的情况。临床表现为神思不清、倦语、不思食、尿数、唇齿干，肺胃气液两虚之候，湿热除得差不多了，但是正气也伤了，宜用人参、麦冬、石斛、木瓜、生甘草、生谷芽、鲜莲子等来清补元气。究竟是湿热病基础上的气液两虚，这种气液两虚与一般的气液两虚不一样，用大温大补不行，所以要清补元气，这个“清”字是针对湿和热的。清补也还要看舌苔，看舌苔腻不腻？滑不滑？如果舌苔有这种情况，像麦冬、莲子都不好用。肺气、胃气、中焦气虚，在临床上都用温运的办法，脾肺之气两虚，或者脾胃之气两虚，正常情况下都用温运是不会错的，但是在这种情况下，在实热病后期就不合适了，理中汤就不合适。这种气液两虚要采用清补的办法，补不能偏于温热，不能动热，补还不能太腻，太腻涩也不适合。

第二，暑伤元气肺虚证。临床表现有咳嗽、气短、倦怠、口渴、多汗、脉虚欲绝等，宜用人参、麦冬、五味子来益气存津，这是《备急千金要方》的生脉散，孙思邈的生脉散本来是伤暑后存其津液的方子，但是这里是肺虚而咳，只是肺虚咳而无痰，这个方子是可以用的。徐灵胎在《医学源流论》里面没提生脉散，他说麦冬、五味子是咳嗽之大忌。我觉得徐灵胎说这个话还是过头了些，有商榷的余地。如果咳嗽痰多，甚至于排痰还不太畅快，舌苔厚腻，那肯定不能用，我的经验不是说凡是咳嗽都不能用麦冬、五味子，小青龙汤中就有五味子，为什么不能用？不过小青龙汤中用的五味子的分量不能大过细辛、麻黄。这里用麦冬、五味子是针对肺虚而咳的，用于津气两虚证还是合适的。徐灵胎这个话的意思，是说湿热证要看舌苔干不干净，咳嗽有没有肺虚，痰多还是痰少，排痰的情况怎么样等等，都需要考虑，特别是五味子，舌苔厚腻、排痰困难，要慎用，甚至干脆不用。

第三，中气亏损、升降悖逆证。临床出现吐下一时并至，上吐下泻，这是由于太阴惫甚，“惫”是衰败的意思，中气不支。用生谷芽、莲心、扁豆、薏苡仁、半夏、甘草、茯苓，甚至可以考虑用理中汤。临床上看这种证也要很好地审查脉象，首先要考虑到有没有重感邪气的可能，因为毕竟是突然发病。重感邪气那就表里都要考虑，是受了外邪？还是饮食伤？还是情志受了什么刺激？假使有这些原因，那就不能单靠“理中”来解决问题，如果说没有其他新的因素，不可能一时病至，这些情况临床上都需要考虑。

第四，中气伤损证。临床表现为四肢困倦、精神减少、身热、气高（气上逆而喘）、心烦、尿黄、口渴、自汗、脉虚，这可以用李杲的清暑益气汤，清解与补益兼施。清暑益气汤补气有余，清暑实在谈不到。方歌云：东垣清暑益气汤，参芪归术加草苍；升葛泽曲麦味合，青陈黄柏共成方。这里面没有一味清暑的药，李杲的清暑益气汤解决的是暑邪伤元气的问题，主要是伤气的问题，他的重点在补中气。王士雄对这种情况是用西洋参，配合鲜石斛、麦冬、竹叶、鲜荷杆、知母、甘草、粳米、西瓜翠衣，这是他的用法，加些清暑除湿的药。如果正气伤了，还有暑之余邪存在，是可以考虑用王士雄这个方法，可以在用人参补元气的基础上，还用些轻清的药。

第五，卫外之阳暂亡，湿热之邪仍结的证候。阳亡而湿热还在，虚证出现了，湿热邪气还没有消除，忽然大汗，这是阳气要亡的征象。大汗出、手足冷、脉细如丝或绝，这是亡阳的现象，还可见口渴、茎痛等阴津不足之候。如何区别是不是亡阳？如起坐自如、精神蛮好、神清语亮，这不是亡阳，只是汗出阳气伤了，表里之气一时不相顺接，所以脉细如丝，甚至于可以造成脉伏，总之是汗多伤阳，内外之气一时接不上来。所以脉象是亡阳，而人的精神蛮好、起坐自如、神清语亮，说明不是真正的亡阳。这种情况可以考虑用五苓散去白术，加滑石、酒炒川连、生地黄、黄芪来固卫救阴，并导湿热下行。之所以用五苓散是要导湿下行，加黄芪是要固卫救阴。实际这个方子是“四苓汤”加“滑石”来导湿下行，用川连、生地黄来清火救阴，黄芪固表，就是这么个立意。此方可以说是防止阳气的亡失，实际没有亡阳的事实，只是一时出汗太多，气伤太甚，表里之气不接，所以出现脉细如丝或绝和手足厥冷等。

以上五种是湿热病的虚证，一般都是在湿热病的后期出现，或者是由湿热患者的体质引起。

（8）热入营阴

薛雪这里归纳有三个证。

第一,血液内燥证。这是血分有了燥热,在利湿的过程中过用苦燥药就往往出现这种情况,湿去了而热动了。临床可见左关弦数、腹时痛、时圊血(就是便血)、肛门热痛等,可以仿"白头翁汤"法来凉血散邪。这种病变是属于湿热邪气偏于热的情况,热邪伤了厥阴,或热邪传入厥阴,引起便血、肛门热痛。如果不是痢疾,在热入厥阴的情况下,大便出血,可以考虑《伤寒论》仲景治热痢的方法,即"黄芩汤"(黄芩、芍药、甘草)。如果热邪逼入营阴,可以考虑用"白头翁汤",一般就用仲景的黄芩汤,热痢嘛。左关脉弦数,这是厥阴的问题,是肝的问题,所以容易动血,肛门才这样热痛。

第二,经水适来、邪陷营分证。临床表现为壮热、口渴、谵语、神昏、胸腹痛、舌无苔、脉滑数等,可以考虑用大剂的犀角(现用水牛角代替)、紫草、茜根、贯众、连翘、鲜菖蒲、金银花露来凉血解毒。至于"经水"来没来不是关键,因为这个病不仅女人才有,男人也一样有热入血室证。《伤寒论》云:"阳明病,下血谵语者,此为热入血室。"并没有说一定有经水问题嘛,前面提到过古人"血室"的概念在太阳膀胱,太阳腑证既有蓄血证,也有蓄水证,所以不要误解为只有女人有此证而男人没有。热入血室,热邪深入营分,不仅要清热,还要解毒,所以要用大剂的犀角、连翘、金银花露来清热解毒。

第三,毒邪入营、走窜欲泄证。临床可见或上出血,或下出血,甚至于出血汗等,要用大剂犀角(现用水牛角代替)、生地黄、赤芍、牡丹皮、连翘、紫草、茜根、金银花救阴而泻邪,邪解血自止。这个证还是热毒邪气深入营分,邪热逼于上就上出血,逼于下就下出血,血汗是皮下出血,包括出现红疹等。这种证看上去很严重,实际用凉血解毒的方法是很容易控制的,这种证对人威胁不大。前面在解释温热病斑疹的时候就讲过,温热病出斑疹是病好转的机势,伤寒病斑疹是病加重的征兆。"出血"是毒热邪气有了出路的表现,关键是把热控制住,热清了,血就不出了。对热毒证来说,如果不出血那才是病情严重的征兆,热毒邪气在里,可以入于心包,以至于可以入心,那病情才严重,所以这种出血与出斑疹的病机是一致的,只要清热解毒。

(9)湿热兼病

湿热病变的过程中往往会或并发痉病,或并发厥病,或并发疟病,或并发痢病,这是湿热病中最常见的并发病。

第一,湿热并发痉病。薛雪提出常见的并发痉病有两个证候,一个是湿热流经,湿热留滞于经络,火动风生证。湿热留滞于经络,热越来越深,火一发动内风就作,火动风生,在临床上表现是口噤、四肢牵引或者拘急,严重的还角弓反张,这都是风的现象。风热邪气流经,从口噤一症来看,是由于风热邪气流窜于阳明之经络引起,因为只有阳明的经脉才在口周左右相交,所以风热邪气流窜于阳明之络会出现口噤。如果风热邪气走窜于太阴之经、太阴之络，就出现拘挛牵引。薛雪认为湿热邪气流窜于太阴、阳明，可以考虑用鲜地龙、威灵仙、滑石、苍耳子、丝瓜藤、海风藤、酒炒黄连等来息风通络。这些药的主要作用首先是息风，其次苍耳子、丝瓜藤、海风藤、威灵仙这些风家药都有胜湿的作用，风木之气可以克土湿嘛。这些药既能息风，又能胜湿，还是柔肝药，柔肝是息风之本，治风是治湿之源，所以他用地龙、瓜藤、海风藤之类的药，就是靠它们去通络。原则上这些药是合适的，但是这里面有威灵仙、苍耳子等药，据我看，湿热重，用这样辛窜的药还是应该谨慎，要顾及到辛窜太过的副作用，因为是风热嘛，辛窜有助长风热的可能，所以临床上要具体看患者的体质，如果风热很重的时候，正是风乘火势、火借风威的时候，威灵仙、苍耳子最好少用，还不如用羚羊角、竹茹、桑枝这些更安全一些，甚至用钩藤，钩藤虽然也散，但是它不像威灵仙、苍耳子那样辛窜，尤其是风热严重，出现角弓反张，最好不要用威灵仙、苍耳子，可以考虑用大量的竹茹、桑枝、羚羊角来息风。“地龙”倒是个柔润息风的好药，这个药在叶桂的经验里面用得很多，叶桂认为久病入络，病邪深入于络，最好是用地龙来透络。我在临床上也有体会，地龙是柔润息风药，它是血肉之品，息风通络而又柔润，这是比较理想的药，但是在临床上也不能用大剂量，有的人一开就是四五钱、五六钱，这个药腥味大，有人会有副作用反应，所以不要用量太大，控制在一二钱就行了。

二是营阴大亏、风火上升证。营阴大亏，厥阴风火上升临床表现为汗出而热不除、头痛不止、发痉等。湿热邪气伤于营分，营分受伤不能养肝，肝火上逆，所谓的风火就是肝火。营阴不能营养筋膜之气就会成痉，更何况肝风上逆更易出现这种情况。风火往外宣散，所以自汗不止。厥阴之脉通于巅顶，风火之气上冲所以头痛。宜用羚羊角、蔓荆子、钩藤、玄参、生地黄、女贞子等来养阴息风。养营阴蔓荆子还是不太好，蔓荆子搜风利窍，是个辛窜药，既然用大量的羚羊、钩藤、玄参、生地黄、女贞子等来养阴，就犯不着用蔓荆子的走窜来助风热，不如换用大量的菊花、霜桑叶来息风更理想些。

湿热兼痉病一般来看有这两种情况，前面一个是湿热留滞于太阴、阳明经络，而火动风生；二是营阴亏不能养厥阴，厥阴之气煽动，所以风火上升。两个都是发痉，但是从证候的角度来看还是不一样，后面有阴虚的问题，所以薛雪就要用玄参、生地黄、女贞子这些去养营阴。

第二，湿热并发厥病。这是由于湿热邪气烧灼心包络，以至于心包络主的营血大量的损耗，即邪灼心络、营血耗损证。其临床表现是壮热、口渴、苔黄、舌质焦红干燥、发痉、神昏、谵语、或妄笑等。一般来说“厥”主要是神志问题，“痉”主要是筋膜问题。心包络主神志，火热邪气太盛伤了心包之营，神不能安便厥。中医基础理论认为心藏脉，脉摄神，神的物质基础是脉，是营血，血脉充足神才能安，神属阳存在于营阴之中，伤营则神不安，所以出现神昏、谵语、妄笑等一系列的神志异常表现。薛雪用犀角（现用水牛角代替）、羚羊角、连翘、生地黄、玄参、钩藤、金银花露、鲜菖蒲、至宝丹等，以清热救阴，泻邪平肝。因为心包络与肝经一个是手厥阴一个是足厥阴，都是藏营的，所以要用这些药来一面清热，一面救阴，还要泻邪平肝，平足厥阴。

“金银花露”在临床上应用要注意，如果是单纯的热盛问题不大，但是不要忘记现在讨论的前提是湿热。单纯热盛的厥，用清灵芳润金银花露这种药还是很好的，治疗热性神志昏乱还是比较好用的。但是舌苔厚，病中有湿，就不太适合了，用金银花可以，用金银花露就不太适合了。

“至宝丹”这个药主要还是用于热入心包，它有安镇心神的作用，至宝丹中的几味药都属于血肉之品，如乌犀角、生玳瑁、犀牛黄、麝香等，用于治疗心络受伤而神识不清，这是表里两透的一个方子。温热家常用三个方子：安宫牛黄、紫血丹、至宝丹。这三个方子在临床上具体运用也是有分寸的，从清热寒凉性这个角度来讲，三者是有显著的区别的，安宫牛黄丸寒凉性最大，其次是紫血丹，最轻的是至宝丹。安宫牛黄主要是用于心火上炎，患者出现热高而神昏，一面用牛黄、黄连来熄火，一面用大量的犀角、珍珠来引肾水济心火，熄火、引水济火、化浊通窍，安宫牛黄是首当其冲的药。如果热不太高，只需引火下行来醒神，那就用紫血丹，紫血主要的几味药是滑石、寒水石、生石膏、硝石等矿物类药，如果是高热神昏用紫血，那就是病重药轻，效果不好，如果是一般高热，神志尚好，用安宫牛黄丸就是太过了，所以还是有分寸的。至于至宝丹，寒凉之性较前两者更弱，它主要作用还是清热镇惊，主要在镇惊清神方面，清热的力量不是太强，如果像安宫牛黄丸那种高热用至宝丹就不灵了。这三个方子要是从体温（适应证）的高低来比较，则牛黄第一，紫血第二，至宝第三。

第三，湿热兼疟病。疟病是由于邪阻膜原，以至于邪气内蒸，营卫之气不调，临床出现寒热不已的表现，卫气盛就热，营气盛就寒。温热家的膜原概念与伤寒家的少阳基本是一个性质，膜原是半表里，少阳也是半表里，伤寒家治疟从少阳治，温热家治疟从膜原治。湿热病是从膜原而入的，很容易转成疟疾，或出现似疟非疟的表现。薛雪用柴胡、厚朴、槟榔、草果、藿香、苍术、半夏、干菖蒲、六一散来透达膜原，疏泄湿邪。槟榔、草果、厚朴是达原饮的三味主药，用柴胡、藿香、苍术来配合达原饮，双解表里，分解表里之湿热，六一散是清热，半夏、菖蒲燥湿，就是这样一个立意。因为疟疾多属于湿证类的病，不是虚的问题，所以通过槟榔、厚朴、草果尽量去泻邪。

第四，湿热兼痢病。薛雪这里举了三个证，一是湿热伤脾传导失常证，湿热伤脾，阻遏气机而传导失常。“传导”是脾的主要功能，脾主运化嘛，传导失常临床表现为胸痞、腹痛、大肠下坠、窘迫、大便稠黏有脓血、里急后重、脉软而数等。有湿有热的脉就数而无力，脉软与湿有关，是因为湿滞的缘故。便脓血是热的问题，湿热熏蒸腐败了营血，不仅出现便血，还会出现便脓。湿热邪气下注于大肠，下注于肛门，所以就有窘迫感，有后重感。薛雪用厚朴、黄芩、神曲、广皮、木香、槟榔、柴胡、煨葛根、金银花炭、荆芥炭来清热渗湿，行气导滞。厚朴、槟榔行气导滞，改变湿热郁积的情况。里急后重这是气滞的问题，有的是热盛气滞，有的是湿盛气滞，有的是气虚下陷而气滞，总之是个气滞的表现，临床治里急后重，要分辨是怎样的气滞。

这里薛雪选用柴胡还可以理解，还选了葛根，这类的升药在里急后重中应用要注意。老年人、气虚的人，中气下陷者可用；这是湿热证，湿热邪气滞于大肠而气滞，反而用升的药，浊邪上引，还会出现恶心等症状，这种情况下升提药是不好用的，所以要注意这个问题。

二是久痢伤阳证，临床表现为脉虚、滑脱，这是脾阳虚损的表现，滑脱是指大便不能收涩，不是指脉象。薛雪用“真人养脏汤”加甘草、当归、芍药来温涩固脱。脾阳伤了，久虚滑脱者用真人养脏汤是无可非议的，但是也有个问题要提出来，毕竟是湿热病的底子，这个问题必须考虑到。

这里介绍一篇文献，在腹泻、痢疾方面分析得很深刻，对我们临床有帮助，这是尤怡《医学读书记》里面的一篇文章。他说：“痢与泄泻，其病不同，其治亦异。泄泻多由寒湿，寒则宜温，湿则宜燥也。痢病多成湿热，热则宜清，湿则宜利也。虽泄泻亦有热证，毕竟寒多于热；痢疾亦有寒证，毕竟热多于寒。是以泄泻经久，必伤胃阳，而肿胀喘满之变生；痢病经久，必损其阴，而虚烦痿废之疾起。痢病兜涩太早，湿热流注多成痛痹；泄泻疏利过当，中虚不复，多作脾劳。此余所经历，非臆说也。或曰：热则清而寒则温是矣。均是湿也，或从利，或从燥，何欤？曰：寒湿者，寒从湿生，故宜苦温燥其中；湿热者，湿从热化，故宜甘淡利其下。盖燥性多热，利药多寒，便利则热亦自去，中温则寒与俱消。寒湿必本中虚，不可更行清利；湿热郁多成毒，不宜益以温燥也。”

这段文献的意思是痢疾与腹泻是两个不同的病，治疗的方法也绝对不一样。一般的腹泻总是由于寒湿，有寒有湿，寒湿宜温燥，温宜散寒，燥宜胜湿。至于痢疾，是由于湿热，有湿有热，湿热宜清宜利。这个论点把两个病的病因关键提出来了，腹泻是由于寒湿，痢疾是由于湿热。腹泻虽然也有热证，但毕竟是寒多于热；痢疾也有寒证，但是毕竟临床上还是热多于寒。这个分析还是正确的，符合临床的实际情况。从病变方面来看，腹泻久了往往是伤阳，长期腹泻，主要损伤的是中焦的阳气，损伤胃阳的多，胃阳伤了就要出现浮肿、胀满，甚至于喘促这样病变，这是阳气少了不能运化，不能温运的缘故，所以肿、胀、喘、满就发生了。痢疾病久了往往是伤阴，阴伤了，就要出现虚烦、萎废等热象。在治疗方面，如果痢疾兜涩太早了，即止痢过早，湿热之邪留下来往往要演变成痛痹，所谓痛痹，即周身关节肌肉疼痛的疾病。腹泻是寒湿，痢疾是湿热，同样有湿，为什么寒湿要用燥，湿热要用利呢？寒湿腹泻的寒是从湿而生的，就要用温的方法，用苦温来燥寒湿，这种湿就该燥；湿热痢疾的热是湿从热化来的，这种热化之湿就要用甘淡来渗利，要用甘淡的药，不能用苦燥的药，一燥就会助其热。因为燥性药多热，利性药多寒，该利的，热就消了，该温的，寒就退了，这些是在临床上经过验证的结论，所以尤怡说："此余所经历，非臆说也。"所以一般治痢疾都是考虑兜涩的问题，除非个别的老年人，真是气虚的那种休息痢，用真人养脏汤是合适的，真人养脏汤主治休息痢末期，否则一般不考虑用这个方法。

我同意尤怡的认识，腹泻与痢疾要区别对待，因此我认为，痢久伤阳，脉虚、滑脱，用真人养脏汤，前提是湿热已经完全没有了，而湿热病往往不容易退得一干二净的，只要还有湿热余邪，用真人养脏汤可不是个小问题，兜涩早了，就会引发出很多问题来。

三是久痢伤阴证，主要的临床表现是"虚从努责"，就是总是要蹲在马桶上，但是便又便不出来，这叫"虚坐努责"，即"里急"的表现。凡是里急症总是有热的时候多，属火热，湿热之气滞于大肠，就要出现这种窘迫想便的表现。这是由于火性速而湿性滞引起的，火性速就总是有便意，湿性滞就是便不出来，这是"里急"的基本病机。我们治疗"里急后重"惯用黄芩，用黄芩来清阳明燥金之火，黄芩归肺、大肠，肺与大肠相表里，所以黄芩是清阳明燥金之火的药。里急后重不仅用黄芩，还要用大黄，黄芩把阴经的火清了，大黄把阳经燥金(大肠也属金)之气祛除，这样才能够解决里急后重的问题。

久痢，甚至是血痢，伤营阴、伤血，营血虚了也要化热，热滞于大肠同样会有"里急"，也会有"虚坐努责"，这种情况宜用熟地黄炭、炒当归、炒白芍来养营、补血，但要根据患者的情况选药，许多情况下不要用太滋腻的药。如地黄与丹参比较，丹参就不太滋腻，地黄就特别滋腻，玉竹比较滋腻，何首乌就不太滋腻。患者的体质基础不一样，要用不同的养营的方法。里急有虚有实，有虚火、实火之别，用黄芩、大黄那是实火，养营这是虚火。后重是肛门下坠，后重也是有虚有实，实证是实邪下壅，虚证是中气下陷。不管里急也好，后重也好都要分虚实，如果说还有几分湿热邪存在，不能随便用滋腻的药，不能轻易用升提的药。

(10)湿热余邪

湿热病末期有两个证，一是余邪留滞经络。相对而言，邪留脏腑容易祛除，邪留经络就不那么容易了。余邪尚留滞经络，临床会出现口渴、微汗出、骨节疼等，这是湿邪未尽，津液已伤的表现。可以用元米汤(糯米)泡白术，即用泡糯米的水来泡白术，泡一晚去术，服用，以养阴逐湿。薛雪用这个方子主要是一面补津液，救液，一面胜湿。生津和祛湿是一对矛盾，养阴大半都是滋腻的药，滋腻药不利于祛湿，利湿药往往要伤阴，所以这是对矛盾，是治疗湿热病中的难题。临床经验不丰富的人就不好解决这个问题，经验丰富的人很容易把这个矛盾统一起来，既要补津液又要能胜湿邪。薛雪用的方法是用糯米水把白术泡一晚上，不用煎煮，这是什么意思?《伤寒论》中有这种方法。大黄黄连泻心汤除了附子需要煎之外，黄连、黄芩、大黄都不用煎，用麻沸汤(开水)泡这“三黄”，泡过的水冲到附子水服用，这是仲景用麻沸汤的办法。这种办法在临床上有什么意义呢? 这是用药取气不取味的方法，一泡气出来了而味没有出来，所以凡是味厚的药非煎不可，大温大补的药总要微火多煎，时间要长一点，取气的药就少煎或者不煎，“元米汤”的用意在此。为什么只取气呢? 因为湿邪在里，湿滞经络，白术与糯米的味都取来的话，就不利于祛湿，这样这二味药既有补充津液的作用，又不滋腻碍湿，这样养阴逐湿两尽其能，矛盾统一起来了。这些方法是值得我们学习的，同样一个方子，在经验丰富的老先生那里具体应用的方法变化很多，这些是从临床经验中来的。当然对津伤湿滞，这是不是惟一的办法呢? 那倒不一定，但是这个方法启发了我们。如养阴胜湿的药有沙参、麦冬、石斛、丝瓜藤、枇杷叶等，配合用也能达到这个目的，在养阴液的同时也能胜湿。

二是诸症皆退惟目瞑则惊悸梦惕证。这是指湿热病基本好了，但睡眠成问题，眼睛一合上就出现惊悸、梦惕，这是因余邪留内，胆气未舒所致，少阳升发之气还没有完全复原，实际这个是肝胆的问题。肝气通于目，晚上睡觉闭上眼睛，神就要归于肝，要藏于肝，热邪在肝胆，眼睛闭了神却无法安藏，这就是肝系上逆，不能下走，所以眼睛不能闭，这属于肝系急的表现。宜用酒浸郁李仁、姜汁炒酸枣仁、猪胆皮等，以去滞安神。郁李仁性滑脱，它主要作用是降肝系之逆;毕竟有余热，不能用大苦大寒的药，所以只用酸枣仁安神，用姜汁炒是去酸枣仁的滋腻，让它具有宣的功能;用猪胆皮，也是取气不取味的意思，轻清之品去清余热。

以上这两种湿热证，一个是湿邪残留，一个是热邪残留，治疗这种余邪残留的方法，与《伤寒论》治食复、劳复的精神是一样的，食复、劳复也是有余热未清，以养胃为主，不过这里用药，比《伤寒论》的方子更轻灵得多。

薛雪湿热证的内容就分析完了，我将其归纳了十个类型。叶桂、吴瑭的温热论述比较多，对湿热的论述比较少，薛雪对此进行了补充。现在（夏秋）正是湿热病高发的季节，所以我花了不少时间来讲解这方面的内容，你们可以用我讲解的这些知识到临床上试试看，目的让大家可以具体掌握对湿热病的辨治方法。

（三）吴瑭的三焦温病说

这里介绍吴瑭的《温病条辨》，目的是让你们对吴瑭研究温热病的学术思想有个总体的概念，有这个总体概念再去阅读《温病条辨》，就有门径了。这里主要谈三个问题，重点是后面两个问题。这三个问题是：寒温水火阴阳辨，温病的三焦病机，清热养阴法的确立。后两个问题，尤其是第二个问题，这是吴瑭学术思想的核心。

1. 寒温水火阴阳辨

这里主要体会这样一个精神，即伤寒、温病是绝对不同的两个病，不能混淆。从两个方面来理解，一个是病因病机，另一个是病证治疗。有的医家认为《黄帝内经》有“伤于寒也，则为病热”，又有“热病者，皆伤寒之类也”的说法，好像不易区分伤寒和温病。吴瑭针对这一点认为有区别的必要，他认为从病因到病变，两者都是不能混淆的。他认为伤寒的寒是水之气，从性质来讲属阴，阴在下，寒也在下，所以寒邪伤人伤于下焦膀胱，病太阳膀胱，通过太阳膀胱之经才入于肌表，这是他对伤寒的认识。他认为温热是火之气，火性炎上，火是克金的，所以温热邪伤人就伤太阴肺，从上窍而入，从口鼻而入。寒与温，一个上一个下，寒气在下，伤下焦膀胱，温热在上，伤上焦肺金，是不能混淆的。

从治疗来看，寒邪是阴邪，伤人之阳气，首入人体就是太阳经，只能用辛温来散寒，甚至于还要用甘温、苦热来救阳，由此可以理解治伤寒的方为什么偏于辛温、甘温、苦热了。温邪是阳邪，阳热邪气伤人之阴，温热家注重人的津液，在病之初就考虑用辛凉，用辛凉来清解温邪，甚至还要用甘寒来救阴。

温热家的出现好像故意是要与伤寒家对立，实际不是对立的问题，这是两种不同性质的疾病，因此就用两种不同的治疗方法，这是吴瑭要作寒温水火阴阳辨的用意所在。

2. 温病的三焦病机

吴瑭把叶桂“温邪上受，首先犯肺，逆传心包。肺主气属卫，心主血属营。辨卫气营血，虽与伤寒同，若论治法则与伤寒大异”的精神贯穿在其三焦病机说中，这是吴瑭学术思想的核心，可以从三个方面来认识他的学术思想。

（1）三焦传变的全过程

温热家都认为温热邪气侵入人体，首先是在膜原，吴瑭认为膜原是半表半里，是三焦的一部分。他认为温热邪气从口鼻而入，鼻通肺，口通胃，肺鼻的逆传就传之于心包，肺与心包都是上焦的问题，即温邪上受，首先犯肺，逆传心包，这些基本上就是个上焦问题。为什么邪在卫分最容易逆传，就是因为肺与心包同处上焦的缘故。温热邪气在上焦没有得到控制，或者治疗不得法，那就要传中焦脾与胃。邪在中焦再没有很好地解决，那就要传给下焦肝与肾，因此他说温热病的传变始于上焦终于下焦，其病的全过程如此。

由此看来，吴瑭认为病在上焦包括了卫分病变，病在中焦包括了气分病变，病在下焦包括了血分病变，而营分的病变三焦都可能波及到。病在上焦可以逆传入营，所以温邪逆传在上焦就可以出现神昏、谵语的情况；病在中焦气分可以入营，所以阳明温证多见斑疹；病在下焦血分，邪是通过营分而来的。吴瑭的三焦病机说与卫气营血病机说的关系就是这样的。有了这个概念，读吴瑭的《温病条辨》，就比较容易深入下去了。

（2）三焦传变的特征

上焦、中焦、下焦病变的特征各不相同。温热邪气在上焦，病位属心与肺，主要表现为温病在卫分的证候特征。温热邪气盛，肺与心包毗邻，所以邪可直接地逆传入营分，如平素是阴虚有热体质的人，或平素湿热体质的人，就容易发生逆传心包的病变。临床表现为高烧之后随即出现神识昏迷、谵语等。所以紫血丹、至宝丹、清宫丹都在上焦篇。顺传、逆传不能完全理解为好与坏，叶桂认为温病从口鼻而入后就有这两种可能性，是否发生逆传取决于人的体质因素。

中焦温病，病位属脾与胃，有两种类型。一种是温邪从卫分传到气分而热积于肠胃，或者是一部分陷入营分，所以阳明温病多见发斑疹，因为气血都是来源于胃，是阳明温病之所以能够发斑疹的来源，这就是所谓的阳明温病。另一种是热与汗反复发作，长期不退，胸腹满闷，渴而不欲饮，或者不渴，大便不清爽或者溏，这是湿热交蒸、湿热蕴积的太阴温病。中焦温病总不外这两方面，一个热积于胃，而出现高热斑疹；一个热积于太阴，出现胸闷、大便不爽、热与汗反复发作。

下焦温病，病位属肝与肾，临床上有几种情况。首先是热邪深入下焦，高热损伤真阴、真精，热长期不退，出现口干、舌燥、牙齿发黑、嘴唇发裂、脉来虚大、手足心热。第二种情况是由于温病不该发汗，由于误用汗法，以至于心悸动、突然耳聋、舌强、神昏，这是温热伤津，又误汗再伤营阴，所以出现神识方面的问题。第三种情况是热邪一天天深入，津液将涸，形成厥证，表现为昏厥、抽搐、发痉、脉结代、严重心烦等。

吴瑭三焦温病的特征大致如上所述，上焦是心与肺，中焦是脾与胃，下焦是肝与肾。结合叶桂的学术思想，上焦温病基本是卫分阶段，中焦温病是气、营阶段，下焦温病是营、血阶段。

(3)三焦病机说的临床应用

吴瑭关于温热病三焦病机说有上中下传变的规律，但具体到病就不一定都是这样一个规律了，有的温病也可以从中焦开始，甚至于从下焦开始，有先中焦而出上焦的，当然也有由中焦而深入于下焦的。这与伤寒传经一样，也不都是太阳传阳明，阳明传少阳，也有三阴直中的情况，疾病总是复杂的，只能根据临床表现来判断病是在上焦，在中焦，还是在下焦。吴瑭说："温病始于上焦，而终于下焦。"王士雄就认为这个话有局限，临床上不是每个病都是这个规律。我们主要是领会吴瑭学说的精神，了解温病传变的全过程，了解温病在三焦的不同表现特征，三焦传变是随人的体质而不同，随病因而不同，在临床上要灵活把握，这样《温病条辨》的学术精神就掌握了。

3. 清热养阴法的确立

吴瑭把叶桂的学术思想在临床上具体化了，确立了清热养阴法。《温病条辨》里面很多方子都是吴瑭自己创造的，但都是依据《临证指南医案》中来的。如叶桂处方中并没有桑菊饮、银翘散等，吴瑭创造了桑菊饮、银翘散，但是这些方子在《临证指南医案》中都可以找到源头，因此吴瑭在整理叶桂的经验上是有很大成就的。

清热养阴法是温热学家治疗温病的重要方法。"清热养阴法的确立"这个提法并不在概括吴瑭所有的清热养阴方法，是谈他如何把叶桂的清热养阴的学术思想进行提炼和归纳，而成为临床上治疗温热病的一种具体的方法。这里有三方面的内容：一是清表热，吴瑭总结叶桂的临床经验，认为清表热有三种方法；二是清里热，也总结出有三种方法；三是养阴的三种方法。

(1)清表热

清表热的三种方法，其代表方是：一是银翘散，二是桑菊饮，三是白虎汤。

银翘散，辛凉平剂，主治手太阴风温病、手太阴湿热病，临床表现是不恶寒、但恶热、口渴等，统称手太阴温病。这个方子的立法有三个着眼点，第一个着眼点是既要不发散，又要能解表；第二个着眼点是既不用苦寒药，又要能够清热；第三着眼点是温热邪气损伤阴精，既要不滋腻，又要保护精血。银翘散就是为解决这三对矛盾（不发散而要解表，不苦寒而要泻热，不滋腻而要护精）而组成的。用金银花、牛蒡子来散热、解肌、润肺，不用发表药而把表邪解除了，这几个药都不发汗，但都可以解表邪；用生甘草、连翘这些不苦寒的药来泻热；用桔梗、生甘草（这是仲景的桔梗甘草汤，养少阴、滋阴的方子）配合牛蒡子、淡豆豉来保护精液。所以吴瑭说银翘散是辛凉平剂，所谓"平剂"就是不发表的发表,不泻热的泻热,不补精的养精。有很多方解把辛凉剂分为轻剂、重剂、平剂,认为“平剂”是介于轻重之间,实际不是这个意思,平剂有其特定的内涵。这里可以体会到温热家的立法也是很严谨的。

桑菊饮,辛凉轻剂,主治手太阴风温病,临床表现为咳嗽、身不甚热、微渴,与银翘散证比较,热比较轻,但是有个突出的表现是咳嗽。桑菊饮的立意是散风润肺降逆,风温病嘛要散风热,润肺使肺气能降,风温不散肺很容易化燥。用甘草、桔梗润肺,用桑叶、菊花、薄荷散风热,用杏仁、连翘降逆,病在上焦所以用的都是轻清之剂。

白虎汤,辛凉重剂,主治手太阴温病,临床表现为脉伏洪、舌苔黄、渴盛、大汗、面赤、恶热,这是清热保津的方法,白虎汤证比前面两证的热邪盛得多了,脉洪大主里热盛,舌苔黄是里热,汗大出必伤津,所以要积极地清热保津,于是重用生石膏。

比较以上三方,银翘散是侧重清气分之郁,桑菊饮是侧重降气分之逆,白虎汤是侧重润气分之燥。这是吴瑭清表热的三种方法:辛凉平剂、辛凉轻剂、辛凉重剂。了解了他这三个方子的立意,临床上用这三个方子就有分寸了,什么时候用辛凉平剂,什么时候用辛凉轻剂,什么时候用辛凉重剂。

(2)清里热

清里热的三个方法,其代表方是:一是清宫汤,二是清营汤,三是清络饮。

清宫汤,主治太阴温病,主要临床表现是神昏、谵语,这个方子最突出的就是用六种性辛的药,玄参带辛、莲子带辛,竹叶卷带辛,连翘带辛,麦冬也带辛,犀角(现用水牛角代替)虽无所谓“辛”但是用的是犀角尖。清宫汤治的神昏、谵语属于水不足而火有余证,同时还有郁浊邪气。中医传统的概念认为火(离)是以水(坎)为体,即人体中的火之所以不发病,是水火处在一个平衡的状态,如果水虚了、水少了,火就要燃烧,火就要发生病变。水不足、坎不足,阳火就有余,有余就要亢,所以心阴不足心火就有余。心主神明,心火旺就会出现神昏、谵语。清宫汤以玄参、犀角为君药,它们能够补离中之虚,补坎水,用麦冬散郁浊之积为臣药,麦冬辛,散郁解积,用连翘心、竹叶卷心来清火通窍,作为佐药,用莲子心交通心肾,交通上下,既能引心火下降于肾水,又能引肾水上交于心,所以它是方中的使药。这个方子是咸寒甘苦清膻中的方法,以咸寒甘苦的气味来清膻中之热,膻中之热就是心包络之热,然而又取药物的辛味,以辛散郁浊。

清营汤,主治手厥阴暑温病,暑温邪入手厥阴临床表现为脉虚、夜寐不安、烦渴、舌赤、一阵阵谵语等。这个病还有个特殊的表现,眼睛要么就开着不能闭,要么眼睛闭着不能开,这是什么问题?目为肝之窍,又为火之府,这个火就是相火，如果下焦的热上冲于目，阳能升不能降，这种人眼睛就开而不闭，试图以此来散热，甚至晚上睡觉眼睛也总是睁着，这就是肝热相火上逆的表现。同样的病证为什么会有的眼睛闭着不想睁开呢？这是亢阳伤阴的结果，阴津伤就恶热，怕阳光，所以眼闭而不想开，亢阳伤阴的表现，两种不同表现原因都是火亢。吴瑭用咸寒甘苦法来治疗，用犀角、生地黄、玄参、竹叶心、麦冬、丹参、金银花、连翘等，清营分之热，保离中之虚。其中丹参、麦冬、玄参、生地黄是保离中之虚的，都是引水救火的药。从银翘散到清宫汤、清营汤，可以看出温热家清热与伤寒家清热是大不一样的。基本的思想是引水来救火，不犯苦寒伤津的错误，温热病之大忌就是伤津问题，所以用咸寒甘苦的气味来清营分之热而保离中之虚。

清络饮，主治太阴暑温余邪不解，临床表现为头胀、目不了了。所谓"目不了了"就是眼睛不舒服，似困非困，不清爽，视觉模糊，还是神志方面的问题。暑温余邪未退，就用辛凉芳香的办法来清余邪。用鲜荷叶边、鲜金银花、西瓜翠衣、鲜扁豆花、丝瓜皮、鲜竹叶青等轻清之品，用轻清芳香之品来清在络的余邪，不能用石膏，或者黄连等苦寒重味药。

(3)养阴

养阴也有三个方法，其代表方是：一甲复脉汤、二甲复脉汤、三甲复脉汤。主治热邪深入在少阴或厥阴，临床表现为身热、面赤、口干、舌燥、齿黑、脉虚大，手脚心热（从李杲开始就认为手脚心热是内伤，手脚背热是外感，因为阴经行于掌，阳经行于背）等。这是三种加减复脉汤，主要是甘润存津的方法，吴瑭把仲景的炙甘草汤中所有的阳药都去掉，如大枣、姜、桂全去掉了，剩下就是炙甘草、干地黄、生白芍、阿胶、麻仁、麦冬等，这个方子是吴瑭治疗邪热劫津的总方，为什么呢？因为少阴肾藏精，厥阴肝藏血，肾有相火，肝也有相火，肾的相火要靠精来养，肝的相火要靠血来养，所谓的肝肾同源，乙癸同源，这个源指肝肾同位于下焦而同具相火而言（这不同于水生木的关系）。精不足火要动，血不足火也要动，所以吴瑭用炙甘草汤，其中地黄、白芍、麦冬、阿胶、麻仁养精养血，所以他把这个方子作为治疗邪热劫津的总方。加减复脉汤中的"麻仁"有两种用法，原文是"麻仁"，从柯琴以后有的用"枣仁"不用"麻仁"，"枣仁"可以用，"麻仁"也可以用，要看是什么情况。有的津伤也可以用"麻仁"来润，如果没有津伤的情况当然用"枣仁"也不错。叶桂《临证指南医案》的方子中用的是"麻仁"，当然改"枣仁"的也有道理。以下介绍是吴瑭治疗热邪入少阴、厥阴的这三个方子。

一甲复脉汤，主治下焦温病而大便溏泄者，临床表现为身热、面赤、口干、舌燥。大便溏，又有伤津的情况，所以吴瑭用一甲复脉汤，即复脉汤把麻仁去掉，因大便溏泄嘛，加生牡蛎，这是咸寒兼涩的方法。“牡蛎”这个药，从临床上看，它既能复阴，又能涩便，还能清里热，牡蛎有这三个作用，其他的药都没有这么理想，一物而三用，所以吴瑭首选牡蛎，取其复阴而不泻阴。全方意在用复脉汤来恢复阴津，用咸寒兼涩的办法止大便溏，这是一甲复脉汤，治疗伤津热不退而大便溏者。

二甲复脉汤，主治热邪深入下焦，脉沉数、舌干、齿黑，手脚发颤（主要特征表现），特别是手发颤，或者说四肢不自主地发颤，或轻或重，这是要发痉厥的先兆，是要抽风的先兆。二甲复脉汤是从这个角度来组方的，所以用咸寒甘润法，甘润是养阴息风的主要方法，复脉汤加生鳖甲、生牡蛎（二甲），而且都是润药，潜阳救阴，使阴阳交纽平衡，这样来控制痉厥的发生，控制风象，这是二甲复脉汤的立意。

三甲复脉汤，主治下焦温病热深厥深证，临床表现为脉细促（促脉是短促而数，其数有数不清的感觉，即急数）、心悸动，甚至于心痛，即较严重的心悸怔忡，认为是水不济火的缘故，如果出现心痛是心阳要熄灭的表现。吴瑭在二甲复脉汤的基础上加“生龟甲”，来震慑肾气，来补充任脉，还是用水去救火的思路。这个心悸怔忡，甚至心痛，是任脉不能维系了，特别是阴跷脉、任脉都是主血的，所以要特别用龟甲来养肾水，来补任脉，来通阴维脉，心脏要靠阴跷脉、阴维脉来维系，这与伤寒的救心就不一样了。伤寒救心阳，用乌头汤，温热病用三甲复脉汤是救阴。虽然都是心的问题，但治法却大不相同。

上述的三个方面，清表热三个方法，清里热三个方法，养阴三个方法，在叶桂《临证指南医案》里面没有这么具体，也没出现这样几个方，是吴瑭把它们从《临证指南医案》中总结出来，把叶桂的临床经验全部继承下来了，并在其理论基础上创造了10多个清热养阴的处方，吴瑭不仅把叶桂的临床经验提高到理论的高度，而且还大大地把叶桂的温热学术思想丰富起来了，具体化了，这些都是值得我们效仿的。学习吴瑭是如何吸收前人的经验，怎样整理前人的经验，如何去整理提高，这些方法很值得我们学习，中医学中像这类的文献很多，如果我们每人都能像吴瑭这样有效地工作，对中医学术的发展来说是很了不起的事情。

综上所述，吴瑭的主要学术思想一是对伤寒与温病从病因的角度进行了严格的区别，二是用三焦病机说来概括卫气营血病机理论，三是整理叶桂养阴清热的学术思想和临床经验，并将其提炼升华。

（四）王士雄的温热观

王士雄的温热观主要表现在两个方面：一是对六气的属性辨，二是对霍乱的分析。把这两方面精神理解了，基本就掌握王士雄的温热观了。

1. 六气属性辨

所谓的六气属性辨就是分析风寒暑湿燥火的性质，王士雄提出了三点认识。

第一，他认为在六气中，暑、风、火属阳邪，寒、燥、湿属阴邪。他的这个分法还是比较正确的，这是六气阴阳属性的基本分法。

第二，从六气的变化来看，风、燥、湿这三种病邪，都要各分寒热，即风有风寒、风热，燥有寒燥、热燥，湿有寒湿、湿热。风、燥、湿各有寒热的兼化，如风遇到热可化为风热，遇到寒可化为风寒，这叫“兼化”。至于暑、火，二者都是热邪，有人说暑分阴暑、阳暑，王士雄认为这是不对的，暑、火就是热，寒就是寒，它们有很明确的属性，王士雄很强调这一点。他认为从病变来讲，如果说暑有阴暑、阳暑之分，那么寒是不是也要分阴寒、阳寒？而临床上没有阴寒、阳寒的情况。我也同意王士雄的这个看法，所谓的“阴暑”就是夏天感冒风寒，李杲强调暑证分阴暑、阳暑，他认为夏天中暑是阳暑，夏天伤风伤寒是阴暑，这种说法实际不是“暑”的性质问题，所以我同意王士雄的这个看法。总之，从六气的变化讲，风、燥、湿各有寒热之兼化，唯有暑、火就是热，寒就是寒。

第三，暑没有寒热可分，没有寒暑、热暑之分，也没有必要用阴阳来区分，不必分阴暑、阳暑。王士雄的这个六气辨学术思想重点在辨暑，因为从李杲有阴暑阳暑的分别，还有人说暑必兼湿，他也反对，他认为暑可以兼湿，但是暑不是必兼湿。王士雄的这三点认识，我认为是符合中医传统概念的。

2. 对霍乱的分析

王士雄把霍乱分成两种类型：热霍乱和寒霍乱。他认为热霍乱多半都成疫流行，寒霍乱一般不这样，即热霍乱有疫性，寒霍乱无疫性，这是热、寒霍乱的基本区别。至于霍乱的病因，他认为主要是由于“臭毒”的传染，臭毒是一种晦臭毒气，特别是在水里面。我年轻时在上海念书，上海的苏州河是很龌龊的，那时候每逢夏秋之交，上海经常流行霍乱，王士雄在上海开业多年，所以他体会得出来，热霍乱成疫流行和环境有关，特别是与污水有关，污水中有臭毒之气，尽管王士雄没有微生物学的常识，但是他意识到了这个问题。寒霍乱不是这个性质，多是内伤饮食外伤寒邪造成的，多见于脾阳虚，饮食不当，就容易发生寒霍乱。

限于历史条件，王士雄没有完全清楚霍乱的原因。今天知道霍乱病基本不腹痛，有上吐下泻的表现，但没有腹痛症，成疫流行的霍乱基本有这样的特点。如果上吐下泻而腹痛，不见得是真性霍乱，一般临床经验鉴别就是这样。但是王士雄的《霍乱论》中，这个问题没有区别得十分清楚，这是历史条件限制了他的认识。

王士雄治疗热霍乱的几个方子是很好的，一个是“燃照汤”，一个是“蚕矢汤”，一个是“黄芩定乱汤”。今天看这几个方子基本上是英雄无用武之地了，因为我国60年代霍乱基本被控制住了。“寒霍乱”实际不是现在说的霍乱，只是临床表现为上吐下泻而已，包括现在的肠炎、胃炎等。在治疗寒霍乱方面王士雄的临床经验还是比较丰富的，他首先是把寒霍乱与热霍乱区别开。热霍乱是不是百分之百没有了呢？从这两年的疫情报告看，个别地区还存在，但是没有引起大流行，因此王士雄的这三个方子还是有了解的必要，特别是重用蚕矢汤。他认为霍乱的病机是有湿有热，轻浊不分，他认为“蚕矢”是分清浊的要药，上吐下泻的主要病机就是清气不升浊气不降，清浊之气混乱于中焦，大家有机会碰上热霍乱可以考虑用“蚕矢汤”。

王士雄在温热病方面没有多大的发挥，但是他对叶桂、吴瑭、薛雪的学术有比较深刻的体会，他毕竟还是清末民初一个大温热家。下面分析他一个病案，这个病案是个好病案，我们可以学习一下他的临床经验。

3. 王士雄治暑热稽肺医案一则

石诵羲，夏杪患感，多医广药，病势日增，延逾一月，始请孟英诊焉。脉至右寸关滑数上溢，左手弦数，耳聋口苦，热甚于夜，胸次迷闷，频吐黏沫，啜饮咽喉阻塞，便溏尿赤，间有谵语。曰：此暑热始终在肺，并不传经，一剂白虎汤可愈者，何以久延至此也？乃尊北涯出前服方见示，孟英一一阅之，惟初诊顾听泉用清解肺卫法，为不谬耳。其余温散升提，滋阴凉血，各有来历，皆费心思，原是好方，惜未中病。而北涯因其溏泄，见孟英君石膏以为治，不敢与服。次日复诊，自陈昨药未投，惟求另施妥法。孟英曰：我法最妥，而君以为未妥者，为石膏之性寒耳。第药以对证为妥，此病舍此法，别无再妥之方，若必以模棱迎合为妥，恐贤郎之病不妥矣，北涯闻而感悟，颇有姑且服之之意，而病者偶索方一看，见首列石膏，即曰我胸中但觉一团冷气，汤水皆须热呷，此药安可投乎？坚不肯服。然素仰孟英手眼，越日仍延过诊，且告之故。孟英曰：吾于是证，正欲发明，夫邪在肺经，清肃之令不行，津液凝滞，结成涎沫，盘踞胸中，升降之机亦滞，大气反能旁趋而转旋，是一团涎沫之中，为气机所不能流行之地，其觉冷也，不亦宜乎。且予初诊时，即断为不传经之候，所以尚有今日，而能自觉胸中之冷，若传入心包，则舌黑神昏，方合吴古年之犀角地黄矣。然虽不传经，延之逾月，热愈久而液愈涸，药愈乱而病愈深，切勿以白虎汤为不妥，急急投之为妙，于是有敢服之心矣。而又有人云：曾目击所亲某，石膏甫下咽，而命亦随之。况月余之病，耳聋泄泻，正气已亏，尤宜慎用。北涯闻之惶惑，仍不敢投，乃约异日广征名士，会商可否，迨孟英往诊，而群贤毕至，且见北涯意乱心慌，情殊可悯。欲与众商榷，恐转生掣肘，以误其病，遂不遑谦让，援笔立案云：病既久延，药无小效，主人之方寸乱矣。予三疏白虎而不用，今仍赴召诊视者，欲求其病之愈也。夫有是病，则有是药，诸君不必各抒高见，希原自用之愚。古云：鼻塞治心，耳聋治肺，肺移热于大肠则为肠澼，是皆白虎之专司，何必拘少阳而疑虚寒哉！放胆服之，勿再因循，致贻伊戚也。座中顾听泉见案，即谓北涯曰：孟英肠热胆坚，极堪倚赖，如犹不信，我辈别无善法也。顾友梅、许芷卿、赵笛楼亦皆谓是。疏方以白虎加西洋参、贝母、花粉、黄芩、紫菀、杏仁、冬瓜仁、枇杷叶、竹叶、竹茹、竹黄，而一剂甫投，咽喉即利。三服后，各恙皆去，糜粥渐安，乃改甘润生津，调理而愈。（《王氏医案》卷二）

患者石诵羲，夏末秋初（六七月间），外感（感冒），请了不少的大夫，服了不少的药，但病势一天严重一天，发热日增，延逾一月余，这才请来王士雄。诊其脉右寸透关滑数有力，左弦数（想想这种脉是实是虚?），表现为耳聋、口苦、发热尤其是晚上（这种热是在表？在里?）、胸闷胀不舒、口涎虽然不多但是很黏（这种涎是属于寒？属热?），喝水有阻塞感（要考虑是什么原因?）、大便稀溏、尿赤、时有谵语等，大家想想这是寒证？热证？虚证？实证？王士雄诊断为“此暑热始终在肺，并不传经”。他认为尽管病了一个多月了，病变还是在肺，本来一剂白虎汤就可以好的。白虎汤证为脉洪大、大汗、大渴，这个证没有这个情况呀，王士雄为什么说应该用白虎汤？这要联系前面的脉诊来看。

王士雄请石诵羲的父亲把前面大夫的方子拿出来看看，顾听泉大夫用的是清解肺卫法，这个方子还是可以用的，清解肺卫没有错，其余的方子，有的是温散升提，有的是滋阴凉血，好像都能自成其说，这些方子开得都不错，但是与病证不对。王士雄开白虎汤重用石膏，即以石膏为君，患者便溏，其父怀疑所开方，不敢给儿子吃。第二天王士雄去复诊，其父说昨天开的方子没有吃，希望今天开个更妥当的方子。王士雄听后说，这个方子是最妥当的了，药妥与不妥要看对不对证，以对证为妥，他说我看你儿子的病只用白虎汤，别无再妥之方了，如果应付了事，开个不寒不热的方子即可，用白虎汤说明不是在应付。父亲听到王士雄的解释，有所感悟，想吃一剂试试看，勉强接收了。患者自己看了看王大夫的方子，第一味药就是石膏，认为自己胸中但觉一团冷气，喝汤水皆须热呷才舒服，不能吃石膏，于是患者家属及患者自己均不肯服此药。但是景仰王士雄的名气，隔了一天，第三次去请王士雄来诊，并告诉王士雄药还是没有吃他开的药。王士雄解释说，邪在肺经，清肃之令不行，津液凝滞，结成涎沫，盘踞胸中，升降之机亦滞，为气机所不能流行之地，所以觉得冷（王士雄这个解释不完全能服人，依我看与前面服用了不少滋阴凉血的药有关,我认为关键还在这个地方,还是凉药吃得太多了),白虎汤是非用不可。

白虎汤清热,滋阴凉血也是清热,为什么前面的滋阴凉血就不妥呢?这是不一样的,这个病不在营分,而是在气分,徒用滋阴凉血的药,药没有达到病位,所以无效,还是要急投白虎汤。本来患者已经被王士雄说服了,敢吃白虎汤了,又有人说曾目击石膏下咽,而命亦随之,况月余之病,耳聋、泄泻,正气已亏,尤宜慎用,这样一来患者又不敢吃了。

又约一天,请了一些大夫会诊,王士雄也被请,他说我开了三次白虎汤,结果都没有用,为这个患者着想我还是来了。王士雄认为耳聋应治肺,耳聋虽然是少阳经的病,但也有肺气不通的耳聋;便溏病在肠,实际是肺移热于大肠,建议放胆吃白虎汤,不能再犹豫了,免得延误病情。王士雄的一番议论得到了在座的顾友梅、许芷卿、赵笛楼几位大夫的认可。于是处方以白虎汤加西洋参、贝母、花粉、黄芩、紫菀、杏仁、冬瓜仁、枇杷叶、竹叶、竹茹、天竺黄等,清肺热祛痰,一剂服用后,咽喉即利,三剂药后病完全好了,以后改用甘润生津,调理而愈。

这是个用白虎汤的案例,白虎汤证以大热、大渴、大汗、脉洪大为基本的表现,而这个案例一症没有,但是患者右脉滑数有力、左手脉弦数,这是实脉不是虚脉,是有热脉象并非有寒,而且右寸透关这是上焦的问题,病在肺;耳聋、口苦、热甚于夜、胸次迷闷、频吐黏沫(口涎黏,寒证不可能这么黏)这都是热象,不是寒象;啜饮咽喉阻塞,就是痰涎在胸膈阻滞不去的缘故;便溏、尿赤这是很明显的热象,这种便溏肯定气味比较大,很臭。吴瑭的《温病条辨》里谈过这个问题,有热可以便秘,有热也可以便溏,便溏要辨气味,便溏无气味一般是寒证,便溏味大肯定是热证,所以大便干燥不干燥不是辨热证的指标。患者有谵语,细细分析来看这是上焦热证,不是上焦寒证,因为邪没有入营分就犯不着去滋阴凉血,况且“谵语”一症不适宜用滋阴法。所用方不是单纯的白虎汤,在白虎汤的基础上再加了疏利肺、清痰涎的药。这个案例告诉我们,只要病情认准了就不能随便动摇。

五 温热学派小结

温热学派的形成和发展可分为三个阶段。刘完素以及门人对火热病从理、法、方、药方面进行了论述,成为温热学派的奠基者,这是温热学派的孕育阶段。以宋代庞安时的天行温病说开端,至明代吴有性的《温疫论》问世,对瘟疫的传染性、病因侵入途径、传变方式、治疗方法等的论述渐成体系；戴天章传吴氏之学，于温疫之辨证益加发挥，并立汗、下、清、和、补五种治疗方法；余霖论疫疹最有心得，特别是重用石膏的名方清瘟败毒饮，为人所称道；至此温热病有疫性之说日臻完善，这是温热学派的发展阶段。自叶桂首倡“温邪上受，首先犯肺，逆传心包”之病机说和“卫之后方言气，营之后方言血”之辨证说，以及“在卫汗之可也，到气才可清气，入营犹可透热转气，入血则恐耗血散血”之治疗说以后，温热的辨证论治体系便已形成；薛雪又于湿热病之病因、病机、病证、治法等的论述更为系统，弥补了叶氏之不足；吴瑭创立三焦分治的辨证方法，概括了叶氏之卫气营血理论，又将叶氏的临证经验继承并发扬之，组成银翘散、桑菊饮等方；王士雄复于暑、湿、火等三气之辨证尤有发挥；至此，这是温热学派的成熟阶段。

总之，温热学派诸家针对温热病的病因、病机的特殊性。于辨证治伤寒之外，另成体系，独树一帜，丰富了中医学的内容，无论从理论到临床都做出了卓越的贡献。

我的课今天就要结束了，还有些内容就留给大家自己去看，去学习。今天早晨起来，我想到今天就要结束课程了，就写了七律一首，送给大家，也是勉励自己。题名是“讲授各家学说课完毕赋七律一首赠送七六届全体同学”。

学派争鸣古及今，推陈所以促更新，
休将老大哼前辈，可畏从来在后生，
虽做园丁勤灌溉，定教诸子共争荣，
岐黄旧业翻新貌，历代医家树典型。

从古到今学术的发展昌明都是百家争鸣的结果，中国百家争鸣的局面出现得最早，在春秋时候就开始了，这是学术发展的规律。中医学也是这样，从中医各家学说就能看出来。学术的延续、发展要通过争鸣才能够推陈出新，才能够有新陈代谢。从讲义中也可以看得出，越是后期的内容，理论水平越高，科学性越强，如温热家等。推陈的目的是要不断地促其更新，做学问不能妄自称老大，不能摆老资格，这包括我自己在内。韩愈讲人有早出生的，有晚出生的，于是闻道可以有先后，但是资格没有老幼。“可畏从来在后生”，这个话虽然是孔老二讲的，但是很有道理，还是后生可畏嘛。我就很典型，人老了，思想迟钝多了，接受新事物也慢了，精力也不够了，现在人掌握的材料比过去我们掌握的材料广得多，也新得多了，所以“居上”的还是“后生”，越是后来者越是居上游，所以我觉得孔子这话有道理，科学的发展规律就是如此。我们这辈人不能卖老资格，还是要规规矩矩地当好园丁，要给国家培养人才。虽然老了，我想还要在第一线上干上几年，目的就是“定教诸子共争荣”，希望在座的都能争荣，都能各有成就。只有这样，中医学这个有 2000 多年历史的传统医学，才能繁茂，要创建现代统一的新医学，不能保守自居。在这方面历代医家给我们做出了榜样，要向历代的医家们学习，如吴瑭就比叶桂高明，但是吴瑭学术思想来源是叶桂的温热论。不管哪个学派，伤寒学派也好，温病学派也好，河间也好，易水也好，都是在继承基础上的发扬，我们要很好地向前辈人学习。

28